北京中医药大学教改教材

# 中医学基础

主　编　陈　萌

副主编　马淑然　薛晓琳

编　委　刘晓燕　赵　歆

U0346621

中国中医药出版社

·北 京·

**图书在版编目（CIP）数据**

中医学基础 / 陈萌主编 . — 北京：中国中医药出版社，2016.9（2023.8 重印）

（北京中医药大学教改教材）

ISBN 978 - 7- 5132 - 3597 - 6

Ⅰ . ①中…　Ⅱ . ①陈…　Ⅲ . ①中医医学基础 – 中医药院校 – 教材　Ⅳ . ① R22

中国版本图书馆 CIP 数据核字（2016）第 204812 号

---

**中国中医药出版社出版**

北京经济技术开发区科创十三街 31 号院二区 8 号楼

邮政编码　100176

传真　010-64405721

河北品睿印刷有限公司印刷

各地新华书店经销

开本 850×1168　1/16　印张 20.5　字数 500 千字

2016 年 9 月第 1 版　2023 年 8 月第 3 次印刷

书号　ISBN 978-7-5132-3597-6

定价　55.00 元

网址　www.cptcm.com

服 务 热 线　010-64405510

购 书 热 线　010-89535836

维 权 打 假　010-64405753

微信服务号　zgzyycbs

微商城网址　https://kdt.im/LIdUGr

官 方 微 博　http://e.weibo.com/cptcm

天猫旗舰店网址　https://zgzyycbs.tmall.com

如有印装质量问题请与本社出版部联系（010-64405510）

# 编写说明

　　《中医学基础》是北京中医药大学组织编写的教育部"创新人才培养实验区"项目中的基本教材之一，供中医教改实验班（简称教改班）学生使用，也可供高等中医药院校中医学专业五年制和七年制学生使用。

　　为了适应中医学专业学生知识结构的形成规律，借助先进的教育思想和方法，构建更加科学严谨、更符合中医人才成长需要的课程体系平台，本教材系将既往课程体系中《中医基础理论》《中医诊断学》《中药学》《方剂学》涉及基本思维、基本理论、基本知识、基本技能的部分内容进行整合而成。其中《中医基础理论》的哲学部分，包括阴阳学说、五行学说，以及气论的内容将纳入《中国哲学概论》中介绍，本教材不再赘述。

　　全书在分析中医思维的基础上，依次介绍中医精气血津液神、藏象、经络、病因、病机、诊法、治则、防治法的理论与知识；在讲解诊断知识的同时配合技能训练，以期实现传授知识的同时培养学生能力，造就更具创新思维和实践能力的中医特色人才。

　　作为一本创新性教材，本教材的不足之处在所难免，恳请医界同道和教育同仁，以及广大读者在应用本教材过程中，不吝提出宝贵意见，以便再版时修订和提高。

《中医学基础》编委会
2016 年 6 月

# 目　录

# 绪 论

医学与人类的生存休戚相关，所以很自然的成为最古老的学科之一。由于医学的研究对象是生物属性与社会属性相统一的人，医学的基本矛盾是健康与非健康的矛盾，因此，医学应当包括科学技术知识体系和医疗保健实践活动体系，是医理、医技和医业的综合体。

中华文明史跨越数千年，也是一部不断地认识生命、维护健康、战胜疾病的历史。中医学就是这一漫长历史进程留下的宝贵文化遗产。同时，中医学还传播到世界各地，对当地民族医学的诞生和发展产生了极为重要的促进作用，因而在世界传统医学中占有非常重要的地位。

所谓中医学，并非一个地域范畴，而是一个文化范畴。在中华传统文化的哺育下，中医学形成了独特的思维模式、理论特征、临床经验，至今仍具有不可替代的作用。从发展水平来看，中医学虽然还不能像现代自然科学、社会科学一样，完全脱离哲学的影响，但已经具备了一定的科学特征。

## 一、中医学的发展概况

中医学是中华文明历史长河的一条支流，在人类文化的氛围中生生不息，以其旺盛之生命力自立于古今学科之林，不断获得新的生命力和继续存在的价值。不可否认，中医学与现代医学有许多差异，其发展与地理、气候环境，以及社会的经济结构、科学技术、哲学思想和文化传统等都有着密切的联系，但这并不妨碍中医学成为人类共同文明的组成部分。从发展阶段来看，中医学这一学术体系大致经历了奠基、形成、整理、规范、争鸣、汇通六个时期。

### （一）中医学体系的奠基时期

医学起源于人类的生活与生产实践。随着各种知识的不断积累，华夏先民逐渐从被动转向主动，开始有意识地通过解剖、试错方法，认识形体结构和治疗手段，分析身心活动和疾病演变规律，形成了各种养生防病方法。传说中的"伏羲制九针""神农尝百草"，就是这一探索和实践过程的体现。同时，许多医药知识也保存在一些古老的典籍中，如《诗经》《山海经》《易经》《离骚》等。以春秋时期的《山海经》为例，书中记载了 38 种疾病和

126 种药物。在病名当中，专用病名已有疽、痹、癥瘕、疥、疯、疫等 23 种之多，以症状命名者也有腹痛、嗌痛、呕、聋等 12 种；在药物当中，有动物药 67 种，植物药 52 种，矿物药 3 种，水类 1 种，属类不详者 3 种。

春秋战国至秦汉，是我国历史上一个重大变革时期。在这一时期，社会政治经济体制由奴隶制过渡到封建制，物质生产和思想意识领域得到了极大发展，形成了"诸子蜂起，百家争鸣"的局面。这种有利的社会文化氛围极大促进了医学领域的探索和实践，一些朴素的哲学思想如气论、阴阳五行学说被引入医学领域，使得原来零散粗糙的医药知识逐渐联结成一个有机整体；一些多学科知识如天文学、气象学、地理学、物候学、农学、生物学、矿物学、植物学、军事学、数学，以及酿酒技术、冶炼技术等知识也被引入医学领域，推动了中医病因病机、治则治法理论的形成。

同时，以扁鹊为代表的专业医生大量出现，使医学知识完成了快速的积累，诊断与治疗方法日趋成熟。据《史记·扁鹊仓公列传》记载，扁鹊诊病已能"切脉、望色、听声、写形，言病之所在"。据《汉书·楼护传》记载："护诵医经、本草、方术数十万言。"在长沙马王堆汉墓出土的帛书《五十二病方》中，记载了病名 103 个、药名 247 个、药方 283 个，涉及内、外、妇、儿、五官等科。

前人不断地探索和实践，为《黄帝内经》（简称《内经》）、《神农本草经》（简称《本草经》或《本经》）的成书奠定了雄厚的基础。这两部著作均非一人一时一地之作，而是上溯先秦，下至两汉，内容博大精深、异彩纷呈，荟萃了这一时期医学知识的精华，不但为中医理论体系的确立奠定了基础，也是中医学在理论与实践方面继续发展的基石。

《内经》的问世是中医理论体系形成的标志。全书由《素问》和《灵枢》两部分组成，各有九卷八十一篇，全面论述了中医学的思维方法、人与自然的关系、人体的生理病理，以及疾病的诊断、防治等问题。

《本经》是我国现存最早的药物学专著。全书分 3 卷，载药 365 种，包括植物药 252 种、动物药 67 种、矿物药 46 种，并根据养生、治疗和有毒无毒，将药物分为上、中、下三品，根据功效分为寒、凉、温、热四性及酸、苦、甘、辛、咸五味。

## （二）中医学体系的形成时期

秦汉以前，中医临床医学基本处于探索阶段，治病主要凭借经验。随着《内经》与《本经》的成书，医学水平得到了极大提高，诊断与治疗的理论基础已经具备。《内经》提出"夫百病之始生也，皆生于风雨寒暑，阴阳喜怒，饮食居处，大惊卒恐"（《灵枢·口问》）；"正气存内，邪不可干"（《素问·刺法论》）；"邪之所凑，其气必虚"（《素问·评热病论》）；"实则泻之，虚则补之"（《素问·三部九候论》）；"寒者热之，热者寒之"（《素问·至真要大论》），确立了中医病因病机、治则治法理论的主旋律。不过，《内经》仅载方 13 首，药 26 味，还远未达到随证立法、因法设方、按方遣药的水平。

东汉末年，著名医学家张仲景"勤求古训，博采众方"，集汉以前医学之大成，结合自己的临证经验，写成了我国现存最早的临床医学专著《伤寒杂病论》，一举实现了中医学理法方药兼备的体系化目标。张仲景提出"若五脏元真通畅，人即安和。客气邪风，中人多死。千般疢难，不越三条：一者，经络受邪，入脏腑，为内所因也；二者，四肢九窍，血脉相传，壅塞不通，为外皮肤所中也；三者，房室、金刃、虫兽所伤。以此详之，病由都尽"（《金匮要略·脏腑经络先后病》）。将健康观与疾病观完全融为一体。

张仲景根据伤寒病、杂病、妇人病的发病规律，已经可以娴熟应用六经辨证、脏腑辨证、气血津液辨证等方法，通过"观其脉证，知犯何逆"，进而"随证治之"，"以法治之"，确立了中医学的发展方向。经过后人王叔和等整理，林亿等校订，其著作最终分成《伤寒论》和《金匮要略方论》（简称《金匮要略》）两部，书中分别收载113首和245首方剂，除去两书重复者，实得323首）。这些方剂被中医界奉为"经方"，不仅在数量上远远超过《内经》，而且配伍简洁严谨，主治明确全面，至今仍被国内外临床医师广泛应用。

同时，华佗在外科学方面也做出了巨大贡献，已经可以实施麻醉术与外科手术，"若病结积在内，针药所不能及，当须刳割者，便饮其麻沸散，须臾便如醉死，无所知，因破取"（《三国志·华佗传》）。

### （三）中医学体系的整理时期

三国至隋唐，是中国医学发展史上承前启后的重要时期，完成了中医学体系的整理过程。

魏晋时期，王叔和编撰了我国现存最早的脉学专著《脉经》，分述三部九候诊法、寸口诊法及二十四脉等脉法，奠定了脉学理论与方法的规范化基础。皇甫谧编撰了我国第一部针灸学专著《针灸甲乙经》，厘定穴位654个，并系统论述了十二经脉、奇经八脉之循行，骨度分寸及主病，为后世针灸学的发展奠定了良好基础。

南北朝时期，陶弘景编撰了《本草经集注》7卷，在参考大量图籍、医方和标本的基础上，除厘定《本经》365种药物外，还选择了魏晋以来名医们在多种《本经》传本中增补的"副品"365种，并首创按药物自然属性分类的方法，将730种药物分为玉石、草木、虫兽、果、菜、米食、有名未用7类，对药物的论述也更为详尽。雷敩编撰了《雷公炮炙论》，专门讨论了各种药物的修治炮制和鉴别方法。龚庆宣编撰了我国现存最早的外科学专著《刘涓子鬼遗方》，总结了两晋南北朝时期外科学的主要成就，其中对痈疽的辨证论治尤为详尽，并记载了许多战伤的救治情况。

隋代，巢元方编撰了我国现存最早的病理学专著《诸病源候论》，全书分67门，罗列证候1739条，涉及内、外、妇、儿、五官等各科疾病，继承发扬了病因病机理论，如指出疥疮是由疥虫所致，寸白虫（绦虫）病是吃不熟的牛肉造成，漆疮的发生与体质有关，某些传染病是由自然界的"乖戾之气"引起，并有"转相染易"的特点等，对后世病证分类学的发展有很大影响，具有重要的研究价值。

唐代，孙思邈先后编撰了《备急千金要方》和《千金翼方》各30卷，收方6500多首，大多出自前代医家的经验良方。王焘编撰了《外台秘要》40卷，收方6000多首，其体例严谨，也保存了大量的方书文献。苏敬等编撰了我国，也是世界上公开颁布的第一部药典《新修本草》（又称《唐本草》）54卷，载药844种，新增药物114种，并附上了我国最早的药物彩色图谱，纠正和补充了前人的错漏之处。蔺道人编撰了我国现存最早的伤科学专著《仙授理伤续断秘方》，探讨了骨折创伤的病因病机，以及辨证分期用药的治疗思路。昝殷编撰了我国现存最早的妇科学专著《经效产宝》，论述了妇科和产科常见病证的诊治和急救等问题。

综合这一时期的学术特点，主要有两个方面：其一，针对临床医学某一问题所开展的专门研究占绝大多数；其二，均对前人的认识进行了较为全面的整理并有所提高。

### （四）中医学体系的规范时期

宋代是我国科技文化发展的一个重要阶段，火药、指南针、印刷术三大发明是其标志。此时，中医学也得到了前所未有的发展。

宋代对医学事业较历代更为重视，政府多次组织官员学者集体编纂医书，更建立专门机构校勘、刊行，使《黄帝内经素问》《针灸甲乙经》《伤寒论》《金匮要略方论》《脉经》《备急千金要方》《千金翼方》《外台秘要》等许多濒临亡佚的重要医籍得以保存。得力于当时的印刷术和造纸术的革新，改变了手工抄写的落后局面，使得这些古代医籍能够流传至今。

宋代方书数量空前，方剂理论也日益丰富。以《太平惠民和剂局方》为转折点，方书走上由博返约之路，理论也日益受到重视，使方剂向标准化、规范化前进了一大步。此书是政府编成并颁行的我国第一部成药制剂手册。全书10卷，将各方分成诸风、伤寒、诸气等14门，医方788首，方后除详列主治和药物外，还特别对药物的炮制与制剂做了详细说明。

宋代本草学的代表作当推唐慎微的《经史证类备急本草》（简称《证类本草》）。全书33卷，载药1558种，较前增加476种，附方3000余首。此书资料丰富，除转录《嘉祐本草》《图经本草》全部内容外，还广泛引证宋代以前的本草著作如《雷公炮炙论》《本草拾遗》《食疗本草》《海药本草》，以及《圣惠方》《备急千金要方》《千金翼方》《外台秘要》《肘后方》等92部方书，从而保存了大量医学文献和古代民间用药经验。

针灸学在宋代有很大发展，是我国针灸发展史上一个新的里程碑。此时出现了闻名中外的针灸铜人和《铜人腧穴针灸图经》。宋代的针灸文献专著有影响者近10种，综合性医书之论针灸者更多，如《圣济总录》统一了经穴排列顺序，为经穴理论的条理化、系统化、规范化奠定了基础。

在宋代，许多医家提出了一些独到见解，对后世影响深远。钱乙著《小儿药证直诀》，开创脏腑证治之先河，总结了一套以五脏虚实为纲领的辨证方法，并对小儿生理、病理特点有精详的描述。陈无择著《三因极一病证方论》，提出了著名的"三因学说"，将病因归纳为外因、内因、不内外因三大类，使病因学理论得到了由博返约的发展，打破了数百年来病因学理论停滞不前的局面。施发著《察病指南》，不仅探讨了以脉学内容为主的诊断学方法，而且首次创造性地绘制了脉象图。

### （五）中医学体系的争鸣时期

金元时期，社会文化氛围相对宽松，学术研究的束缚较少。随着临床医学的进一步发展，一些医家有感于"古方今病，不相能也"，纷纷倡新说，创新法，形成了各具特色的医学流派。其中，以刘完素、张从正、李杲、朱震亨影响最大，被后人尊称为"金元四大家"。

刘完素在系统研究《内经》运气学说和病机学说的基础上，形成了以"主火论"为特点的学术思想，倡"六气皆从火化"和"五志过极皆为热甚"之说，认为百病多因于火，治疗疾病以寒凉为主，后世称之为"寒凉派"。刘氏的学术思想和临床经验，为后世温病学说的产生开创先河。

张从正精研仲景《伤寒论》汗、吐、下三法，认为凡病皆因邪而生，"邪去则正安"，故治疗疾病多以汗、吐、下三法攻逐邪实为主，反对滥用补药，后世称之为"攻邪派"（"攻下派"）。

李杲着重研究脾胃元气的理论，提倡"人以元气为本"，"内伤脾胃，百病由生"之说，主张治疗疾病以调补脾胃为主，善用益气升阳方药，后世称之为"补土派"（"脾胃学派"）。另外，李氏还提出了内伤发热的独特见解，认为它既不同于外感发热，又不同于阴虚发热，多因阳气不升，谷气下降，阴火上冲等所致，对中医学术的发展亦颇有影响。

朱震亨集河间、子和、东垣之学，善治杂病，创见颇多。他受理学影响较大，并结合江南地域特点，倡言"阳常有余，阴常不足"，认为"湿热相火为病甚多"，治病以滋阴降火为主，后世称之为"养阴派"（"滋阴派"）。此外，朱震亨还提出"气血冲和，万病不生，一有怫郁，诸病生焉，故人身诸病，多生于郁"的观点，并认为痰是重要的致病因素，提出"百病多因痰作祟"之说。

在医学理论和医术方面，金元四大家勇于创新，各成一家，此风延续至明清两代，开拓了中医学发展的新局面。

张景岳、赵献可等医家对刘完素、朱震亨的学术观点持不同见解，反对以寒凉药物攻伐人体阳气，强调温补肾阳和滋养肾阴在养生康复与防治疾病中的重要性。张介宾提出"阳非有余"、"真阴不足"的见解，主张补养肾阳与肾阴。赵献可认为命门为人身之主，特著《医贯》一书强调"命门之火"在养生、防病中的重要意义。

吴有性著《温疫论》，创戾气说，对温疫病的病因有卓越之见。他指出温疫病的病因为"戾气"，而非一般的六淫病邪；戾气多"从口鼻而入"，往往递相传染，形成地域性大流行，症状、病程多类似；不同疫病有不同的发病季节；人与禽畜皆有疫病，但各不相同。

吴有性在病因学上的突破，为清代温病学说的形成和完善奠定了基础。叶桂、薛雪、吴瑭、王士雄在温病学说方面做出了突出贡献，被后人尊称为"温病四大家"。

叶桂著《温热论》，阐明温热病发生发展的规律是"温邪上受，首先犯肺，逆传心包"，并创立了温病的卫气营血辨证。薛雪著《湿热病篇》，提出"湿热之病，不独与伤寒不同，且与温病大异"的独到见解，对湿热病的病因、症状、传变规律、治则治法等做了简要阐述。吴瑭著《温病条辨》，创立温病的三焦辨证，并发展了三焦湿热病机和临床湿温病辨证规律。王士雄著《温热经纬》，系统总结了明清时期有关外感传染性热病的发病规律，突破了"温病不越伤寒"的传统观念，创立了以卫气营血和三焦为核心的温病辨证论治法则，从而使温病学在病因、病机及辨证论治等方面形成了较为完整的理论体系。

此外，王清任著《医林改错》，改正了古医籍中在人体解剖方面的某些错误，肯定了"灵机记性不在心在脑"，并发展了瘀血理论，创立了多首治疗瘀血病证的有效方剂，对中医学气血理论的发展做出了一定贡献。

### （六）中医学体系的融合时期

近现代时期（鸦片战争后），由于西学东渐，我国社会发生急剧变化，从而出现了"旧学"与"新学"，"中学"与"西学"之争，也影响了中医学体系的发展方向。近现代医家一方面收集和整理前人的学术成果，一方面在西医学大量传入的前提下，走上了从中西医论争到中西医汇通，再到中西医结合的道路。

鸦片战争后，随着西医学的广泛传播，中医界中具有近代科学思想的人物，如唐宗海、朱沛文、张锡纯等，主动吸收西医学的人体知识，以及一些行之有效的药物，补中医学所未备，开中西医汇通之先声。

"民国"时期，随着中西医论争的加剧，学术碰撞逐渐触及理论层面。恽铁樵是中西医汇通思潮的代表人物，提倡既要坚持中医学之长，如整体观、藏象、四诊、八纲、辨证论治等，又要学习西医学先进之处，试图将中西医学术加以汇通。陆渊雷是中医科学化思潮的代表人物，提倡吸收其他学科知识，用科学方法研究中医，并对中医科学化的途径和方法亦有探索。

应当指出，受主客观条件的限制，中西医汇通学派对中医学发展道路的探索虽未成功，但其进取精神和经验教训不无启迪和借鉴之处。

中华人民共和国成立之后，党和政府制定了中医政策，强调"中西医并重"，且把"发展现代医药和传统医药"，"实现中医学现代化"正式载入宪法，为中医学的发展提供了法律保证。现代中医界对中西医结合有更为清晰的思路，即以系统整理和发扬提高为前提，运用传统方法和现代科学方法，多学科、多途径揭示中医学的奥秘，使中医学体系不断深化，并有所更新和发展。

### 二、中医学的主要学术特点

中医学在人体生理功能和病理变化的认识及有关疾病的诊断和治疗方面，均有许多自己的特点。例如，中医学把人体看成是一个以脏腑、经络为核心，并具有内在联系的有机整体，认为人与自然界之间密切相关，认识到"六淫""七情"等在发病上的意义，既不排除外界致病因素的影响，又更重视机体内因的作用，在诊断上形成了以"四诊"为诊病方法、"八纲"为辨证纲领、"脏腑辨证"为基本内容的辨证体系，在疾病的防治上更重视预防，主张"治未病"，并确立"治病求本"和"三因制宜"等一系列治疗原则。概括起来，这一学术体系主要有三个基本特点，即整体观念、恒动观念和辨证论治。

### （一）整体观念

整体观念，是指中医学对人体本身的统一性、完整性和联系性，以及对人与自然相互关系的整体认识。中医学认为，人体与外界环境是一个统一的有机整体，而人体本身作为这一巨大体系的缩影（即人身小天地），也是一个统一的有机整体。因此，中医学的整体观念包括两个方面的内容：其一，人体本身是一个有机整体，并从这一观点来认识和研究人体的生理、病理，以及对于疾病的诊断和治疗；其二，人与自然界（即外在环境）也保持着统一的整体关系。

**1. 人体是统一的有机整体**

中医学认为，人体是一个以心为主宰，五脏为中心的有机整体。就形体结构而言，人体由若干脏腑器官等组织构成，这些脏腑器官由"内属于脏腑，外络于肢节"的经络联系起来。这种联系有其独特规律，即一脏、一腑、一体、一窍构成一个系统，如肝、胆、筋、目、爪构成肝系统，心、小肠、脉、舌、面构成心系统，脾、胃、肉、口、唇构成脾系统，肺、大肠、皮、鼻、毛构成肺系统，肾、膀胱、骨、耳与二阴、发构成肾系统。每一系统皆以脏为主，故形成了以五脏为中心的五大系统。通过经络的转输，气血等营养物质输布于人体各脏腑器官。

在生理活动中，人体的各个脏腑器官有着不同功能，这些功能都是整体活动的组成部分。它们一方面受着整体活动的制约和影响，另一方面又影响其他功能活动，从而表现出整体统一性。中医学认为，心是"五脏六腑之大主"，在五脏中占据主导地位。在心的整合和主宰下，五大系统呈现出统一协调的整体性，人体才会有不息的生机。《素问·灵兰秘典论》将此形象地比拟为"主明则下安……主不明则十二官危"，"凡此十二官者，不得相失也"。同时，五脏之间还存在着五行相生、相克的关系，维持着五大系统间的平衡。在各个系统内，脏、腑、体、窍等之间又有着非常密切的联系。脏腑所化生的精气，不但滋养脏腑本身，也滋养形体和官窍，共同完成人体的生理功能活动。

中医学不仅从整体上探索人体生命活动的规律，而且在分析疾病的病因病机时，亦着眼于整体，着眼于局部病变所引起的整体病理反应。中医病理学一般是将局部病理变化与整体病理反应统一起来，既重视局部病变与其相关内在脏腑之联系，更强调该病变与其他脏腑之间的相互影响。病理上的整体观主要体现在病变的相互影响和传变方面，脏腑功能失常可以通过经络而反映于体表，体表组织器官病变也可以通过经络而影响相应脏腑。同时，脏与脏、脏与腑、腑与腑之间也可以通过经络相互影响，发生疾病传变。例如，外感风寒，肌表受邪，可导致皮肤肌腠营卫不和，从而产生恶寒、发热、鼻塞、脉浮，甚至咳嗽等症。这是由于肺与皮毛相表里，外邪袭表，可使肺气不利所致。肺失宣肃，其气上逆，则发生咳嗽。不过，咳嗽既可能是肺脏本身之病变，也可能是其他脏腑病变影响肺而发病，如肝火亢逆，循经灼肺，亦可发生咳嗽，甚则咯血。

中医诊察疾病的主要理论根据是"有诸内，必形诸外"（《孟子》），故"视其外应，以知其内脏，则知所病矣"（《灵枢·本脏》）。人的局部和整体是辩证统一的，某一局部的病理变化，往往与全身脏腑、气血、阴阳的虚实盛衰有关。因此，观察分析五官、形体、色脉等的外在病理表现，可借以分析、推测内在脏腑病变情况，从而对患者的病情做出正确判断，并进行治疗。例如，舌通过经络直接或间接地与五脏相联系，"查诸脏腑图，脾、肝、肺、肾无不系根于心，核诸经络，考手足阴阳，无脉不通于舌，则知经络脏腑之病，不独伤寒发热有苔可验，即凡内外杂症，也无一不呈其形，著其色于舌"，"据舌以分虚实，而虚实不爽焉；据舌以分阴阳，而阴阳不谬焉；据舌以分脏腑，配主方，而脏腑不瘥，主方不误焉"（《临证验舌法》）。也就是说，舌相当于内脏的缩影，察舌即可诊脏腑之病理变化。同理，诊脉、观面色，甚至观察耳廓，都能得知全身的情况。另如中医学中的"审察内外""四诊合参"，也是整体观念在中医诊断学上的具体体现。现代生物全息律的研究结果也表明，生物体某些局部变化，可在相当程度上以一定的方式反映整体的、内在的情况。

中医治病用药也强调整体观念。对于局部病变，中医往往不是头痛医头、脚痛医脚，而是主张从整体上加以调治。例如，肝开窍于目，临床治疗眼科疾患，常常从调治肝着手，每可获得满意疗效；心开窍于舌，心与小肠有着内在联系，故可用清心泻小肠火的方法治疗口舌糜烂等病证。同时，中医学很注重五脏之间的关系和传变规律，如"所谓治未病者，见肝之病，则知肝当传之于脾，故先实其脾气，无令得受肝之邪，故曰治未病焉"（《难经·七十七难》）。这种根据五脏关系推断病情发展，以确定治法的做法，即是整体观在治疗中的具体运用。再如，病生于左的可以通过治右来取效，病属于阳的可以着重治阴以获愈，"从阴引阳，从阳引阴，以右治左，以左治右"（《素问·阴阳应象大论》），"病在上者下取之，病在下者高取之"（《灵枢·终始》），都是整体观念在治疗原则中的体现。

总之，人在组织形态结构上相互沟通，有着层次结构；在物质组成上是统一的，气血津液等时刻灌注全身，并循行不休；在功能活动上对立制约，互根互用；在病理变化上相互影响，互为因果。因此，在诊断与治疗疾病时也要从整体联系的观点出发。

**2. 人与自然环境的统一性**

人生活在自然环境之中，是自然界进化的产物。中医学认为，人不仅与自然环境有着物质同一性，而且具有相同的阴阳五行结构，以及阴阳消长、五行生克制化规律，即人与自然有着同源、同构、同道的关系。当自然环境发生变化时，人体也会发生与之相应的变化。《灵枢·岁露论》将此概括为："人与天地相参也，与日月相应也。"

自然环境对人体机能的影响涉及许多方面。中医学认为，四时气候与人体五脏功能相互通应，即人体脏腑顺应四时之气的变化，而四时之气对人体脏腑功能有资助、促进等影响，肝气通于春，心气通于夏，肺气通于秋，肾气通于冬，脾气通于长夏。此即中医学理论体系中的"四时五脏阴阳相互收受通应"学说。在四时气候的规律性变化影响下，生物表现出春生、夏长、长夏化、秋收、冬藏等相应的生理性适应过程，人亦不例外。人体受自然界气候的影响，其生理活动亦必须进行与之相适应的调节。"天暑衣厚则腠理开，故汗出……天寒则腠理闭，气湿不行，水下留于膀胱，则为溺与气"（《灵枢·五癃津液别》），指出春夏阳气升发在外，气血容易趋于体表，故出现皮肤松弛，汗腺易开，溱溱汗出的情况；秋冬阳气收敛内藏，气血闭行于内，故表现为皮肤致密、汗腺紧闭、少汗多尿等情况。在一年四季之中，人体随着自然气候的变化，其阴阳气血也进行着相应的生理性调节，进而四时脉象亦相应地发生某些变化。《四言举要》说："春弦夏洪，秋毛冬石，四季和缓，是谓平脉。"《素问·脉要精微论》形容为"春日浮，如鱼之游在波；夏日在肤，泛泛乎万物有余；秋日下肤，蛰虫将去；冬日在骨，蛰虫周密"，指出春夏脉多浮大，秋冬脉多沉小。现代运用脉象仪对人体一年四季的脉象进行追踪观察，也证实了脉象的四季变化情况。人体气血运行也与气候变化的风雨晦明有关,"天温日明,则人血淖液而卫气浮,故血易泻,气易行;天寒日阴,则人血凝泣(涩)而卫气沉"(《素问·八正神明论》),就是对这一变化的描述。这一现象已部分地被现代研究结果所证实。

虽然昼夜的寒温变化并没有四季那样明显,但长期以来的规律性更替,随着昼夜晨昏的变化,人体的阴阳气血也进行着相应调节,在功能上形成类似昼夜的节律性变化,以适应环境的改变。"故阳气者,一日而主外,平旦人气生,日中而阳气隆,日西而阳气已虚,气门乃闭"(《素问·生气通天论》)。人体的阳气呈现出规律性的昼夜波动,这一变化趋势与现代生理学研究所揭示的体温日波动曲线十分吻合。现代时间生物学的研究还证实几乎体内所有的功能活动都存在着昼夜节律。

地理区域是外界环境中的一个重要因素。地理环境的差异,包括与地理环境有关的地域性气候和人文地理、风俗习惯等的不同,可在一定程度上影响人的生理功能和心理活动。例如,江南地势低平,多湿热,其民腠理多疏松,体格多瘦削;北方地高陵居,多燥寒,其民腠理多致密,体格偏壮实。对体质所进行的现代群体调查也表明,北方和南方、高纬度和低纬度之间,群体的体质存在着明显差异:北方人多壮实,多寒实之体;南方人多瘦削,多虚热之质;越是濒海,痰湿之体的比例越高。人生活在不同的地理环境中,受环境的长期影响,逐渐在功能方面表现出某些适应性变化。一旦易地而居,环境突然改变,许多人初期都感到不太适应,有的甚至会因此而患病。人们通常所说的"水土不服",指的就是这类情况。

中医学认为,人与天地相应,不完全是消极的、被动的,也可以是积极的、主动的。人类不仅能主动地适应环境,而且能在一定程度上改造自然,以便更好地适应环境变化,从而提高健康水平,减少疾病。《素问·移精变气论》提出:"动作以避寒,阴居以避暑。"《寿亲养老新书》说:"栖息之室,必常洁雅,夏则虚敞,冬则温密。"《养生类纂》认为:"积水沉之可生病。沟渠通浚,屋宇清洁无秽气,不生瘟疫病。"这些都是改造环境,以便更好地适应外界变化的具体措施,体现了中医学对人的主动适应和改造环境能力的认识。

自然环境不仅影响人体生理,而且对发病、病理变化及疾病的诊治都有所影响。"春善病鼽衄,仲夏善病胸胁,长夏善病洞泄寒中,秋善病风疟,冬善病痹厥"(《素问·金匮真言论》),指出受气候变化的影响,各个季节有着不同的多发病。在疾病发展过程中,或某些慢性病恢复期,往往由于气候剧变或季节交替,可使病情加重、恶化或旧病复发。还有一些疾病,由于症状加重而能预感到天气即将发生变化或季节要交替等情况,如头风病"先风一日则病甚"(《素问·风论》)。昼夜变化对疾病也有一定影响,"夫百病者,多以旦慧、昼安、夕加、夜甚"(《灵枢·顺气一日分为四时》),即自然界阳气的昼夜变化,使人体内的阳气也相应表现出朝生发、午最盛、夕始弱、夜半衰的改变,从而影响邪正斗争,使病情也随之有慧、安、加、甚的变化。地理环境既可造成人群体质的差异,也可由于气候、水土地质等因素而形成不同致病因素,造成地域性的多发病与常见病。早在《素问·异法方宜论》即已认识到:东方滨海傍水,人们多食鱼盐,多发痈疡外症;西方多山旷野,人们喜食酥酪肉类,体质肥壮,外邪不易侵犯而多发内伤病;北方风寒冰冽,人们喜好游牧,恣食牛羊乳汁，易生胀满之疾；南方地势低洼，雾露聚集，人们喜欢酸类和腐熟食品，多发筋脉拘急、麻木不仁等症；中央地多潮湿，食物众多，生活安逸，常见痿弱、厥逆、寒热等症。现代研究发现，高原低氧环境与气虚的发病密切相关。

中医诊断学强调，要结合致病的内外因素进行全面的考察，对任何疾病所产生的症状都不应孤立地看待，应该联系四时气候、地方水土、生活习惯、性情好恶、体质强弱、年龄性别、职业特点等，运用望、闻、问、切四诊方法，全面了解病情，把疾病的原因、部位、性质，以及致病因素与机体相互作用的反应状态概括起来，并加以细致的分析研究，从而得出正确的诊断结论。

由于人的生理、发病及病理变化与自然环境密切相关，故因时制宜、因地制宜就成为中医治疗学的重要原则。

**3. 人与社会环境的统一性**

社会属性决定人之所以为人，而不是动物。人体的生命活动不仅受自然环境变化的影响，而且受社会环境变化的制约。中医学运用普遍联系的观点，也从政治、经济、文化、宗教和习俗等方面，研究社会因素对人体健康和疾病发生、发展的影响，以及防病治病的规律。

首先，社会经济和政治地位的不同，会造成人体身心机能上的某些差异。"大抵富贵之人多劳心，贫贱之人多劳力；富贵者膏粱自奉，贫贱者藜藿苟充；富贵者曲房广厦，贫贱者陋巷茅茨。劳心则中虚而筋柔骨脆，劳力则中实而骨劲筋强；膏粱自奉者脏腑恒娇，藜藿苟充者脏腑恒固；曲房广厦者玄府疏而六淫易客，茅茨陋巷者腠理密而外邪难干。故富贵之疾，宜于补正；贫贱之疾，利于攻邪"（《医宗必读·富贵贫贱治病有别论》）。一般而言，良好的社会环境、有力的社会支持、融洽的人际关系，可使人精神振奋，勇于进取，有利于身心健康；社会环境不良、人际关系紧张，可使人精神压抑，或紧张、恐惧，从而影响身心健康。

其次，社会环境的剧烈变动，对人体身心机能影响很大，甚或导致发病。《素问·疏五过论》曰："故贵脱势，虽不中邪，精神内伤，身必败亡。始富后贫，虽不伤邪，皮焦筋屈，痿躄为挛。"社会地位、经济状况的改变，可引起人的心理失衡、精神内伤而发病。不同社会阶层的人，因其社会地位、社会活动、生活条件等不同，所患疾病类型、病证特点、预后等也有所差异。"夫王公大人，血食之君，身体柔脆，肌肉软弱，血气慓悍滑利"（《灵枢·根结》）。王公贵族恃其特殊的社会地位，过着养尊处优的生活，形成了不同于平民百姓的体质特征，而这种生活方式也潜伏了中风、消渴、疔疮、肥胖等疾病易发的隐患。另外，社会的治与乱，也会对人体造成重大影响。一般而言，太平安定之年，民病少而轻；兵燹动荡之岁，民病重且众。李杲曾指出战乱对人民健康的严重损害，"向者壬辰改元，京师戒严，迨三月下旬，受敌者凡半月。解围之后，都人之有不病者，万无一二；既病而死者，继踵而不绝"。

流行病学特征乃至人群临床病征显示：人群疾病与不同文化形态的社会，以及不同阶层的社会生活史、道德、禁忌、规范、宗教有着特定联系。因此，中医诊治疾病也十分重视社会环境。在诊断方面，中医学强调医生要注意了解患者的贵贱、贫富、苦乐情况，做到"诊有三常：必问贵贱，封君败伤，及欲侯王"（《素问·疏五过论》），也要熟悉社会文化、人情习俗等，即"入国问俗，入家问讳，上堂问礼，临患者问所便"（《灵枢·师传》），这样才能较全面地了解病情并做出正确诊断。在治疗方面，中医学提出不失人情的原则，如"以五方风气有殊，崇尚有异，圣人必因其所宜而为之治"（《类经·论治类》）。

医学社会学认为，健康与疾病不仅仅是一个医学概念，它所描述的也不仅仅是人体器官的一种功能性与器质性的状态，还应该包括人们所处的那个社会环境、人们的社会行为取向及其方式对自身身体状况的影响。人们身体的功能性失调和器质性病变，往往是不良的社会行为取向和行为方式不断刺激和反复作用的结果，也往往是诸多社会环境因素不断影响的结果。社会行为及其方式，影响着人们的身体状况，并随着社会经济的发展，愈来愈成为左右人们身体状况的主要因素。

社会进步无疑给人类的健康带来不少好处：食品与衣着日趋丰盛，可供人们选择；居住环境日益舒适，更加有利于健康；人类对自身与疾病的知识日益重视，知道如何养生，如何防病和治病。因此，人类寿命随着社会进步而延长。另一方面，社会进步也会给人类带来一些不利于健康的因素：人口急速增长，工业高度发展，以及矿物资源的加速使用，环境问题日益严重，人生观、价值观和生活方式的改变，导致了一些新的身心疾病的产生；过度紧张的生活节奏，带来精神焦虑、头痛、头晕等病证。此外，后工业化时代的社会阶级分化还带来诸如社会歧视与主流文化认同危机、机器的附属物、放射及化工废弃物污染、毒品滥用、不良生活嗜好与精神困惑等。所有这些都使现代都市疾病的发病率在人群分布上呈现出阶级和亚文化背景的特征。因此，离开了社会因素及社会行为因素，人们对疾病的产生与发展往往无从得到根本的解释。医学的干预，除了对疾病本身采取药物及手术治疗以外，还有一个极其重要的内容，应当是对患者本身行为的干预和矫正。只有这样，才能使医学成为一种完整的医学。

## （二）恒动观念

恒动观念，是指中医用运动的、变化的、发展的，而不是静止的、不变的、僵化的观点，来分析研究生命、健康和疾病等医学问题。运动是物质的存在形式及其固有属性。世界上的各种现象都是物质运动的表现形式。运动是绝对的、永恒的，静止则是相对的、暂时的和局部的。静止是物质运动的特殊形式。

中医学认为，精气具有运动的属性，构成整个自然界，而自然界一切事物的变化也都源于天地精气的升降运动和相互作用。因为精气是构成人体和维持人体生命活动的最基本物质，所以人体亦是一个具有能动作用的有机整体。而人的生命活动亦具有恒动的特性，故"天主生物，故恒于动，人有此生，亦恒于动"（《格致余论·相火论》）。

整个世界处于永恒的无休止的运动之中。运动变化是自然界的根本规律，故"物之生从乎化，物之极由乎变，变化之相薄，成败之所由也"。"成败倚伏生乎动，动而不已，则变作矣"（《素问·六微旨大论》）。世界万物的生成、发展、变化，乃至消亡，无不源于阴阳二气的"高下相召，升降相因"（《素问·六微旨大论》），故精气是"变化之父母，生杀之本始"(《素问·阴阳应象大论》)。

物质存在的基本形式为形、气两大类，故物质运动的本质就是形气相互转化。中医学用气的运动和形气转化的观点来说明生命、健康和疾病等问题。"人以天地之气生，四时之法成"(《素问·宝命全形论》)，说明生命是物质的，人和万物一样，都是天地自然合乎规律的产物，不断发生着升降出入的气化过程。

动和静是物质运动的两种表现形式。气有阴阳，相互感应，就有动静。"动静者，气本之感也；阴阳者，气之名义也"(《太极辨》)。阳主动，阴主静，"太极动而生阳，静而生阴"，"阳为阴之偶，阴为阳之基"，"一动一静，互为其根"(《类经附翼·医易义》)，动静相互为用，促进了生命体的发生发展，运动变化。

生命在于运动，其发展变化始终处于动静相对平衡的自然更新的状态中。"人身，阴阳也；阴阳，动静也。动静合一，气血和畅，百病不生，乃得尽其天年"(《增演易筋洗髓·内功图说》)。因此，阴阳动静对立统一观点贯穿于中医学各个领域之中，正确地指导人们认识生命与健康、疾病的诊断与治疗，以及预防与康复等。

从健康与疾病而言，"阴阳匀平，以充其形，九候若一"(《素问·调经论》)，"形肉血气必相称也，是谓平人"(《灵枢·终始》)。"平人"即健康者。健康是一个动态的概念，只有机体经常处于阴阳动态变化之中，才能保持健康。健康和疾病在同一机体内此消彼长的关系是二者共存的主要特点。阴阳动态平衡的破坏意味着疾病。"内外调和，邪不能害"，"阴平阳秘，精神乃治"(《素问·生气通天论》)。

从生理而言，饮食物的消化吸收，津液的输布代谢，气血的循环贯注，以及物质与功能的相互转化等，无一不是在机体内部及机体与外界环境的阴阳运动之中实现的。从病理而言，不论是整体还是局部，只要气机升降出入运动失常，就会破坏脏腑、经络、气血、阴阳等的协调平衡，出现气血郁滞、痰饮停留、糟粕蓄积等病理变化，发生五脏六腑、表里内外、四肢九窍等的疾病。

从疾病的防治而言，因为疾病是一个不断运动变化的过程，而一切病理变化都是阴阳矛盾运动失去平衡协调，出现阴阳偏盛偏衰的结果，所以防治的策略就在于扶正祛邪，调整阴阳的动态平衡。这就是中医学特别强调的"治病必求其本"。中医学主张未病之先，应防患于未然；既病之后，又要防止其继续传变。这种未病先防、既病防变的思想，就是用运动的观点去处理健康和疾病的矛盾，旨在调节人体阴阳偏颇而使之处于生理活动的动态平衡。中医学养生防病治疗的基本原则，体现了动静互涵的辩证思想。

## (三) 辨证论治

辨证论治，是中医学认识疾病和处理疾病的基本原则。中医学对疾病的治疗，既重视病证结合，也考虑证症相参，即融辨病、辨证及对症治疗三位于一体，而辨证论治则是中医治疗体系的一大特点，也是中医学治疗有别于西医学的主要之处，故常与整体观念、恒动观念一起，被看作中医学术体系的主要特点。

**1. 证的概念** 证，又称证候，是机体在疾病发展过程中的某一阶段的病理概括，亦标示着机体对病因作用的整体反应状态。由于它概括了病变的部位、原因、性质、趋势及邪正关系，以及机体的抗病反应能力等，能够反映疾病发展过程中某一阶段病理变化的本质，因而比症状能更全面、更深刻、更正确地揭示疾病的本质。

**2. 证与病、症的关系** 任何疾病的发生和发展，总是通过一定的症状和体征等疾病现象而表现出来，故中医学认为疾病的临床表现以症状和体征为基本要素，是反映疾病或证候的组成部分。

症状是患者主观的痛苦不适感觉，如头痛、发热、咳嗽、呕吐等；体征是医生诊察而得知的病态改变，如舌苔、脉象等。二者均是疾病过程中的个别表象，可以统称症状，简称症。

病，又称疾病，是在病因作用下机体邪正交争、阴阳失调所出现的导致生活和劳动能力失常的具有一定规律的病理过程，具体表现为若干特定的症状、体征，以及疾病某阶段的相应证候。病机是指这一过程发生、发展和变化的机理，是病因、病位、病性、病势四个要素及其关系的总括。

证与病、症的关系，表现于三者既有联系，又有区别。三者均统一于病机，其区别在于症状仅仅是疾病的个别表象，而证则能反映疾病某阶段的病理本质变化，能将症状与疾病联系起来，从而能够揭示症状与疾病之间的某些内在联系，有益于对疾病过程的深入认识。病证之间形成了错综复杂的关系，病代表疾病全过程的根本矛盾，证代表病变当前的主要矛盾。

**3. 辨证论治的含义** 所谓辨证，就是将四诊（望、闻、问、切）所收集的资料、症状和体征，通过分析、综合，辨清疾病的原因、性质、部位，以及邪正之间的关系，概括、判断为某种特性的证，以探求疾病的本质。所谓论治（施治），则是根据辨证的结果，确定相应的治疗原则和方法。

可以看出，辨证是决定治疗的前提和依据，论治则是解决疾病的手段和方法，通过辨证论治的实际效果即可以检验辨证论治的正确与否。因此，辨证论治的过程就是认识疾病和解决疾病的过程。辨证与论治是中医诊治疾病过程中相互联系、不可分割的两个方面，是理论和实践相结合的体现，是指导中医临床理法方药具体运用的基本原则。

**4. 辨证论治与辨病论治、辨症论治的关系** 中医学认识并解决疾病，是既辨病又辨证，并通过治疗"证"而达到治愈疾病的目的。中医学认为，临床分析病症首先应着眼于"证"的辨别，然后才能对疾病确立治则治法，进行正确的施治。以感冒为例，症见发热、恶寒、头身疼痛，病属在表，但由于致病因素和机体反应性的不同，临床又常表现为风寒表证和风热表证两种不同的证。只有把感冒所表现的"证"是属于风寒还是风热辨别清楚，才能确定是选用辛温解表方法，还是选用辛凉解表方法，给予恰当的治疗。

辨病论治，是指针对某一疾病采用专方专药治疗的方法。它较辨证论治更为悠久，一直是中医诊疗疾病的重要方法和手段，着眼于疾病过程中的根本矛盾予以治疗，具有很强的针对性，并且可以解决当疾病的症状、体征轻微或缺失而无证可辨可治的问题。徐大椿《医书全集·兰台轨范序》即言："欲治病者，必先识病之名……一病必有主方，一病必有主药。"例如，古人用大黄牡丹汤治疗肠痈，甘麦大枣汤治疗脏躁，常山截疟、黄连止下利，均体现了专方、专药对专病的辨病治疗原则。

辨症论治，是指根据具体症状以对症治疗的方法。它在中医临床上也有其重要意义。首先，辨症论治具有应急性好的优点，如大失血、剧痛、尿闭等危急重症有时已成为整个病情的关键，就需采用止血、止痛、导尿等对症的治疗方法，以解决紧急情况。其次，辨症论治具有灵活性大的优点，如确定治法、主方后再根据主要症状而加减用药；其三，辨症论治还有实用性强的优点，当病、证一时难以明确，而病情又不能不进行诊疗的时候，只能根据主要症状进行暂时性诊断与治疗。

中医临床上常融辨病、辨证、辨症论治三位于一体，以达到标本兼治的目的。由于辨证论治更能抓住疾病的本质，既区别于见痰治痰、见血治血、见热退热、头痛医头、脚痛医脚的辨症论治，又区别于不分主次，不分阶段，一方一药对一病的辨病论治，故能够超越两者而成为中医学的主轴。

**5. 病治异同** 作为指导临床诊治疾病的基本法则，辨证论治能辩证地看待病和证的关系，既看到一种病可以包括几种不同的证，又看到不同的病在其发展过程中可以出现同一种证，故在临床进行治疗时即可以在辨证论治的原则指导下，采取"同病异治"或"异病同治"的方法来处理。

所谓同病异治，是指同一种疾病，由于其发病的时间、地区，以及患者机体的反应性不同，或其病情处于不同的发展阶段，因而表现的证候不同，治法也相应不同。仍以感冒为例，由于其发病的季节不同，其治法也不完全相同。暑季感冒多由感受暑湿邪气所致，故其治疗常须应用芳香化浊药物，以祛除暑湿。这与其他季节感冒的治法，诸如辛凉解表法、辛温解表法等不同。再以麻疹为例，在其发展的不同阶段采用的治疗方法也各有不同。疾病初期，麻疹未透，治宜发表透疹；疾病中期，肺热壅盛，常须清解肺热；疾病后期，余热未尽，肺胃阴伤，则又以养阴清热为主。

所谓异病同治，是指不同的疾病，在其发展过程中出现了相同的病机，因而表现为相同的证，也可采用相同的方法治疗。例如，久痢、脱肛、子宫脱垂是不同的病，但如果均表现为中气下陷证候，就都可以用补气升提的方法进行治疗。

可以看出，中医治病主要不是着眼于"病"的异同，而是着眼于"证"的异同，着眼于病机的区分。因为"证"与病机是相联系的，故相同的病机证候可用基本相同的治法进行治疗，不同的病机证候则必须用不同的治法。中医学所谓"证同治亦同，证异治亦异"，实质上是由于"证"的概念中包含着病机在内的缘故。这种针对疾病发展过程中的不同矛盾，用不同方法解决的法则，充分体现了辨证论治的精神实质。

**6. 中医论治的调控和平衡观点** 中医治疗法则的精髓在于"谨察阴阳所在而调之，以平为期"（《素问·至真要大论》）。病理上的阴阳失调，不外太过或不及两方面，故治疗目的就在于调整和扶助人体的控制系统，使之重新建立正常的动态平衡。中医治病处处注意正反两个方面，包括祛邪而不伤正，扶正而不留邪；补阳而不伤阴，滋阴而不伤阳等。各种临床治疗大法，诸如扶正祛邪、补虚泻实、寒者热之、热者寒之、壮火之主、益火之源等，无不包含着调控思维。可以说，辨证论治的实质正是研究特定证候与特定方药之间的对应关系及其变化规律。

总之，中医学从人体与外界环境密切联系出发，从人体本身是对立统一的有机整体出发，观察人体对周围环境的反应状态，透过临床征象来探究疾病的本质，从而把握人体反应状态的主要矛盾，并在动态平衡的理论指导下运用各种具体治疗手段，使患者建立新的和谐统一，达到促使疾病痊愈的目的。这就是中医学学术体系中最突出的特点，即整体观念、恒动观念、辨证论治的精神实质。

# 第一章

# 精气血津液神

## 第一节  概  述

气，在中国哲学史上是一个非常重要的范畴，其内涵又有广狭之分：广义的气即存在。《庄子·知北游》说："通天下一气耳。"在阴阳二气的作用下，又使这个世界呈现出精、气、神三种形态。《道德经·第四十二章》说："二生三，三生万物。"狭义的气是维持世界运转的原动力。精与神则分指气的有形（形）与无形（气）状态。《管子·内业》说："一物能化谓之神。"《管子·心术下》说："一气能变曰精。"

所谓"无形"，是指神处于弥散而运动的状态，它不占有固定空间，不具备稳定形态，并以松散、弥漫、活跃、多变的形式，充塞于无垠的宇宙之中。这是气的基本存在形式，肉眼不可见。《正蒙·太和》说："太虚无形，气之本体。"所谓"有形"，是指精处于凝聚而稳定的状态，它占有相对固定的空间，具备并保持相对稳定的形态，呈现为各种结构紧凑、相对稳定、不甚活跃的物体。这些物体一般都可以用肉眼看清，或者靠人脑推测出其具体性状。《素问·六节藏象论》说："气合而有形。""无形"与"有形"之间处于不断的转化之中。《易传·系辞上》说："精气为物，游魂（神）为变。"

气是构成世界万物的本原。《管子·内业》说："凡物之精，此则为生，下生五谷，上为列星，流为天地之间。"《淮南子·天文训》说："宇宙生气，气有涯垠。清阳者薄靡而为天，重浊者凝滞而为地。"又说："积阳之热气生火，火气之精者为日；积阴之寒气为水，水气之精者为月。"气生万物的机理，古代哲学家常用天地之气的交感，阴阳二气的合和来阐释。在天之阳气下降，在地之阴气上升，二气交感相错于天地之间，氤氲合和而化生万物。《易传·咸象》说："天地感而万物化生。"《荀子·礼论》说："天地合而万物生，阴阳接而变化起。"《论衡·自然》亦说："天地合气，万物自生。"

气运动不息，变化不止。《素问·六微旨大论》说："气之升降，天地之更用也……升已而降，降者谓天；降已而升，升者为地。天气下降，气流于地；地气上升，气腾于天。故高下相召，升降相因，而变作矣。"气的运动具有普遍性。《素问·六微旨大论》说："是以升降出入，无器不有。"正是由于气的升降出入运动使整个宇宙充满了生机，既促进了无数新生事物的孕育、发生和分化，又遏抑着许多旧事物，导致其或逐渐衰退、凋谢，或转化，或消亡。《素问·五常政大论》说："气始而生化，气散而有形，气布而蕃育，气终而象变，其致一也。"《横渠易说·系辞上》说："天唯运动一气，鼓万物而生。"气的运动取决于其本身所固有的阴和阳两方面力量的相互作用。《横渠易说·系辞下》说："太虚之气，阴阳一物也。然而有两体，健顺而已。"

气是宇宙万物相互感应的中介。气分阴阳，以成天地。天地交感，以生万物。天地万物既生，则它们彼此之间就是相对独立的物质实体，但这些形形色色的物体之间并不是孤立的，而是相互联系、相互发生作用的。感应，是指事物之间的交感相应、相互影响和相互作用，即天地阴阳二气客观存在着交感相应的自然现象和规律。《吕氏春秋·应同》说："类固相召，气同则合，声比则应。"《易传·象下》说："二气感应以相与。"事物之间的相互感应是自然界普遍存在的重要现象，各种物质形态的相互影响、相互作用都是感应的结果。诸如乐器的共鸣共振、磁石的吸引、日月吸引海水而形成潮汐，以及日月、昼夜、季节气候等变化对人体生理、病理过程的影响，乃至电波、磁场等，均属自然感应范畴。《淮南子·泰族训》说："万物有以相连，精侵有以相荡。"这种起感应作用的气即为神。《荀子·天论》说："万物各得其和以生，各得其养以成，不见其事，而见其功，夫是之谓神。"

人体也由气聚合而成，并呈现出精、气、神三种形态。《庄子·知北游》说："人之生，气之聚也。聚则为生，散则为死。"《淮南子·原道训》说："夫形（精）者，生之舍也；气者，生之充也；神者，生之制也。"因此，精、气、神也被称为人身"三宝"。

中医学将气论引入，重塑了生命观、疾病观、医学观。《素问病机气宜保命集·原道论》说："人受天地之气，以化生性命也。是知形者生之舍也，气者生之元也，神者生之制也。形以气充，气耗形病，神依气位，气纳神存。"《脾胃论·省言箴》说："气乃神之祖，精乃气之子。气者，精神之根蒂也。"

精，泛指构成人体并维持人体生命活动的基本物质。广义的精可分为先天之精和后天之精两类。先天之精是指肾中所藏的具有生殖功能的精微物质，又称为生殖之精，属于狭义之精；后天之精是指人体从外界获得的营养物质，以及由此化生的血、津、液等精微物质，又称为水谷之精。先天之精与后天之精相互依存，相互促进，即"先天生后天，后天养先天"。

神，在中医学中有两层含义。广义的神是指人体生命活动的外在反映。它可通过人的眼神、面色、语言、反应，以及形体、姿态、动作等，综合反映于人体外部，又称为神气。狭义的神是指人体的精神活动，包括意识、思维和情志活动。

气聚而成形，散而无形，生命活动表现为形气互化，或曰精神互化的过程。生命物质虽有精、血、津、液之分，但皆本源于气，即"人有精、气、津、液、血、脉，余意以为一气耳"（《灵枢·决气》）。血是最精粹的体液，中医学经常气血并称，故《妇人良方·调经门》曰："人之生，以气血为本；人之病，未有不先伤其气血者。"

精、气、神在人体的生成与转化，有赖于脏腑、经络等的生理活动；脏腑、经络等行使正常的生理活动，也离不开精、气、神的营养与调控。气不仅构成人体，还弥散于躯体之内各组织器官之间，周流不息，无所不至，使人体各个组成部分密切相关，功能活动协调平衡，成为一个有机的统一整体。因此，精、气、神在病理上亦存在着互为因果的关系，对临床辨证论治起着十分重要的指导作用。

## 第二节　精

### 一、精的基本概念

精，在中医学中的含义有以下几方面。

**1. 泛指构成人体和维持生命活动的基本物质**　《素问·金匮真言论》说："夫精者，身之本也。"精包括先天之精和后天之精。禀受于父母，充实于水谷之精，而归藏于肾者，谓之先天之精；由饮食物化生的精，称为水谷之精。水谷之精输布于五脏六腑，便称为五脏六腑之精。泛指之精又称为广义之精。

**2. 生殖之精**　即先天之精。其禀受于父母，与生俱来，为生育繁殖，构成人体的原始物质。《灵枢·决气》说："两神相搏，合而成形，常先身生，是谓精。"生殖之精又称为狭义之精。

**3. 脏腑之精**　即后天之精。脏腑之精来源于摄入的饮食物，通过脾胃的运化及脏腑的生理活动，化为精微，并转输到五脏六腑，故称为五脏六腑之精。

**4. 精、血、津、液的统称**　《读医随笔·气血精神论》说："精有四：曰精也，血也，津也，液也。"四者皆系生命物质。

**5. 人体正气**　《素问·通评虚实论》说："邪气盛则实，精气夺则虚。"《类经·疾病类》说："邪气有微甚，故邪盛则实；正气有强弱，故精夺则虚。"

### 二、精的生成

人之精根源于先天而充养于后天。《景岳全书·脾胃》说："人之始生，本乎精血之原；人之既生，由乎水谷之养。非精血，无以立形体之基；非水谷，无以成形体之壮。"从精的来源而言，则有先天与后天之分。

#### （一）先天之精

人之始生，秉精血以成，借阴阳而赋命。父主阳施，犹天雨露；母主阴受，若地资生。男女媾精，胎孕乃成。《灵枢·经脉》说："人始生，先成精。"《景岳全书·小儿补肾论》说："精合而形始成，此形即精也，精即形也。"父母生殖之精结合，形成胚胎之时，便转化为胚胎自身之精，此既禀受于父母以构成脏腑组织的原始生命物质。《幼幼集成·护胎》说："胎成之后，阳精之凝，尤仗阴气护养。故胎婴在腹，与母同呼吸，共安危。"胚胎形成之后，在女子胞中，直至胎儿发育成熟，全赖气血育养。胞中气血为母体摄取的水谷之精而化生。因此，先天之精实际上包括原始生命物质，以及从母体所获得的各种营养物质，主要秘藏于肾。

## （二）后天之精

胎儿月足离怀，出生之后，赖母乳以长气血，生精神，益智慧。"妇人乳汁乃冲任气血所化"（《景岳全书·乳少》）。脾胃为水谷之海，气血之父。"水谷之精气为营，悍气为卫，营卫丰盈，灌溉诸脏。为人身充皮毛，肥腠理者，气也；润皮肤，美颜色者，血也。所以水谷素强者无病"（《幼幼集成·诸疳症治》），"以人之禀赋言，则先天强厚者多寿，先天薄弱者多夭。后天培养者，寿者更寿，后天斫削者，夭者更夭"（《景岳全书·先天后天论》）。脾胃为人后天之根本，人之既生赖水谷精微以养，脾胃强健，"饮食增则津液旺，自能充血生精也"（《存存斋医话稿》）。脾胃运化水谷之精微，输布到五脏六腑而成为五脏六腑之精，以维持脏腑的生理活动，其盈者藏于肾中。"肾者，主蛰，封藏之本，精之处也"（《素问·六节藏象论》）。人体之精主要藏于肾中，虽有先天和后天之分，但"命门得先天之气也，脾胃得后天之气也，是以水谷之精本赖先天为之主，而精血又必赖后天为之资"（《景岳全书·脾胃》），两者相互依存，相互促进，借以保持人体之精气充盈。

### 三、精的功能

精是构成人体和维持人体生命活动的精微物质，其生理功能如下。

### （一）繁衍生殖

生殖之精与生俱来，为生命起源的原始物质，具有生殖以繁衍后代的作用。这种具有生殖能力的精称之为天癸。男子二八天癸至，精气溢泻；女子二七而天癸至，月事应时而下。精盈而天癸至，则具有生殖能力。男女媾精，阴阳和调，胎孕方成，故能有子而繁衍后代。俟至老年，精气衰微，天癸竭而地道不通，则丧失了生殖繁衍能力。由此可见，精是繁衍后代的物质基础，肾精充足，则生殖能力强；肾精不足，就会影响生殖能力。因此，补肾填精是临床上治疗不育、不孕等生殖机能低下的重要方法。

### （二）生长发育

人之生始于精，由精而成形，精是胚胎形成和发育的物质基础。人出生之后，犹赖精的充养，才能维持正常的生长发育。随着精气由盛而衰的变化，人则从幼年而青年而壮年而步入老年，呈现出生、长、壮、老、已的生命运动规律。这是临床上补肾以治疗五软、五迟等生长发育障碍和防治早衰的理论依据。

### （三）生髓化血

肾藏精，精生髓，脑为髓海，故肾精充盛，则脑髓充足而肢体行动灵活，耳目聪敏。精盈髓充则脑自健，脑健则能生智慧，强意志，利耳目，轻身延年。因此，防治老年性痴呆多从补肾益髓入手。"肾生骨髓"（《素问·阴阳应象大论》），髓居骨中，骨赖髓以养。肾精充足，则骨髓充满，骨骼因得髓之滋养而坚固有力，运动轻捷。齿为骨之余，牙齿亦赖肾精生髓而充养，肾精充足则牙齿坚固而有光泽。

精生髓，髓可化血。"人之初生，必从精始……血即精之属也，但精藏于肾，所蕴不多，而血富于冲，所至皆是"（《景岳全书·血证》）。精足则血充，故有精血同源之说。临床上用血肉有情之品补益精髓，以治疗血虚证。

### （四）濡润脏腑

人以水谷为本，受水谷之气以生。饮食经脾胃消化吸收，转化为精，水谷精微不断地输布到五脏六腑等全身各组织器官之中，起着滋养作用，维持人体的正常生理活动。其剩余部分则归藏于肾，储以备用。肾中所藏之精，既贮藏又输泻，如此生生不息。"肾者，主受五脏六腑之精而藏之，故五脏盛乃能泄，是精藏于肾而非生于肾也。五脏六腑之精，肾实藏而司其输泻，输泻以时，则五脏六腑之精相续不绝"（《怡堂散记》）。中医有"久病必穷肾"之说，故疾病末期常补益肾之阴精以治。

# 第三节　气

## 一、气的概念

气是构成人体的最基本物质。《素问·天元纪大论》说："在天为气，在地成形，形气相感而化生万物矣。"《素问·六节藏象论》说："气合而有形，因变以正名。"指出自然界万物是由气聚合而成的，而气聚合的结构不同和性质差异，表现出复杂多变的万事万物。人也是天地之交的产物，是宇宙万物的一个组成部分。《素问·宝命全形论》说："人以天地之气生，四时之法成。"亦说："天地合气，命之曰人。"人的形体构成也以气为最基本物质。

气是维持人体生命活动的最基本物质。人生于自然界之中，是一个开放的复杂的巨系统，人体的生长、发育和各种生命活动，需要与周围环境进行物质和能量的交换。《素问·六节藏象论》说："天食人以五气，地食人以五味。五气入鼻，藏于心肺，上使五色修明，音声能彰；五味入口，藏于肠胃，味有所藏，以养五气。气和而生，津液相成，神乃自生。"人需要从"天地之气"中摄取营养成分，以养五脏之气，从而维持机体的生理活动。

## 二、气的生成

### （一）气的来源

人体之气的来源可分为三个方面，一是自然界的清气，二是由饮食水谷所化生的水谷精微之气，三是肾中之精化生的精气。肾藏先天之精，为先天之本，故肾精所化生的某些精气又被称为先天之气；饮食水谷化生的水谷精微之气与肺所吸入的自然界的清气相结合，则为后天之气。

### （二）生成过程

气的生成与脏腑功能活动密切相关。气虽是脏腑功能活动的物质基础，但气的生成、运动、功能的正常发挥却与脏腑的功能活动密切相关。气的生成与肺、脾胃、肾等脏器的关系密切。

1. 肺为清虚之脏，主司呼吸，吸清呼浊，吸入自然界的清气，在气的生成过程中发挥着重要作用。《素问·六节藏象论》说："肺者，气之本。"《素问·阴阳应象大论》说："天气通于肺。"

2. 脾主运化，胃司受纳，脾胃相合，接受容纳饮食，腐熟运化水谷，化生水谷精微之气，是人体之气的主要来源。虽然气的生成与肺、脾胃、肾的功能活动均有关系，但与脾胃的功能尤为密切。土能生金，肺主气、司呼吸的功能依靠着脾气的资助；而肾中所藏的先天之精也要依靠后天水谷之精的不断培育，脾胃功能活动在气生成中的作用至为重要，故称脾胃为生气之源。脾胃功能正常，则气的生成正常。若脾胃受纳腐熟水谷及运化转输精微的功能失常，则水谷之气来源匮乏，就会影响气的生成，引起气虚。气是维持生命活动的基本物质，气的不足，功能减退，即会变生他病。《灵枢·五味》说："故谷不入，半日则气衰，一日则气少矣。"《明医杂著·枳术丸论》说："胃司受纳，脾司运化，一纳一运，生化精气，津液上升，糟粕下降，斯无病矣。"

3. 肾为封藏之本，主藏精。肾中之精包括先天之精和后天之精。先天之精禀受于父母，与生俱来，为生命的基础；后天之精化源于脾胃，后天所生，灌溉五脏六腑。先后天之精藏于肾中，相互促进，化生元气，故肾为生气之根。《医宗金鉴·删补名医方论》"参附汤注"说："先身而生，谓之先天；后身而生，谓之后天。先天之气在肾，是父母之所赋；后天之气在脾，是水谷之所化。先天之气为气之体，体主静，故子在胞中，赖母息以养气，则神藏而机静；后天之气为气之用，用主动，故育形之后，资水谷以奉生身，则神发而运动。天人合德，二气互用。故后天之气得先天之气，则生生而不息；先天之气得后天之气，始化化而不穷也。"

综上所述，气的生成与肺、脾胃、肾的生理功能密切相关。肺、脾胃、肾等脏腑的生理功能正常并保持相互间的协调平衡，则人体之气才能充沛；如果肺、脾胃、肾等脏腑的生理功能异常或脏腑之间失去协调平衡，就会影响气的生成，或影响气的生理效应，形成气虚等病理变化。

### 三、气的功能

《难经·八难》说："气者，人之根本也。"气是构成人体和维持人体生命活动的基本物质，对人体具有十分重要的作用。《类经·摄生类·古有真人至人圣人贤人》说："人之有生，全赖此气。"气聚则形生，气壮则体康，气衰则身弱，气散则神亡。《医门法律·先哲格言》指出："人之生死由乎气。"概括来讲，气的生理功能可以分为以下几个方面。

### （一）推动作用

气的推动作用，即指气是具有活力的物质，对于人体生命活动具有激发和推动的作用。

气的推动作用体现在推动人体的生长发育，脏腑、经络、组织器官的功能活动，血液的生成与运行，津液的生成、输布和排泄四个方面。

**1. 推动人体的生长发育**　人体的生长发育依靠元气的激发和推动。元气根于肾中精气。人自出生以后，随着年龄的增加，肾中精气日渐充盛，身体逐渐发育成熟。到壮年，肾中精气充盛至极，身体壮实，精力充沛。至老年，肾中精气日益衰少，人体则渐渐衰老。元气的激发和推动作用正常，则人体生长发育正常。若能惜精养气，则可减缓衰老。如果肾中精气不足，就会影响生长发育，引起发育迟缓或导致早衰。

**2. 推动脏腑、经络、组织器官的功能活动**　气分布于全身，布散于脏腑、经络、组织器官，推动着脏腑、经络、组织器官的功能活动。气充沛，则全身功能活动正常；气亏损不足，推动作用减弱，就会引起脏腑、经络、组织器官的功能减退，出现各种气虚病证。例如，心气不足，则心主血脉和主神的功能减退，出现心悸气短、神疲乏力等症状；肺气不足，则主气、司呼吸功能减退，出现气短息微、呼吸无力，甚则喘促等现象。

**3. 推动血液的生成与运行**　血液的生成依靠脏腑正常的功能活动，而脏腑功能活动的维持又必须依靠着气的激发和推动。所以说，血液的生成与气的推动作用密切相关。血有形，属阴而主静，气无形，属阳而主动，血液的运行必须依靠气的推动作用，才能周流于全身，荣周不休。《景岳全书·诸气》说："血无气不行，血非气不化。"即明确指出了气的推动作用在血液的生成和运行中的重要性。气充足，则血液的生成与运行正常，若气虚不能生血，影响血液的生成，就会引起血虚，出现气血两虚；若气虚无力行血，影响血液的运行，则会引起血行迟缓，出现气虚血瘀。若气机失调，气的运行失常，影响血液运行，便会引起血液运行失常，如血随气逆等。

**4. 推动津液的生成、输布和排泄**　津液来源于水谷精微，依靠脏腑功能活动而生成，需要气的推动。津液有形，属阴主静，故津液的运行及津液在体内的转输布散，必须依靠气的推动。代谢后的水液化为汗、尿向体外排泄，依赖着气的推动。气行则水行，气滞则水停。

## （二）温煦作用

气的温煦作用是指气能温暖全身，是人体热量的来源。《难经·二十二难》说："气主煦之。"气的温煦作用是通过阳气的作用体现出来的。《质疑录·论阳常有余》说："人身通体之温者，阳气也。"

气的温煦作用在生命活动中具有重要的生理意义。第一，可使人体维持相对恒定的体温。人体的体温，是依靠气的温煦作用来维持恒定的。第二，有助于脏腑、经络、组织器官的功能活动。第三，血液和津液等液态物质也要在气的温煦作用下正常运行和进行正常的生理活动。

气的温煦作用失常，表现在两个方面。一是气虚温煦功能减退，引起一系列寒象，出现畏寒喜热、四肢不温、血和津液运行迟缓等。二是气机郁结阻滞，气聚而不散，郁而化热，出现发热等现象。《素问·刺志论》说："气实者，热也；气虚者，寒也。"气虚为阳虚之渐，阳虚为气虚之极。气虚强调的主要是功能的减退，而阳虚则是在功能减退的基础上又见寒象。

## （三）防御作用

气的防御作用是指气具有保卫人体抗御外邪的作用。人体防御外邪侵犯的作用机理是非常复杂的，虽然包括了气、血、津液和脏腑、经络等多方面的综合作用，但气在其中所起的作用是相当重要的。气的防御作用体现在两个方面。

**1. 护卫全身肌表，防御外邪入侵** 肌表皮毛是身体之藩篱，也是外邪侵犯人体的途径。肺宣发卫气于肌表皮毛，卫气充盛，则外邪难以入侵。《素问·刺法论》说："正气存内，邪不可干。"说明正气充盛，抗邪有力，就不会引起疾病。若正气不足，防御作用减弱，抗病能力下降，易于受到邪气侵犯，引起疾病的发生。《素问·评热病论》说："邪之所凑，其气必虚。"

**2. 与邪相争，驱邪外出** 邪气侵犯人体，与正气交争，若正气旺盛，自可战胜邪气，并驱邪外出，使疾病痊愈。若正气不足，无力驱邪，则邪气留连不解，病难速愈。《类经·疾病类》说："正气不足，邪气有余，正不胜邪，病必留连不解……正气内强，则根本无害，逼邪外出，则营卫渐平。"

## （四）固摄作用

气的固摄作用是指气对血液、津液和精液等液态物质具有固护统摄，防止其无故流失的作用。气的固摄作用体现在三个方面。

**1. 固摄血液** 血液的正常运行必须依靠气的固摄才不会逸出脉外。《薛氏医案·吐血》说："血之所统者，气也。"固摄血液是脾气的作用，脾气充足，摄血有权，则血液正常循行脉中，不会逸出脉外。若脾气不足，统血无权，则出现各种出血。

**2. 固摄津液** 津液在体内的输布及代谢后的水液向体外排泄，均需依靠气的固摄作用才不会过多流失。津液包括汗液、尿液、唾液、胃液、肠液等，其分泌和排泄要受气的调节，防止过多流失。固摄汗液依靠卫气固密，固摄尿液依靠肾气封藏，固摄津液依靠脾气充盛。若气的固摄作用减弱，不能摄津，可出现自汗、多尿或小便失禁、流涎、泛吐清水、泄泻滑脱等。

**3. 固摄精液** 精液依靠气的固摄作用藏于体内而不妄泄，才能发挥正常的生理效应。固摄精液是肾气封藏作用的具体体现。气不固精，可出现遗精、滑精和早泄等。《景岳全书·杂证谟·遗精》说："滑精者，无非肾气不守而然。"

## （五）气化作用

气化是指通过气的运动而产生的各种变化，是精、气、血、津液等物质各自的新陈代谢及相互间的转化。

哲学上的气化是指气的运动变化，泛指自然界一切物质的变化。《素问·至真要大论》说："少阴司天为热化，在泉为苦化，不司气化，居气为灼化。"指的是自然界六气的变化。

人体的气化是指体内气的运动变化，指脏腑功能活动、物质的代谢、物质之间的相互转化等。《素问·阴阳应象大论》所言的"味归形，形归气；气归精，精归化；精食气，形食味；化生精，气生形"，就是对人体气化过程的概括。

如果气化功能失常，就会影响气、血、津液等物质的新陈代谢及其相互转化，影响脏腑功能活动，影响饮食物的消化吸收及汗液、尿液的排泄，从而出现各种代谢异常的病变。

## （六）营养作用

气的营养作用是指气具有营养全身，为脏腑、经络、组织器官提供必需营养物质的作用。

气是构成人体和维持生命活动的基本物质，具有物质的特性。由水谷精气化生的营气和卫气，具有营养全身的作用。《灵枢·邪客》说："营气者，泌其津液，注之于脉，化以为血，以荣四末，内注五脏六腑。"《灵枢·本脏》说："卫气者，所以温分肉，充皮肤，肥腠理，司开阖者也。"均指出营气、卫气对全身的营养作用。

## 四、气的运动

气的运动，被称为气机。气是活力很强的物质，运动是气的根本属性。气流行分布于全身，激发推动脏腑、经络、组织器官的功能，维持人体的生命活动。《灵枢·脉度》指出："气之不得无行也，如水之流，如日月之行不休。如环之无端，莫知其纪，终而复始。其流溢之气，内溉脏腑，外濡腠理。"气机正常，则生命活动正常，若气机失调，则会引起生命活动异常。

气的运动形式是多种多样的，《内经》把气的运动形式概括为升、降、出、入四个方面。《素问·六微旨大论》说："出入废则神机化灭，升降息则气立孤危。故非出入，则无以生长壮老已；非升降，则无以生长化收藏。是以升降出入，无器不有。故器者，生化之宇，器散则分之，生化息矣。"气的升降与出入是相互联系，互为因果的。《读医随笔·升降出入论》说："无升降则无以为出入，无出入则无以为升降，升降出入，互为其枢者也。"

人体的脏腑、经络、组织器官，是气的升降出入场所。正是由于气的运动，才产生了人体的生理活动。气的升降出入运动，是人体生命活动的根本；气的升降出入运动一旦止息，生命活动也就终止而死亡。

气的升降出入运动，不仅推动和激发着人体的各种生理活动，而且也只有在脏腑、经络、组织器官的生理活动中，才能得到具体的体现。例如，肺主司呼吸，主宣发肃降的功能活动，体现着气的升降与出入，宣发呼浊是出，肃降吸清是入；宣发是向上、向外的升宣布散，肃降是向下、向内的清肃下降。中焦脾胃是气机升降之枢，脾气主升，胃气主降，心、肺、肝、肾的升降运动，必以脾胃为枢轴，方能和谐调畅。《四圣心源·阴阳变化》说："中气者，阴阳升降之枢轴。"并进一步解释说："脾升则肾肝亦升，故水木不郁；胃降则心肺亦降，故金火不滞……中气者，和济水火之机，升降金木之轴。"肝主疏泄，以升、动为生理特点，肾主纳气、藏精，以下降、闭藏为生理特性。

气的运动正常，升降出入之间协调平衡，称为气机调畅。若气的运动失常，升降出入之间失去平衡，即会引起"气机失调"的病理变化。"气机失调"有多种表现形式，由于某些原因，气的运动受到阻碍，停留阻滞于局部，称为"气滞"；气的上升太过或下降不及时，称为"气逆"；气的上升不及或下降太过时，称为"气陷"；气不能内守而外逸时，称为"气脱"；气出入受阻，不能外达而结聚于内时，称为"气闭"。

## 五、气的分类

人体的气是多种多样的，由于其生成来源、分布部位和功能特点的不同，而有许多不同的名称，主要有元气、宗气、营气和卫气四种。

### （一）元气

**1. 概念**　元气又称原气，是人体最基本、最重要的气，是人体生命活动的原动力。

**2. 组成**　元气根于肾中，由肾中精气所化生，以受之于父母的先天之精为基础，又赖后天水谷精气的培育。《难经·三十六难》说："命门者，诸神精之所舍，原气之所系也。"《景岳全书·命门余义》说："命门为元气之根。"明确指出元气根源于肾，由肾中精气化生。肾中精气虽以先天之精为基础，但必须依靠后天精气的不断培育。《脾胃论·脾胃虚实传变论》说："元气之充足，皆由脾胃之气无所伤，而后能滋养元气。若胃气之本弱，饮食自倍，则脾胃之气既伤，而元气亦不能充。"元气的盛衰不仅取决于先天禀赋，而且与脾胃运化水谷的功能也密切相关。

**3. 分布**　元气根于肾中，通过三焦，分布全身。《难经·六十六难》说："三焦者，原气之别使也。"三焦为元气运行的通道。

**4. 主要功能**　元气的主要功能是，推动人体的生长和发育，温煦和激发各个脏腑、经络、组织器官的生理活动。《景岳全书·传忠录·命门余义》说："命门为元气之根，水火之宅，五脏之阴气非此不能滋，五脏之阳气非此不能发。"机体的元气充沛，则脏腑、经络、组织器官的功能正常，机体强健而少病。若因先天禀赋不足，或后天失调，或久病损耗，造成元气的生成不足或耗损太过时，就会引起元气虚衰而发生各种病变。

### （二）宗气

**1. 概念**　宗气又称大气，是积于胸中之气。《灵枢·五味》说："其大气之抟而不行者，积于胸中，命曰气海。"《灵枢·海论》说："膻中者，为气之海。"宗气在胸中积聚之处，称为"气海"，又称"膻中"。与下气海（丹田）相对而言，膻中又称为上气海。《医门法律·先哲格言》说："故上有气海，曰膻中也，其治在肺。中有气血水谷之海，曰中气也，其治在脾胃。下有气海，曰丹田也，其治在肾。"

**2. 组成**　宗气是由自然界清气和水谷精气在胸中相合组成。因此，肺的呼吸功能与脾胃的运化功能正常与否，直接影响着宗气的盛衰。《医门法律·明辨息之法》说："膻中宗气主上焦息道，恒与肺胃关通。"

**3. 分布**　宗气聚集于胸中，贯注于心肺之脉。一方面分布于肺、息道和鼻，一方面贯注于心，进入脉内，下注丹田，注足阳明之气街，复下行于足。有关宗气分布的记载，主要见于《灵枢》。《灵枢·邪气脏腑病形》说："宗气上出于鼻而为臭。"《灵枢·五味》

说："（宗气）出于肺，循喉咽，故呼则出，吸则入。"《灵枢·刺节真邪》说："宗气留于海，其下者，注于气街；其上者，走于息道。"《灵枢·邪客》说："宗气积于胸中，出于喉咙，以贯心脉而行呼吸焉。"《类经·针刺类》说："蓄于丹田，注足阳明之气街而下行于足。"

**4. 主要功能**

（1）走息道以司呼吸 宗气积于胸中，上行喉咙，助肺司呼吸。呼吸的强弱与宗气的盛衰有密切联系。音声出于喉咙，喉为气出入之门户，为声音之枢，故语言、声音的强弱，也与宗气的盛衰有关。《医门法律·明辨息之法》说："息出于鼻，其气布于膻中。膻中宗气主上焦息道，恒与肺胃关通，或清而徐，或短而促，咸足以占宗气之盛衰。"

（2）贯心脉以行气血 宗气聚于胸中，灌注于心脉，助心行气血。气血的运行及心搏强弱、节律、心率等，均与宗气盛衰有关。虚里为心尖搏动处，在左乳下。临床常以诊察虚里处的变化来测知宗气的盛衰。《素问·平人气象论》说："胃之大络，名曰虚里，贯膈络肺。出于左乳下，其动应衣，脉宗气也。"

（3）主司视、听、言、动等功能活动 宗气主司气血的运行和呼吸运动，因而对人体的运动、感觉等多种生理活动具有调节作用。《读医随笔·气血精神论》说："宗气者，动气也。凡呼吸、言语、声音，以及肢体运动、筋力强弱者，宗气之功用也。"

## （三）营气

**1. 概念** 营气又称荣气，是指行于脉中之气。营行脉内，化生血液，与血关系极为密切，可分而不可离，故常常"营血"并称。营气与卫气相对而言，属于阴，故又称"营阴"。

**2. 组成** 营气来源于脾胃运化的水谷精微之气，由水谷精气中的精华部分化生。《灵枢·营卫生会》说："营出于中焦。"并进一步论述："人受气于谷，谷入于胃，以传于肺，五脏六腑皆以受气，其清者为营，浊者为卫。"

**3. 分布** 营气分布血脉之中，成为血液的组成部分，并循脉上下，营运于全身。《素问·痹论》说："营者，水谷之精气也。和调于五脏，洒陈于六腑，乃能入于脉也。故循脉上下，贯五脏，络六腑也。"

**4. 主要功能** 营气的主要生理功能有营养全身和化生血液两个方面。水谷精微中的精专部分，是营气的主要成分，是脏腑、经络等生理活动所必需的营养物质，同时又是血液的组成部分。《灵枢·邪客》说："营气者，泌其津液，注之于脉，化以为血，以荣四末，内注五脏六腑。"

## （四）卫气

**1. 概念** 卫气是行于脉外之气。卫气与营气相对而言，属于阳，故又称"卫阳"。

**2. 组成** 卫气来源于脾胃运化的水谷精微之气，由水谷精气中的"悍气"化生，具有"慓疾滑利"的特性。《素问·痹论》说："卫者，水谷之悍气也。其气慓疾滑利，不能入于脉也，故循皮肤之中，分肉之间，熏于肓膜，散于胸腹。"与营气相对，卫气为水谷精气中之"浊"者，活动力强，流动迅速，故不受脉管约束，可运行于皮肤、分肉、肓膜、胸腹。

**3. 分布** 气行于脉外，通过肺的宣发作用，分布于全身。

**4. 主要功能** 卫气的生理功能有三个方面。一是护卫肌表，防御外邪入侵。《灵枢·本脏》说："卫气和，则分肉解利，皮肤调柔，腠理致密矣。"卫气充足，则腠理固密，邪气难以侵犯人体。二是温养脏腑、肌肉、皮毛；三是调节控制腠理的开合、汗液的排泄，以维持体温的相对恒定。《灵枢·本脏》说："卫气者，所以温分肉，充皮肤，肥腠理，司开合者也。"

营气和卫气，都以水谷精气为其主要的生成来源，但是"营在脉中""卫在脉外"；营主内守而属于阴，卫主外卫而属于阳，营卫协调，不失其常，才能维持正常的腠理开合和体温，以及正常的防御外邪的能力。反之，若营卫不和，即可出现多种病变。

除上述四气之外，还有脏腑之气、经络之气等。它们属于人体之气的一部分，是构成各脏腑、经络的最基本物质，又是推动和维持各脏腑、经络进行生理活动的物质基础。

# 第四节　血

## 一、血的基本概念

血即血液，是循行于脉中的富有营养的红色液态物质，是构成人体和维持人体生命活动的基本物质之一。血主于心，藏于肝，统于脾，布于肺，根于肾，有规律地循行脉管之中，在脉内营运不息，充分发挥灌溉一身的生理效应。

脉是血液循行的管道，又称"血府"。在某些因素的作用下，血液不能在脉内循行而溢出脉外时，称为出血，即"离经之血"。由于离经之血离开了脉道，失去其发挥作用的条件，故丧失了血的生理功能。

## 二、血的生成

### （一）血液化生的物质基础

**1. 水谷精微** 水谷精微是化生血液的最基本的物质。"血者水谷之精气也……故虽心主血，肝藏血，亦皆统摄于脾。补脾和胃，血自生矣"（《妇人良方·调经门》）。"中焦受气取汁，变化而赤，是谓血"（《灵枢·决气》）。由于脾胃化生的水谷精微是血液生成的最基本物质，故有脾胃为"气血生化之源"的说法。饮食营养的优劣，脾胃运化功能的强弱，直接影响着血液的化生。"盖饮食多自能生血，饮食少则血不生"（《医门法律·虚劳论》）。因此，长期饮食营养摄入不足，或脾胃的运化功能长期失调，均可导致血液的生成不足而形成血虚的病理变化。

**2. 营气** 营气是血液的组成部分。"夫生血之气，营气也。营盛即血盛，营衰即血衰，相依为命，不可分离也"（《读医随笔·气血精神论》）。

**3. 精髓** 精髓也是化生血液的基本物质。"血即精之属也"（《景岳全书·血证》）。"肾

藏精，精者，血之所成也"（《诸病源候论·虚劳尿血候》）。

**4. 津液** 津液可以化生为血，不断补充血液量，以使血液满盈。"营气者，泌其津液，注之于脉，化以为血"（《灵枢·邪客》）。"中焦出气如露，上注溪谷，而渗孙脉，津液和调，变化而赤为血"（《灵枢·痈疽》）。"津亦水谷所化，其浊者为血，清者为津，以润脏腑、肌肉、脉络，使气血得以周行通利而不滞者此也。凡气血中，不可无此，无此则槁涩不行矣"（《读医随笔·气血精神论》）。血液的盈亏与津液有密切关系。

综上所述，水谷精微、营气、精髓、津液均为生成血液的物质基础。不过，津液和营气都来自于饮食物经脾胃的消化吸收而生成的水谷精微。因此，就物质来源而言，水谷精微和精髓则是血液生成的主要物质基础。

### （二）血液生成与脏腑的关系

1. 脾胃为后天之本，气血生化之源，脾胃化生的水谷精微是生成血液的物质基础。脾胃运化功能的强弱，直接影响着血液的化生。《景岳全书·藏象别论》说："血者，水谷之精也。源源而来，而实生化于脾。"若中焦脾胃虚弱，不能运化水谷，不能化生精微，则会引起血虚。

2. 肾主藏精，精能生髓，髓能生血。《张氏医通·诸血门》说："气不耗，归精于肾而为精；精不泄，归精于肝而化清血。"

3. 心的功能活动有助于血液的生成。《素问·阴阳应象大论》说："心生血。"

4. 血液的生成要通过营气和肺的作用，方能化生为血。《灵枢·营卫生会》说："中焦亦并胃中，出上焦之后，此所受气者，泌糟粕，蒸津液，化其精微，上注于肺脉，乃化而为血。以奉生身，莫贵于此，故独得行于经隧。"

5. 肝具生发之气，为造血之官，在血液的生成过程中发挥重要作用。《素问·六节藏象论》说："（肝）其充在筋，以生血气。"肝在血液生成中的作用，既与肾中精气有关，又与促进脾、心的生血功能有关。

## 三、血的循行

### （一）血液运行与脏腑的关系

血液的正常运行与心、肝、脾、肺四脏的功能活动关系密切。

**1. 心主血脉** 心脏有节律地不停搏动，推动着血液在脉中运行不息，环周不休。《医学入门·脏腑》说："人心动，则血行于诸经。"心主血脉的功能依靠着心气的充沛。心气的推动作用，在血液运行中起着十分关键的作用。

**2. 肝主疏泄而藏血** 血液的运行依靠着气的推动，肝主疏泄，调畅气机，调节着气的运动，从而促进血液的运行。疏泄正常，气机调畅，则血液的运行正常。若疏泄失常，或不及而致气滞，或太过引起气逆，均会导致血液运行异常。肝主贮藏血液和调节血量，能根据不同的生理状态，调节血液的分布。

**3. 脾主统血** 脾气的固摄作用能统摄血液在脉中运行，防止血液逸出脉外。《沈注金匮要略》说："五脏六腑之血，全赖脾气统摄。"

**4. 肺朝百脉而助心行血** 全身的血通过经脉聚会于肺，进行清浊之气的交换。肺主气，调节着全身气的运动，辅助心脏推动和调节血液的运行。

此外，肾阳的温煦功能，对于血液的正常运行也起着重要作用。

## （二）血液运行与气的关系

血液的正常运行与气的关系十分密切。气的推动作用是血液正常运行的动力，气的固摄作用是血液能够在脉中正常运行的重要条件。推动与固摄之间相反相成，协调平衡，是维持血液正常运行的重要因素。若推动作用减弱，行血无力，则引起血行缓慢，甚或停滞，为气虚血瘀。若固摄作用减退，不能统血，则血液外溢，引起出血，为气不摄血。

## （三）血液运行与寒温的关系

寒温适度，血液才能正常运行。《素问·调经论》说："血气者，喜温而恶寒，寒则涩不能流，温则消而去之。"血液得温而行，遇寒则凝，热则迫血妄行。

## 四、血的生理功能

### （一）营养滋润全身

血的营养作用是由其组成成分所决定的。血循行于脉内，是其发挥营养作用的前提；血沿脉管循行于全身，为全身各脏腑组织的功能活动提供营养。《难经·二十二难》将血的这一作用概括为"血主濡之"。全身各部（内脏、五官、九窍、四肢、百骸）无一不是在血的濡养作用下而发挥功能的。如鼻能嗅，眼能视，耳能听，喉能发音，手能摄物等都是在血的濡养作用下完成的。因此，"（血）目得之而能视，耳得之而能听，手得之而能摄，掌得之而能握，足得之而能步，脏得之而能液，腑得之而能气。是以出入升降，濡润宣通者，由此使然也"（《金匮钩玄·血属阴难成易亏论》）。

血的濡养作用可以从面色、肌肉、皮肤、毛发等方面反映出来。血的濡养作用正常，则面色红润，肌肉丰满壮实，肌肤和毛发光滑等。当血的濡养作用减弱时，机体除脏腑功能低下外，还可见到面色不华或萎黄，肌肤干燥，肢体或肢端麻木，运动不灵活等临床表现。"故凡为七窍之灵，为四肢之用，为筋骨之和柔，为肌肉之丰盛，以至滋脏腑，安神魂，润颜色，充营卫，津液得以通行，二阴得以调畅，凡形质之所在，无非血之用也"（《景岳全书·血证》）。

### （二）神志活动的物质基础

血的这一作用是古人通过大量的临床观察而认识到的。无论何种原因形成的血虚或运行失常，均可以出现不同程度的神志方面的症状。心血虚、肝血虚，常有惊悸、失眠、多梦等神志不安的表现，失血甚者还可出现烦躁、恍惚、癫狂、昏迷等神志失常的改变。由此可见，血液与神志活动有着密切关系，故说"血者，神气也"（《灵枢·营卫生会》）。

# 第五节 津 液

## 一、津液的基本概念

津液是人体一切正常水液的总称。津液包括各脏腑组织的正常体液和分泌物，如胃液、肠液、唾液、关节液等，习惯上也包括代谢产物中的尿、汗、泪等，故《读医随笔·气血精神论》曰："汗与小便，皆可谓之津液，其实皆水也。"津液以水分为主体，含有大量营养物质，是构成人体和维持人体生命活动的基本物质。《罗氏会约医镜》曰："人禀阴阳二气以生，有清有浊。阳之清者为元气，阳之浊者为火；阴之清者为津液，阴之浊者即为痰。"

除血液之外，体内所有正常水液均属于津液范畴。津液广泛地存在于脏腑、形体、官窍等器官组织之内和组织之间，起着滋润濡养作用。同时，津能载气，全身之气以津液为载体而运行全身并发挥其生理作用。津液又是化生血液的物质基础之一，与血液的生成和运行也有密切关系。因此，津液不但是构成人体的基本物质，也是维持人体生命活动的基本物质。

津与液虽同属水液，但在性状、功能及其分布部位等方面又有一定的区别。一般来说，性质清稀，流动性大，主要布散于体表皮肤、肌肉和孔窍等部位，并渗入血脉，起滋润作用者，称为津；其性较为稠厚，流动性较小，灌注于骨节、脏腑、脑、髓等组织器官，起濡养作用者，称之为液。《灵枢·五癃津液别》曰："……津液各走其道。故三焦出气，以温肌肉，充皮肤，为其津；其流而不行者，为液。"

## 二、津液代谢

津液的生成、输布和排泄，又称津（水）液代谢。津液代谢是一个复杂的生理过程，涉及多个脏腑的生理功能。《素问·经脉别论》说："饮入于胃，游溢精气，上输于脾，脾气散精，上归于肺，通调水道，下输膀胱，水精四布，五经并行。"这是对津液的生成、输布和排泄过程的简明概括。

### （一）津液的生成

津液来源于饮食水谷，通过脾、胃、小肠、大肠的消化吸收而生成。

脾胃腐熟运化。胃主受纳腐熟，为水谷之海，饮入胃中，经"游溢精气"的变化，"上输于脾"，经脾主运化升清，将津液上输于心肺，而后输布全身。

小肠主液，受盛化物，泌别清浊，吸收饮食物中的大量水液。《脾胃论·大肠小肠五脏皆属于胃胃虚则俱病论》说："大肠主津，小肠主液，大肠、小肠受胃之营气，乃能行津液于上焦，溉灌皮毛，充实腠理。"

大肠主津。大肠吸收食物残渣中的多余水分，参与津液的生成过程。

## （二）津液的输布

津液在体内的转输和布散是依靠肺、脾、肾、肝和三焦等脏腑功能的综合作用而完成的。

肺主行水，为水之上源，主宣发肃降，通调水道。通过宣发将脾上输的津液布散到肌表皮毛；通过肃降，将津液向下向内布散，营养全身。《血证论·阴阳水火气血论》说："津液足则胃上输肺，肺得润养，其叶下垂，津液又随之而下，如雨露之降，五脏戴泽莫不顺利。"

脾主运化水液。一方面将津液"上输于肺"，另一方面将津液直接输送至全身，濡养脏腑，"以灌四旁"。脾气在水液的转输布散过程中发挥着极为重要的作用。若脾气不足，运化乏力，就会引起水湿停留，发生多种疾患。

肾主水，主宰着全身水液的输布。《素问·逆调论》说："肾者水脏，主津液。"肾对津液的主宰作用，主要依靠肾中阳气的蒸腾气化作用。一方面，肾阳的气化作用贯穿于水液代谢的全过程，凡胃的"游溢精气"、脾的"散精"、肺的"通调水道"、小肠的"分清别浊"等功能活动，都需要依靠肾中阳气的蒸腾气化而实现。另一方面，全身的津液都要通过肾的蒸腾气化，升清降浊，使"清者"蒸腾上升，向全身布散；"浊者"下降化为尿液，注入膀胱。

肝主疏泄，调畅气机，促进和调节血液循行，从而亦促进并调节着水液的运行。

三焦是水液在体内转输布散的通道，具有运行水液的功能。《素问·灵兰秘典论》说："三焦者，决渎之官，水道出焉。"三焦气化功能正常，则水道通利，津液输布正常。

## （三）津液的排泄

代谢后的水液即废水，主要通过汗和尿排出体外。另外，通过呼吸和粪便也能排出一些水液。水液的排泄主要与肺、脾、肾的功能活动有关。

汗液是通过阳气的蒸腾作用而排出体外的。《素问·阴阳别论》说："阳加于阴谓之汗。"汗液的排泄主要依靠肺的宣发功能，肺将津液布散到皮毛，代谢后的部分水液经过气化作用即化为汗而排出体外。心在液为汗，汗液的排泄与心的功能也有密切联系。

尿液的生成与多个脏腑的生理活动有关，但与肾的关系最为密切。尿液的生成与排泄主要依赖肾中阳气的气化作用，而膀胱的贮尿和排尿也有赖于肾阳的固摄和气化作用。

综上所述，津液的代谢虽与多个脏腑的生理功能有关，但尤与肺、脾、肾三脏的关系最为密切。《景岳全书·肿胀》说："水为至阴，故其本在肾；水化为气，故其标在肺；水唯畏土，故其制在脾。"其中，以肾的功能最为关键。《素问·逆调论》说："肾者水脏，主津液。"

## 三、津液的功能

津液的功能主要包括滋润濡养、化生血液、调节阴阳和排泄废物等。

### （一）滋润濡养

津液以水为主体，具有很强的滋润作用，富含多种营养物质，具有营养功能。津之与液，津之质最轻清，液则清而晶莹，厚而凝结。精、血、津、液四者在人之身，血为最多，精为最重，而津液之用为最大。内而脏腑筋骨，外而皮肤毫毛，莫不赖津液以濡养。《读医随笔·气血精神论》说："津亦水谷所化，其浊者为血，清者为津，以润脏腑、肌肉、脉络，使气血得以周行通利而不滞者此也。凡气血中不可无此，无此则槁涩不行矣……液者，淖而极厚，不与气同奔逸者也，亦水谷所化，藏于骨节筋会之间，以利屈伸者。其外出孔窍，曰涕，曰涎，皆其类也。"分布于体表的津液，能滋润皮肤，温养肌肉，使肌肉丰润，毛发光泽；体内的津液能滋养脏腑，维持各脏腑的正常功能；注入孔窍的津液，使口、眼、鼻等九窍滋润；流入关节的津液，能温利关节；渗入骨髓的津液，能充养骨髓和脑髓。

### （二）化生血液

津液经孙络渗入血脉之中，成为化生血液的基本成分之一。津液使血液充盈，并濡养和滑利血脉，则血液环流不息。故《灵枢·痈疽》曰："中焦出气如露，上注溪谷，而渗孙脉，津液和调，变化而赤为血。"《脾胃论·用药宜禁论》亦说："水入于经，其血乃成。"

### （三）调节阴阳

在正常情况下，人体阴阳之间处于相对的平衡状态。津液作为阴精的一部分，对调节人体的阴阳平衡起着重要作用。脏腑之阴的正常与否，与津液的盛衰是分不开的。人体根据体内的生理状况和外界环境的变化，通过津液的自我调节使机体保持正常状态，以适应外界的变化。如寒冷的时候，皮肤汗孔闭合，津液不能借汗液排出体外，而下降入膀胱，使小便增多；夏暑季节，汗多则津液减少下行，使小便减少。当体内丢失水液后，则多饮水以增加体内的津液。《灵枢·五癃津液别》说："水谷入于口，输于肠胃，其液别为五，天寒衣薄则为溺与气，天热衣厚则为汗。"由此调节机体的阴阳平衡，从而维持人体的正常生命活动。

### （四）排泄废物

津液在其自身的代谢过程中，能把机体的代谢产物通过汗、尿等方式不断地排出体外，使机体各脏腑的气化活动正常。若这一作用受到损害和发生障碍，就会使代谢产物潴留于体内，而产生痰、饮、水、湿等多种病理变化。

## 第六节　气血精津液的关系

气、血、精、津液均是构成人体和维持人体生命活动的基本物质，均依赖脾胃化生的水谷精微不断地补充，在脏腑的功能活动和神的主宰下，它们之间又相互渗透、相互促进、相互转化。气、血、精、津液在生理功能上，又存在着相互依存、相互制约和相互为用的密切关系。

## 一、气与血的关系

气属阳，主动，主煦之；血属阴，主静，主濡之。这是气与血在属性和生理功能上的区别。但两者都源于脾胃化生的水谷精微和肾中精气，在生成、输布（运行）等方面关系密切，故《难经本义》曰："气中有血，血中有气，气与血不可须臾相离，乃阴阳互根，自然之理也。"《医学真传·气血》曰："人之一身，皆气血之所循行，气非血不和，血非气不运，故曰：气主煦之，血主濡之。"这种关系可概括为"气为血之帅""血为气之母"。

### （一）气对血的作用

气对血的作用，是气为血之帅。其包含着三方面的意义：气能生血，气能行血，气能摄血。

**1. 气能生血**　气能生血是指气的运动变化是血液生成的动力。从摄入的饮食物转化成水谷精微，从水谷精微转化成营气和津液，从营气和津液转化成赤色的血，其中每一个转化过程都离不开气的运动变化，而气的运动变化又是通过脏腑的功能活动表现出来的。气的运动变化能力旺盛，则脏腑的功能活动旺盛，化生血液的功能亦强；气的运动变化能力减弱，则脏腑功能活动衰退，化生血液的功能亦弱。气旺则血充，气虚则血少。在临床治疗血虚疾患时，常配合补气药，即是源于气能生血的理论。《读医随笔·气能生血血能藏气》说："前贤谓气能生血……人身有一种气，其性情功力能鼓动人身之血，由一丝一缕化至十百千万，气之力止而后血之数止焉。常见人之少气者，及因病伤气者，面色络色必淡，未尝有失血之症也，以其气力已怯，不能鼓化血汁耳。此一种气，即荣气也，发源于心，取资于脾胃，故曰心生血，脾统血，非心脾之体能生血统血也，以其脏气之化力能如此也。"

**2. 气能行血**　气能行血是指气的推动作用是血液循行的动力。气一方面可以直接推动血行，如宗气；另一方面又可促进脏腑的功能活动，通过脏腑的功能活动推动血液运行。"运血者即是气"（《血证论·阴阳水火气血论》），"气行乃血流"（《素问·五脏生成论》王冰注）。气生成于血中而固护于血外，气为血之帅，血在脉中流行，实赖于气之率领和推动，故气之正常运动，对保证血液的运行有着重要意义。总之，气行则血行，气止则血止，气有一息之不运，则血有一息之不行。所以，临床上治疗血行失常，常以调气为上，调血次之。如气虚不能行血则面色㿠白，补气行血则面色润泽；气滞则血瘀，妇女月经闭止，行气活血则经通。

**3. 气能摄血**　气能摄血即气对血的统摄作用。气的固摄作用使血液正常循行于脉管之中而不逸于脉外。"人身之生，总之以气统血"，"血之运行上下，全赖乎脾"（《血证论·脏腑病机论》）。"血所以丽气，气所以统血。非血之足以丽气也，营血所到之处，则气无不丽焉；非气不足以统血也，卫气所到之处，则血无不统焉。气为血帅故也"（《张聿青医案·麻木》）。气摄血，实际上是脾统血的作用。"诸血皆统于脾"（《类证治裁·内景综要》），脾为气血运行上下之总枢，其气上输心肺，下达肝肾，外灌溉四旁，充溢肌肤，所谓居中央而畅四方，血即随之运行不息。若脾虚不能统血，则血无所主，因而脱陷妄行。气不摄血则可见出血之候，故治疗时必须用补气摄血之法，方能达到止血的目的。临床上每见血脱之危候，用大剂独参汤补气摄血而气充血止。

### （二）血对气的作用

血对气的作用，即血为气之母。血为气母是指气在生成和运行中始终离不开血。其含义有二：其一，血能生气。气存血中，血不断地为气的生成和功能活动提供水谷精微。水谷精微是全身之气的生成和维持其生理功能的主要物质基础。而水谷精微又赖血以运之，借以为脏腑的功能活动不断地供给营养，使气的生成与运行正常。所以，血盛则气旺，血衰则气少。其二，血能载气，"守气者即是血"，"载气者，血也"（《血证论·阴阳水火气血论》）。气存于血中，赖血之运载而达全身。血为气之守，气必依附于血而静谧，故"气阳而血阴，血不独生，赖气以生之；气无所附，赖血以附之"（《医论三十篇》）。否则，血不载气，则气将飘浮不定，无所归附。所以，在临床上，每见大出血之时，气亦随之而涣散，形成气随血脱之候。

综上所述，气与血，一阴一阳，互相维系，气为血之帅，血为气之守。"一身气血，不能相离，气中有血，血中有气，气血相依，循环不已"（《不居集》）。血气不和，则百病丛生。

## 二、气与精的关系

### （一）气对精的作用

精包括先天之精和后天之精。精依气生，气化为精。精之生成源于气，精之生理功能赖于气之推动和激发。如肾精之秘藏，赖元气固护于外。气聚则精盈，气弱则精走。元气亏损，肾失封藏，每见失精之害。"精乃气之子"，精之与气，本自互生，精气充足，则神自旺。

### （二）精对气的作用

"精化为气，谓元气由精而化也"（《类经·阴阳类》）。精藏于肾，肾精充盛，盛乃能泻，不断地供给五脏六腑，以促进脏腑的生理活动。五脏六腑的功能正常，则元气方能化生不已。精盈则气盛，精少则气衰。元精失则元气不生，元阳不充。所以，失精者每见少气不足以息、动辄气喘、肢倦神疲、懒于语言等气虚之证。

### 三、气与津液的关系

气属阳，津液属阴，这是气和津液在属性上的区别，但两者均源于脾胃所运化的水谷精微，在其生成和输布过程中有着密切的关系。在病理上病气即病水，病水即病气。所以，在治疗上，治气即是治水，治水即是治气。

## （一）气对津液的作用

气对津液的作用表现为气能生津、行津、摄津三个方面。

**1. 气能生津**　气是津液生成与输布的物质基础和动力。津液源于水谷精气，而水谷精气赖脾胃之腐熟运化而生成。气推动和激发脾胃的功能活动，使中焦之气机旺盛，运化正常，则津液充足。所以，津液的生成、输布和排泄均离不开气的作用。三焦之气失职，则津液停聚而为湿、为水、为肿。例如，太阳蓄水证，水热互结于膀胱，气化不行，津液不布，则口渴而小便不利，治以五苓散助气化而散水邪，膀胱津液得以化气，升腾于上，敷布于脏腑而还为津液，不生津而渴自止。所以，气旺则津充，气弱则津亏。

**2. 气能行津**　气能行津是指气的运动变化是津液输布、排泄的动力。气的升降出入运动作用于脏腑，表现为脏腑的升降出入运动。脾、肺、肾、肝等脏腑的升降出入运动完成了津液在体内的输布、排泄过程，即所谓"气行水亦行"（《血证论·阴阳水火气血论》）。当气的升降出入运动异常时，津液输布、排泄过程也随之受阻。反之，由于某种原因，使津液的输布和排泄受阻而发生停聚时，则气的升降出入运动亦随之而不利。由气虚、气滞而导致的津液停滞，称为气不行水；由津液停聚而导致的气机不利，称为水停气滞。两者互为因果，可形成内生之水湿、痰饮，甚则水肿等病理变化。这是临床并用行气与利水法治疗水肿的理论依据之一。

**3. 气能摄津**　气能摄津是指气的固摄作用控制着津液的排泄。体内的津液在气的固摄作用控制下维持着一定的量。若气的固摄作用减弱，则体内津液任意经汗、尿等途径外流，出现多汗、漏汗、多尿、遗尿的病理现象。因此，临床治疗时应注意补气固津。

## （二）津液对气的作用

水谷化生的津液，通过脾气升清散精，上输于肺，再经肺之宣降、通调水道，下输于肾和膀胱。在肾阳的蒸动下，化而为气，升腾敷布于脏腑，发挥其滋养作用，以保证脏腑的正常生理活动，故"水精四布，五经并行"（《素问·经脉别论》）。此外，津液是气的载体，气必须依附于津液而存在，否则就将涣散不定而无所归。因此，津液的丢失，必然导致气的耗损。如暑病伤津耗液，不仅口渴喜饮，且津液虚少无以化气，而见少气懒言、肢倦乏力等气虚之候。若因汗、吐太过，使津液大量丢失，则气亦随之而外脱，形成"气随液脱"之危候，即"吐下之余，定无完气"（《金匮要略心典》）。

### 四、血与精的关系

精能化血，血能生精，精血互生，故有"精血同源"之说。

## （一）血对精的作用

"夫血者，水谷之精气也，和调于五脏，洒陈于六腑，男子化而为精，女子上为乳汁，下为经水"（《赤水玄珠·调经门》）。"精者，血之精微所成"（《读医随笔·气血精神论》）。血液流于肾中，与肾精化合而成为肾所藏之精。由于血能生精，血旺则精充，血亏则精衰，故临床上每见血虚之候往往有肾精亏损之征。

## （二）精对血的作用

"血即精之属也，但精藏于肾，所蕴不多，而血富于冲，所至皆是"（《景岳全书·血证》）。肾藏精，精生髓，髓养骨，"骨髓坚固，气血皆从"（《素问·生气通天论》）。由此可见，精髓是化生血液的重要物质基础。精足则血足，肾精亏损可导致血虚。目前治疗再生障碍性贫血，用补肾填精之法而获效，即是以精可化血为理论依据的。

## 五、血与津液的关系

血与津液均是液态物质，均有滋润和濡养作用，与气相对而言，二者均属于阴，在生理上相互补充，病理上相互影响。

### （一）血对津液的作用

运行于脉中的血液，渗于脉外便化为有濡润作用的津液。"十二经脉，三百六十五络，其血气皆上于面而走空窍……其气之津液，皆上熏于面"（《灵枢·邪气脏腑病形》）。当血液不足时，可导致津液的病变。如血液瘀滞，津液无以渗于脉外以濡养皮肤、肌肉，则肌肤干燥粗糙，甚至甲错。失血过多时，脉外之津液渗入脉中以补偿血容量的不足，因之而导致脉外的津液不足，出现口渴、尿少、皮肤干燥等表现。因此，中医有"夺血者无汗"，"衄家不可发汗"，"亡血者，不可发汗"之说。

### （二）津液对血的作用

津液和血液同源于水谷精微，输布于肌肉、腠理等处的津液，不断地渗入孙络，成为血液的组成成分，故有"津血同源"之说。汗为津液所化，汗出过多则耗津，津耗则血少，故又有"血汗同源"之说。如果津液大量损耗，不仅渗入脉内之津液不足，甚至脉内之津液还要渗出脉外，形成血脉空虚、津枯血燥的病变。因此，对于多汗夺津或精液大量丢失的患者，不可用破血逐瘀之峻剂。《灵枢·营卫生会》即有"夺汗者无血"之说。

血与津液均是周流于全身的液态物质，不仅同源于水谷精微，而且在运行输布过程中相辅相成，互相交汇，津可入血，血可成津，"水中有血，血中有水"，"水与血原并行而不悖"（《血证论·阴阳水火气血论》），共同发挥其滋养、濡润作用。在病理上，血与津液又相互影响，"孙络外溢，则经有留血"（《素问·调经论》）。"经为血，血不利则为水，名曰血分"（《金匮要略·水气病脉证并治》）。血能病水，水能病血。水肿可导致血瘀，血瘀亦可导致水肿，这是临证屡见不鲜的。瘀血也可是水肿形成后的病理产物，而水肿则往往有瘀血见症。"汗出过多则伤血，下后亡津液则伤血，热结膀胱则下血，是水病而累血也"（《血证论·阴阳水火气血论》）。阴水过多地损耗必然使阴血发生虚或瘀的变化。

"吐血咳血，必兼痰饮，血虚则精竭水结，痰凝不散，失血家往往水肿，瘀血化水，亦发水肿，是血病而兼水也"（《血证论·阴阳水火气血论》）。例如，心咳、肺咳，往往可继发水肿。另外，血、水还可以同时发病，如妇女经闭水肿、外伤瘀血水肿等。由于血液与津液在病理上常互相影响而并存，故在治疗上应注意水病治血、血病治水、水血兼顾等。

# 第七节 神

## 一、神的基本概念

神，在中医学中的含义有以下三方面，涵盖哲学和医学。

**1. 指自然界物质运动变化的功能和规律** 所谓"阴阳不测谓之神"（《素问·天元纪大论》）。

**2. 指人体生命活动的总称** 一般称之为广义的神。整个人体生命活动的外在表现，如整个人体的形象以及面色、眼神、言语、应答、肢体活动姿态等，无不包含于神的范围。换言之，凡是机体表现于外的"形征"，都是机体生命活动的外在反映。

**3. 指人的精神、意识、思维活动** 一般称之为狭义的神，即心所主之神志。

中医学在分析生命活动原理、疾病诊治规律时，主要用的是后两种内涵。

## 二、神的生成

神是人体形体的机能或功用。由精气构成的形体是人身的根本。"生之来谓之精，两精相搏谓之神"（《灵枢·本神》）。神随着个体的发生、发育、成长、消亡而发生、发展和消亡。神由先天之精气所化生，当胚胎形成之际，生命之神也就产生了。出生之后，在个体发育过程中，神还必须依赖于后天水谷精气的充养，故"神者，水谷之精气也"（《灵枢·平人绝谷》）。

神并不是超物质的东西，它的产生是有物质基础的。精气是产生神的物质基础。形具而神生，形者神之体，神者形之用。形存则神存，形谢则神灭。总之，神是物质自然界的产物，是天地间的一种自然现象。

精神活动，是指人的意识、思维活动和一般心理状态。中医学一般将人的精神活动分为两大类：一类是神志活动，即神、魂、魄、意、志、思、虑等，主要是指人的意识和思维过程；一类是情志活动，即喜、怒、忧、思、悲、恐、惊等，主要是指一般心理活动中的情感活动。

人的精神活动是五脏功能活动的组成部分。在生理上，精神活动产生于五脏，并以五脏的精气作为物质基础，精神活动本身也能调节五脏之功能活动，体现了中医形神统一的思想。在病理上，五脏功能失常会导致精神活动异常，而不良的精神刺激也可引起脏腑功能紊乱而发病，或者加重原有的病情。中医临床常通过观察异常的精神活动及其与脏腑的内在联系，帮助确立疾病的诊断，并通过调整人的精神活动来治疗精神、躯体疾病。

## 三、神的功能

在人类的生命进程中，神具有十分重要的作用。《淮南子·原道训》说："夫形者，生之舍也；气者，生之充也；神者，生之制也。"人体的生命活动，虽然是由五脏六腑及其器官组织各自不同的功能而完成，但却是在神的调控、整合作用下有序进行的，心理活动更是神的特殊体现和功能。因此，机体生命活动和生命现象，就是在神的调控下所进行的各种生理功能的整体集合及其所反映出来的规律性，即是神的本质和重要意义。

### （一）调节和控制脏腑功能活动

各脏腑、经络、器官等组织的不同生理功能，在神的整合、控制、调节作用下，则可相互协调，和谐有序，协同一致地形成一个系统整体，以保持人体生命活动的正常。若神气的主导和调控功能失常，则脏腑、器官就会失去有效的协同配合，功能紊乱，气化失常，百病随之而生，甚至死亡。故《素问·灵兰秘典论》说："主明则下安……主不明则十二官危。"

### （二）维系机体内外环境的协调统一

人类生活在一定的自然环境与特定社会文化环境之中。伴随着环境的变动，机体的生理功能和心理活动也会产生相应的变化，而神能调整机体的适应性，使内外环境重新协调一致，以维持内外环境的整体统一和生命系统的稳定。故《灵枢·本脏》说："志意者，所以御精神，收魂魄，适寒温，和喜怒者也。"

### （三）治疗取效的内在基础

人体之神寓于阴阳精气之中，不仅能维系阴阳协调的生理状态，更重要的是在阴阳失常时，具有能够使机体重新回归阴阳和谐状态的能力和作用，针灸、药物等治疗方法亦都是依赖于神的作用，才能发挥出应有的治疗效用。故《灵枢·本神》说："凡刺之法，先必本于神。"

# 第二章

# 藏　象

　　"藏象"一词，首见于《素问·六节藏象论》。藏，指隐藏于体内的脏器。象，其义有二：一是指脏腑的解剖形态，"象者，像也。论脏腑之形象，以应天地之阴阳也"（《黄帝内经素问集注》）。"心象尖圆，形如莲花"（《医宗必读·改正内景脏腑图说》）。二是指脏腑的生理病理表现于外的征象。"象，谓所见于外，可阅者也"（王冰注《黄帝内经素问》）。"象，形象也。藏居于内，形见于外，故曰藏象"（《类经·藏象类》）。"象"是"藏"的外在反映，"藏"是"象"的内在本质，两者结合起来就称为"藏象"。藏象是人体系统现象与本质的统一体，是人体脏腑的生理活动及病理变化反映于外的征象。中医学据此作为判断人体健康和诊断、治疗疾病的依据。

　　就方法论而言，中医学以系统方法为主，朴素的元素分析方法和系统方法相结合，以解剖学为基础，通过分析机体的外部表征，来推导认识人体内部的生理病理规律，以表知里，确定"象"与"脏"之间的关系，建立藏象的概念。以病理反证生理，重功能而轻形质，是藏象认识生命本质的重要特点。因此，藏象的本来含义是人体内在脏腑的生理活动和病理变化反映于外的征象，其内容包括脏腑的形态结构、生理功能、病理变化，以及脏腑与外界环境的关系。其实，藏象是一个动态的生理、病理概念，是生命本质与现象的统一。基于这一认识，可将藏象学说定义为研究人体脏腑、组织器官生理功能、病理变化及相互关系的学说。

　　脏，古作臟，又作藏，是指藏于体内的脏腑、组织器官。腑，古作府，有府库之意。脏腑主要是指人体内视之可见、触之可及的实体脏器。中医学对于脏腑的认识，是在古代的历史条件下，运用解剖学的方法，实际观察、测量而来的，如《灵枢·五十营》对人体呼吸的计量，《灵枢·骨度》对人体骨骼的计量，以及《灵枢·肠胃》和《灵枢·平人绝谷》等对人体器官的计量等。《灵枢·肠胃》关于人体食道与大小肠长度比为 1：35.5，与现代解剖学所定长度比例 1：37 基本吻合。可见，当时解剖学记载是符合实际的，其计量也是很精细的。

　　藏象学说的内容主要为脏腑、形体和官窍等。根据脏腑的生理功能特点，可以将其分为五脏、六腑和奇恒之腑三类。其中，以脏腑，特别是五脏为重点内容。

　　心、肝、脾、肺、肾合称五脏。从形象上看，五脏属于实体性器官；从功能上看，五脏是主"藏精气"，即生化和贮藏气血、津液、精气等精微物质，主持复杂的生命活动。"五脏者，藏精气而不泻也，故满而不能实"（《素问·五脏别论》）。满，指精气盈满；实，指水谷充实。满而不能实，就是说五脏贮藏的都是精气，而不是水谷或废料。

胆、胃、小肠、大肠、膀胱、三焦合称六腑。从形象上看，六腑属于管腔性器官；从功能上看，六腑是主"传化物"，即受纳和腐熟水谷，传化和排泄糟粕，主要是对饮食物起消化、吸收、输送、排泄的作用。"六腑，传化物而不藏，故实而不能满也"（《素问·五脏别论》）。六腑传导、消化饮食物，经常充盈水谷，而不贮藏精气。因传化不藏，故虽有积实而不能充满。

所谓五脏主藏精气，六腑传化糟粕，仅是相对地指出脏和腑各有所主而已。实际上，五脏中亦有浊气，六腑中亦有精气，脏中的浊气，由腑输泻而出，腑中的精气，输于脏而藏之。

脑、髓、骨、脉、胆、女子胞六者合称奇恒之腑。奇者异也，恒者常也。奇恒之腑，形多中空，与腑相近，内藏精气，又类于脏，似脏非脏，似腑非腑，故称之为"奇恒之腑"。"脑、髓、骨、脉、胆、女子胞，此六者，地气之所生也，皆藏于阴而象于地，故藏而不泻，名曰奇恒之腑"（《素问·五脏别论》）。

形体，其广义者，泛指具有一定形态结构的组织，包括头、躯干和脏腑在内；其狭义者，指皮、肉、筋、骨、脉五种组织结构，又称五体。

官窍，官是指机体有特定功能的器官，如耳、目、口、鼻、舌，又称五官，它们分属于五脏，为五脏的外候。窍，有孔穴、苗窍之意，是人体与外界相通连的窗口。官必有窍，窍多成官，故官窍并称。窍有七窍，七窍是指头面部七个孔窍（眼二、耳二、鼻孔二、口）。五脏的精气分别通达于七窍。九窍又称九宫，指七窍、前阴和后阴。

理解和掌握脏腑分类及其特点，对临床实践有较大的指导意义。五脏化生并贮藏精气，满而不能实，故其病变多为虚证，治疗应注重补益；而六腑则传化水谷，泻而不藏，故其病变多为实证，治疗应注重消导，以通为用。中医根据脏腑藏泻互用的辩证关系，在其治疗中常运用"脏实者泻其腑"，"腑虚者补其脏"的法则。

藏象学说在其形成和发展过程中，形成了鲜明的特点，主要表现为以下两个方面。

一是以五脏为中心的整体观。人体以五脏为核心，在内联络着六腑、奇恒之腑及各形体诸窍，在外则通过"天人相应"与自然界构成系统联系。在五脏中又以心作为最高主宰，形成了高度调节和自控的系统。

二是中医藏象学说的脏腑器官具有独特的内涵。中医藏象学说之中的脏腑不仅指某个形态学的器官，更是一种理论模型，其蕴涵的相互联系和调控规律已远远超越了形态学，并贯穿于生理、病理、诊断、治疗的各个方面，成为中医学最具特色的理论学说之一。

# 第一节　五　脏

心、肺、脾、肝、肾称为五脏，加上心包络又称六脏。但习惯上把心包络附属于心，五脏即概括了心包络。五脏具有化生和贮藏精气的共同生理功能，同时又各有专司，且与躯体官窍有着特殊的联系，形成了以五脏为中心的特殊系统。其中，心的生理功能起着主宰作用。

## 一、心

心位于胸腔偏左，膈膜之上，肺之下，圆而下尖，形如莲蕊，外有心包卫护。心与小肠、脉、面、舌等构成心系统。心，在五行属火，为阳中之阳脏，主血脉，藏神志，为五脏六腑之大主、生命之主宰。心与四时之夏相通应。

### （一）心的解剖形态

关于心的解剖部位，在《内经》《难经》《医贯》等中医文献中已有较为明确的记载，心位于胸腔偏左，居肺下膈上，"心居肺管之下，膈膜之上，附着脊之第五椎"（《类经图翼·经络》）。心是隐藏在脊柱之前、胸骨之后的一个重要的脏器。心尖搏动在左乳之下。

心脏呈尖圆形，色红，中有孔窍，外有心包络围护，心居其中。中医学对人体心脏的重量、颜色、结构，以及心腔的血容量等均有一定的认识，只是较为粗略而已。"心象尖圆，形如莲蕊……外有赤黄裹脂，是为心包络"（《类经图翼·经络》）。

藏象学说中的心，在中医文献中有血肉之心和神明之心之别。血肉之心，即指实质性的心脏；神明之心是指脑接受和反映外界事物，进行意识、思维、情志等精神活动的功能。中医学把精神、意识、思维活动归属于心，故有神明之心的说法。正如《医学入门·脏腑》所说："有血肉之心，形如未开莲花，居肺下肝上是也。有神明之心……主宰万事万物，虚灵不昧是也。"

### （二）心的生理功能

**1. 心主血脉** 心主血脉，是指心有主管血脉和推动血液循环于脉中的作用，包括主血和主脉两个方面。血即血液。脉，即脉管，又称经脉，为血之府，是血液运行的通道。心脏和脉管相连，形成一个密闭的系统，成为血液循环的枢纽。心脏不停地搏动，推动血液在全身脉管中循环无端，周流不息，成为血液循环的动力。故《医学入门·脏腑》说："人心动，则血行于诸经……是心主血也。"由此可见，心脏、脉和血液所构成的这个相对独立系统的生理功能，都属心所主，都有赖于心脏的正常搏动。

心脏有规律的跳动，与心脏相通的脉管亦随之产生有规律的搏动，称之为"脉搏"。中医通过触摸脉搏的跳动，来了解全身气血的盛衰，作为诊断疾病的依据之一，称之为"脉诊"。在正常生理情况下，心脏的功能正常，气血运行通畅，全身的机能正常，则脉搏节律调匀，和缓有力。否则，脉搏便会出现异常改变。

心要完成主血脉的生理功能，必须具备两个条件：其一，心之形质无损与心之阳气充沛。心气与心血、心阳与心阴既对立又统一，构成了心脏自身的矛盾运动，以维持心脏的正常生理功能。心脏的正常搏动，主要依赖于心之阳气作用。心阳气充沛，才能维持正常的心力、心率和心律，血液才能在脉内正常运行。其二，血液的正常运行，也有赖于血液本身的充盈和脉道的滑利通畅。因此，心阳气充沛，血液充盈和脉道通利，是血液运行的最基本的前提条件。其中任何一个因素异常，都可改变血液循行状态。

心主血脉的生理作用有两个方面：一是行血以输送营养物质。心气推动血液在脉内循环运行，血液运载着营养物质以供养全身，使五脏六腑、四肢百骸、肌肉皮毛，都获得充分的营养，以维持其正常的功能活动。二是生血，使血液不断地得到补充。胃肠消化吸收的水谷精微，通过脾主运化、升清散精的作用，上输给心肺，在肺部吐故纳新之后，贯注心脉变化而赤成为血液，故有"心生血"，"血生于心"之说。

心功能正常，则心搏动如常，脉象和缓有力，节律调匀，面色红润光泽。若心发生病变，则会通过心脏搏动、脉搏、面色等方面反映出来。如心气不足，血液亏虚，脉道不利，则血流不畅，或血脉空虚，而见面色无华，脉细弱无力等，甚则发生气血瘀滞，血脉受阻，而见面色灰暗，唇舌青紫，心前区憋闷和刺痛，脉结、代、促、涩等。

**2. 心主神志**　心主神志即心主神明，又称心藏神。

心藏神，为人体生命活动的中心。其生理作用有两个方面：一是主思维、意识、精神。在正常情况下，神明之心接受和反映客观外界事物，进行精神、意识、思维活动。这种作用称之为"任物"。任，是接受、担任、负载之意，即是心具有接受和处理外来信息的作用。有了这种"任物"的作用，才会产生精神和思维活动，对外界事物做出判断。二是主宰生命活动。"心为身之主宰，万事之根本"（《饮膳正要·序》）。神明之心为人体生命活动的主宰。五脏六腑必须在心的统一指挥下，才能进行统一协调的正常的生命活动。心为君主而脏腑、百骸皆听命于心。心藏神而为神明之用，"心者，五脏六腑之大主也，精神之所舍也"（《灵枢·邪客》）。

中医学从整体观念出发，认为人体的一切精神、意识、思维活动，都是脏腑生理功能的反映，故把神分成五个方面，并分属于五脏，即"心藏神，肺藏魄，肝藏魂，脾藏意，肾藏志"（《素问·宣明五气论》）。人的精神、意识、思维活动，虽五脏各有所属，但主要还是归属于心主神志的生理功能，故"心为五脏六腑之大主，而总统魂魄，兼该意志"（《类经·情志九气》）。

气、血、津液、精等是人体脏腑功能活动的物质基础。神志是心脏生理功能之一，心脏运送血液以营养全身，也包括为自身提供生命活动必要的物质，故从这个意义讲，血液是神志活动的物质基础。"血气者，人之神"（《素问·八正神明论》），"血者，神气也"（《灵枢·营卫生会》）。因此，心主血脉的功能异常亦必然出现神志的改变。

神在人体生命活动中具有重要作用，"得神者昌，失神者亡"（《素问·移精变气论》）。心主神志的生理功能正常，则精神振奋，神志清晰，思维敏捷，对外界信息的反应灵敏和正常。如果心主神志的生理功能异常，不仅可以出现精神、意识、思维活动的异常，如失眠、多梦、神志不宁，甚至谵狂，或反应迟钝、精神萎靡，甚则昏迷、不省人事等，而且还可以影响其他脏腑的功能活动，甚至危及整个生命。故《素问·灵兰秘典论》曰："主明则下安……主不明则十二官危。"《灵枢·口问》曰："心动则五脏六腑皆摇。"清心静神可以祛病延年，防止早衰。

## （三）心的生理特性

**1. 心为阳脏而主阳气**　心为阳中之太阳，以阳气为用。心的阳气能推动血液循环，维持人的生命活动，使之生机不息，故喻之为人身之"日"。《医学实在易·运气易知》说："盖人与天地相合，天有日，人亦有日，君父之阳，日也。"心脏阳热之气，不仅维持了心本身的生理功能，而且对全身又有温养作用。《血证论·脏腑病机论》说："心为火脏，烛照万物。"凡脾胃之腐熟运化，肾阳之温煦蒸腾，以及全身的水液代谢、汗液的调节等，心阳皆起着重要作用。

**2. 心气与夏气相通应**　心应夏气，"通"即相互通应之意。人与自然是一个统一整体，自然界的四时阴阳消长变化，与人体五脏功能活动系统是通应联系着的。心与夏季、南方、热、火、苦味、赤色等有着内在联系。心为阳脏而主阳气。天人相应，自然界中在夏季以火热为主，在人体则与阳中之太阳的心相通应，了解心的这一生理特性，有助于理解心的生理病理，特别是病理与季节气候的关系。心通于夏气，是说心阳在夏季最为旺盛，功能最强。

## ［附］心包络

### （一）心包络的形态部位

心包络，简称心包，是心脏外面的包膜，为心脏的外围组织，其上附有脉络，是通行气血的经络，合称心包络。

### （二）心包络的生理功能

由于心包络是心的外围组织，故有保护心脏，代心受邪的作用。藏象学说认为，心为君主之官，邪不能犯，外邪侵袭于心时，首先侵犯心包络，故《灵枢·邪客》曰："诸邪之在于心者，皆在于心之包络。"其临床表现，主要是心藏神的功能异常。如在外感热病中，因温热之邪内陷，出现高热神昏、谵语妄言等心神受扰的病态，称之为热入心包。由痰浊引起的神志异常，表现为神昏模糊、意识障碍等心神昏乱的病态，称之为痰浊蒙蔽心包。实际上，心包受邪所出现的病变与心是一致的，故在辨证和治疗上也大体相同。

## 二、肺

肺位居胸中，左右各一，呈分叶状，质疏松。与心同居膈上，上连气管，通窍于鼻，与自然界之大气直接相通。与大肠、皮、毛、鼻等构成肺系统。在五行属金，为阳中之阴脏。主气，司呼吸，助心行血，通调水道。在五脏六腑中，位居最高，为五脏之长。肺与四时之秋相应。

### （一）肺的解剖形态

**1. 肺的解剖位置**　肺位于胸腔，左右各一，在膈膜之上，上连气道，喉为门户，覆盖着其他脏腑，是五脏六腑中位置最高者，故称"华盖"，为五脏之长。

**2. 肺的形态结构**　肺脏为白色分叶、质地疏松含气的器官，其"虚如蜂窠"，"得水而浮"，"熟而复沉"，故称为"清虚之脏"。

## （二）肺的生理功能

**1. 肺主气** 肺主气是肺主呼吸之气和肺主一身之气的总称。"肺藏魄，属金，总摄一身之气"（《周氏医学丛书·脏腑标本药式》）。人身之气均为肺所主，"诸气者，皆属于肺"（《素问·五脏生成论》），"肺主一身之气"（《医门法律·明胸中大气之法》）。

（1）肺主呼吸之气 肺主呼吸之气是指肺通过呼吸运动，吸入自然界的清气，呼出体内的浊气，实现体内外气体交换的功能。"肺……一呼一吸，与天气相通"（《医原·人身一小天地论》）。肺为呼吸器官，具有呼吸功能。"天气至清，全凭呼吸为吐纳，其呼吸之枢则以肺为主"。

肺为体内外气体交换的场所。肺吸入自然界的清气，呼出体内的浊气，实现了体内外气体的交换。通过不断地呼浊吸清，吐故纳新，促进气的生成，调节着气的升降出入运动，从而保证了人体新陈代谢的正常进行。故曰"肺叶白莹，谓之华盖，以复诸脏。虚如蜂窠，下无透窍，吸之则满，呼之则虚，一呼一吸，消息自然。司清浊之运化，为人身之橐龠"（《医宗必读·改正内景脏腑图》）。橐龠，古代冶炼用以鼓风吹火的装备，犹今之风箱。橐，外面的箱子；龠，里面的送风管，以此来类比肺的呼吸运动。

总之，"肺为呼吸器官，一吸氧气纳入，一呼碳气吐出，肺予以换气转血"（《中国医药汇海·论肺之功用》）。中医学认为，呼吸运动不仅靠肺来完成，还有赖于肾的协作。肺为气之主，肾为气之根。肺主呼，肾主纳，一呼一纳，一出一入，才能完成呼吸运动。肺司呼吸的功能正常，则气道通畅，呼吸调匀。若病邪犯肺，影响其呼吸功能，则出现咳嗽、喘促、呼吸不利等症状。

（2）肺主一身之气 肺主一身之气是指肺有主持、调节全身各脏腑之气的作用，即肺通过呼吸而参与气的生成和调节气机的作用。"人身之气，禀命于肺，肺气清肃则周身之气莫不服从而顺行"（《医门法律·肺痈肺痿门》）。

肺主一身之气的生理功能具体体现在两个方面。

①参与气的生成：肺参与一身之气的生成，特别是宗气的生成。人体通过呼吸运动，把自然界的清气吸入于肺，又通过胃肠的消化吸收功能，把饮食物变成水谷精气，由脾气升清，上输于肺。自然界的清气和水谷精气在肺内结合，积聚于胸中的上气海（上气海指膻中，位于胸中两乳之间，为宗气汇聚发源之处），便称之为宗气。宗气上出喉咙，以促进肺的呼吸运动；贯通心脉，以行血气而布散全身，以温养各脏腑组织和维持其正常功能活动，在生命活动中占有重要地位，起到主一身之气的作用。因此，肺呼吸功能健全与否，不仅影响宗气的生成，而且也影响着全身之气的生成。

②参与对全身气机的调节：所谓气机，泛指气的运动，升、降、出、入为其基本形式。肺的呼吸运动，是气的升、降、出、入运动的具体体现。肺有节律的一呼一吸，对全身之气的升降出入运动起着重要的调节作用，故"肺为四脏之上盖，通行诸脏之精气，气则为阳，流行脏腑，宣发腠理，而气者皆肺之所主"（《太平圣惠方·治肺气喘急诸方》）；"肺为相傅之官，治节出焉。统辖一身之气，无经不达，无脏不转，是肺乃气主"（《辨证奇闻·痹证》）。

肺主一身之气和呼吸之气，实际上都隶属于肺的呼吸功能。肺的呼吸调匀是气的生成和气机调畅的根本条件。如果肺的呼吸功能失常，势必影响宗气的生成和气的运动，那么肺主一身之气和呼吸之气的作用也就减弱了，甚则肺丧失呼吸功能，清气不能入，浊气不能出，新陈代谢停止，人的生命活动也就终结。因此，肺主一身之气的作用，主要取决于肺的呼吸功能。但是，气的不足和升降出入运动异常，以及血液运行和津液的输布、排泄异常，亦可影响肺的呼吸运动，而出现呼吸异常。

**2. 肺主宣肃**　宣谓宣发，即宣通和发散之意。"气通于肺脏，凡脏腑经络之气，皆肺气之所宣"（《医学实在易》）。肃谓肃降，清肃下降之意。肺禀清虚之体，性主于降，以清肃下降为顺。肺宜清而宣降，其体清虚，其用宣降。宣发与肃降为肺气机升降出入运动的具体表现形式。肺位居上，既宣且降又以下降为主，方为其常。肺气必须在清虚宣降的情况下才能保持其主气、司呼吸、助心行血、通调水道等正常的生理功能。

（1）肺主宣发　肺主宣发是指肺气向上升宣和向外布散的功能。其气机运动表现为升与出。其生理作用主要体现在三个方面。

其一，吸清呼浊。肺通过本身的气化作用，经肺的呼吸，吸入自然界的清气，呼出体内的浊气，司体内清浊的运化，排出肺和呼吸道的痰浊，以保持呼吸道的清洁，有利于肺之呼吸。故《医宗必读·改正内景脏腑图》曰："肺者生气之原……吸之则满，呼之则虚……司清浊之运化。"

其二，输布津液、精微。肺将脾所转输的津液和水谷精微，布散到全身，外达于皮毛，以温润、濡养五脏六腑、四肢百骸、肌腠皮毛。

其三，宣发卫气。肺借宣发卫气，调节腠理之开合，并将代谢后的津液化为汗液，由汗孔排出体外。因此，肺气失于宣散，则可出现呼吸不利、胸闷、咳嗽，以及鼻塞、喷嚏和无汗等症状。

（2）肺主肃降　肺主肃降是指肺气清肃、下降的功能，其气机运动形式为降与入。其生理作用主要体现在四个方面。

其一，吸入清气。肺通过呼吸运动吸入自然界的清气，肺之宣发以呼出体内浊气，肺之肃降以吸入自然界的清气，完成吸清呼浊、吐故纳新的作用。

其二，输布津液、精微。肺将吸入的清气和由脾转输于肺的津液和水谷精微向下布散于全身，以供脏腑组织生理功能之需要。

其三，通调水道。肺为水之上源，肺气肃降则能通调水道，使水液代谢产物下输膀胱。

其四，清肃洁净。肺的形质是"虚如蜂窠"，清轻肃净而不容异物。肺气肃降，则能肃清肺和呼吸道内的异物，以保持呼吸道的洁净。因此，肺气失于肃降，则可出现呼吸短促、喘促、咳痰等肺气上逆之候。

肺气的宣发和肃降，是相反相成的矛盾运动。在生理情况下，相互依存和相互制约；在病理情况下，则又常常相互影响。因此，没有正常的宣发，就不能有很好的肃降；没有正常的肃降，也会影响正常的宣发。只有宣发和肃降正常，气能出能入，气道畅通，呼吸调匀，保持人体内外气体之交换，才能使各个脏腑组织得到气、血、津液的营养灌溉，又免除水湿痰浊停留之患。如果二者的功能失去协调，就会发生肺气失宣或肺失肃降的病变，前者以咳嗽为其特征，后者以喘促气逆为其特征。

**3. 肺朝百脉** 肺朝百脉是指全身的血液都通过经脉而聚会于肺，通过肺的呼吸，进行体内外清浊之气的交换，然后将富含清气的血液输送至全身的作用，即肺协助心脏推动血液在脉管内运行的作用。全身的血液，都要通过经脉而流经于肺，通过肺的呼吸进行气体交换，然后再输布全身。"食气入胃，浊气归心，淫精于脉，脉气流经，经气归于肺，肺朝百脉，输精于皮毛"（《素问·经脉别论》）。

肺朝百脉的生理作用为助心行血。肺主气，心主血，全身的血和脉均统属于心。心脏的搏动，是血液运行的基本动力。血的运行，又依赖于气的推动，随着气的升降而运行到全身。肺主一身之气，贯通百脉，调节全身的气机，故能协助心脏主持血液循行。因此，血液的运行，亦有赖于肺气的敷布和调节。"人之一身，皆气血之所循行，气非血不和，血非气不运"（《医学真传·气血》）。肺助心行血的作用，说明了肺与心在生理病理上反映了气和血的密切关系。若肺气虚衰，不能助心行血，就会影响心主血脉的生理功能，而出现血行障碍的表现，如胸闷、心悸、唇舌青紫等。

**4. 肺主通调水道** 肺主通调水道，是指肺的宣发和肃降对体内水液输布、运行和排泄起疏通和调节作用。由于肺为华盖，其位最高，参与调节体内水液代谢，故"肺为水之上源，肺气行则水行"（《血证论·肿胀》）。

人体内的水液代谢，是由肺、脾、肾，以及小肠、大肠、膀胱等脏腑共同完成的。肺主通调水道的生理功能，是通过肺气的宣发和肃降来实现的。肺气宣发，一是使水液迅速向上向外输布，布散到全身，外达皮毛，"若雾露之溉"以充养、润泽、护卫各个组织器官。二是使经肺代谢后的水液，即被身体利用后的废水和剩余水分，通过呼吸、皮肤汗孔蒸发而排出体外。肺气肃降，使体内代谢后的水液不断地下行到肾，经肾和膀胱的气化作用，生成尿液而排出体外，保持小便的通利。这就是肺在调节水液代谢中的作用，也就是肺的通调水道的生理功能。如果肺气宣降失常，失去行水的职能，水道不调，则可出现水液输布和排泄障碍的表现，如痰饮、水肿等。

**5. 肺主治节** 治节，即治理调节。肺主治节是指肺辅助心脏治理调节全身气、血、津液及脏腑生理功能的作用。心为君主之官，为五脏六腑之大主。肺为相傅之官而主治节。"肺与心皆居膈上，位高近君，犹之宰辅"。心为君主，肺为辅相。人体各脏腑组织之所以依着一定的规律活动，有赖于肺协助心来治理和调节，故"肺主气，气调则营卫脏腑无所不治"（《类经·藏象类》）。

肺的治节作用，主要体现于四个方面。

（1）肺主呼吸 肺的呼吸运动有节律地一呼一吸，呼浊吸清，对保证呼吸的调匀有着极为重要的作用。

（2）调节气机 肺主气，调节气的升降出入运动，使全身的气机调畅。

（3）助心行血 肺朝百脉，助心行血，辅助心脏，推动和调节全身血液的运行。"诸气者，皆属于肺"，气行则血亦行。

（4）宣发肃降 肺的宣发和肃降，治理和调节津液的输布、运行和排泄。

因此，肺主治节，实际上是对肺的主要生理功能的高度概括。

## （三）肺的生理特性

**1. 肺为华盖**　盖，即伞。华盖，原指古代帝王的车盖。肺为华盖是指肺在体腔中位居最高，具有保护诸脏、抵御外邪的作用。

肺通过气管、喉、鼻直接与外界相通。因此，肺的生理功能最易受外界环境的影响。如自然界风、寒、暑、湿、燥、火"六淫"之邪侵袭人体，尤其是风寒邪气，多首先入肺而导致肺卫失宣、肺窍不利等病变。肺与皮毛相合，故病变初期多见发热恶寒、咳嗽、鼻塞等肺卫功能失调之候。

**2. 肺为娇脏**　肺为娇脏是指肺脏清虚娇嫩而易受邪侵的特性。娇是娇嫩之意。肺为清虚之体，且居高位，为诸脏之华盖，百脉之所朝，外合皮毛，开窍于鼻，与天气直接相通。六淫外邪侵犯人体，不论是从口鼻而入，还是侵犯皮毛，皆易于犯肺而致病。他脏之寒热病变，亦常波及于肺，故《理虚元鉴》曰："肺气一伤，百病蜂起，风则喘，寒则嗽，湿则痰，火则咳，以清虚之府，纤芥不容，难护易伤故也。"

**3. 肺气与秋气相应**　肺为清虚之体，性喜清润，与秋季气候清肃、空气明润相通应。因此，肺气在秋季最旺盛，秋季也多见肺的病变。肺气旺于秋，肺与秋季、西方、燥、金、白色、辛味等有内在的联系。如秋金之时，燥气当令，此时燥邪极易侵犯人体而耗伤肺之阴津，出现干咳、皮肤和口鼻干燥等症状；又如风寒束表，侵袭肺卫，出现恶寒发热、头项强痛、脉浮等外感表证时，用麻黄、桂枝等辛散解表之药，使肌表之邪从汗而解。

## 三、脾

脾位于腹腔上部，膈膜之下，与胃以膜相连，"形如犬舌，状如鸡冠"，与胃、肉、唇、口等构成脾系统。主运化、统血，输布水谷精微，为气血生化之源，人体脏腑、百骸皆赖脾以濡养，故有后天之本之称。在五行属土，为阴中之至阴。脾与四时之长夏相应。

### （一）脾的解剖形态

**1. 脾的解剖位置**　位于腹腔上部，膈膜之下，在左季胁的深部，附于胃的背侧左上方，"脾与胃以膜相连"（《素问·太阴阳明论》）。

**2. 脾的形态结构**　脾是一个形如刀镰，扁平椭圆弯曲状器官，其色紫赤。在中医文献中，脾的形象是"扁似马蹄"（《医学入门·脏腑》），"其色如马肝紫赤，其形如刀镰"（《医贯》），"形如犬舌，状如鸡冠"（《医纲总枢》）。"扁似马蹄"是指脾而言，"形如刀镰""犬舌""鸡冠"是指胰而言。

总之，从脾的位置、形态来看，可知藏象学说中的"脾"作为解剖学单位就是现代解剖学中的脾和胰。但其生理功能又远非脾和胰所能囊括。

### （二）脾的生理功能

**1. 脾主运化**　运，即转运输送；化，即消化吸收。脾主运化，指脾具有将水谷化为精微，并将精微物质转输至全身各脏腑组织的功能。实际上，就是脾对营养物质的消化、吸收和运输的功能。

饮食物的消化和营养物质的吸收、转输，是在脾胃、肝胆、大小肠等多个脏腑共同参与下的一个复杂的生理活动，其中脾起主导作用。脾的运化功能主要依赖脾气升清和脾阳温煦的作用。脾宜升则健，水谷入胃，全赖脾阳为之运化，故"脾有一分之阳，能消一分之水谷；脾有十分之阳，能消十分之水谷"（《医原》）。脾的运化功能，统而言之曰运化水谷，分而言之，则包括运化水谷和运化水湿两个方面。

（1）运化水谷　水谷，泛指各种饮食物。脾运化水谷，是指脾对饮食物的消化吸收作用。脾运化水谷的过程，一是胃初步腐熟消化的饮食物，经小肠的泌别清浊作用，通过脾的磨谷消食作用使之化为水谷精微（又称水谷精气）；二是吸收水谷精微并将其转输至全身；三是将水谷精微上输心肺而化为气血等重要生命物质。概言之，脾主运化水谷，包括了消化水谷、吸收转输精微并将精微转化为气血的重要生理作用。饮食入胃后，对饮食物的消化和吸收，实际上是在胃和小肠内进行的。"脾主运化，胃司受纳，通主水谷"（《类经·藏象类》）。胃主受纳水谷，并对饮食物进行初步消化，通过幽门下移于小肠进一步消化。但必须依赖脾的磨谷消食作用，才能将水谷化生为精微。"脾之所以消磨水谷者，非如磨之能砻，杵之能舂也，以气吸之，而食物不坠焉耳。食物入胃，有气有质，质欲下达，气欲上升，与胃气熏蒸，气质之去留各半，得脾气一吸，则胃气有助，食物之精得以尽留，至其有质无气，乃纵之使去，幽门开而糟粕弃矣"（《医述》引《医参》）。

食物经过消化吸收后，其水谷精微又靠脾的转输和散精作用而上输于肺，由肺脏注入心脉化为气血，再通过经脉输送全身，以营养五脏六腑、四肢百骸，以及皮毛、筋肉等各个组织器官。"饮食先入于胃，俟脾胃运化，其精微上输于肺，肺气传布各所当入之脏，浊气下入大小肠，是脾胃为分金炉也"（《医权初编》）。总之，五脏六腑维持正常生理活动所需要的水谷精微，都有赖于脾的运化作用。"一有此身，必资谷气，谷入于胃，洒陈于六腑而气至，和调于五脏而血生，而人资之以为生者，故曰后天之本在脾"（《医宗必读·肾为先天本脾为后天本论》）。由于饮食水谷是人出生之后维持生命活动所必需的营养物质的主要来源，也是生成气血的物质基础，饮食水谷的运化则是由脾所主，故曰脾为后天之本，气血生化之源。但"五味入口，藏于胃，脾为之行其精气"（《素问·奇病论》），人以水谷为本，脾胃为水谷之海，故又云脾胃为后天之本，气血生化之源。这一理论在养生防病方面，具有重要的指导意义。

脾的运化功能强健，习惯上称为"脾气健运"。只有脾气健运，则机体的消化吸收功能健全，才能为化生气、血、津液等提供足够的养料，使全身脏腑组织得到充分的营养，以维持正常的生理活动。反之，若脾失健运，则机体的消化吸收功能便因之而失常，就会出现腹胀、便溏、食欲不振以至倦怠、消瘦和气血不足等病理变化。

（2）运化水湿　运化水湿又称运化水液，是指脾对水液的吸收和转输，调节人体水液代谢的作用，即脾配合肺、肾、三焦、膀胱等脏腑，调节、维持人体水液代谢平衡的作用。脾主运化水湿是调节人体水液代谢的关键环节。在人体水液代谢过程中，脾在运输水谷精微的同时，还把人体所需要的水液（津液），通过心肺而运送到全身各组织中去，以起到滋养濡润作用，又把各组织器官利用后的水液，及时转输给肾，通过肾的气化作用形成尿液，送到膀胱，排泄于外，从而维持体内水液代谢的平衡。脾居中焦，为人体气机升降的枢纽，故在人体水液代谢过程中起着重要的枢纽作用。因此，脾运化水湿的功能健旺，既能使体内各组织得到水液的充分濡润，又不使水湿过多而潴留。反之，如果脾运化水湿的功能失常，必然导致水液在体内停滞，而产生水湿、痰饮等病理产物，甚则形成水肿。故《素问·至真要大论》曰："诸湿肿满，皆属于脾。"这也是脾虚生湿、脾为生痰之源和脾虚水肿的发生机理。

脾运化水谷精微和运化水湿两个方面的作用，是相互联系，相互影响的，一种功能失常可导致另一方面的功能失常，故在病理上常常互见。

**2. 脾主生血、统血** 脾主生血，指脾有生血的功能。统是统摄、控制的意思，脾主统血，指脾具有统摄血液，使之在经脉中运行而不溢于脉外的功能。

（1）脾主生血 脾为后天之本，气血生化之源。脾运化的水谷精微是生成血液的主要物质基础，故《景岳全书·血证》说："血……源源而来，生化于脾。"脾运化的水谷精微，经过气化作用生成血液。脾气健运，化源充足，则气血旺盛，血液充足。若脾失健运，生血物质缺乏，则血液亏虚，出现头晕眼花，面、唇、舌、爪甲淡白等血虚征象。

（2）脾主统血 脾气能够统摄周身血液，使之正常运行而不溢于血脉之外。脾统血的作用是通过气摄血作用来实现的。脾为气血生化之源，气为血帅，血随气行。脾的运化功能健旺，则气血充盈，气能摄血；气旺则固摄作用亦强，血液也不会逸出脉外而发生出血现象。反之，脾的运化功能减退，化源不足，则气血虚亏，气虚则统摄无权，血离脉道，从而导致出血。由此可见，脾统血，实际上是气对血作用的具体体现，所谓"脾统血者，则血随脾气流行之义也"（《医碥·血》）。但脾之统血与脾阳也有密切关系。"脾统血，血之运行上下，全赖于脾。脾阳虚，则不能统血"（《血证论·脏腑病机论》）。因脾失健运，阳气虚衰，不能统摄血液，血不归经而导致出血者，称为脾不统血，临床上表现为皮下出血、便血、尿血、崩漏等，尤以下部出血多见。

脾不仅能够生血，而且还能摄血，具有生血、统血的双重功能，故《金匮翼》曰："脾统血，脾虚则不能摄血；脾化血，脾虚则不能运化，是皆血无所主，脱陷妄行。"

**3. 脾主升清** 升，指上升和输布；清，指精微物质。脾主升清是指脾具有将水谷精微等营养物质，吸收并上输于心、肺、头目，再通过心肺的作用化生气血，以营养全身，并维持人体内脏位置相对恒定的作用。这种运化功能的特点是以上升为主，故曰"脾气主升"。上升的主要是精微物质，故曰"脾主升清"。脾之升清，是和胃之降浊相对而言。脾宜升则健，胃宜降则和。脾气主升与胃气主降形成了升清降浊的一对矛盾，它们既对立又统一，共同完成饮食物之消化吸收和输布。另一方面，脏腑之间的升降相因、协调平衡是维持人体内脏位置相对恒定的重要因素。脾气之升可以维持内脏位置之恒定而不下垂。脾的升清功能正常，水谷精微等营养物质才能正常吸收和输布，气血充盛，人体生机盎然。同时，脾气升发，又能使机体内脏不致下垂。如脾气不能升清，则水谷不能运化，气血生化无源，可出现神疲乏力、眩晕、泄泻等症状。脾气下陷（又称中气下陷），则可见久泄脱肛，甚或内脏下垂等。

### （三）脾的生理特性

**1. 脾宜升则健** 升有下者上行、升浮向上之义。五脏各有升降，心肺在上，在上者宜降；肝肾在下，在下者宜升；脾胃居中，在中者能升能降。五脏气机升降相互作用，形成了机体升降出入气化活动的整体性，维持着气机升降出入的动态动衡。脾升胃降，为人体气机上下升降的枢纽。脾性主升，是指脾的气机运动形式以升为要。脾升则脾气健旺，生理功能正常，故曰"脾宜升则健"（《临证指南医案·泄泻》）。

**2. 脾喜燥恶湿** 脾为太阴湿土之脏，胃为阳明燥土之腑。"太阴湿土，得阳始运；阳明燥土，得阴自安，此脾喜刚燥，胃喜柔润也"（《临证指南医案·脾胃》）。脾喜燥恶湿，与胃喜润恶燥相对而言。脾能运化水湿，以调节体内水液代谢的平衡。脾虚不运则最易生湿，而湿邪过胜又最易困脾。脾主湿而恶湿，因湿邪伤脾，脾失健运而水湿为患者，称为"湿困脾土"，可见头重如裹、脘腹胀闷、口黏不渴等症。若脾气虚弱，健运无权而水湿停聚者，称为"脾病生湿"（脾虚生湿），可见肢倦、纳呆、脘腹胀满、痰饮、泄泻、水肿等。总之，脾具有恶湿的特性，并且对于湿邪有特殊的易感性。

**3. 脾气与长夏相应** 脾主长夏，脾气旺于长夏，脾脏的生理功能活动，与长夏的阴阳变化相互通应。此外，脾与中央方位、湿、土、黄色、甘味等有内在联系。脾运湿又恶湿，若脾为湿困，运化失职，可引起胸脘痞满、食少体倦、大便溏薄、口甜多涎、舌苔滑腻等，反映了脾与湿的关系。故长夏之时，处方遣药，常常加入藿香、佩兰等芳香化浊、醒脾燥湿之品。此外，脾为后天之本，气血生化之源，脾气虚弱则会出现倦怠乏力、食欲不振等，临床治疗脾虚多选用党参、黄芪、白术、扁豆、大枣、饴糖等甘味之品，这体现了脾与甘的关系。

## 四、肝

肝位于腹部，横膈之下，右胁下而偏左。与胆、目、筋、爪等构成肝系统。主疏泄、藏血，喜条达而恶抑郁，体阴用阳。在五行属木，为阴中之阳。肝与四时之春相应。

### （一）肝的解剖形态

**1. 肝的解剖位置** 肝位于腹部，横膈之下，右胁下而稍偏左。"肝居膈下上著脊之九椎下"（《医宗必读·改正内景脏腑图》），"肝之为脏……其脏在右胁右肾之前，并胃贯脊之第九椎"（《十四经发挥》）。说明中医学已正确认识到肝脏的部位是在右胁下右肾之前而稍偏。需要指出的是，中医学还有"肝左肺右"之说，其始见于《素问·刺禁论》："肝生于左，肺藏于右。"这是因为左右为阴阳之道路，人生之气，阳从左升，阴从右降。肝属木，应春，位居东方，为阳生之始，主生、主升；肺属金，应秋，位居西方，为阴藏之初，主杀、主降。左为阳升，右为阴降。肝体居右，而其气自左而升；肺居膈上而其气自右而降。肝为阳主升发，肺为阴主肃降。从肝和肺的生理功能特点来说是"左肝右肺"。由此可见，"左肝右肺"不是指解剖部位而言，而是指其功能特点而言。《类经·针刺类》说："肝木旺于东方而主发生，故其气生于左。肺金旺于西方而主收敛，故其气藏于右。"总之，肝生于左，谓肝气主升，其治在左。根据左升右降理论，肝的行气部位在左，故"肝之为脏……其治在左"（《十四经发挥·足厥阴肝经穴歌》）。

**2. 肝的形态结构**　肝为分叶脏器，左右分叶，其色紫赤。对于肝的分叶，中医文献虽有记载，但有许多不确切之处，如《难经》就有"独有两叶"和"左三叶，右四叶，共七叶"之异。杨上善《难经集注》认为："肝者，据大叶言之，则是两叶也。若据小叶言之，则多叶矣。"杨氏的描述，接近于肝的表面分叶为左右两叶，内部分叶共计五叶的解剖事实。

### （二）肝的生理功能

**1. 肝主疏泄**　肝主疏泄，是指肝具有疏通、舒畅、条达以保持全身气机疏通畅达，通而不滞，散而不郁的作用。肝主疏泄是保证机体多种生理功能正常发挥的重要条件。疏，即疏通，疏导；泄，即升发、发泄。疏泄，即升发发泄、疏通。"疏泄"一词，始见于《素问·五常政大论》："土疏泄，苍气达"，与土得木而达同义。朱丹溪《格致余论·阳有余阴不足论》首次明确地提出"司疏泄者，肝也"的观点。

肝主疏泄在人体生理活动中的主要作用有以下几方面。

（1）调畅气机　肝主疏泄的生理功能，关系到人体全身的气机调畅。气机，即气的升降出入运动。升降出入是气化作用的基本形式。人体是一个不断发生着升降出入的气化作用的机体。气化作用的升降出入过程是通过脏腑的功能活动而实现的。人体脏腑经络、气血津液、营卫阴阳，无不赖气机升降出入而相互联系，维持其正常的生理功能。肝的疏泄功能，对全身各脏腑组织的气机升降出入之间的平衡协调，起着重要的疏通调节作用。"凡脏腑十二经之气化，皆必藉肝胆之气化以鼓舞之，始能调畅而不病"（《读医随笔·证治类》）。因此，肝的疏泄功能正常，则气机调畅，气血和调，经络通利，脏腑组织的活动也就正常。

（2）调节精神情志　情志，即情感、情绪，是指人类精神活动中以反映情感变化为主的一类心理过程。中医学的情志属狭义之神的范畴，包括喜、怒、忧、思、悲、恐、惊，亦称之为七情。肝通过其疏泄功能对气机的调畅作用，可调节人的精神情志活动。人的精神情志活动除由心神所主宰外，还与肝的疏泄功能密切相关，故有"肝主谋虑"之说。谋虑，即谋思虑，深谋熟虑。肝主谋虑就是肝辅佐心神参与调节思维、情绪等神经精神活动的作用。在正常生理情况下，肝的疏泄功能正常，肝气升发，既不亢奋，也不抑郁，舒畅条达，则人就能较好地协调自身的精神情志活动，表现为精神愉快，心情舒畅，理智清朗，思维灵敏，气和志达，血气和平。若肝失疏泄，则易于引起人的精神情志活动异常。疏泄不及，则表现为抑郁寡欢，多愁善虑等。疏泄太过，则表现为烦躁易怒，头胀头痛，面红目赤等。

肝主疏泄失常与情志失常往往互为因果。肝失疏泄而情志异常，称之为因郁致病。因情志异常而致肝失疏泄，称之为因病致郁。

（3）促进消化吸收　脾胃是人体主要的消化器官。胃主受纳，脾主运化。肝主疏泄是保持脾胃正常消化吸收的重要条件。肝对脾胃消化吸收功能的促进作用，是通过协调脾胃的气机升降和分泌、排泄胆汁而实现的。

胃气主降，受纳腐熟水谷以输送于脾；脾气主升，运化水谷精微以灌溉四旁。脾升胃降构成了脾胃的消化运动。肝的疏泄功能正常，是保持脾胃升降枢纽能够协调的重要条件。肝属木，脾胃属土，土得木而达，"木之性主乎疏泄。食气入胃，全赖肝木之气以疏泄之，则水谷乃化。设肝不能疏泄水谷，渗泄中满之证在所难免"（《血证论·脏腑病机论》）。可见，饮食的消化吸收与肝的疏泄功能有密切关系，肝的疏泄功能既可以助脾之运化，使清阳之气升发，水谷精微上归于肺；又能助胃之受纳腐熟，促进浊阴之气下降，使食糜下达于小肠。若肝失疏泄，犯脾克胃，必致脾胃升降失常，临床上除有肝气郁结的症状外，还可出现胃气不降的嗳气脘痞、呕恶纳减等肝胃不和症状，又可出现脾气不升的腹胀、便溏等肝脾不调的症状。故《知医必辨·论肝气》曰："肝气一动，即乘脾土，作痛作胀，甚则作泻，又或上犯胃土，气逆作呕，两胁痛胀。"

胆附于肝，内藏胆汁，胆汁具有促进消化的作用。胆汁是肝之余气积聚而成，诚如戴起宗《脉诀刊误·诊候入式歌》所说："胆之精气，则因肝之余气溢入于胆，故藏在短叶间，相并而居，内藏精汁三合，其汁清净。"可见，胆汁来源于肝，贮藏于胆，胆汁排泄到肠腔内，以助食物的消化吸收。故《医原·望病须察神气论》曰："凡人食后，小肠饱满，肠头上逼胆囊，胆汁渍入肠内，利传渣滓。"肝的疏泄功能正常，则胆汁能正常地分泌和排泄，有助于脾胃的消化吸收功能。如果肝气郁结，影响胆汁的分泌和排泄，可导致脾胃的消化吸收障碍，出现胁痛、口苦、纳食不化，甚至黄疸等。总之，脾为阴中之至阴，非阴中之阳不升，土有敦厚之性，非曲直之木不达。肝气升发，疏达中土，以助脾之升清运化，胃之受纳腐熟。

（4）维持气血运行　肝的疏泄能直接影响气机调畅。只有气机调畅，才能充分发挥心主血脉、肺助心行血、脾统摄血液的作用，从而保证气血的正常运行。肝气舒畅条达，血液才得以随之运行，藏泻适度。血之源头在于气，气行则血行，气滞则血瘀。若肝失疏泄，气机不调，必然影响气血的运行。如气机阻滞，则气滞而血瘀，可见胸胁刺痛，甚至癥积、痛经、闭经等。若气机逆乱，又可致血液不循常道而出血，即所谓"血为气之配，气热则热，气寒则寒，气升则升，气降则降，气凝则凝，气滞则滞"（《格致余论·经水或紫或黑论》）。

（5）调节水液代谢　水液代谢的调节主要是由肺、脾、肾共同完成的，但与肝也有密切关系。因肝主疏泄，能调畅三焦气机，促进上、中、下三焦，肺、脾、肾三脏调节水液代谢的机能，即通过促进脾之运化水湿、肺之布散水津、肾之蒸化水液，以调节水液代谢。三焦为水液代谢的通道，"上焦不治，则水犯高源；中焦不治，则水留中脘；下焦不治，则水乱二便。三焦气治，则脉络通而水道利"（《类经·藏象类》）。三焦这种司决渎的功能，实际上就是肺、脾、肾等调节水液功能的综合。肝的疏泄正常，气机调畅，则三焦气治，水道通利，气顺则一身之津液亦随之而顺。若肝失疏泄，三焦气机阻滞，气滞则水停，从而导致痰、饮、水肿或水鼓等。由此可见，肝脏是通过其疏利调畅三焦脏腑气机的作用，来调节体内的水液代谢活动的，这就是理气以治水的理论依据。虽然理气法不是治疗水肿的主要治法，但却是协助行水的重要一环。

（6）调节性与生殖

①调理冲任：妇女经、带、胎、产等特殊的生理活动，关系到许多脏腑的功能，其中肝的作用甚为重要，故有"女子以肝为先天"之说。妇女一生以血为重，由于行经耗血、妊

娠血聚养胎、分娩出血等，无不涉及于血，故女子有余于气而不足于血。冲为血海，任主胞胎，冲任二脉与女性生理机能休戚相关。肝为血海，冲任二脉与足厥阴肝经相通，而隶属于肝。肝主疏泄，可调节冲任二脉的生理活动。肝的疏泄功能正常，足厥阴经之气调畅，冲任二脉得其所助，则任脉通利，太冲脉盛，月经应时而下，带下分泌正常，妊娠孕育、分娩顺利。若肝失疏泄而致冲任失调，气血不和，从而形成月经、带下、胎产之疾，以及性功能异常和不孕等。

②调节精室：精室为男子藏精之处。男子随肾气充盛而天癸至（促进性成熟并维持生殖功能的物质），则精气溢泄，具备生殖能力。男性精室的开合、精液的藏泄，与肝肾的功能有关。"主闭藏者，肾也，司疏泄者，肝也"（《格致余论·阳有余阴不足论》），肝之疏泄与肾之闭藏协调平衡，则精室开合适度，精液排泄有节，使男子的性与生殖机能正常。若肝之疏泄失常，必致开合疏泄失度，不及则性欲低下、阳痿、精少、不育等；太过则性欲亢奋、阳强、梦遗等。故《类经·藏象类》曰："肝为阴中之阳，其脉绕阴器，强则好色，虚则妒阴，时憎女子。"

**2. 肝藏血、生血**

（1）肝主藏血　肝藏血是指肝脏具有贮藏血液、防止出血和调节血量的功能，故有肝主血海之称。

①贮藏血液：血液来源于水谷精微，生化于脾而藏受于肝。肝内贮存一定的血液，既可以濡养自身，以制约肝的阳气而维持肝的阴阳平衡、气血和调，又可以防止出血。因此，肝不藏血，不仅出现肝血不足，阳气升腾太过，而且还可以导致出血。

②调节血量：在正常生理情况下，人体各部分的血液量是相对恒定的。但是，人体各部分的血液，常随着不同的生理情况而改变。当机体活动剧烈或情绪激动时，人体各部分的血液需要量也就相应增加，于是肝脏所贮藏的血液向机体的外周输布，以供机体活动的需要。当人们在安静休息及情绪稳定时，由于全身各部分的活动量减少，机体外周的血液需要量也相应减少，部分血液便归藏于肝。

肝藏血功能发生障碍时，可出现两种情况：一是血液亏虚。肝血不足，则分布到全身各处的血液不能满足生理活动的需要，可出现血虚失养的病理变化，如目失血养，则两目干涩昏花，或为夜盲；筋失所养，则筋脉拘急，肢体麻木，屈伸不利，以及妇女月经量少，甚至闭经等。二是血液妄行。肝不藏血可发生出血倾向的病理变化，如吐血、衄血、月经过多、崩漏。

肝的疏泄与藏血之间的关系：肝主疏泄又主藏血。藏血是疏泄的物质基础，疏泄是藏血的功能表现。肝的疏泄全赖血之濡养作用，又赖肝之功能正常才能发挥其作用。肝的疏泄与藏血功能之间有着相辅相成的密切关系。就肝之疏泄对藏血而言，在生理上，肝主疏泄，气机调畅，则血能正常地归藏和调节。血液的运行不仅需要心肺之气的推动和脾气的统摄，而且还需要肝气的调节才能保证气机的调畅而使血行不致瘀滞。在病理上，肝失疏泄可以影响血液的归藏和运行。如肝郁气滞，气机不畅，则血亦随之而瘀滞，即由气滞而血瘀。若疏泄太过，肝气上逆，血随气逆，又可导致出血。就肝之藏血对疏泄而言，在生理上，肝主藏血，血能养肝，使肝阳勿亢，保证肝主疏泄的功能正常。在病理情况下，肝之藏血不足或肝不藏血而出血，终致肝血不足。肝血不足，血不养肝，疏泄失职，则夜寐多梦、女子月经不调等相继出现。

（2）肝主生血　肝主生血是指肝参与血液生成的作用。肝不仅藏血，而且还能生血，"肝……其充在筋，以生血气"（《素问·六节藏象论》），"气不耗，归精于肾而为精。精不泄，则归精于肝而化清血"（《张氏医通·诸血门》）。可见，肝参与血液的生成。

肝以血为体，以气为用。"肝主血，肝以血为自养，血足则柔，血虚则强"（《温病条辨·解儿难》）。刚劲之质得为柔和之体，遂其条达畅茂之性，则无升动之害。疏泄与生血，肝气与肝血，相互为用，动静有常。肝血不足则肝气有余，疏泄太过，而为肝气、肝火、肝风之灾。"肝血不足，则为筋挛，为角弓，为抽搐，为爪枯，为目眩，为头痛，为胁肋痛，为少腹痛，为疝痛诸证"（《质疑录·论肝无补法》）。

## （三）肝的生理特性

**1. 肝喜条达**　条达，即舒展、条畅、通达之意。肝为风木之脏，肝气升发，喜条达而恶抑郁。肝气宜保持柔和舒畅，升发条达的特性，才能维持其正常的生理功能，宛如春天的树木生长那样条达舒畅，充满生机。肝属木，其气通于春，春木内孕升生之机，以春木升发之性而类肝，故称肝主升发，又称肝主升生之气。条达为木之本性，自然界中凡木之属，其生长之势喜舒展、顺畅、畅达。肝属木，木性条达，故条达亦为肝之性。肝喜条达是指肝性喜舒展、条畅、畅达，实即肝之气机性喜舒畅、调畅。在正常生理情况下，肝气升发、柔和、舒畅，既非抑郁，也不亢奋，以冲和条达为顺。"肝属木，木气冲和发达，不致遏郁，则血脉得畅"（《血证论·脏腑病机论》）。若肝气升发不及，郁结不舒，就会出现胸胁满闷、胁肋胀痛、抑郁不乐等症状。如肝气升发太过，则见急躁易怒、头晕目眩、头痛头胀等症状。

肝的这种特性与肝主疏泄的生理功能有密切关系。肝气升发条达而无抑遏郁滞，则肝之疏泄功能正常。肝主疏泄的生理功能是肝喜升发条达之性所决定的。

**2. 肝为刚脏**　肝为风木之脏，喜条达而恶抑郁，其气易逆易亢，其性刚强，故称刚脏。刚，刚强暴急之谓。肝脏具有刚强之性，其气急而动，易亢易逆，故被喻为"将军之官"。肝体阴用阳，为风木之脏，其气主升主动，喜条达而恶抑郁，也忌过亢。肝为刚脏系由肝体阴用阳之性所致。肝体阴柔，其用阳刚，阴阳和调，刚柔相济，则肝的功能正常。"肝为风木之脏，因有相火内寄，体阴用阳，其性刚，主动，主升，全赖神水以涵之，血液以濡之，肺金清肃下降之令以平之，中宫敦阜之土气以培之，则刚劲之质，得为柔和之体，遂其条达畅茂之性，何病之有"（《临证指南医案·肝风》）。在生理情况下，肝之体阴赖肾之阴精以涵，方能充盈，故肝之自身体阴常不足而其用阳常易亢。刚柔不济，柔弱而刚强，故肝气易亢易逆。肝气、肝阳常有余的病理特性，反映了肝脏本身具有刚强躁急的特性。故沈金鳌《杂病源流犀烛》说："肝……其体柔而刚，直而升，以应乎春，其用条达而不可郁，其气偏急而激暴易怒，故其为病也，多逆。"若忤其性则恣横欺凌，延及他脏，而乘脾、犯胃、冲心、侮肺、及肾，故曰肝为五脏之贼。

**3. 肝体阴而用阳**　体用是中国古代哲学范畴，指实体及其作用、功能、属性，或本质与现象，或根据与表现的关系。引入中医学领域，旨在说明脏腑的本体及其与生理功能、生理特性的关系。体指脏腑本体，用指脏腑的功能、特性。肝体阴而用阳，所谓"体"，是指肝的本体；所谓"用"，是指肝脏的功能活动。肝为刚脏，以血为体，以气为用，体阴而用阳。肝为藏血之脏，血属阴，故肝体为阴；肝主疏泄，性喜条达，内寄相火，主升主动，故肝用为阳。

肝脏"体阴"的意义：一是肝属阴脏的范畴，位居膈下，故属阴；二是肝藏阴血，血属阴。肝脏必须依赖阴血的滋养才能发挥其正常的生理作用，肝为刚脏，非柔润不和。

肝脏"用阳"的意义：一是从肝的生理机能来看，肝主疏泄，性喜条达，内寄相火，主动主升，按阴阳属性言之，则属于阳；二是从肝的病理变化来看，易于阳亢，易于动风。肝病常表现为肝阳上亢和肝风内动，引起眩晕、肢麻、抽搐、震颤、角弓反张等症状。气为阳，血为阴，阳主动，阴主静，因而称肝脏"体阴而用阳"。

肝体阴而用阳，实际上概括了肝的形体结构与生理功能的关系，也揭示了肝脏在生理及病理变化上的主要特征。

由于肝脏具有体阴而用阳的特点，故在临床上对于肝病的治疗，"用药不宜刚而宜柔，不宜伐而宜和"（《类证治裁·肝气肝火肝风论治》）。往往用滋养阴血以益肝或采用凉肝、泻肝等法以抑制肝气肝阳之升动过度。

**4. 肝气与春气相应**　肝与东方、风、木、春季、青色、酸味等有着一定的内在联系。春季为一年之始，阳气始生，万物以荣，气候温暖多风。天人相应，同气相求，在人体则与肝相应。因此，肝气在春季最旺盛，反应最强，而在春季也多见肝之病变。证之于临床，春三月为肝木当令之时，肝主疏泄，与人的精神情志活动有关，故精神神经病变多发于春天。又如肝与酸相通应，故补肝多用白芍、五味子等酸味之品。

## 五、肾

肾位于腰部脊柱两侧，左右各一，右微下，左微上，外形椭圆弯曲，状如豇豆，与膀胱、骨髓、脑、发、耳等构成肾系统。主藏精，主水液，主纳气，为人体脏腑阴阳之本，生命之源，故称为先天之本；在五行属水，为阴中之阳。在四时与冬季相应。

### （一）肾的解剖形态

**1. 肾的解剖位置**　肾位于腰部脊柱两侧，左右各一，右微下，左微上。

**2. 肾的形态结构**　肾有两枚，外形椭圆弯曲，状如豇豆。"肾有二，精之舍也，生于脊膂十四椎下，两旁各一寸五分，形如豇豆，相并而曲附于脊外，有黄脂包裹，里白外黑"（《医贯·内经十二官论》）。

### （二）肾的生理功能

**1. 肾藏精**　肾藏精是指肾具有贮存、封藏人身精气的作用。

（1）精的概念与分类　精，又称精气，是中国古代哲学气一元论的重要范畴。在中国气一元论发展史上，精气论者以精、精气释气，即精、精气就是气。引入中医学领域，形成了中医学气和精或精气的概念。在中医学中，气与精虽同属于生命物质系统范畴，但精是除气之外的精微物质的总称，是一个极其重要的具有多层含义的概念。一般而言，精的含义有广义和狭义之分。

广义之精是构成人体的维持人体生长发育、生殖和脏腑功能活动的有形的精微物质的统称，故《读医随笔·气血精神论》曰："精有四：曰精也，血也，津也，液也。"前一个"精"字即指广义而言。广义之精包括禀受于父母的生命物质，即先天之精，以及后天获得的水谷之精，即后天之精。狭义之精是禀受于父母而贮藏于肾的具生殖繁衍作用的精微物质，又称生殖之精。

就精的来源而言，可分为先天之精和后天之精两类。

先天之精又称肾本脏之精。先天之精禀受于父母，与生俱来，是生育繁殖，构成人体的原始物质。"人始生，先成精"（《灵枢·经脉》），"两神相搏，合而成形，常先身生，是谓精"（《灵枢·决气》），"精合而形始成，此形即精也，精即形也"（《景岳全书·小儿补肾论》）。在胚胎发育过程中，精是构成胚胎的原始物质，为生命的基础，所以称为先天之精。先天之精藏于肾中，出生之后，得到后天之精的不断充实，成为人体生育繁殖的基本物质，故又称为生殖之精。

后天之精又称五脏六腑之精。后天之精来源于水谷精微，由脾胃化生并灌溉五脏六腑。人出生以后，水谷入胃，经过胃的腐熟、脾的运化而生成水谷之精气，并转输到五脏六腑，使之成为脏腑之精。脏腑之精充盛，除供给本身生理活动所需要以外，其剩余部分则贮藏于肾，以备不时之需。当五脏六腑需要这些精微物质给养的时候，肾脏又把所藏之精气，重新供给五脏六腑。一方面不断贮藏，另一方面又不断供给，循环往复，生生不已。这就是肾藏五脏六腑之精的过程和作用。由此可见，后天之精是维持人体生命活动、促进机体生长发育的基本物质。故《怡堂散记》曰："经曰：肾者主水，受五脏六腑之精而藏之，故五脏盛乃能泄。是精藏于肾而非生于肾也。五脏六腑之精，肾实藏而司其输泻，输泻以时，五脏六腑之精相续不绝，所以成其坎而位乎北，上交于心，满而后溢，生生之道也。"

先天之精和后天之精，其来源虽然不同，但却同藏于肾，二者相互依存，相互为用。先天之精为后天之精准备了物质基础，后天之精不断地供养先天之精。先天之精只有得到后天之精的补充滋养，才能充分发挥其生理效应；后天之精也只有得到先天之精的活力资助，才能源源不断地化生。即所谓"先天生后天，后天养先天"，二者相辅相成，在肾中密切结合而组成肾中所藏的精气。肾为先天之本，接受其他脏腑的精气而贮藏起来。脏腑的精气充盛，肾精的生成、贮藏和排泄才能正常。故《医碥·遗精》曰："精者，一身之至宝，原于先天而成于后天者也，五脏俱有而属于肾。"

（2）**精的生理功能**　肾中精气不仅能促进机体的生长、发育和繁殖，而且还能参与血液的生成，提高机体的抗病能力。

①促进生殖繁衍：肾精是胚胎发育的原始物质，又能促进生殖机能的成熟。肾精的生成、贮藏和排泄，对繁衍后代起着重要的作用。人的生殖器官的发育及其生殖能力，均有赖于肾。人出生以后，由于先天之精和后天之精的相互滋养，从幼年开始，肾的精气逐渐充盛，发育到青春时期，随着肾精的不断充盛，便产生了一种促进生殖功能成熟的物质，称为

天癸。于是，男子就能产生精液，女性则月经按时来潮，性功能逐渐成熟，具备了生殖能力。随着从中年进入老年，肾精也由充盛而逐渐趋向亏虚，天癸的生成亦随之减少，甚至逐渐耗竭，生殖能力亦随之下降，以至消失。这充分说明肾精对生殖功能起着决定性的作用，为生殖繁衍之本。如果肾藏精功能失常就会导致性功能异常，生殖功能下降。男子"二八，肾气盛，天癸至，精气溢泻，阴阳和，故能有子"，"七八……天癸竭，精少，肾脏衰，形体皆极"。女子"二七而天癸至，任脉通，太冲脉盛，月事以时下，故有子"，"七七，任脉虚，太冲脉衰少，天癸竭，地道不通，故形坏而无子"（《素问·上古天真论》）。

总之，男女生殖器官的发育成熟及其生殖能力，均有赖于肾精的充盛，而精气的生成、贮藏和排泄均由肾所主，故有"肾主生殖"之说。根据这一理论，固肾保精便成为治疗性与生殖机能异常的重要方法之一。

②促进生长发育：生、长、壮、老、已是人类生命的自然规律。人从出生经过发育、成长、成熟、衰老以至死亡前机体生存的时间，称之为寿命，通常以年龄作为衡量寿命长短的尺度。中医学称寿命为天年、天寿，即先天赋予的寿命限度。健康长寿是人类有史以来一直为之奋斗的目标。"健康是身体上、精神上和社会适应上的完好状态，而不仅是没有疾病和虚弱"。这是 WHO 对健康的最新定义。早在秦汉时期，中医学便明确指出，"阴阳匀平，以充其形，九候若一，命曰平人"（《素问·调经论》）；"平人者不病，不病者脉口、人迎应四时也，上下相应而俱往来也，六经之脉不结动也，本末之寒温之相守也，形肉血气必相称也，是谓平人"（《灵枢·终始》）。平人即健康者。健康意味着机体内部及机体与外界环境的阴阳平衡，脏腑经络功能正常，气血和调，精神内守，形神合一。脏腑气血盛衰，直接关系着人的强弱寿夭。人以五脏为本，而肾为五脏之根。肾所藏之精气为生命的基础，在人的生、长、壮、老、已的过程中起主导作用。生、长、壮、老、已的过程称之为生命的历程，一般根据年龄把生命的历程分为少年、青年、中年和老年四个阶段。据最新资料，从出生至15 或 16 岁统称为少年时期，17 岁至 44 岁为青年时期，45 岁至 59 岁为中年时期，60 岁以上为老年时期，其中 60 岁至 74 岁为老年前期，75 岁至 89 岁为老年时期，90 岁以上为长寿。据《内经》所载，中医学关于人生命历程的划分方法有二：其一，《灵枢·天年》以10 岁为单位划分，即从 10 岁至 40 岁为人体由幼年至壮年生长发育和脏腑气血隆盛时期；人到 40 岁，即为脏腑气血由盛而衰的开端；自 50 岁始，直至百岁乃至终寿，是人体由中年步入老年，脏腑气血逐渐衰弱，日趋衰老直至死亡。人体脏腑气血随着年龄的增长呈现由盛而衰的规律性变化。其二，《素问·上古天真论》以男八女七为计，将生命历程分为三个阶段，一为生命发育阶段，即男子 8 岁至 16 岁，女子 7 岁至 14 岁。"丈夫八岁，肾气实，发长齿更；二八肾气盛，天癸至，精气溢泻，阴阳和，故能有子"。"女子七岁，肾气盛，齿更发长；二七而天癸至，任脉通，太冲脉盛，月事以时下，故有子"。二为身体壮盛阶段，男子"三八肾气平均，筋骨劲强，故真牙生而长极；四八筋骨隆盛，肌肉满壮"。女子"三七肾气平均，故真牙生而长极；四七筋骨坚，发长极，身体盛壮"。三为身体渐衰阶段，男子"五八肾气衰，发堕齿槁；六八阳气衰竭于上，面焦，鬓颁白；七八肝气衰，筋不能动，天癸竭，精少，肾脏衰，形体皆极；八八则齿发去"。女子"五七阳明脉衰，面始焦，发始堕；六七三阳脉衰于上，面皆焦，发始白；七七任脉虚，太冲脉衰少，天癸竭，地道不通，

故形坏而无子"。人体脏腑和精气的盛衰，随着年龄的增长呈现出由盛而衰而竭的规律性变化。总之，在整个生命过程中，由于肾中精气的盛衰变化，而呈现出生、长、壮、老、已的不同生理状态。人从幼年开始，肾精逐渐充盛，则有齿更发长等生理现象。到了青壮年，肾精进一步充盛，乃至达到极点，机体也随之发育到壮盛期，则真牙生，体壮实，筋骨强健。待到老年，肾精衰退，形体也逐渐衰老，全身筋骨运动不灵活，齿摇发脱，呈现出老态龙钟之象。由此可见，肾精决定着机体的生长发育，为人体生长发育之根。如果肾精亏少，影响人体的生长发育，会出现生长发育障碍，如发育迟缓、筋骨痿软等；成年则出现未老先衰、齿摇发落等。故《医学读书记·通一子杂论辨》曰："元气是生来便有，此气渐长渐消，为一生盛衰之本。元精者与气俱来，亦渐长渐消，而为元气之偶。"肾精对促进人体生长发育具有重要作用，为性命之根。因此，对生长发育障碍，如"五软""五迟"等病，补肾是其重要治疗方法之一。补肾填精又是延缓衰老和治疗老年性疾病的重要手段。在中医学历代文献中延缓衰老的方剂以补肾者为多。藏惜肾精为养生之重要原则，固精学派是中医养生学中一个重要的学术流派。

③参与血液生成：肾藏精，精能生髓，精髓可以化而为血。"血即精之属也，但精藏于肾，所蕴不多，而血富于冲，所至皆是"（《景岳全书·血证》）；"夫血者，水谷之精微，得命门真火蒸化"（《读医随笔·气血精神论》），故有血之源头在于肾之说，在临床上治疗血虚常用补益精髓之法。

④抵御外邪侵袭：肾精具有抵御外邪而使人免于疾病的作用。"足于精者，百病不生，穷于精者，万邪蜂起"（《冯氏锦囊秘录》）。精充则生命力强，卫外固密，适应力强，邪不易侵。反之，精亏则生命力弱，卫外不固，适应力弱，邪侵而病。故《素问·金匮真言论》有"藏于精者，春不病温"之说。冬不藏精，春必病温，肾精这种抵御外邪的能力属正气范畴，与"正气存内，邪不可干"，"邪之所凑，其气必虚"的意义相同。

**2. 肾主水液**　水液是体内正常液体的总称。肾主水液，从广义来讲，是指肾为水脏，泛指肾具有藏精和调节水液的作用。从狭义而言，是指肾主持和调节人体水液代谢的功能。本节所及属于后者。肾主水的功能是靠肾阳对水液的气化来实现的。肾脏主持和调节水液代谢的作用，称为肾的"气化"作用。

人体的水液代谢包括两个方面，一是将水谷精微中具有濡养滋润脏腑组织作用的津液输布周身，二是将各脏腑组织代谢利用后的浊液排出体外。这都有赖于肾的气化作用。

在正常情况下，水饮入胃，由脾的运化和转输而上输于肺，肺宣发和肃降而通调水道，使清者（有用的津液）以三焦为通道而输送到全身，发挥其生理作用；浊者（代谢后的津液）则化为汗液、尿液和气等分别从皮肤汗孔、尿道、呼吸道排出体外，从而维持体内水液代谢的相对平衡。在这一代谢过程中，肾的蒸腾气化使肺、脾、膀胱等脏腑在水液代谢中发挥各自的生理作用。被脏腑组织利用后的水液（清中之浊者）从三焦下行而归于肾，经肾的气化作用分为清浊两部分。清者，再通过三焦上升，归于肺而布散于周身；浊者变成尿液，下输膀胱，从尿道排出体外，如此循环往复，以维持人体水液代谢的平衡。肾的开合作用对人体水液代谢的平衡有一定的影响。"开"就是输出和排出，"阖"就是关闭，以保持体液相对稳定的贮存量。在正常生理状态下，由于人的肾阴、肾阳是相对平衡的，肾的开合作用也是协调的，因而尿液排泄也就正常。

综上所述，人体的水液代谢与肺、脾胃、肾、小肠、大肠、膀胱、三焦等脏腑有密切关系，而肺的宣肃，脾的运化和转输，肾的气化则是调节水液代谢平衡的中心环节。其中，以肺为标，以肾为本，以脾为中流砥柱。肾的气化作用贯穿于水液代谢的始终，居于极其重要的地位，故有"肾者主水""肾为水脏"之说。

在病理上，肾主水功能失调，气化失职，开合失度，就会引起水液代谢障碍。气化失常，关门不利，合多开少，小便的生成和排泄发生障碍，可引起尿少、水肿等病理现象；若开多阖少，又可见尿多、尿频等症。

**3. 肾主纳气** 纳，固摄、受纳的意思。肾主纳气，是指肾有摄纳肺吸入之气而调节呼吸的作用。人体的呼吸运动，虽为肺所主，但吸入之气，必须下归于肾，由肾气为之摄纳，呼吸才能通畅、调匀。正常的呼吸运动是肺肾之间相互协调的结果，"肺为气之主，肾为气之根，肺主出气，肾主纳气，阴阳相交，呼吸乃和"（《类证治裁·喘症论治》）。

肾主纳气，对人体的呼吸运动具有重要意义。只有肾气充沛，摄纳正常，才能使肺的呼吸均匀，气道通畅。如果肾的纳气功能减退，摄纳无权，吸入之气不能归纳于肾，就会出现呼多吸少、吸气困难、动则喘甚等肾不纳气的病理变化。因此，咳喘之病"在肺为实，在肾为虚"（《临证指南医案·喘》），初病治肺，久病治肾。

肾主纳气，是肾的封藏作用在呼吸运动中的体现，故《医学入门·脏腑》曰：肾"纳气，收血，化精，为封藏之本。"

**4. 肾主一身阴阳**

（1）肾精、肾气、肾阴、肾阳的关系 五脏皆有阴阳，就物质与功能言，则物质属阴，功能属阳。功能产生于物质，而物质表现功能。

肾精，即肾所藏之精气。其来源于先天之精，赖后天之精的不断充养，为肾功能活动的物质基础，是机体生命活动之本，对机体各种生理活动起着极其重要的作用。

肾气，肾精所化生之气，实指肾脏精气所产生的生理功能。气在中医学中，指构成人体和维持人体生命活动的最基本物质，是脏腑、经络功能活动的物质基础。气有运动的属性，气的运动表现为人体脏腑、经络的功能活动。脏腑、经络是结构与功能辩证统一的综合概念，它虽有解剖意义，而更重要的是一个人体功能模型，标志着人体脏腑、经络的生理功能。精化为气，故肾气是由肾精而产生的，肾精与肾气的关系实际上就是物质与功能的关系。为了在理论上、实际上全面阐明肾精的生理效应，又将肾气，即肾脏的生理功能，概括为肾阴和肾阳两个方面。

肾阴，又称元阴、真阴、真水，为人体阴液的根本，对机体各脏腑组织起着滋养、濡润作用。肾阳，又称元阳、真阳、真水，为人体阳气的根本，对机体各脏腑组织起着推动、温煦作用。肾阴和肾阳，相互制约、相互依存、相互为用，维持着人体生理上的动态平衡。从阴阳属性来说，精属阴，气属阳，故有时也称肾精为"肾阴"，肾气为"肾阳"。这里的"阴"和"阳"，是指物质和功能的属性而言。

（2）肾阴、肾阳为脏腑阴阳之本 肾为五脏六腑之本，为水火之宅，寓真阴（即命门之水）而涵真阳（命门之火），五脏六腑之阴，非肾阴不能滋助；五脏六腑之阳，非肾阳不能温养。故《景岳全书·命门余义》曰："命门为元气之根，为水火之宅。五脏之阴气，非此不能滋；五脏之阳气，非此不能发。"《类经附翼·求正录》亦曰："命门水火，即十二脏之化源。故心赖之，则君主以明；肺赖之，则治节以行；脾胃赖之，济仓廪之富；肝胆赖之，资谋虑之本；膀胱赖之，则三焦气化；大小肠赖之，则传导自分。"肾阴充则全身诸脏之阴亦充，肾阳旺则全身诸脏之阳亦旺盛。因此，肾阴为全身诸阴之本，肾阳为全身诸阳之根。

在病理情况下，由于某些原因，肾阴和肾阳的动态平衡遭到破坏而又不能自行恢复时，即能形成肾阴虚和肾阳虚的病理变化。肾阴虚，则表现为五心烦热、眩晕耳鸣、腰膝酸软、男子遗精、女子梦交等症状；肾阳虚，则表现为精神疲惫、腰膝冷痛、形寒肢冷、小便不利或遗尿失禁，以及男子阳痿、女子宫寒不孕等。

由于肾阴与肾阳之间的内在联系，在病变过程中常互相影响，肾阴虚发展到一定程度，可累及肾阳，发展为阴阳两虚，称为阴损及阳；肾阳虚到一定程度，也可累及肾阴，发展为阴阳两虚，称为阳损及阴。

## （三）肾的生理特性

**1. 肾主闭藏**  封藏，亦曰闭藏，固密储藏、封固闭藏。肾主封藏是指肾贮藏五脏六腑之精的作用。封藏是肾的重要生理特性。肾为先天之本，生命之根，藏真阴而寓元阳，为水火之脏。肾藏精，精宜藏而不宜泄；肾主命火，命火宜潜不宜露，"肾者主蛰，封藏之本，精之处也"（《素问·六节藏象论》）。人之生身源于肾，生长发育基于肾，生命活动赖于肾。肾是人体阴精之所聚，肾精充则化源足。肾又是生命活动之本原，肾火旺则生命力强，精充火旺，阴阳相济，则生化无穷，机体强健。肾为封藏之本，是对肾脏生理功能的高度概括，体现了肾脏各种生理功能的共同特点。如精藏于肾，气纳于肾，以及月经的应时而下，胎儿的孕育，二便的正常排泄等，均为肾封藏之职的功能所及。肾精不可泄，肾火不可伐，犹如木之根、水之源，木根不可断，水源不可竭，灌其根枝叶茂，澄其源流自清。因此，肾脏只宜闭藏而不宜耗泄。肾主闭藏的生理特性体现在藏精、纳气、主水、固胎等各方面。基于这一生理特性，前人提出了"肾无实不可泄"的学术观点，故治肾多言其补，不论其泄，或以补为泄。但是，肾病并非绝对无实而不可泄，确有实邪亦当用泄。然而，肾脏具有主蛰伏闭藏的特性，其病虚多实少，纵然有实邪存在，也是本虚标实，故治肾还是以多补少泄为宜。肾主闭藏的理论对养生具有重要指导意义，养生学非常强调收心神、节情欲、调七情、省操劳以保养阴精，使肾精充盈固秘而延年益寿。

**2. 肾气与冬气相应**  肾与冬季、北方、寒、水、咸味等有着内在联系。冬季寒水当令，气候比较寒冷。水在天为寒，在脏为肾。冬季的岁运，正常为"静顺"，万物归藏；在人应肾，阴平阳秘，封藏有节。不及为"涸流"，太过为"流衍"。不及与太过，四时阴阳异常，在人则肾之阴阳失调，封藏失职。在冬季，人体以肾气变化为著，故以肾病、关节疾病较多为其特点。

## ［附］命门

命门一词，始见于《内经》，"命门者，目也"（《灵枢·根结》）。自《难经》开始，命门被赋予"生命之门"的含义，是先天之气蕴藏之所在，人体生化的来源，生命的根本。于是，命门就成为藏象学说的内容之一，为历代医家所重视。

## (一) 命门的位置

关于命门的位置，历来有不少争论，归纳起来有以下几种。

**1. 左肾右命门说** 肾有二枚，左肾为肾，右肾为命门之说，始自《难经》。"肾两者，非皆肾也，其左者为肾，右者为命门"（《难经·三十六难》）。自此以后，王叔和《脉经》、陈无择《三因极一病证方论》、严用和《济生方》、李梴《医学入门》等均遵此说。

**2. 两肾总号命门说** 明代虞抟否定左为肾右为命门之说，明确指出"两肾总号为命门"。这一学说认为两肾俱为命门，并非在肾之外另有一个命门。《医学正传·医学或问》谓："夫两肾固为真元之根本，性命之所关，虽为水脏，而实为相火寓乎其中，愚意当以两肾总号为命门。"张景岳《类经附翼·求正录》认为："肾两者，坎外之偶也；命门一者，坎中之奇也。以一统两，两而包一。是命门总乎两肾，而两肾皆属于命门。故命门者，为水火之府，为阴阳之宅，为精气之海，为死生之窦。"

**3. 两肾之间为命门说** 以命门独立于两肾之外，位于两肾之间，实以明代赵献可首倡。他根据《素问·刺禁论》"七节之旁，中有小心"，认为"此处两肾所寄，左边一肾属阴水，右边一肾属阳水，各开一寸五分，中间是命门所居之官……其右旁即相火也，其左旁即天一之真水也"（《医贯·内经十二官论》）。这种论点一直影响到清代，如陈修园《医学三字经》、林佩琴《类证治裁》、张路玉《本经逢原》、黄宫绣《本草求真》等均宗此说。

**4. 命门为肾间动气说** 此说虽然认为两肾中间为命门，但其间非水非火，而只是存在一种原气发动之机，同时又认为命门并不是具有形质的脏器。倡此说者首推明代孙一奎，他认为："命门乃两肾中间之动气，非水非火，乃造化之枢纽，阴阳之根蒂，即先天之太极，五行以此而生，脏腑以继而生。若谓属水、属火、属脏、属腑，乃是有形之物，则外当有经络动脉而形于诊，《灵》《素》亦必著之于经也"（《医旨绪余·命门图说》）。

## (二) 命门的功能

明代以前，在《难经·三十九难》"命门者……其气与肾通"之说的影响下，把命门的功能笼统地包括在"肾气"概念之中，认为命门的功能与肾的功能有相同之处。直到明代，命门学说得到进一步发展。综合前人的论述，对命门的功能有以下几种认识。

**1. 命门为原气所系，是人体生命活动的原动力** "命门者，精神之所舍，原气之所系也"（《难经·三十六难》）。

**2. 命门藏精舍神，与生殖功能有密切关系** "命门者，诸精神之所舍也；男子以藏精，女子以系胞"（《难经·三十九难》）。说明命门是人体藏精舍神之处，男子以贮藏精气，女子以联系子宫。命门藏精舍神的功能，实为肾主生殖的一部分功能。陈修园《医学实在易·命门说》则明确指出："凡称之曰门，皆指出入之处而言也。况身形未生之初，父母交会之际，男子施由此门出，女子受由此门入，及胎元既足，复由此门而生。故于八门之外，重之曰命门也。"认为命门在女为产门，在男为精关。

**3. 命门为水火之宅，包括肾阴、肾阳的功能** "命门为元气之根，水火之宅，五脏之阴非此不能滋，五脏之阳气非此不能发"（《景岳全书·命门余义》）。"命门之火，谓之元气，命门之水，谓之元精"（《类经附翼·求正录》）。可见，张景岳认为命门的功能包括了肾阴、肾阳两方面的作用。

**4. 命门内寓真火，为人身阳气之根本** "命门者，先天之火也……心得命门而神明有主，肝得命门而谋虑，胆得命门而决断，胃得命门而受纳，脾得命门而转输，肺得命门而治节，大肠得命门而传导，小肠得命门而布化，肾得命门而作强，三焦得命门而决渎，膀胱得命门而收藏，无不借命门之火而温养也"（《石室秘录·伤寒相舌秘法》）。这种观点把命门的功能，称为命门真火，或命火，也就是肾阳，是各脏腑功能活动的根本。周省吾则进一步强调："命门者，人身之真阳，肾中之元阳是已，非另是一物"（《吴医汇讲》）。

纵观历代医家对命门的认识，从形态言，有有形与无形之争；从部位言，有右肾与两肾之间之辩；从功能言，有主火与非火之争。但对命门的主要生理功能，以及命门的生理功能与肾息息相通的认识是一致的。我们认为肾阳，亦即命门之火；肾阴，亦即张景岳所谓"命门之水"。肾阴，亦即真阴、元阴；肾阳，亦即真阳、元阳。古人言命门，无非是强调肾中阴阳的重要性。

# 第二节　六　腑

六腑，是胆、胃、小肠、大肠、膀胱、三焦的总称。它们的共同生理功能是"传化物"，其生理特点是"泻而不藏"，"实而不能满"。饮食物入口，通过食道入胃，经胃的腐熟，下传于小肠，经小肠的分清泌浊，其清者（精微、津液）由脾吸收，转输于肺，而布散全身，以供脏腑经络、生命活动之需要；其浊者（糟粕）下达于大肠，经大肠的传导，形成大便排出体外；而废液则经肾之气化而形成尿液，渗入膀胱，排出体外。饮食物在消化、吸收、排泄过程中，须通过消化道的七个要冲，即"七冲门"，意为七个冲要门户。"唇为飞门，齿为户门，会厌为吸门，胃为贲门，太仓下口为幽门，大肠、小肠会为阑门，下极为魄门，故曰七冲门也"（《难经·四十四难》）。

六腑的生理特性是受盛和传化水谷，具有通降下行的特性。"六腑者，传化物而不藏，故实而不能满也。所以然者，水谷入口，则胃实而肠虚。食下，则肠实而胃虚"（《素问·五脏别论》）。每一腑都必须适时排空其内容物，才能保持六腑通畅，功能协调，故有"六腑以通为用，以降为顺"之说。突出强调"通""降"二字，若通和降的太过与不及，均属于病态。

## 一、胆

胆居六腑之首，又隶属于奇恒之腑，其形呈囊状，若悬瓠，附于肝之短叶间。胆属阳、属木，与肝相表里。肝为脏，属阴木，胆为腑，属阳木。胆贮藏、排泄胆汁，主决断，调节脏腑气。

### （一）胆的解剖形态

**1. 胆的解剖位置** 胆与肝相连，附于肝之短叶间，肝与胆又有经脉相互络属。

**2. 胆的形态结构** 胆是中空的囊状器官，胆内贮藏的胆汁，是一种精纯、清净、味苦而呈黄绿色的精汁，故胆有"中精之腑""清净之腑"及"中清之腑"之名。

胆的解剖形态与其他腑相类，又与五脏"藏精气"作用相似，故为六腑之一。但因为其贮藏精汁，与六腑运化水谷、传导糟粕有别，故胆又属于奇恒之腑之一。

### （二）胆的生理功能

**1. 胆贮藏和排泄胆汁** 胆汁，别称"精汁""清汁"，来源于肝脏。"肝之余气，泄于胆，聚而成精"（《脉经》）。胆汁由肝脏形成和分泌，然后进入胆腑贮藏、浓缩，并通过胆的疏泄作用而入于小肠。胆汁"感肝木之气化而成，人食后小肠饱满，肠头上逼胆囊，使其汁流入小肠之中，以融化食物，而利传渣滓。若胆汁不足，则精粗不分，粪色白洁而无黄"（《难经正义》）。肝胆同属木行，一阴一阳，表里相合。"胆者，肝之腑，属木，主升清降浊，疏利中土"（《医学见能》），故胆腑亦具疏泄之功。但胆的疏泄须赖肝气疏泄而行其职。

贮藏于胆腑的胆汁，由于肝的疏泄作用使之排泄，注入肠中，以促进饮食物的消化。若肝胆的功能失常，胆的分泌与排泄受阻，就会影响脾胃的消化功能，而出现厌食、腹胀、腹泻等消化不良症状。若湿热蕴结肝胆，以致肝失疏泄，胆汁外溢，浸渍肌肤，则发为黄疸，以目黄、身黄、小便黄为特征。胆气以下降为顺，若胆气不利，气机上逆，则可出现口苦、呕吐黄绿苦水等。

**2. 胆主决断** 胆主决断，指胆在精神、意识、思维活动过程中，具有判断事物，做出决定的作用。胆主决断对于防御和消除某些精神刺激（如大惊、大恐）的不良影响，以维持和控制气血的正常运行，确保脏器之间的协调关系有着重要的作用，故《素问·灵兰秘典论》曰："胆者，中正之官，决断出焉。"精神心理活动与胆之决断功能有关，胆能助肝之疏泄以调畅情志。肝胆相济，则情志和调稳定。胆气豪壮者，剧烈的精神刺激对其所造成的影响不大，且恢复也较快。气以胆壮，邪不可干。胆气虚弱之人，在受到精神刺激时，则易致疾病，表现为胆怯易惊、善恐、失眠、多梦等精神情志病变，常可从胆论治而获效。故《类经·藏象类》曰："胆附于肝，相为表里，肝气虽强，非胆不断。肝胆相济，勇敢乃成。"

**3. 胆调节脏腑气机** 胆合于肝，助肝之疏泄，以调畅气机，则内而脏腑，外而肌肉，升降出入，纵横往来，并行不悖，从而维持脏腑之间的协调平衡。胆的功能正常，则诸脏易安，故有"凡十一脏取决于胆"之说。人体是一个升降出入气化运动的机体，肝气条达，气机调畅，则脏腑气机升降有序，出入有节，而阴阳平衡，气血和调。胆为腑，肝为脏，脏腑之中脏为主，腑为从。为何"十一脏取决于胆"，而不云"十一脏取决于肝"呢？因为肝为阴木，胆为甲木，为阳中之少阳。"阳予之正，阴为之主"（《素问·阴阳离合论》），阴为阳基，阳为阴统，阳主阴从，即阴之与阳，阳为主导。胆为阳木，而肝为阴木，阳主阴从，故谓"十一脏取决于胆"。

总之，"十一脏取决于胆"旨在说明在思维活动中，肝主谋虑，胆主决断。肝胆相互为用，而非指胆具"五脏六腑之大主"的作用。胆之决断必须在心的主导下，才能发挥正常作用。

### （三）胆的生理特性

**1. 胆气主升** 胆为阳中之少阳，禀东方木德，属甲木，主少阳春升之气，故称胆气主升。胆气主升，实为胆的升发条达之性，与肝喜条达而恶抑郁同义。甲子为五运六气之首，其时应春，且为阳中之少阳。春气升则万物皆安，这是自然界的规律。人与天地相参，在人体则胆主甲子，胆气升发条达，如春气之升，则脏腑之气机调畅。胆气主升之升，谓木之升，即木之升发疏泄。胆气升发疏泄正常，则脏腑之气机升降出入正常，从而维持其正常的生理功能。故《脾胃论·脾胃虚实传变论》曰："胆者，少阳春升之气，春气升则万物化安，故胆气春升，则余脏从之。胆气不升，则飧泄、肠澼不一而起矣。"

**2. 胆性喜宁谧** 宁谧，清宁寂静之谓。胆为清净之府，喜宁谧而恶烦扰。宁谧而无邪扰，胆气不刚不柔，禀少阳温和之气，则得中正之职，而胆汁疏泄以时，临事自有决断。邪在胆，或热，或湿，或痰，或郁之扰，胆失清宁而不谧，失其少阳柔和之性而壅郁，则呕苦、虚烦、惊悸、不寐，甚则善恐如人将捕之状。临床上用温胆汤治虚烦不眠、呕苦、惊悸，旨在使胆复其宁谧温和之性而得其正。

## 二、胃

胃是腹腔中容纳食物的器官，其外形屈曲，上连食道，下通小肠，主受纳腐熟水谷，为水谷精微之仓、气血之海。胃以通降为顺，与脾相表里，脾胃常合称为后天之本。胃与脾同居中土，但胃为燥土属阳，脾为湿土属阴。

### （一）胃的解剖形态

**1. 胃的解剖位置** 胃位于膈下，腹腔上部，上接食道，下通小肠。胃腔称为胃脘，分上、中、下三部。胃的上部为上脘，包括贲门；下部为下脘，包括幽门；上下脘之间名为中脘。贲门上接食道，幽门下接小肠，为饮食物出入胃腑的通道。

**2. 胃的形态结构** 胃的外形为屈曲状，有大弯、小弯。《灵枢·肠胃》云："胃纡曲屈。"

### （二）胃的生理功能

**1. 胃主受纳水谷** 受纳是接受和容纳之意。胃主受纳是指胃接受和容纳水谷的作用。饮食入口，经过食道，容纳并暂存于胃腑，这一过程称之为受纳，故称胃为"太仓""水谷之海"。"人之所受气者，谷也，谷之所注者，胃也。胃者，水谷气血之海也"（《灵枢·玉版》）。

"胃司受纳，故为五谷之府"（《类经·藏象类》）。胃主受纳功能是胃主腐熟功能的基础，也是整个消化功能的基础。若胃有病变，就会影响胃的受纳功能，而出现纳呆、厌食、胃脘胀闷等症状。胃主受纳功能的强弱，取决于胃气的盛衰，反映于能食与不能食。能食，则胃的受纳功能强；不能食，则胃的受纳功能弱。

**2. 胃主腐熟水谷** 腐熟是饮食物经过胃的初步消化，形成食糜的过程。胃主腐熟指胃将食物消化为食糜的作用。"中焦者，在胃中脘，不上不下，主腐熟水谷"（《难经·三十一难》）。胃接受由口摄入的饮食物并使其在胃中短暂停留，进行初步消化，依靠胃的腐熟作用，将水谷变成食糜。饮食物经过初步消化，其精微物质由脾之运化而营养周身，未被消化的食糜则下行于小肠，不断更新，形成了胃的消化过程。如果胃的腐熟功能低下，就出现胃脘疼痛、嗳腐食臭等食滞胃脘之候。

胃主受纳和腐熟水谷的功能，必须和脾的运化功能相配合，才能顺利完成，"脾，坤也。坤助胃气消腐水谷，脾气不转，则胃中水谷不得磨消"（《注解伤寒论·辨脉法第一》）。脾胃密切合作，"胃司受纳，脾司运化，一纳一运"（《景岳全书·饮食》），才能使水谷化为精微，以化生气血津液，供养全身，故脾胃合称为后天之本，气血生化之源。饮食营养和脾胃的消化功能，对人体生命和健康至关重要，故《素问·平人气象论》曰："人以水谷为本，故人绝水谷则死。"

中医学非常重视"胃气"，认为"人以胃气为本"。胃气强则五脏俱盛，胃气弱则五脏俱衰，有胃气则生，无胃气则死。所谓胃气，其含义有三：其一，指胃的生理功能和生理特性。胃为水谷之海，有受纳腐熟水谷的功能，又有以降为顺、以通为用的特性。这些功能和特性的统称，谓之胃气。由于胃气影响整个消化系统的功能，直接关系到整个机体的营养来源。因此，胃气的盛衰有无，关系到人体的生命活动和存亡，在人体生命活动中，具有十分重要的意义。在临床治病时，要时刻注意保护胃气。其二，指脾胃功能在脉象上的反映，即脉有从容和缓之象。因为脾胃有消化饮食，摄取水谷精微以营养全身的重要作用，而水谷精微又是通过经脉输送的，故胃气的盛衰有无，可以从脉象表现出来。临床上有胃气之脉以和缓有力，不快不慢为其特点。其三，泛指人体的精气。"胃气者，谷气也，荣气也，运气也，生气也，清气也，卫气也，阳气也"（《脾胃论·脾胃虚则九窍不通论》）。

胃气可表现在食欲、舌苔、脉象和面色等方面。一般以食欲如常，舌苔正常，面色荣润，脉象从容和缓，不快不慢，称之为有胃气。临床上，往往以胃气之有无作为判断预后吉凶的重要依据，即有胃气则生，无胃气则死。所谓保护胃气，实际上是保护脾胃的功能。临证处方用药应切记"勿伤胃气"，否则胃气一败，百药难施。

## （三）胃的生理特性

**1. 胃主通降** 胃主通降与脾主升清相对。胃主通降是指胃的气机宜通畅、下降的特性。"凡胃中腐熟水谷，其滓秽自胃之下口，传入于小肠上口"（《医学入门·脏腑》）。饮食物入胃，经过胃的腐熟，初步进行消化之后，必须下行入小肠，再经过小肠的分清泌浊，其浊者下移于大肠，然后变为大便排出体外，从而保证了胃肠虚实更替的状态。这是由胃气通畅下行作用而完成的，"水谷入口，则胃实而肠虚；食下，则肠实而胃虚"（《素问·五脏别论》）。"胃满则肠虚，肠满则胃虚，更虚更满，故气得上下"（《灵枢·平人绝谷》）。因此，胃贵乎通降，以下行为顺。中医的藏象学说以脾胃升降来概括整个消化系统的生理功能。胃的通降作用，还包括小肠将食物残渣下输于大肠和大肠传化糟粕的功能在内。脾宜升则健，胃宜降则和，脾升胃降，彼此协调，共同完成饮食物的消化吸收。

胃之通降是降浊，降浊是受纳的前提条件。因此，胃失通降，可出现纳呆脘闷、胃脘胀满或疼痛、大便秘结等胃失和降之证，或恶心、呕吐、呃逆、嗳气等胃气上逆之候。脾胃居中，为人体气机升降的枢纽，胃气不降，不仅直接导致中焦不和，影响六腑的通降，甚至影响全身的气机升降，从而出现各种病理变化。

**2. 胃喜润恶燥**  是指胃喜于滋润而恶于燥烈的特性。中医运气学说认为，风、寒、热火、湿、燥六气分主三阴三阳，即风主厥阴，热主少阴，湿主太阴，火主少阳，燥主阳明，寒主太阳。三阴三阳之气又分属五运，即厥阴风气属木，少阴热气属君火，少阳火气属相火，太阴湿气属土，阳明燥气属金，太阳寒气属水。"阳明之上，燥气主之"（《素问·天元纪大论》），此为六气分阴阳，即燥主阳明，指运气而言。人与天地相应，在人体，阳明为六经之阳明经，即足阳明胃经、手阳明大肠经。胃与大肠皆禀燥气，"人身禀天地之燥气，于是有胃与大肠，二者皆消导水谷之府，唯其禀燥气，是以水入则消之使出，不得停于胃中"（《伤寒论浅注补正·辨阳明病脉证》）。火就燥，水就湿，阳明燥土必赖太阴湿土以济之，则水火相济，阴阳平衡，胃能受纳、腐熟水谷而降浊，故"胃与大肠，在天属申酉二辰，申当坤方属土，酉当兑方属金，在四时当七八月，为燥金用事之候。盖天地只是水火二气化生万物，水火相交，则蒸而为湿，湿与燥交，乃水火不变之气也。火不蒸水，则云雨不来，水不济火，则露降不降"（《伤寒论浅注补正·辨阳明病脉证》）。概言之，胃喜润恶燥的特性，源于运气学说中的标本中气理论，即"阳明之上，燥气主之，中见太阴"（《素问·天元纪大论》）。胃禀燥之气化，方能受纳腐熟而主通降，但燥赖水润湿济为常。所谓"恶燥"，恶其太过之谓。"喜润"，意为喜水之润。胃禀燥而恶燥，赖水以济燥，故"胃喜柔润"，"阳明阳土，得阴自安"（《临证指南医案·脾胃》）。胃之受纳腐熟，不仅赖胃阳的蒸化，更需胃液的濡润。胃中津液充足，方能消化水谷，维持其通降下行之性。因为胃为阳土，喜润而恶燥，其病易成燥热之害，胃阴每多受伤。因此，在治疗胃病时，要注意保护胃阴，即使必用苦寒泻下之剂，也应中病即止，以祛除实热燥结为度，不可妄施苦寒以免化燥伤阴。

总之，胃喜润恶燥之性，主要体现在两个方面：一是胃气下降必赖胃阴的濡养；二是胃之喜润恶燥与脾之喜燥恶湿阴阳互济，从而保证了脾升胃降的动态平衡。

## 三、小肠

小肠居腹中，上接幽门，与胃相通，下连大肠，包括回肠、空肠、十二指肠，主受盛化物和泌别清浊。小肠与心相表里，属火属阳。

### （一）小肠的解剖形态

**1. 小肠的解剖位置**  小肠位于腹中，上端与胃相接处为幽门，与胃相通，下端与大肠相接为阑门，与大肠相连，是进一步消化饮食的器官。小肠与心之间有经络相通，二者互相络属，故小肠与心相为表里。

**2. 小肠的形态结构**　小肠呈纡曲回环叠积之状，是一个中空的管状器官。"小肠后附脊，左环回周叠积，其注于回肠者，外附于脐上，回运环十六曲"（《灵枢·肠胃》）。

小肠包括回肠、空肠和十二指肠。

## （二）小肠的生理功能

**1. 小肠主受盛化物**　小肠主受盛化物是小肠主受盛和主化物的合称。受盛，接受，以器盛物之意。化物，变化、消化、化生之谓。小肠的受盛化物功能主要表现在两个方面：一是小肠受盛了由胃腑下移而来的初步消化的饮食物，起到容器的作用，即受盛作用；二指经胃初步消化的饮食物，在小肠内必须停留一定的时间，由小肠对其进一步消化和吸收，将水谷化为可以被机体利用的营养物质，精微由此而出，糟粕由此下输于大肠，即"化物"作用。在病理上，小肠受盛功能失调，传化停止，则气机失于通调，滞而为痛，表现为腹部疼痛等。如化物功能失常，可导致消化、吸收障碍，表现为腹胀、腹泻、便溏等。

**2. 小肠主泌别清浊**　泌，即分泌。别，即分别。清，即精微物质。浊，即代谢产物。所谓泌别清浊，是指小肠对承受胃初步消化的饮食物，在进一步消化的同时，随之进行分别水谷精微和代谢产物的过程。分清，就是将饮食物中的精华部分进行吸收，再通过脾之升清散精的作用，上输心肺，输布全身，供给营养。别浊，则体现为两个方面：其一是将饮食物的残渣糟粕，通过阑门传送到大肠，形成粪便，经肛门排出体外；其二是将剩余的水分经肾气化作用渗入膀胱，形成尿液，经尿道排出体外。"膀胱与肾为表里，俱主水，水入小肠，下于胞，行于阴，为溲便"（《诸病源候论·诸淋候》）。因为小肠在泌别清浊过程中，参与了人体的水液代谢，故有"小肠主液"之说。

小肠分清别浊的功能正常，则水液和糟粕各走其道而二便正常。若小肠功能失调，清浊不分，水液归于糟粕，即可出现水谷混杂，便溏泄泻等。因"小肠主液"，小肠分清别浊功能失常不仅影响大便，而且也影响小便，表现为小便短少。因此，泄泻初期常用"利小便即所以实大便"的方法治疗。

小肠的受盛化物和泌别清浊，即消化吸收过程，是整个消化过程的最重要阶段。在这一过程中，食糜进一步消化，将水谷化为清（即精微，含津液）和浊（即糟粕，含废液）两部分，前者赖脾之转输而被吸收，后者下降入大肠。小肠的消化吸收功能，在藏象学说中，往往将其归属于脾胃纳运的范畴内。脾胃纳运功能，实际上包括了现代消化生理学的全部内容，以及营养生理学的部分内容，故《医原·医宜识字论》曰："人纳水谷，脾化精微之气以上升，小肠化糟粕传于大肠而下降。"所谓"脾化精微之气以上升"，实即小肠消化吸收的功能，故小肠消化吸收不良之候，属脾失健运范畴之内，多从脾胃论治。

## （三）小肠的生理特性

小肠具升清降浊的生理特性，小肠化物而泌别清浊，将水谷化为精微和糟粕，精微赖脾之升而输布全身，糟粕靠小肠之通降而下传入大肠。升降相因，清浊分别，小肠则司受盛化物之职。否则，升降紊乱，清浊不分，则现呕吐、腹胀、泄泻之候。小肠之升清降浊，实为脾之升清和胃之降浊功能的具体体现。

## 四、大肠

大肠居腹中，其上口在阑门处接小肠，其下端紧接肛门，包括结肠和直肠。大肠主传化糟粕和吸收津液，属金属阳。

### （一）大肠的解剖形态

**1. 大肠的解剖位置**　大肠亦位于腹腔之中，其上段称"回肠"（相当于解剖学的回肠和结肠上段）；下段称"广肠"（包括乙状结肠和直肠）。其上口在阑门处与小肠相接，其下端紧接肛门（亦称"下极""魄门"）。大肠与肺有经脉相连，相互络属，故互为表里。

**2. 大肠的形态结构**　大肠是一个管道器官，呈回环叠积状。

### （二）大肠的生理功能

**1. 大肠主传导**　大肠主传导是指大肠接受小肠下移的饮食残渣，使之形成粪便，经肛门排出体外的作用。大肠接受由小肠下移的饮食残渣，再吸收其中剩余的水分和养料，使之形成粪便，经肛门而排出体外，属整个消化过程的最后阶段，故有"传导之腑""传导之官"之称。大肠的主要功能是传导糟粕，排泄大便。大肠的传导功能，主要与胃的通降、脾之运化、肺之肃降及肾之封藏有密切关系。

大肠有病，传导失常，主要表现为大便质和量的变化和排便次数的改变，如大肠传导失常，就会出现大便秘结或泄泻；若湿热蕴结大肠，大肠气滞，又会出现腹痛、里急后重、下痢脓血等。

**2. 大肠吸收津液**　大肠接受由小肠下注的饮食物残渣和剩余水分之后，将其中的部分水液重新再吸收，使残渣糟粕形成粪便而排出体外。大肠重新吸收水分，参与调节体内水液代谢的功能，称之为"大肠主津"。大肠这种重新吸收水分功能与体内水液代谢有关，如大肠虚寒，无力吸收水分，则水谷杂下，出现肠鸣、腹痛、泄泻等；大肠实热，消烁水分，肠液干枯，肠道失润，又会出现大便秘结不通之症。机体所需之水，绝大部分是在小肠或大肠被吸收的，故"大肠主津，小肠主液，大肠、小肠受胃之荣气，乃能行津液于上焦，灌溉皮肤，充实腠理"（《脾胃论·大肠小肠五脏皆属于胃胃虚则俱病论》）。

### （三）大肠的生理特性

大肠在脏腑功能活动中，始终处于不断地承受小肠下移的饮食残渣并形成粪便而排泄糟粕，表现为积聚与输送并存，实而不能满的状态，故以降为顺，以通为用。六腑以通为用，以降为顺，尤以大肠为最。通降下行为大肠的重要生理特性。大肠通降失常，以糟粕内结，壅塞不通为多，故有"肠道易实"之说。

## 五、膀胱

膀胱又称净腑、水府、玉海、脬、尿胞，位于下腹部，在脏腑中居最下处。膀胱主贮存尿液及排泄尿液，与肾相表里，在五行属水，其阴阳属性为阳。

## （一）膀胱的解剖形态

**1. 膀胱的解剖位置**　膀胱位于下腹部，居肾之下，大肠之前，在脏腑中居于最下处。

**2. 膀胱的形态结构**　膀胱为中空囊状器官，其上有输尿管，与肾脏相通，其下有尿道，开口于前阴，称为溺窍。

## （二）膀胱的生理功能

**1. 膀胱贮存尿液**　在人体津液代谢过程中，水液通过肺、脾、肾三脏的作用，布散全身，发挥濡润机体的作用。其被人体利用之后，即是"津液之余"者，下归于肾，经肾的气化作用，升清降浊，清者回流体内，浊者下输于膀胱，变成尿液，故"津液之余者，入胞则为小便"（《诸病源候论·膀胱病候》），"小便者，水液之余也"（《诸病源候论·遗尿候》）。这说明尿为津液所化，小便与津液常常相互影响，如果津液缺乏，则小便短少；反之，小便过多也会丧失津液。

**2. 膀胱排泄小便**　尿液贮存于膀胱，达到一定容量时，通过肾的气化作用，使膀胱开合适度，则尿液可及时从溺窍排出体外。

## （三）膀胱的生理特性

膀胱具有司开合的生理特性。膀胱为人体水液汇聚之所，故称之为"津液之腑""州都之官"。膀胱赖其开合作用，以维持其贮尿和排尿的协调平衡。

肾合膀胱，开窍于二阴，"膀胱者，州都之官，津液藏焉，气化则能出矣。然肾气足则化，肾气不足则不化。入气不化，则水归大肠而为泄泻。出气不化，则闭塞下焦而为癃肿。小便之利，膀胱主之，实肾气主之也"（《笔花医镜·脏腑证治》）。膀胱的贮尿和排尿功能，全赖于肾的固摄和气化功能。所谓膀胱气化，实际上属于肾的气化作用。若肾气的固摄和气化功能失常，则膀胱的气化失司，开合失权，可出现小便不利或癃闭，以及尿频、尿急、遗尿、小便不禁等，故《素问·宣明五气》曰："膀胱不利为癃，不约为遗溺。"膀胱的病变多与肾有关，临床治疗小便异常常从肾治之。

## 六、三焦

三焦，是藏象学说中的一个特有名称，是上焦、中焦、下焦的合称，为六腑之一，属脏腑中最大的腑，又称外腑、孤府。三焦主升降诸气和通行水液，在五行属火，其阴阳属性为阳。

## （一）三焦的解剖形态

对三焦解剖形态的认识，历史上有"有名无形"和"有名有形"之争。即使是有形论者，对三焦实质的争论，至今尚无统一看法。但对三焦生理功能的认识，基本上还是一致的。

三焦，作为六腑之一，一般认为它是分布于胸腹腔的一个大腑，唯三焦最大，无与匹配，故有"孤府"之称。正如《类经·藏象类》所说："三焦者，确有一腑，盖脏腑之外，躯壳之内，包罗诸脏，一腔之大腑也。"

关于三焦的形态，作为一个学术问题可以进一步探讨。但是，这一问题对藏象学说本身来说并不是主要的。因为脏腑概念与解剖学的脏器概念不同，中医学将三焦单独列为一腑，并非仅仅是根据解剖，更重要的是根据生理病理现象的联系而建立起来的一个功能系统。

总观三焦，膈以上为上焦，包括心与肺；横膈以下到脐为中焦，包括脾与胃；脐以下至二阴为下焦，包括肝、肾、大小肠、膀胱、女子胞等。其中肝按其部位来说，应划归中焦，但因其与肾关系密切，故将肝和肾一同划归下焦。三焦的功能实际上是五脏六腑全部功能的总体。

## （二）三焦的生理功能

**1. 三焦通行元气**　元气（又名原气）是人体最根本的气，根源于肾，由先天之精所化，赖后天之精以养，为人体脏腑阴阳之本，生命活动的原动力。元气通过三焦而输布到五脏六腑，充沛于全身，以激发、推动各个脏腑组织的功能活动。因此，三焦是元气运行的通道。气化运动是生命的基本特征。三焦能够通行元气，元气为脏腑气化活动的动力。因此，三焦通行元气的功能，关系到整个人体的气化作用，故《中藏经·论三焦虚实寒热生死逆顺脉证之法》曰："三焦者，人之三元之气也……总领五脏六腑、营卫经络，内外上下左右之气也。三焦通，则内外左右上下皆通也。其于周身灌体，和内调外，营左养右，导上宣下，莫大于此者也。"

**2. 三焦疏通水道**　"三焦者，决渎之官，水道出焉"（《素问·灵兰秘典论》）。三焦能"通调水道"，调控体内整个水液代谢过程，在水液代谢过程中起着重要作用。人体水液代谢是由多个脏腑参与，共同完成的一个复杂生理过程。其中，上焦之肺，为水之上源，以宣发肃降而通调水道；中焦之脾胃，运化并输布津液于肺；下焦之肾、膀胱，蒸腾气化，使水液上归于脾肺，再参与体内代谢，下形成尿液排出体外。三焦为水液的生成敷布、升降出入的道路，三焦气治，则脉络通而水道利。三焦在水液代谢过程中的协调平衡作用，称之为"三焦气化"。三焦通行水液的功能，实际上是对肺、脾、肾等脏腑参与水液代谢功能的总括。

**3. 三焦运行水谷**　"三焦者，水谷之道路"（《难经·三十一难》），具有运行水谷，协助输布精微，排泄废物的作用。其中，"上焦开发，宣五谷味，熏肤，充肌，泽毛"（《灵枢·决气》），有输布精微之功；中焦"泌糟粕，蒸津液，化其精微，上注于肺脉"（《灵枢·营卫生会》），有消化吸收和转输之用；下焦则"成糟粕而俱下于大肠……循下焦而渗入膀胱"（《灵枢·营卫生会》），有排泄粪便和尿液的作用。三焦运化水谷协助消化吸收的功能，是对脾胃、肝肾、心肺、大小肠等脏腑完成水谷消化吸收与排泄功能的概括。

## （三）三焦的生理特性

**1. 上焦如雾**　是指上焦主宣发卫气，敷布精微的作用。上焦接受来自中焦脾胃的水谷精微，通过心肺的宣发敷布，布散于全身，发挥其营养滋润作用，若雾露之溉，故称"上焦如雾"。因上焦接纳精微而布散，故又称"上焦主纳"。

**2. 中焦如沤** 是指脾胃运化水谷，化生气血的作用。胃受纳腐熟水谷，由脾之运化而形成水谷精微，以此化生气血，并通过脾的升清转输作用，将水谷精微上输于心肺以濡养周身。因为脾胃有腐熟水谷、运化精微的生理功能，故喻之为"中焦如沤"。因中焦运化水谷精微，故称"中焦主化"。

**3. 下焦如渎** 是指肾、膀胱、大小肠等脏腑主分别清浊，排泄废物的作用。下焦将饮食物的残渣糟粕传送到大肠，变成粪便从肛门排出体外，并将体内剩余的水液，通过肾和膀胱的气化作用变成尿液，从尿道排出体外。这种生理过程具有向下疏通，向外排泄之势，故称"下焦如渎"。因下焦疏通二便，排泄废物，故又称"下焦主出"。

综上所述，三焦关系到饮食水谷受纳、消化吸收与输布、排泄的全部气化过程，故三焦是通行元气，运行水谷的通道，是人体脏腑生理功能的综合，为"五脏六腑之总司"（《类经附翼·求正录》）。

## 第三节 奇恒之腑

脑、髓、骨、脉、胆、女子胞，总称为奇恒之腑。奇恒，异于平常之谓。脑、髓、骨脉、胆、女子胞，都是贮藏阴精的器官，似脏非脏，似腑非腑，故称奇恒之腑。"脑、髓、骨、脉、胆、女子胞，此六者，地气之所生也，皆藏于阴而象于地，故藏而不泻，名曰奇恒之腑"（《素问·五脏别论》）。马莳《黄帝内经素问注证发微》进一步指出："脑、髓、骨、脉、胆与女子胞，六者主藏而不泻，此所以象地也。其脏为奇，无所与偶，而至有恒不变，名曰奇恒之脏。"奇恒之腑的形态似腑，多为中空的管腔性器官，而功能似脏，主藏阴精。其中除胆为六腑之外，其余的都没有表里配合，也没有五行的配属，但与奇经八脉有关。

脑、髓、骨、脉、胆、女子胞六者之中，胆既属于六腑，又属于奇恒之腑，已在六腑中述及。骨和脉将在五体中介绍。本节只叙述脑、髓、女子胞。

### 一、脑

脑，又名髓海、头髓。在气功学上，脑又称泥丸、昆仑、天谷。脑深藏于头部，位于人体最上部，其外为头面，内为脑髓，是精髓和神明高度汇集之处，为元神之府。

#### （一）脑的解剖形态

脑，位居颅腔之中，上至颅囟，下至风府，位于人体最上部。风府以下，脊椎骨内之髓称为脊髓。脊髓经项复骨（即第6颈椎以上的椎骨）下之髓孔上通于脑，合称脑髓。脑与颅骨合之谓头，即头为头颅与头髓之概称。

脑由精髓汇集而成，不但与脊髓相通，而且和全身的精微有关，故《素问·五脏生成》曰："诸髓者，皆属于脑。"

头为诸阳之会，为清窍所在之处，人体清阳之气皆上出清窍，"头为一身之元首……其所主之脏，则以头之外壳包藏脑髓"（《寓意草·辨袁仲卿小男死证再生奇验并详诲门人》）。外为头骨，内为脑髓，合之为头。头居人身之高颠，人神之所居，十二经脉三百六十五络之气血皆汇集于此，故称头为"诸阳之会"。

## （二）脑的生理功能

**1. 主宰生命活动**　"脑为元神之府"，是生命的枢机，主宰人体的生命活动。在中国传统文化中，元气、元精、元神，称之为"先天之元"。狭义之神，又有元神、识神和欲神之分。元神来自先天，称先天之神，"先天神，元神也"，（《武术汇宗》）"元神，乃本来灵神，非思虑之神"（《寿世传真》）。人在出生之前，形体毕具，形具而神生。人始生，先成精，精成而脑髓生。人出生之前随形具而生之神，即为元神。元神藏于脑中，为生命的主宰。"元神，即吾真心中之主宰也"（《乐育堂语录》）。元神存则有生命，元神败则人即死。得神则生，失神则死。脑为元神之府，元神为生命的枢机，故"脑不可伤，若针刺时，刺头，中脑户，入脑立死"（《素问·刺禁论》），"针入脑则真气泄，故立死"（《类经·针刺类》）。

**2. 主精神意识**　人的精神活动，包括思维、意识和情志活动等，都是客观外界事物反映于脑的结果。思维、意识是精神活动的高级形式，是"任物"的结果。中医学一方面强调"所以任物者谓之心"（《灵枢·本神》），心是思维的主要器官；另一方面也认识到"灵机记性，不在心在脑"（《医林改错·脑髓说》），"脑为元神府，精髓之海，实记性所凭也"（《类证治裁·健忘论治》）。这种思维、意识活动是在元神功能基础上，后天获得的思虑识见活动，属识神范畴。识神，又称思虑之神，是后天之神。情志活动是人对外界刺激的一种反应形式，也是一种精神活动，与人的情感、情绪、欲望等心身需求有关，属欲神范畴。

总之，脑具有精神、意识、思维功能，为精神、意识、思维活动的枢纽，"为一身之宗，百神之会"（《修真十书》）。脑主精神、意识的功能正常，则精神饱满，意识清楚，思维灵敏，记忆力强，语言清晰，情志正常。否则，便出现神明功能异常。

**3. 主感觉运动**　眼、耳、口、鼻、舌为五脏外窍，皆位于头面，与脑相通。人的视、听、言、动等，皆与脑有密切关系。"五官居于身上，为知觉之具，耳目口鼻聚于首，最显最高，便于接物。耳目口鼻之所导入，最近于脑，必以脑先受其象而觉之，而寄之，而存之也"（《医学原始》）。"两耳通脑，所听之声归脑……两目系如线长于脑，所见之物归脑……鼻通于脑，所闻香臭归于脑……小儿……至周岁，脑渐生……舌能言一二字"（《医林改错·脑髓说》）。

脑为元神之府，散动觉之气于筋而达百节，为周身连接之要领，而令之运动。脑统领肢体，与肢体运动紧密相关。脑髓充盈，身体轻劲有力。否则，胫酸乏力，功能失常，不论虚实，都会表现为听觉失聪，视物不明，嗅觉不灵，感觉异常，运动失常。

## （三）脑与五脏的关系

藏象学说将脑的生理病理统归于心而分属于五脏，认为心是君主之官，五脏六腑之大主，神明之所出，精神之所舍，把人的精神、意识和思维活动统归于心，称之曰"心藏神"。但是又把神分为神、魂、魄、意、志五种不同的表现，分别归属于心、肝、肺、脾、肾五脏，所谓"五神脏"。神虽分属于五脏，但与心、肝、肾的关系更为密切，尤以肾为最。因为心主神志，虽然五脏皆藏神，但都是在心的统领下而发挥作用的。肝主疏泄，又主谋虑，调节精神情志。肾藏精，精生髓，髓聚于脑，故脑的生理与肾的关系尤为密切。肾精充盈，髓海得养，脑的发育健全，则精力充沛，耳聪目明，思维敏捷，动作灵巧。若肾精亏少，髓海失养，脑髓不足，可见头晕、健忘、耳鸣，甚则记忆减退、思维迟钝等。

脑的功能隶属于五脏，五脏功能旺盛，精髓充盈，清阳升发，窍系通畅，才能发挥其生理功能。

**1. 心脑相通**　"心脑息息相通，其神明自湛然长醒"（《医学衷中参西录·痫痉癫狂门》）。心有血肉之心与神明之心，血肉之心即心脏；"神明之心……主宰万事万物，虚灵不昧"（《医学入门·脏腑》），实质为脑。心主神明，脑为元神之府；心主血，上供于脑，血足则脑髓充盈，故心与脑相通。临床上脑病可从心论治，或心脑同治。

**2. 脑肺相系**　肺主一身之气，朝百脉，助心行血。肺之功能正常，则气充血足，髓海有余，故脑与肺有着密切关系。因此，在临床上脑病可从肺论治。

**3. 脑脾相关**　脾为后天之本，气血生化之源，主升清。脾胃健旺，熏蒸腐熟五谷，化源充足，五脏安和，九窍通利，则清阳出上窍而上达于脑。脾胃虚衰则九窍不通，清阳之气不能上行达脑而脑失所养。因此，从脾胃入手益气升阳是治疗脑病的主要方法之一。李东垣倡"脾胃虚则九窍不通论"，开升发脾胃清阳之气以治脑病的先河。

**4. 肝脑相维**　肝主疏泄，调畅气机，又主藏血，气机调畅，气血和调，则脑清神聪。若疏泄失常，或情志失调，或清窍闭塞，或血溢于脑，即"血之与气并走于上而为大厥"；若肝失藏血，脑失所主，或神物为两，或变生他疾。

**5. 脑肾相济**　脑为髓海，精生髓，肾藏精，"在下为肾，在上为脑，虚则皆虚"（《医碥·健忘》），故肾精充盛则脑髓充盈，肾精亏虚则髓海不足而变生诸症。"脑为髓海……髓本精生，下通督脉，命火温养，则髓益之"，"精不足者，补之以味，皆上行至脑，以为生化之源"（《医述》引《医参》）。因此，补肾填精益髓为治疗脑病的重要方法。

总之，五脏是一系统整体，人的神志活动虽分属于五脏，但以心为主导。脑虽为元神之府，但脑隶属于五脏，其生理病理与五脏休戚相关，故脑之为病亦从脏腑论治，其关乎于肾又不独责于肾。对于精神、意识、思维活动异常的精神情志疾病，决不能简单地归结为心藏神的病变，而与其他四脏无关。对于脑的病变，也不能简单地仅仅责之于肾，而与其他四脏无关。

## 二、髓

髓是骨腔中的一种膏样物质，为脑髓、脊髓和骨髓的合称。髓由先天之精所化生，由后天之精所充养，有养脑、充骨、化血之功。

### （一）髓的解剖形态

髓因其在人体的分布部位不同，又有名称之异。髓有骨髓、脊髓和脑髓之分。髓藏于一般骨者为骨髓；藏于脊椎管内者为脊髓；脊髓经项复骨下之骨孔，上通于脑，汇藏于脑的髓称为脑髓。脊髓和脑髓是上下升降，彼此交通的，合称为脑脊髓。

### （二）髓的生理功能

**1. 充养脑髓**　髓以先天之精为主要物质基础，赖后天之精的不断充养，分布骨腔之中，由脊髓而上引入脑，成为脑髓，故曰脑为髓海，"诸髓者，皆属于脑"（《素问·五脏生成》）。脑得髓养，脑髓充盈，脑力充沛，则元神之功旺盛，耳聪目明，体健身强。先天不足或后天失养，以致肾精不足，不能生髓充脑，可导致髓海空虚，出现头晕耳鸣、两眼昏花、腰腿酸软、记忆减退，或小儿发育迟缓、囟门迟闭、身体矮小、智力及动作迟钝等。

**2. 滋养骨骼**　髓藏骨中，骨赖髓以充养。精能生髓，髓能养骨，故《类经·藏象类》曰："髓者，骨之充也。"肾精充足，骨髓生化有源，骨骼得到骨髓的滋养，则生长发育正常，才能保持其坚刚之性，故《中西汇通医经精义·脏腑之官》曰："盖髓者，肾精所生，精足则髓足；髓在骨内，髓足则骨强，所以能作强而才力过人也。"若肾精亏虚，骨髓失养，就会出现骨骼脆弱无力，或发育不良等。

**3. 化生血液**　精血可以互生，精生髓，髓亦可化血。"肾生骨髓，髓生肝"（《素问·阴阳应象大论》），"骨髓坚固，气血皆从"（《素问·生气通天论》）。可见，中医学已认识到骨髓是造血器官，骨髓可以生血，精髓为化血之源。因此，血虚证常可用补肾填精之法治之。

### （三）髓与五脏的关系

"肾主身之骨髓"（《素问·痿论》），肾生髓，"肾不生则髓不能满"（《素问·逆调论》）。髓由肾精所化生，肾中精气的盛衰与髓的盈亏有密切关系。脾胃为后天之本，气血生化之源，"五谷之津液和合而为膏者，内渗入于骨空，补益脑髓"（《灵枢·五癃津液别》）。水谷精微化而为血，髓可生血，血亦生髓，故髓的盈亏与脾胃有关。气、血、精、髓可以互生，故髓与五脏皆相关，其中以肾为最。

## 三、女子胞

女子胞，又称胞宫、子宫、子脏、胞脏、子处、血脏，位于小腹正中部，是女性的内生殖器官，有主持月经和孕育胎儿的作用。

### （一）女子胞的解剖形态

女子胞，位于小腹部，在膀胱之后，直肠之前，下口（即胞门，又称子门）与阴道相连，呈倒置的梨形。

### （二）女子胞的生理功能

**1. 主持月经**　月经，又称月信、月事、月水。月经是女子生殖细胞发育成熟后周期性子宫出血的生理现象。健康的女子到了14岁，生殖器官发育成熟，子宫发生周期性变化，约 1 个月周期性排血一次，月经开始来潮，直到 49 岁为止。"女子胞中之血，每月一换，除旧生新"（《血证论·男女异同论》）。在月经周期还要排卵一次。月经的产生，是脏腑气血作用于胞宫的结果。胞宫的功能正常与否直接影响月经的来潮，故胞宫有主持月经的作用。

**2. 孕育胎儿** 胞宫是女性孕产的器官。女子在发育成熟后，月经应时来潮，便有受孕生殖的能力。此时，两性交媾，两精相合，就构成了胎孕。"阴阳交媾，胎孕乃凝，所藏之处，名曰子宫"（《类经·藏象类》）。受孕之后，月经停止来潮，脏腑、经络气血皆下注于冲任，到达胞宫以养胎。胎儿在胞宫内生长发育，达 10 个月左右就从胞宫娩出，呱呱坠地，一个新的生命诞生，故"女子之胞……名子宫，以其行经孕子也"（《中西汇通医经精义·男女天癸》）。

### （三）女子胞与脏腑经络的关系

女子胞的生理功能与脏腑、经络、气血有着密切的关系。女子胞主持月经和孕育胎儿，是脏腑、经络、气血作用于胞宫的正常生理现象。

**1. 女子胞与脏腑** 女子以血为本，经水为血所化，而血来源于脏腑。在脏腑之中，心主血，肝藏血，脾统血，脾与胃同为气血生化之源，肾藏精，精化血，肺主气，朝百脉而输精微，它们分司血的生化、统摄、调节等重要作用。因此，脏腑安和，血脉流畅，血海充盈，则经候如期，胎孕乃成。在五脏之中，女子胞与肝、脾、肾的关系尤为密切。

（1）**女子胞与肝** 肝主疏泄而藏血，为全身气血调节之枢。女子胞的主要生理作用在于血的藏与泄。肝为血海，主藏血，为妇女经血之本。肝血充足，藏血功能正常，肝血下注血海，则冲脉盛满，血海充盈。肝主疏泄，调畅气机，肝气条达，疏泄正常，则气机调畅而任脉通，太冲脉盛，月事以时下。因此，肝与女子胞的关系主要体现在月经方面。女子以血为体，以气为用，经、带、胎、产是其具体表现形式。女子的经、孕、胎、产、乳无不与气血相关，无不依赖于肝之藏血和疏泄功能，故有"女子以肝为先天"。

（2）**女子胞与脾** 脾主运化，主生血、统血，为气血生化之源。血者，水谷之精气，和调于五脏，洒陈于六腑，女子则上为乳汁，下为月经。女子胞与脾的关系，主要表现在经血的化生与经血的固摄两个方面。脾气健旺，化源充足，统摄有权，则经血藏与泄正常。

（3）**女子胞与肾** 肾为先天之本，主藏精、生髓。肾中精气的盛衰，主宰着人体的生长发育和生殖能力。肾与女子胞的关系主要体现在天癸的至竭和月经孕育方面。天癸是促进生殖器官的发育和生殖机能成熟所必需的重要物质，是肾中精气充盈到一定程度的产物。因此，女子到了青春期，肾精充盈，在天癸的作用下，胞宫发育成熟，月经应时来潮，就有了生育能力，为孕育胎儿准备了条件。反之，进入老年，由于肾精衰少，天癸由少而至衰竭，于是月经闭止，生育能力也随之而丧失。

**2. 女子胞与经络** 女子胞与冲、任、督、带及十二经脉，均有密切关系，其中以冲、任、督、带脉为最。

（1）**女子胞与冲脉** 冲脉上渗诸阳，下灌三阴，与十二经脉相通，为十二经脉之海。冲脉又为五脏六腑之海。脏腑经络之气血皆下注冲脉，故称冲为血海。冲为血海，蓄溢阴血，胞宫才能泄溢经血，孕育胎儿，完成其生理功能，故"经本阴血也，何脏无之，唯脏腑之血皆归冲脉，而冲为五脏六腑之血海，故经言太冲脉盛则月事以时下，此可见冲脉为月经之本也"（《景岳全书·妇人规》）。

（2）女子胞与任脉　任有妊养之义，任脉为阴脉之海，蓄积阴血，为人体妊养之本。任脉通畅，月经正常，方能孕育胎儿。因一身之阴血经任脉聚于胞宫，妊养胎儿，故称"任主胞胎"。任脉气血通盛是女子胞主持月经、孕育胎儿的生理基础。冲为血海，任主胞胎，二者相资，方能有子。因此，胞宫的作用与冲任二脉的关系更加密切。

（3）女子胞与督脉　督脉为"阳脉之海"，督脉与任脉同起于胞中，一行于身后，一行于身前，交会于龈交，其经气循环往复，沟通阴阳，调摄气血，以维持胞宫正常的经、孕、产的生理活动。

（4）女子胞与带脉　"带脉下系于胞宫，中束人身，居身之中央"（《血证论·崩带》），既可约束、统摄冲、任、督三经的气血，又可固摄胞胎。

（5）女子胞与十二经脉　十二经脉的气血通过冲脉、任脉、督脉灌注于胞宫，而为经血之源，胎孕之本。女子胞直接或间接与十二经脉相通，禀受脏腑之气血，泄而为经血，藏而育胎胞，从而完成其生理功能。

### ［附］精室

女子之胞名曰子宫，具有主持月经，孕育胎儿的功能，是女性生殖器官之一。而男子之胞名为精室，具有贮藏精液，生育繁衍的功能。精室是男性生殖器官，亦属肾所主，与冲任相关，故"女子之胞，男子为精室，乃血气交会，化精成胎之所，最为紧要"（《中西汇通医经精义·全体总论》）。精室包括现代解剖学的睾丸、附睾、精囊腺和前列腺等，具有化生和贮藏精子等功能，主司生育繁衍。精室的功能与肾之精气盛衰密切相关。睾丸又称外肾，"睾丸者，肾之外候"（《类证治裁》）。睾丸亦称势，"宦者少时去其势，故须不生。势，阴丸也，此言宗筋，亦指睾丸而言"（丹波元简注《灵枢·五音五味》）。

## 第四节　形体官窍

形体官窍，是人体躯干、四肢、头面部等组织结构或器官的统称，是人体结构的组成部分，主要包括五体和五官九窍，以及五脏外华等内容。藏象学说认为，形体官窍虽为相对独立的组织或器官，各具不同的生理功能，但它们又从属于五脏，分别为某一脏腑功能系统的组成部分。形体器官依赖脏腑经络的正常生理活动为之提供气血津液等营养物质而发挥正常的生理作用，其中与五脏的关系尤为密切。藏象学说采用以表知里的方法，着重通过活动的机体的外部表征来推导人体内部脏腑组织的运动规律，从而确定"象"与"脏"的关系。

形体官窍的状态，准确地反映着人体脏腑、经络、气血的健康情况，犹如枝叶之与根本。因此，从形体官窍外部表征的异常变化，可以把握人体内部脏腑、经络、气血的盛衰，从而测知病变之所在而确定适当的治疗方法。

### 一、形体

形体，有广义与狭义之分。广义的形体，泛指人体的身形和体质。狭义的形体，指脉、筋、肌肉、皮肤、骨五种组织结构，称之为五体。五体既与脏腑、经络的机能状态密切相关，又与五脏有着特定的联系。五体与五脏这种对应关系称为"五脏所主"。所谓"五脏所主，心主脉，肺主皮，肝主筋，脾主肉，肾主骨"（《素问·宣明五气》）。

#### （一）脉

在中医学中，脉有多种含义，一指脉管，又称血脉、血府，是气血运行的通道。"夫脉者，血之府也"（《素问·脉要精微论》），属五体范畴。二指脉象、脉搏，所谓"按其脉，知其病"（《灵枢·邪气脏腑病形》），属四诊范畴。三指诊脉法，属切诊、脉诊范畴。四指疾病名称，属五不女之一，即螺、纹、鼓、角、脉中之脉。

**1. 解剖形态**　在五体中，脉即脉管，又称血脉、血府，主要指血管，为气血运行的通道。"壅遏营气，令无所避，是谓脉"（《灵枢·决气》）。脉是相对密闭的管道系统，遍布全身，无处不到，环周不休，外而肌肤皮毛，内而脏腑体腔，形成一个密布全身上下内外的网络。脉与心、肺有着密切的联系，心与脉在结构上直接相连，而血在脉中运行，赖气之推动。心主血，肺主气，脉运载血气，三者相互为用，既分工又合作，才能完成气血的循环运行。

脉与经络、经脉的关系：经络是经脉和络脉的统称，其中纵行的主要干线称为经脉，由经脉分出网络全身的分支为络脉。经络是人体气血运行的通道，而经脉则是人体气血运行的主要通道。经络、经脉的含义较脉广。实际上，言经络、经脉，则脉亦在其中了。

**2. 生理功能**

（1）运行气血　气血在人体的血脉之中运行不息，而循环贯注周身。血脉能约束和促进气血，使之循着一定的轨道和方向运行。饮食物经中焦脾胃的消化吸收，产生水谷精微，通过血脉输送到全身，为全身各脏腑的生理活动提供充足的营养。如果脉中气血减少，营养亏乏，就会导致全身气血不足。若脉中气血运行速度异常，运行迟缓则血瘀；血行加速，血液妄行则出血。

（2）传递信息　脉为气血运行的通道，人体各脏腑组织与血脉息息相通。脉与心密切相连，心脏推动血液在脉管中流动时产生的搏动，谓之脉搏。脉搏是生命活动的标志，也是形成脉象的动力。脉象是脉动应指的形象。脉象的形成，不仅与血、心、脉有关，而且与全身脏腑机能活动也有密切关系。因此，脉象成为反映全身脏腑功能、气血、阴阳的综合信息，是全身信息的反映。人体气血之多寡，脏腑功能之盛衰，均可通过脉象反映出来。通过切脉来推断病理变化，可以诊断疾病。

**3. 脉与脏腑的关系**

（1）心主脉　脉为血液运行的通道，能约束和促进血液沿着一定的轨道和方向循行。脉为血之府，血液通过脉能将营养物质输送到全身各个部分。因此，脉间接地起着将水谷精微输送到全身的作用。

心主脉的机制有两个方面：一是因为心与脉在结构上直接相连，息息相通，即"心之合脉也"之意。二是脉中的血液循环往复，运行不息，主要依靠心气的推动。因此，心不仅主血，而且也主脉。全身的血和脉均由心所主，心脏是血液循环的枢纽，心气是推动血液运行的动力，故"心主身之血脉"（《素问·痿论》）。心的功能正常，则血脉流畅；心的功能异常，则血行障碍。如心气不足，鼓动乏力，则脉象虚弱；心气不足，血脉不充，则脉来细小；心脉瘀阻，血运不畅，则紫绀、胁下痞块、脉律不整。

（2）肺、肝、脾与脉　肺朝百脉；肝主藏血，调节血量，防止出血；脾主统血，使血液不溢于脉外。因此，脉的生理功能与肺、肝、脾等亦有密切关系。若肺、脾、肝的功能失常，则可导致脉络损伤，使血液不循常道，或上溢于口鼻诸窍，或下泄于前后二阴，或渗出于肌肤而形成出血、血瘀之候。

## （二）皮

皮，是皮肤的简称。皮毛是皮肤和附着于皮肤的毫毛的合称，包括皮肤、汗孔和毫毛等组织。皮肤有分泌汗液、润泽皮肤、调节呼吸和抵御外邪等功能。在五体中所说的皮，实指皮毛而言。一般习惯上常常皮与皮毛混称。

**1. 解剖形态**　皮肤是覆盖在人体表面，直接与外界环境相接触的部分。皮肤的纹理及皮肤与肌肉间隙处的结缔组织称之为皮腠，为腠理的组成部分。在中医文献中，有时又称皮肤为"腠"。皮肤为一身之表，具有护卫机体，抵御外邪，调节津液代谢、体温及呼吸、感觉等功能。

**2. 生理功能**

（1）护卫机体　皮肤是体表防御外邪的屏障。卫气行于皮毛，助皮肤以保护机体，使皮肤发挥抵御外邪的屏障作用。若卫气虚弱，皮腠开，则外邪易于侵袭而致病。故《灵枢·百病始生》曰："虚邪之中人也，始于皮肤，皮肤缓则腠理开，开则邪从毛发入，入则抵深。"

（2）调节津液代谢　汗为津液所化，是津液代谢的产物。汗主要通过皮肤的汗孔而排泄，以维持体内津液代谢的平衡。卫气功能之强弱，皮肤腠理的疏密，汗孔之开合，可影响汗液的排泄，从而影响机体的津液代谢。如汗出过多，必损伤津液，轻则伤津，甚则伤阴、脱津，即所谓"津脱者，腠理开，汗大泄"（《灵枢·决气》）。

（3）调节体温　脏腑在气化过程中产生的少火，是正常的具有生气的火，是维持人体生命活动的阳气。少火达于皮肤，使皮肤温和，保持一定的温度。汗孔是阳气藏泄的门户，"阳气者，一日而主外……日西而阳气已虚，气门乃闭"（《素问·生气通天论》）。正常的出汗有调和营卫，滋润皮肤的作用。皮肤通过排泄汗液，以调节体温并使之保持相对恒定。脏腑、经络的阴阳平衡，气血和调，汗出无太过、不及，则体温无高低之害，更无寒热之苦。阳热过盛，则皮肤疏松，汗孔开张，增加汗出以泄热；阴寒太盛，则皮腠致密，玄府闭塞，以减少阳气之丢失。故《灵枢·五癃津液别》曰："天暑衣厚则腠理开，故汗出……天寒则腠理闭，气涩不行……则为溺与气。"

（4）调节呼吸　肺为呼吸之橐龠。肺合皮毛，皮毛上的汗孔有呼吸吐纳之功，故又称汗孔为玄府。"凡入之气，由口鼻呼吸出入者，其大孔也；其实周身八万四千毛孔，亦莫不从而嘘噏（呼吸吐纳之意）"（《读医随笔·论喘》）。

**3. 皮与脏腑的关系**　肺主皮毛，肺与皮肤、汗腺、毫毛的关系，可以从两个方面来理解。

其一，肺气宣发，输精于皮毛。肺主气，肺气宣发，使卫气和气血津液输布到全身，以温养皮毛。皮毛具有抵御外邪侵袭的屏障作用。皮毛的营养，虽然与脾胃的运化有关，但必须赖肺气的宣发，才能使精微津液达于体表，故《素问·五脏生成》曰："肺之合皮也，其荣毛也。"若肺气虚弱，其宣发卫气和输精于皮毛的生理功能减弱，则卫表不固，抵御外邪侵袭的能力低下而易于感冒，或出现皮毛憔悴枯槁等现象。由于肺与皮毛相合，外邪侵袭皮毛，腠理闭塞，卫气郁滞的同时也常常影响及肺，导致肺气不宣；而外邪袭肺，肺气失宣，也同样能引起腠理闭塞，卫气郁滞等病变。

其二，皮毛汗孔的开合与肺司呼吸相关。肺司呼吸，而皮毛上汗孔的开合，有散气或闭气以调节体温，配合呼吸运动的作用。在中医学中汗孔又称"气门"，故《素问·水热穴论》云："所谓玄府者，汗空也。"汗孔不仅排泄由津液所化之汗液，实际上也随着肺的宣发和肃降进行着体内外气体的交换。唐容川在《中西汇通医经精义》中指出，皮毛有"宣肺气"的作用。因此，肺卫气虚，肌表不固，则常自汗出而呼吸微弱；外邪袭表，毛窍闭塞，又常见无汗而呼吸气喘的症状。

## （三）肉

肉，是肌肉的简称，泛指现代解剖学的肌肉、脂肪和皮下组织。肌肉又称肌、分肉。肌肉外层（皮下脂肪）为白肉，内层（肌肉组织）为赤肉，赤白相分，界限分明。肌肉具有主司全身运动之功。

**1. 解剖形态**　肌肉的纹理称为肌腠，又称肉腠、分理。人体肌肉较丰厚处称为䐃或肉䐃，"䐃，肉之聚处也"（《类经·藏象类》）。肌肉之间互相接触的缝隙或凹陷部位称为溪谷，为体内气血汇聚之所，亦是经气所在之处。大的缝隙处称谷，小的凹陷处称溪，即"肉之大会为谷，肉之小会为溪"（《素问·气穴论》）。肌肉与皮肤统称为肌肤，肌肉与皮肤之间的部位称为肌皮。肌肉与骨节相连的部位为肉节。

**2. 生理功能**

（1）主司运动　人体各种形式的运动，均需肌肉、筋膜和骨节的协调合作，但主要靠肌肉的舒缩活动来完成。肌肉收缩弛张，始能动作，故《灵枢·天年》曰："二十岁，血气始盛，肌肉方长，故好趋；三十岁，五脏大定，肌肉紧固，血脉盛满，故好步。"

（2）保护脏器　"肉为墙"。墙，障壁之谓，房屋或园场周围的障壁称之为墙。墙具有屏障作用。"肉为墙"，意即肌肉起着屏障作用。肌肉既可保护内在脏器，缓冲外力的损伤，又可抗拒外邪的侵袭。如"肉不坚，腠理疏，则善病风"（《灵枢·五变》）。

**3. 肉与脏腑的关系**　脾主肌肉，肌肉的营养来自脾所吸收转输的水谷精微，这是由脾运化水谷精微的功能所决定的。"脾……主运化水谷之精，以生养肌肉，故合肉"（《黄帝内经素问集注·五脏生成》）。脾胃为气血生化之源，全身的肌肉依靠脾所运化的水谷精微来营养。营养充足，则肌肉发达丰满。因此，人体肌肉壮实与否，与脾的运化功能有关。《素问·痿论》曰："脾主身之肌肉。"《中藏经》曰："脾者，肉之本，脾气已失，则肉不荣。"《脾胃论·脾胃胜衰论》曰："脾胃俱旺，则能食而肥，脾胃俱虚，则不能食而瘦。"如脾气虚弱，营养亏乏，必致肌肉瘦削，软弱无力，甚至痿废不用。

四肢，又称四末，是肌肉比较集中的部位，"四肢为脾之外候"。所谓"脾主四肢"，是说人体的四肢，需要脾气输送营养才能维持其正常的功能活动。脾气健运，营养充足，则四肢轻劲，灵活有力；脾失健运，营养不足，则四肢倦怠乏力，甚或痿弱不用。

在临床上，中医学有"治痿独取阳明"之说，意即调理脾胃是治疗痿证的重要方法之一。

### （四）筋

筋，在五体中指肌腱和韧带。筋性坚韧刚劲，对骨节、肌肉等运动器官有约束和保护作用。在经络学说中，筋为经筋之简称。

**1. 解剖形态** 筋是联结肌肉、骨和关节的一种坚韧刚劲的组织，为大筋、小筋、筋膜的统称。附于骨节者为筋，筋之较粗大者为大筋，较细小者为小筋，包于肌腱外者称为筋膜。诸筋会聚所成的大筋又称宗筋。"宗筋弛缓，发为筋痿"（《素问·痿论》）。宗筋的另一含义特指阴茎，宗筋聚于前阴，故常以宗筋代指阴茎或睾丸。膝为诸筋会集之处，故称"膝为筋之府"。

**2. 生理功能**

（1）连结骨节 筋附于骨而聚于关节，"诸筋者，皆属于节"（《素问·五脏生成论》），"诸筋从骨……连续缠固，手所以能摄，足所以能步，凡厥运动，罔不顺从"《圣济总录·伤折门》。筋连接骨节、肌肉，不仅加强了关节的稳固性，而且还有保护和辅助肌肉活动的作用。

（2）协助运动 人体的运动系统是由骨、骨连结和骨骼肌三部分组成的。筋附着于骨节间，起到了骨连结的作用，维持着肢体关节的屈伸转侧，运动自如。肢体关节的运动，除了肌肉的舒缩外，筋在肌肉、骨节之间的协同作用也是很重要的，"宗筋主束骨而利机关也"（《素问·痿论》），"机关纵缓，筋脉不收，故四肢不用也"（《圣济总录·诸风门》）。

**3. 筋与脏腑的关系**

（1）肝主筋 "肝主筋"，"肝主身之筋膜"。筋束骨，系于关节，维持正常的屈伸运动，须赖肝血的濡养。肝血充足则筋力劲强，关节屈伸有力而灵活，肝血虚衰则筋力疲惫，屈伸困难。肝体阴而用阳，故筋的功能与肝阴、肝血的关系尤为密切。肝血充盛，使肢体的筋和筋膜得到充分的濡养，维持其坚韧刚强之性，肢体关节才能运动灵活，强健有力。若肝的阴血亏损，不能供给筋和筋膜以充足的营养，则筋的活动能力就会减退。当年老体衰，肝血衰少时，筋膜失其所养，则动作迟钝，运动失灵。在病理情况下，许多筋的病变都与肝的功能有关，如肝血不足，血不养筋，则可出现肢体麻木、屈伸不利、筋脉拘急、手足震颤等症状；若热邪炽盛，燔灼肝之阴血，则可发生四肢抽搐、手足震颤、牙关紧闭、角弓反张等肝风内动之证。

（2）脾胃与筋 "食气入胃，散精于肝，淫气于筋"（《素问·经脉别论》）。人以水谷为本，脾胃为水谷之海，气血生化之源，脾胃健旺，化源充足，气血充盈，则肝有所滋，筋有所养。因此，筋与脾胃也有密切关系。若脾被湿困，或脾胃虚弱，化源不足，筋失所养，可致肢体软弱无力，甚则痿废不用。

### （五）骨

骨，泛指人体的骨骼。骨具有贮藏骨髓，支持形体和保护内脏的功能。

**1. 解剖形态** 《内经》对骨骼的解剖和功能有比较详细的记载，《灵枢·骨度》对人体骨骼的长短、大小、广狭等均有较为正确的描述。宋代《洗冤录》中所记载的人体骨骼名称和数量，与现代解剖学基本相符。

**2. 生理功能**

（1）贮藏骨髓 "骨者，髓之府"（《素问·脉要精微论》）。骨为髓府，髓藏骨中，故骨有贮藏骨髓的作用。骨髓能充养骨骼，骨的生长、发育和骨质的坚脆等都与髓的盈亏有关。骨髓充盈，骨骼得养，则骨骼刚健；反之，会出现骨的生长发育和骨质的异常变化。

（2）支持形体 骨具坚刚之性，为人身之支架，能支持形体，保护脏腑，故称"骨为干"。人体以骨骼为主干，骨支撑身形，使人体维持一定的形态，并防卫外力对内脏的损伤，从而发挥保护作用。骨所以能支持形体，实赖于骨髓之营养，骨得髓养，才能维持其坚韧刚强之性。若精髓亏损，骨失所养，则会出现不能久立，行则振掉之候。

（3）主管运动 骨是人体运动系统的重要组成部分。肌肉和筋的收缩弛张，促使关节屈伸或旋转，从而表现为躯体的运动。在运动过程中，骨及由骨组成的关节起到了支点和支撑并具体实施动作等重要作用。因此，一切运动都离不开骨骼的作用。

**3. 骨与脏腑的关系**

（1）肾主骨 肾藏精，精生髓而髓又能养骨，故骨骼的生理功能与肾精有密切关系。髓藏于骨骼之中，称为骨髓。肾精充足，则骨髓充盈，骨骼得到骨髓的滋养，才能强劲坚固。总之，肾精具有促进骨骼的生长、发育、修复的作用，故称"肾主骨"。如果肾精虚少，骨髓空虚，就出现骨骼软弱无力，甚至骨骼发育障碍。小儿囟门迟闭、骨软无力，以及老年人的骨质脆弱、易于骨折等，均与肾精不足有关。

齿为骨之余，齿与骨同出一源，也是由肾精所充养，"齿者，肾之标，骨之本也"（《杂病源流犀烛》）。牙齿的生长、脱落与肾精的盛衰有密切关系。小儿牙齿生长迟缓，成人牙齿松动或早期脱落，都是肾精不足的表现，常用补益肾精的方法治疗，每多获效。

（2）奇经与骨 脊即脊椎，由颈椎、胸椎、腰椎、骶骨和尾骨组成。脊内有督脉，"督脉者，起于下极之俞，并于脊里，上至风府，入属于脑"（《难经·二十八难》），故"督脉为病，脊强反折"（《素问·骨空论》），"督脉之为病，脊强而厥"（《难经·二十九难》）。奇经之督脉与骨有密切关系，临床上，补益督脉之品可以治疗骨骼特别是脊骨之病。

## 二、官窍

官窍，泛指器官和孔窍。本节所述的官窍是五官和九窍的统称。官指舌、鼻、口、目、耳五个器官，简称五官。五官分属于五脏，为五脏之外候。"鼻者，肺之官也；目者，肝之官也；口唇者，脾之官也；舌者，心之官也；耳者，肾之官也"。"五官者，五脏之阅也"（《灵枢·五阅五使》）。除五官之外，咽喉也属于官之范畴。"人之九窍，阳七，阴二，皆五脏主之"（《古今医彻》）。阳窍有七，一般称为七窍，是头面部（眼二、耳二、鼻孔二和口）七个窍的合称。头面部的七窍，又称上窍、清窍、阳窍。人体清阳之气出于上窍，故称"清阳出上窍"。阴窍有二，指前后二阴（前阴尿道口和后阴肛门）。二阴，又称下窍，人体气化产物如尿便，皆从二阴排出，故称"浊阴出下窍"。头部七窍及前后二阴谓之"九窍"。

五脏的精气分别通于七窍。五脏有病，往往从七窍变化中反映出来。"五脏常内阅于上七窍也。故肺气通于鼻，肺和则鼻能知香臭矣；心气通于舌，心和则舌能知五味矣；肝气通于目，肝和则目能辨五色矣；脾气通于口，脾和则口能知五谷矣；肾气通于耳，肾和则耳能闻五音矣。五脏不和，则七窍不通"（《灵枢·脉度》）。每一官窍不仅与其相应的脏腑有着特定的联系，而且与其他脏腑也有密切关系，体现出局部与整体的统一。例如，目虽为肝之窍，但又与心、肺、脾、肾有着密切关系，故目又分属于五脏。这种官窍与脏腑相关的理论，在眼科、耳鼻喉科临床上具有重要的指导意义，也是耳针疗法、眼针疗法、鼻针疗法的理论依据。

## （一）舌

舌内应于心，司味觉，与吞咽、发音有密切关系。舌象（舌质和舌苔）是望诊的重要内容。

**1. 解剖形态** 舌位于口腔底部，舌之根部称为舌本、舌根；舌之中部谓之舌中；舌之尖部为舌尖；舌之两侧称为舌旁。舌之肌肉脉络组织称为舌体、舌质。舌分上下两面，上面称为舌背、舌面，其上有丝状乳头、菌状乳头和轮廓乳头，附着在舌面上的一层苔状物称为舌苔，又名舌垢。舌的下面称为舌底、舌腹，舌的下面正中有一黏膜皱襞为舌系带。舌下静脉丛及舌系带称为舌系。舌系带两侧静脉上有两个奇穴，左为金津，右为玉液。

**2. 生理功能** 舌有感觉味觉、协助咀嚼、吞咽食物和辅助发音的功能。舌为司味之窍，声音之机。舌的主要功能是主司味觉和辅助发音而表达语言。舌的味觉和语言功能，有赖于心主血脉和心主神志的生理功能，如心的生理功能异常，便可导致味觉的改变和舌强语謇等病理现象。

**3. 舌与脏腑、经络的关系**

（1）心开窍于舌 是指舌为心之外候，"舌为心之苗"。心经的经筋和别络，均上系于舌。心的气血通过经脉的流注而上通于舌，以保持舌体的正常色泽形态和发挥其正常的生理功能。因此，察舌可以测知心脏的生理功能和病理变化。心的功能正常，则舌体红活荣润，柔软灵活，味觉灵敏，语言流利。若心有病变，可以从舌上反映出来。心主血脉功能失常时，如心阳不足，则舌质淡白胖嫩；心血不足，则舌质淡白；心火上炎，则舌尖红赤；心脉瘀阻，则舌紫，有瘀点、瘀斑；如心主神志的功能异常，则可现舌强、舌卷、语謇或失语等。

（2）舌与其他脏腑　舌不仅为心之窍，而且通过经脉与五脏六腑皆有密切联系。例如，"脾脉连舌本，肾脉夹舌本，肝脉绕舌本"（《知医必辨·论疾病须知四诊》），"唇舌者，肌肉之本也"（《灵枢·经脉》）。因此，舌与五脏六腑皆相关，其中尤与心和脾胃的关系更为密切。在病理上，五脏六腑的病变均可显现于舌，故舌诊成为一种独特的中医诊断方法。舌诊脏腑部位的分属为：舌尖属心肺，舌边属肝胆（左边属肝，右边属胆），中心属脾胃，舌根属肾。

（3）舌与经脉　在经脉中，手少阴之别系舌本，足少阴之脉夹舌本，足厥阴之脉络舌本，足太阴之脉连舌本、散舌下，足太阳之筋结于舌本，足少阳之筋入系舌本。五脏六腑直接或间接地通过经络、经筋与舌相关联。因此，脏腑有病，可影响舌的变化。

## （二）鼻

鼻，又名明堂，为肺之窍，是清浊之气出入的门户。鼻与嗅觉有关，也是外邪入侵之门户。

**1. 解剖形态**　鼻，隆起面部中央，上端狭窄，突于两眶之间，连于额部，名为頞（即鼻根），又名山根、下极、王宫。前下端尖部高处，名为鼻准，又名准头、面王、鼻尖。鼻准两旁隆起部分，名为鼻翼。鼻之下部有两孔，名为鼻孔。鼻孔内有鼻毛（又名鼻须），鼻孔深处称为鼻隧。頞以下至鼻准，有鼻柱骨突起，名为鼻梁，又称鼻茎、天柱。

**2. 生理功能**

（1）气体出入的门户　呼吸系统是由鼻、喉、气管及肺等器官共同组成的。其中，鼻、喉、气管及其分支构成气体出入于肺的通道，称为呼吸道。"口鼻者，气之门户也"（《灵枢·口问》）。鼻为呼吸道的起始部，下连于喉，通过气管而直贯于肺，助肺而行呼吸，是气体出入之门户。故《医易一理》曰："肺之呼吸全赖鼻孔，鼻之两孔为气出入之门，呼出浊气，吸入清气也。"

（2）主司嗅觉　鼻子辨别气味谓之嗅，鼻窍通利，则能知香臭。肺气通于鼻，鼻之嗅觉灵敏与否，与肺气通利与否有关。因此，肺的病变，可见鼻塞、鼻扇、流涕等症状。

（3）协助发音　喉上通于鼻，司气息出入而行呼吸，为肺之系。鼻具有行呼吸和发声音的功能。鼻与喉相通，同属肺系，故鼻有助喉以发声音的作用。

（4）外邪入侵之门户　鼻与自然界直接相通，为外邪侵袭机体之门户。孔窍为外邪侵入人体的重要途径。鼻为肺窍，鼻为外邪犯肺之门户，"温邪感触，气从口鼻直走膜原中道……至于春温夏热，鼻受气则肺受病"（《眉寿堂方案选存》）；"温邪上受，首先犯肺"（《外感温热篇》）；"温邪中自口鼻，始而入肺"（《临证指南医案》）。

**3. 鼻与脏腑、经络的关系**

（1）肺开窍于鼻　鼻为呼吸出入的通道，具有通气的功能。肺司呼吸，故有"鼻为肺窍"之说。鼻还有主嗅觉的功能，鼻的嗅觉和通气功能均须依赖于肺气的作用。肺气和利，则呼吸通畅，嗅觉灵敏。鼻为肺窍，故鼻又为邪气侵犯肺脏的通路。在病理上，外邪袭肺，肺气不利，常常鼻塞、流涕、嗅觉不灵，甚则鼻翼扇动与咳嗽喘促并见，故临床上可把鼻的异常表现作为推断肺脏病变的依据之一。

（2）鼻与其他脏腑 鼻通过经络与五脏六腑紧密地联系着，不仅为肺之窍，而且与脾、胆、肾、心等也有密切关系。

脾与鼻：脾统血，鼻为血脉多聚之处，鼻的健旺，有赖脾气的滋养。鼻准属脾，当脾有病变时，常影响鼻窍，"脾热病者，鼻先赤"（《素问·刺热》）。

胆与鼻：胆为中清之腑，其清气上通于脑。胆之经脉，曲折布于脑后。脑下通于颃，颃之下为鼻。胆之经气平和，则脑、颃、鼻功能正常。反之，胆经有热，热气循经上行，移于脑而犯于颃和鼻，则可致鼻渊。临床上，实证、热证的鼻病，多与胆经火热有关。

肾与鼻：鼻为肺窍，是气体出入门户。肺为呼吸之主，肾为纳气之根。肾气充沛，摄纳正常，肺与鼻才得通畅。如肾虚，则易发生鼻病，"五气所病……肾为欠为嚏"（《素问·宣明五气》）。

鼻与心：心与鼻也有一定关系，"心主嗅，故令鼻知香臭"（《难经·四十难》）。"心肺有病，而鼻为之不利也"（《素问·五脏别论》）。

（3）鼻与经脉 鼻为经脉聚焦，清阳交会之处。足阳明胃经起于鼻外侧，上行至鼻根部，向下沿鼻外侧进入上齿龈；手阳明大肠经止于鼻翼旁；足太阳膀胱经起于目内眦；手太阳小肠经，其支者从颊抵鼻旁到内眦；督脉沿额正中下行到鼻柱至鼻尖端至上唇；任脉、阳跷均直接循经鼻旁。

## （三）口

口，指整个口腔，包括口唇、舌、齿、腭、咽等。口为脾之外窍，具有进水谷、辨五味、泌津液、磨谷食、助消化，以及助呼吸、发声音等功能。

**1. 解剖形态** 口，下连气管、食道，为消化管的起始部分。食物经咽至食道，口是饮食物摄入的门户。口唇又名唇、唇口、飞门，位于口之前端，分上唇、下唇两部分。上唇表面正中线上有一浅沟称为"人中"，其中上 1/3 交界处为人中穴。唇为脾之外候。

**2. 生理功能**

（1）进水谷、辨五味 "口者胃之门户"（《血证论·口舌》），"口为身之门，舌为心之苗，主尝五味，以布五脏焉"（《世医得效方·口齿兼咽喉科》）。口腔为消化管的始端，具有进饮食、磨谷食、知五味、泌津液、助消化的功能。

（2）助呼吸发声音 "口唇者，音声之扇也……悬雍垂者，音声之关也"（《灵枢·忧恚无言》）。口腔也是气体出入之门户，有助肺呼吸和发声音的作用。

**3. 口与脏腑、经络的关系**

（1）脾开窍于口 "脾主口……在窍为口"（《素问·阴阳应象大论》），"口唇者，脾之官也"（《灵枢·五阅五使》），"脾气通于口，脾和则能知五谷矣"（《灵枢·脉度》）。脾开窍于口，饮食、口味等与脾之运化功能有关。脾主运化，脾气健旺，则津液上注口腔，唇红而润泽，舌下金津、玉液二穴得以泌津液助消化，则食欲旺盛，口味正常。口唇与脾在生理功能上互相配合，才能完成腐熟水谷、输布精微的功能。脾主肌肉，口唇为脾之外候，故脾的生理病理常常从口唇的变化反映出来。

（2）口与其他脏腑 "口者，五脏六腑之所贯通也。脏腑有偏胜之疾，则口有偏胜之症"(《罗氏会约医镜》)。口与五脏六腑相联系，不仅为脾之窍，而且还与心、胃、肾、肝等有密切关系。舌为心之苗；肾主骨，齿为骨之余；胃经食道、咽而直通于口齿，为胃系之所属；肝脉环唇内，络舌本，其气上通舌唇。因此，口腔的生理病理与心、肾、胃、肝等脏腑也有密切关系。

（3）口与经脉　口腔是经脉循行的要冲，手阳明大肠经、足阳明胃经、足太阴脾经、手少阴心经、足少阴肾经、手少阳三焦经、足少阳胆经、足厥阴肝经，以及督脉、任脉、冲脉均循行于此。

口、齿、唇、舌通过经络的运行，与脏腑密切地联系起来，而与脾、心、肾、胃、肝更为密切。

## ［附］咽喉

咽喉，一是咽和喉的总称；二指口咽部，中医古籍中常咽、喉并称。咽喉是司饮食、行呼吸、发声音的器官。

**1. 解剖形态**　咽喉上连口腔而通于鼻，下通肺胃，又是经脉循行之要冲。喉在前，连于气道，合声门称为喉咙，通于肺脏，为肺之系；咽在后，接于食道，直贯胃腑，为胃之系，故"喉……乃肺之系"，"咽者……为胃之系"（《重楼玉钥·喉科总论》）。

咽，又名嗌、咽嗌，古称咽。一指口腔后部，是饮食和呼吸的共同通道。"咽喉者，水谷之道也。喉咙者，气之所以上下者也"（《灵枢·忧恚无言》）。现代解剖学的咽，可分为鼻咽部（包括鼻后至软腭上部）、口咽部（包括软腭以下至舌骨平面处）、喉咽部（包括舌骨平面以下至环状软骨下缘）。二指食道。

**2. 生理功能**

（1）行呼吸、发声音　"喉者空虚，主气息出入呼吸，为肺之系，乃肺气之通道也"（《重楼玉钥·喉科总论》）。喉为清浊之气呼吸出入的要道。喉既是呼吸道，又是发声器官。"喉咙者，气之所以上下者也；会厌者，声音之户也；口唇者，音声之扇也；舌者，音声之机也；悬雍垂者，音声之关也；颃颡者，分气之所泄也"（《灵枢·忧恚无言》）。声音的发出是在肺气的推动下，由喉咙、会厌、舌、口唇、悬雍垂等器官共同作用的结果。

（2）通利水谷　"咽者咽也，主通利水谷，为胃主系，乃胃气之通道也"（《重楼玉钥·喉科总论》）。咽是消化管从口腔到食管的必经之路，也是呼吸道中联系鼻与喉的要道。咽是消化和呼吸共用的器官，通利水谷为其主要生理功能，故"咽与喉，会厌与舌，此四者同在一门，而其用各异。喉以呼气，故喉气通于天；咽以咽物，故咽气通于地；会厌与喉上下以司开合，食下则吸而掩，气上则呼而出……四者相交为用，缺一则饮食废而死矣"（《儒门事亲》）。

**3. 咽喉与脏腑、经络的关系**

（1）喉为肺系　喉是呼吸的门户和发音器官。肺主声，声音出于肺而根于肾。肺的经脉过喉，故喉的通气和发音与肺有关。肺主气，声由气发，故声音的产生与肺的生理功能有关。又肾脉夹舌本，肾精充足，上承会厌（会厌为声音之门户，肺的经脉亦通会厌），鼓动声道而出声。因此，肺为声音之门，肾为声音之根。如果肺有病变，不仅可使喉咙通气不利，而且还可使声音发生变化，如声音嘶哑或失音。客邪壅肺者，为"金实则无声"，其证属实。肺气虚弱，肺阴不足，为"金碎则无声"，其证属虚。

（2）咽为胃系　咽为胃系之所属，与胃相通，是水谷之通道，故胃气健旺，咽的功能正常。若胃腑蕴热，则咽部出现红、肿、痛的病理变化。"凡咽痛而饮食不利者，胃火也"（《血证论·咽喉》）。"胃经受热，胃气通于喉咙，故患喉痛"（《疮疡经验全书》）。脾与胃互为表里，足太阴脾经络于胃，上夹咽喉，故咽喉与脾也有密切关系。"脾胃有热，则热气上冲，致咽喉肿痛"《太平圣惠方》。由于脾胃疾病多反映于咽喉，故有"喉咙者，脾胃之候"的说法。

（3）咽喉与其他脏腑　肾藏精，其经脉入肺中，循喉咙。咽喉得肾之精气濡养，生理功能正常，则不易为邪毒所犯。若因肾虚精亏，咽喉失于濡养，则易为病。肝之经脉循喉咙入颃颡，肝之经气上于咽喉。若肝气郁结，疏泄升降失常，则影响喉的正常生理功能。肝郁化火，可导致气血凝滞于咽喉而发病。"厥阴终者，中热嗌干"（《素问·诊要经终论》）。可见，咽喉与肝、肾也密切相关。

（4）咽喉与经脉　咽喉是经脉循行交会之处，在十二经脉中，除手厥阴心包经和足太阳膀胱经间接通于咽喉外，其余经脉直接通达。手太阴肺经，入肺脏，循经喉中。手阳明大肠经，从缺盆上走颈部，夹口入下齿中。足阳明胃经，从上齿中，出夹口环唇，循下颌角前，沿咽喉入缺盆。足太阴脾经，上行夹食道二旁，循经咽喉连于舌根。手少阴心经，夹食道上循咽喉，连于眼。手太阳小肠经，其支从缺盆循颈经咽喉上颊。足少阴肾经，从肺上循喉咙，夹舌根。手少阳三焦经，从肩走颈经咽喉至颊。足少阳胆经，从颊车，下走颈经咽喉至缺盆。足厥阴肝经，循经喉咙，上入颃颡，环行于唇内。此外，任脉、冲脉循喉咙，络于口唇。

## （四）目

目，即眼、眼睛，又称精明、命门。眼由眼球、视路和附属器（包括眼睑、结膜、泪器、眼外肌和眼眶）组成，为视觉器官。眼又是望诊察神的重要器官。眼的生理功能与全身脏腑、经络均有关系。

**1. 解剖形态**　中医学认为，目主要由白睛、黑睛、瞳仁、两睑、两眦五个部分组成。

用五轮学说来说明眼睛的组织结构和生理、病理现象，成为眼科的独特理论。五轮，为气轮、风轮、水轮、血轮和肉轮的统称。白睛属气轮，黑睛为风轮，瞳仁（瞳子、瞳神）为水轮，内外眦（眼内外角）为血轮，眼睑为肉轮。

**2. 生理功能**

（1）主司视觉　"目者，司视之窍也"（《医宗金鉴·刺灸心法要诀》）。目具有视万物、察秋毫、辨形状、别颜色的重要功能，为脏腑先天之精所成，后天之精所养。"五脏六腑之精气，皆上注于目而为之精……目者，五脏六腑之精也"（《灵枢·大惑论》）。

（2）心灵之窗　神为生死之本，得神则生，失神则死。"目为神窍"，目可以传神。眼之活动灵敏，精彩内含，炯炯有神，谓之有神；活动迟钝，目无精彩，目暗睛迷，为无神；若目光突然转亮，为假神，乃"回光返照"之危象。因此，望眼神成为望诊中望神之重要内容。

**3. 目与脏腑、经络的关系**

(1) 目与五脏　"眼通五脏，气贯五轮"（《济生方·目》）。所谓轮，是比喻眼球形圆，转动灵活，宛如车轮之意。"五轮者，皆由五脏之精气所发，名之曰轮，其象如车轮圆转，运动之意也"（《审视瑶函》）。根据五轮学说，内眦及外眦的血络属心，称为"血轮"，因为心主血，血之精为络；黑珠属肝，称为"风轮"，因肝属风主筋，筋之精为黑睛；白珠属肺，称为"气轮"，因肺生气，气之精为白睛；瞳仁属肾，称为"水轮"，因肾属水，主骨生髓，骨之精为瞳仁；眼胞属脾，称为"肉轮"，因脾主肌肉，肌肉之精为约束（眼睑）。

因脏与腑相表里，故血轮与心、小肠，风轮与肝、胆，气轮与肺、大肠，水轮与肾、膀胱，肉轮与脾、胃相关，故《证治准绳》有"目窍于肝，出于肾，用于心，运于肺，藏于脾"之说。五轮学说不仅是眼科的独特理论，也是眼针疗法的理论基础。

(2) 肝开窍于目　眼目是视觉器官。在正常情况下，眼睛精彩内含，神光充沛，视物清楚正确，能够辨别物体的颜色和长短。在心神的主宰下，五脏六腑之精气，通过血脉而上注于目，使之发挥正常的生理功能。虽然五脏六腑都与目有着内在联系，但其中尤以肝最为密切。因"肝气通于目，肝和则能辨五色矣"（《灵枢·脉度》），肝主藏血，"肝受血而能视"，肝的经脉上连于目系（目系又称眼系、目本，为眼球内连于脑的脉络），故眼为肝之外候，肝开窍于目。肝的功能正常与否，常常在目上反映出来，如肝火上炎则目赤肿痛；肝风内动可见两目斜视、上吊等。眼睛的视觉功能，既依赖于全身脏腑、经络气血的充养，又需要肝之阴血的濡养，故许多眼科疾患在治疗上既照顾整体，又特别强调治肝，体现了局部和整体的统一。

(3) 目与经脉　"诸脉者，皆属于目"（《素问·五脏生成》）。目与十二经脉、奇经八脉均有密切关系，经脉周密地分布在眼的周围，使脏腑之气血灌注于目，保证了眼与脏腑的密切联系。

足三阳经之本经均起于眼或眼附近，而手三阳经皆有一两条支脉终止于眼或眼附近。此外，以本经或支脉，或别出之正经连于目系者，有足厥阴肝经、手少阴心经及足之三阳经；在奇经八脉中，其起止循行与目直接相关者，主要有督脉、任脉、阴跷脉、阳跷脉等；经筋分布于眼及眼周围者，有手足三阳之筋。故《灵枢·口问》曰："目者，宗脉之所聚也。"

**［附］八郭学说**

八郭是指中医眼科在外眼划分的八个部位（或方位），一般多用自然界八种物质或八卦名称来命名，即天（乾）郭、地（坤）郭、风（巽）郭、雷（震）郭、泽（兑）郭、山（艮）郭、火（离）郭、水（坎）郭。郭，系取其有如城郭护卫之意。至于八郭的位置、内应脏腑及临床意义，历来各家说法不一。八郭学说在临床上的应用远不如五轮学说普遍。

**（五）耳**

耳位于头面部之两侧，属清窍，为听觉和位觉（平衡觉）器官。耳的生理功能与五脏皆相关，而与肾中精气盛衰的关系尤为密切。

**1. 解剖形态** 耳位于头面部之两侧，为清阳之气上通之处，属清窍之一。由外耳（包括耳廓和外耳道）、中耳（包括鼓膜、鼓室和咽鼓管等）和内耳（包括耳蜗、前庭和半规管）组成。耳之外壳称为耳廓，又名耳壳。耳廓前凹后凸，耳廓的游离缘卷曲，称为耳轮。耳轮前方有一与其平行的弓状隆起，称为对耳轮。对耳轮向上分为两脚，分别称为对耳轮上脚和对耳轮下脚，两脚之间的凹陷部，称为三角窝。在耳轮与对耳轮之间的浅沟，称为耳舟。在对耳轮前方有一陷凹，称为耳甲，其被耳轮脚分为上下两部，上部为耳甲艇，下部为耳甲腔。耳甲腔前方有一突起，名为耳屏，又名耳门。在对耳轮下端有一结节状突出，与耳屏相对，称为对耳屏。耳屏与对耳屏之间有耳屏间相连，耳甲腔向内经外耳门（又名耳孔）可通入外耳道。耳轮之垂下处，名为耳垂、耳坠、耳垂珠。耳膜，即鼓膜。人体各部位和脏器在耳廓上有一定的"反映区"，在反映区出现的敏感点，称为耳穴。耳廓的外部形态为耳针定穴的标志。耳为听觉器官，有司听觉，主平衡之功。

**2. 生理功能** "耳者，司听之窍也"（《医宗金鉴·刺灸心法要诀》），耳的主要功能为主司听觉。另外，耳也是人体的平衡器官。耳的功能靠精、髓、气、血的充养，尤其与肾的关系较为密切。肾精充盈，髓海得养，则听觉灵敏，分辨力高；反之，肾精虚衰，髓海失养，则听力减退，耳鸣耳聋。

**3. 耳与脏腑、经络的关系**

（1）肾与耳 肾开窍于耳，"耳之聪司于肾"（《古今医案按》），"肾主耳……在窍为耳"（《素问·阴阳应象大论》），"肾气通于耳，肾和则能闻五音矣"（《灵枢·脉度》），"两耳通脑，所听之声归于脑"（《医林改错》）。肾藏精，精生髓，髓聚于脑，精髓充盛，髓海得养，则听觉才会灵敏，故称肾开窍于耳，"耳为肾之外候"（《难经·四十难》）。临床上常常把耳的听觉变化，作为推断肾气盛衰的一个标志。人到老年，肾中精气逐渐衰退，故听力每多减退。

（2）耳与其他脏腑

耳与心："肾为耳窍之主，心为耳窍之客"（《证治准绳·杂病》），故有"心开窍于耳"之说。因为"耳者，心之窍……心在窍为舌，肾在窍为耳，可见舌本属心，耳兼乎心肾也"（《类经·藏象类》）。耳属心、肾二脏之窍，但以肾为主，以心为客，故"肾开窍于耳，故治耳者以肾为主"。"心窍本在舌，以舌无孔窍，因寄于耳，此肾为耳窍之主，心为耳窍之客耳"（《医贯·耳论》），说明心与耳的生理有关。

耳与肝、胆：肝气通于耳，肝气条达，则听力聪敏。若肝功能失调，"虚则目䀮䀮无所见，耳无所闻"，"气逆则头痛，耳聋不聪"（《素问·脏气法时论》）。胆附于肝，胆足少阳之脉，其支者从耳后入耳中出走耳前。肝胆主升发，喜条达，若肝胆失调，胆经有热，易上逆于耳而为病，"足少阳胆经，上络于耳，邪在少阳，则耳聋也"（《医学心悟·伤寒六经见证法》）。

耳与脾：脾主运化而升清，脾气健旺，气血充沛，清阳之气上奉耳，则耳的功能正常。若脾失健运，气血不足，耳失所养而失聪。若湿邪困脾，清阳不升，浊阴不降，蒙蔽耳窍而为病。

耳与肺：耳与肺亦有一定关系，"温邪上受，首先犯肺"（《外感温热篇》），"肺金受邪……嗌燥，耳聋"（《素问·气交变大论》）。在临床上耳病初起，往往出现邪气在表的肺经症状。

（3）耳与经脉　耳为宗脉之所聚。"十二经脉，三百六十五络，其气血皆上于面而走空窍……其别气走于耳而为听"（《灵枢·邪气脏腑病形》）。其中直接循行于耳的经脉有足少阳胆经、手少阳三焦经，均从耳后入耳中，走耳前。足阳明胃经，循颊车上耳前。手太阳小肠经，由目外眦入耳中。足太阳膀胱经，从颠至耳上角。耳通过经脉与脏腑和全身广泛联系，故可将耳壳分区分别隶属于人体各部，并以此作为耳穴诊断疾病和治疗疾病的依据。

### （六）前阴

前阴，又称下阴，是指男女外生殖器（又名阴器）及尿道的总称。前阴与排尿和生殖有关。

**1. 解剖形态**　男性的前阴，即男性外生殖器，包括阴囊（内有睾丸、附睾和精索等）和阴茎（简称茎，又名玉茎、茎物、阳物、阳事、溺茎）。女性外生殖器称为女阴、子户（包括阴道等）。阴道名为廷孔、庭孔、阴户，阴道外口称为阴门（也称阴户）。女性的前阴包括阴道和尿道。

**2. 生理功能**　前阴具有排尿和生殖功能。女性的阴道还是排泄月经和娩出胎儿的通道。

**3. 前阴与脏腑、经络的关系**

（1）肾与前阴　前阴包括尿道（溺窍）和生殖器（精窍），是排尿和生殖的器官。"前阴有精窍，与溺窍相附，而各不同。溺窍内通膀胱，精窍则内通胞室，女子受胎，男子藏精之所，尤为肾之所司"（《中西汇通医经精义·五脏九窍》）。关于肾与人的生殖机能的关系，已如前述，不再复赘。

尿液的贮存和排泄虽属于膀胱的功能，但须依赖肾的气化才能完成。因此，尿频、遗尿、尿失禁及尿少或尿闭，均与肾的气化功能有关。

（2）前阴与其他脏腑　肝主疏泄，为筋之主，前阴为宗筋之所聚，肝经入阴毛，绕阴器。肝气条达，疏泄以时，宗筋得养，前阴功能正常，则精、经疏泄以时，尿液排泄正常，此为肝司阴器之功。脾胃为后天之本，气血生化之源。冲脉隶属于阳明，阳明总宗筋之会，脾胃健旺，化源充足，则精血充盈，前阴功能健旺；若脾失健运，或湿热下注，或气不摄精，精（经）不固，或宗筋弛纵而阴痿。心为君火，主神志，相火寄于肝肾，心肾相交，君火以明，相火以位，则肾能封藏；若君火动摇于上，相火应之于下，则肾失封藏，而阳痿、遗精、不孕、月经不调、小便失常诸证丛生。

（3）前阴与经脉　足厥阴肝经过阴器；足少阳胆经绕毛际；督脉络阴器，女子入系廷孔，男子循阴茎；任脉下出会阴，上行于毛际；冲脉与阳明合于宗筋。此外，足阳明、太阴、少阴之筋聚于阴器。

### （七）后阴

后阴为排泄大便的器官。

**1. 解剖形态**　后阴即肛门，为大肠的下口，又称魄门、谷道，简称肛。魄门为粕之通道，饮食糟粕由此排出体外，故称。

**2. 生理功能** 后阴的主要功能是排泄大便。

**3. 后阴与脏腑、经络的关系**

（1）肾与后阴 肾主封藏，为胃之关，既开窍于前阴，又开窍于后阴。后阴是排泄粪便的通道。粪便的排泄本是大肠的传导功能，但藏象学说常常把大肠的功能统属于脾的运化功能范畴。脾之运化赖肾以温煦和滋润，故大便的排泄与肾的功能有关。肾的阴阳失调可出现泄泻、便秘等大便异常。总之，饮食之受纳在于胃，便溺之排泄关乎肾。故张景岳说："肾为胃关，开窍于二阴，所以二便之开闭，皆肾脏之所主"（《景岳全书·泄泻》）。

（2）后阴与其他脏腑 魄门的开合由心神主宰，与前阴同为肾之窍。饮食糟粕的排泄不仅关乎于肾，而且与脾之运化、肺之肃降及肝之疏泄均有密切关系，"魄门亦为五脏使"（《素问·五脏别论》）。

（3）后阴与经脉 督脉、任脉和冲脉，三者"一源三歧"，均起于胞中，下出于会阴。会阴，亦称篡、下极、屏翳，指外生殖器后方与肛门前方的部位。足太阳经别入于肛，故足太阳经和任、督、冲脉的穴位可治后阴病变。

### 三、五脏外华

华，光华、光彩之意。"精明五色者，气之华也"（《素问·脉要精微论》），"气由脏发，色由气华"（《四诊抉微》）。色泽为脏腑气血之外荣，光明显于外，润泽隐于内，光明润泽为色之常，在望色中谓色之有神气，"光明者，神气之著；润泽者，精血之充"（《望诊遵经》）。五脏与面、毛、唇、爪、发相关，故面、毛、唇、爪、发的色泽，可反映五脏气血的盛衰。五脏外华，即"心其华在面"，"肺其华在毛"，"脾其华在唇四白"，"肝其华在爪"，"肾其华在发"。

#### （一）心其华在面

心其华在面，是说心的功能正常与否，常可从面部的色泽反映出来。心主血脉，面部血脉极为丰富，全身气血皆可上注于面，故面部的色泽能反映心气的盛衰、心血的多少。

心功能健全，血脉充盈，循环通畅，则面色红润光泽；反之，心脏功能失调，可引起面部色泽异常。如心气不足，心血亏少，则面白无华；心脉瘀阻，则面色青紫。

#### （二）肺其华在毛

毛为附在皮肤上的毫毛。"肺……其华在毛"（《素问·六节藏象论》），"肺之合皮也，其荣毛也"（《素问·五脏生成》）。肺主皮毛，肺宣发卫气和津液于毫毛，则毫毛光彩润泽。若肺气失调，不能行气与津液以温养毫毛，毫毛之营养不足，就会憔悴枯槁。故《灵枢·经脉》曰："太阴者，行气温于皮毛者也，故气不荣则皮毛焦，皮毛焦则津液去皮节，津液去皮节者，则爪枯毛折，毛折者则气先死。"

#### （三）脾其华在唇

唇指口唇，位于口之前端，有上唇、下唇之分。"口唇者，脾之官也"（《灵枢·五阅五使》），口唇的肌肉由脾所主，故口唇的色泽形态可以反映脾的功能正常与否。脾气健运，气血充足，营养良好，则口唇红润而有光泽。如果脾的功能失调，口唇的色泽形态就会出现异常的变化。脾失健运，气血虚少，营养不良，则口唇淡白不华；口唇糜烂为脾胃积热；环口黧黑，口唇卷缩不能覆齿是脾气将绝之兆。总之，口唇的形色不但是脾胃功能状态的反映，而且也是全身气血状况的反映。

### （四）肝其华在爪

爪指爪甲，包括指甲和趾甲。爪甲的营养来源与筋相同，故称"爪为筋之余"，"肝应爪"。爪甲赖肝血以滋养，肝血的盛衰可以影响爪甲的荣枯。"肝……其华在爪"（《素问·六节藏象论》），肝血充足，则爪甲坚韧明亮，红润光泽。若肝血不足，则爪甲软薄，枯而色夭，甚则变形或脆裂。可见，爪甲色泽形态的变化，对于判断肝的生理病理有一定参考价值。见到上述病变，治疗多从肝入手。

### （五）肾其华在发

发，即头发，又名血余。发之营养来源于血，故称"发为血之余"。但发的生机根源于肾。因为肾藏精，精能化血，精血旺盛，则毛发壮而润泽，故又说肾"其华在发"。由于发为肾之外候，故发的生长与脱落、润泽与枯槁，与肾精的关系极为密切。

## 第五节 脏腑之间的关系

人体是以五脏为中心，以六腑相配合，以气血精津液为物质基础，通过经络使脏与脏、脏与腑、腑与腑密切联系，外连五官九窍、四肢百骸，构成一个统一的有机整体，此即五脏一体观。五脏是人体生命的中心，与人体各组织器官和生命现象相联系，如胆、胃、小肠、大肠、膀胱、三焦等六腑，为五脏之表；脉、皮、肉、筋、骨五体，为五脏所主；面、毛、唇、爪、发五华，为五脏所荣；舌、鼻、口、目、耳及二阴五官九窍，为五脏所司；喜、忧、思、怒、恐五志，为五脏所生；神、魄、意、魂、志五神，为五脏所藏；汗、涕、泪、涎、唾五液，为五脏所化等。它们又与五脏一起分属于五行，并按照五行生克制化、乘侮胜复及五行互藏的规律而运动变化。五行系统的生克制化、亢害承制不是单向的、垂直的链，也不是首尾相衔的环，而是一种球状的网。五行之间是一种复杂的网络状态。因此，五脏的生克制化、亢害承制是一个复杂的立体网络结构，每一脏都具有五脏的部分功能，也是五脏的缩影和统一体，此即"五脏互藏"之意。故《景岳全书·真脏脉》曰："凡五脏之气必互相灌溉，故各五脏之中，必各兼五气。"因此，在研究各个脏腑生理功能的基础上，还必须研究在整体活动中脏腑机能活动的调节机制和规律。换言之，必须从脏腑之间的相互关系来研究整体的生命活动。这对于认识人体生命活动规律及疾病的病理变化和辨证论治，均有重要意义。脏腑之间相互关系的主要内容包括五脏系统的同位联系（即五脏与六腑、肢体、官窍等联系）、五脏生克制化关系、五脏互藏规律，以及五脏四时阴阳关系等。本节根据阴阳五行学说，主要从生理功能方面来阐述脏腑之间的关系。

## 一、脏与脏之间的关系

脏与脏之间的关系，即五脏之间的关系。心、肺、脾、肝、肾五脏各具不同的生理功能和特有的病理变化，但脏与脏之间不是孤立的而是彼此密切联系着的。脏与脏之间的关系不单是表现在形态结构方面，更重要的是它们彼此之间在生理活动和病理变化上有着必然的内在联系，因而形成了脏与脏之间相互资生、相互制约的关系。

五脏之间的这种互相联系和具有内在规律的认识是对五脏系统生理活动规律的科学总结。前人在理论上多是以五行生克理论来阐述五脏之间的病理影响，但五脏之间的关系早已超越了五行生克乘侮的范围，故必须从各脏的生理功能来阐释其相互之间的关系，才能真正揭示五脏的自动调节机制。

### （一）心与肺的关系

心肺同居上焦。心肺在上，心主血，肺主气；心主行血，肺主呼吸。这就决定了心与肺之间的关系，实际上就是气和血的关系。

心主血脉，上朝于肺，肺主宗气，贯通心脉，两者相互配合，保证气血的正常运行，维持机体各脏腑组织的新陈代谢。气为血之帅，气行则血行；血为气之母，血至气亦至。气属阳，血属阴，血的运行虽为心所主，但必须依赖肺气的推动。积于肺部的宗气，必须贯通心脉，得到血的运载，才能敷布全身。

肺朝百脉，助心行血，是血液正常运行的必要条件。只有正常的血液循行，才能维持肺主气功能的正常进行。由于宗气具有贯心脉而司呼吸的生理功能，从而加强了血液循行和呼吸之间的协调平衡。因此，宗气是联结心之搏动和肺之呼吸两者之间的中心环节。心与肺，血与气，是相互依存的。气行则血行，血至气亦至。因此，若血无气的推动，则血失统帅而瘀滞不行；气无血的运载，则气无所依附而涣散不收。在病理上，肺的宣肃功能失调，可影响心主行血的功能，而致血液运行失常。反之，心的功能失调，导致血行异常时，也会影响肺的宣发和肃降，从而出现心肺亏虚、气虚血瘀之候等。

### （二）心与脾的关系

心主血而行血，脾主生血又统血，故心与脾的关系，主要是主血与生血、行血与统血的关系。

心与脾的关系主要表现在血的生成和运行，以及心血养神与脾主运化方面。

**1. 血液的生成方面**　心主血脉而又生血，脾主运化，为气血生化之源。心血赖脾气转输的水谷精微以化生，而脾的运化功能又有赖于心血的不断滋养和心阳的推动，并在心神的统率下维持其正常的生理活动。"脾之所以能运行水谷者，气也。气虚则凝滞而不行，得心火以温之，乃健运而不息，是为心火生脾土"（《医碥·五脏生克说》）。脾气健运，化源充足，则心血充盈；心血旺盛，脾得濡养，则脾气健运，故"脾气入心而变为血，心之所主亦借脾气化生"（《济阴纲目》引汪琪语）。

**2. 血液运行方面** 血液在脉内循行，既赖心气的推动，又靠脾气的统摄，方能循经运行而不溢于脉外。所谓"血所以丽气，气所以统血，非血之足以丽气也。营血所到之处，则气无不利焉，非气之足以统血也；气所到之处，则血无不统焉，气为血帅故也"（《张聿青医案》）。可见血能正常运行而不致脱陷妄行，主要靠脾气的统摄。因此，有"诸血皆运于脾"之说。

**3. 神志活动** 心藏神，在志为喜；脾藏意，在志为思。心"为脏腑之主，而总统魂魄，并赅意志……思动于心则脾应"（《类经·藏象类》）。五脏藏神，心为主导。人身以气血为本，精神为用。血气者，身之神。心生血而主血脉，脾胃为气血生化之源，生血而又统血。血为水谷之精气，总统于心而生化于脾。血之与气，一阴一阳，两相维系，气能生血，血能化气，气非血不和，血非气不运。气血冲和，阴平阳秘，脾气健旺，化源充足，气充血盈，充养心神，则心有所主。心血运于脾，心神统于脾，心火生脾土，脾强则能主运化，而生血统血。因此，心与脾在病理上的相互影响，主要表现在血液的生成和运行功能失调，以及运化无权和心神不安等，形成心脾两虚之候。

## （三）心与肝的关系

心主血，肝藏血；心主神志，肝主疏泄，调节精神情志。因此，心与肝的关系，主要是主血和藏血，主神明与调节精神情志之间的相互关系。

**1. 血液方面** 心主血，心是一身血液运行的枢纽；肝藏血，肝是贮藏和调节血液的重要脏腑。两者相互配合，共同维持血液的运行，故"肝藏血，心行之"（王冰注《黄帝内经素问》）。全身血液充盈，肝有所藏，才能发挥其贮藏血液和调节血量的作用，以适应机体活动的需要，心亦有所主。心血充足，肝血亦旺，肝所藏之阴血，具有濡养肝体制约肝阳的作用。肝血充足，肝体得养，则肝之疏泄功能正常，使气血疏通，血液不致瘀滞，有助于心主血脉功能的正常进行。

**2. 神志方面** 心主神志，肝主疏泄。人的精神、意识和思维活动，虽然主要由心主宰，但与肝的疏泄功能亦密切相关。血液是神志活动的物质基础。心血充足，肝有所藏，则肝之疏泄正常，气机调畅，气血和平，精神愉快。肝血旺盛，制约肝阳，使之勿亢，则疏泄正常，使气血运行无阻，心血亦能充盛，心得血养，神志活动正常。由于心与肝均依赖血液的濡养滋润，阴血充足，两者功能协调，才能精神饱满，情志舒畅。

心与肝在病理上的相互影响，主要反映在阴血不足和神志不安两个方面，表现为心肝血虚和心肝火旺之候。

## （四）心与肾的关系

心居胸中，属阳，在五行属火；肾在腹中，属阴，在五行属水。心肾之间相互依存，相互制约的关系，称之为心肾相交，又称水火相济、坎离交济。心肾这种关系遭到破坏，形成了病理状态，称之为心肾不交。

心与肾之间，在生理状态下，是以阴阳、水火、精血的动态平衡为其重要条件的。具体体现在以下几个方面。

**1. 水火既济**  从阴阳、水火的升降理论来说，在上者宜降，在下者宜升，升已而降，降已而升。心位居于上而属阳，主火，其性主动；肾位居于下而属阴，主水，其性主静。心火必须下降于肾，与肾阳共同温煦肾阴，使肾水不寒。肾水必须上济于心，与心阴共同涵养心阳，使心火不亢。肾无心之火则水寒，心无肾之水则火炽。心必得肾水以滋润，肾必得心火以温暖。在正常生理状态下，这种水火既济的关系，是以心肾阴阳升降的动态平衡为其重要条件的，故"人之有生，心为之火，居上，肾为之水，居下；水能升而火能降，一升一降，无有穷已，故生意存焉"（《格致余论·相火论》）。水火宜平而不宜偏，水火既济而心肾相交。水就下而火炎上，水火上下，名之曰交，交为既济，不交为未济。总之，心与肾，上下、水火、动静、阴阳相济，使心与肾的阴阳协调平衡，构成了水火既济、心肾相交的关系。"心肾相交，全凭升降。而心气之降，由于肾气之升，肾气之升，又因心气之降"（《慎斋遗书》）。

**2. 精血互生**  心主血，肾藏精，精和血都是维持人体生命活动的必要物质。精血之间相互资生，相互转化，血可以化而为精，精亦可化而为血。精血之间的相互资生为心肾相交奠定了物质基础。

**3. 精神互用**  心藏神，为人体生命活动的主宰，神全可以益精。肾藏精，精舍志，精能生髓，髓汇于脑。积精可以全神，使精神内守。精能化气生神，为神气之本；神能驭精役气，为精气之主。人的神志活动，不仅为心所主，而且与肾也密切相关，故"心以神为主，阳为用；肾以志为主，阴为用。阳则气也、火也，阴则精也、水也。凡乎水火既济，全在阴精上承，以安其神；阳气下藏，以安其志"（《推求师意》）。总之，精是神的物质基础，神是精的外在表现，神生于精，志生于心，亦心肾交济之义。

**4. 君相安位**  心为君火，肾为相火（命门火）。君火以明，相火以位，君火在上，如明照当空，为一身之主宰。相火在下，系阳气之根，为神明之基础。命火秘藏，则心阳充足，心阳充盛，则相火亦旺。君火、相火，各安其位，则心肾上下交济。心与肾的关系也表现为心阳与肾阳之间的关系，"心肾不交，毕竟是肾水下涸，心火上炎，由于阴虚者多，但亦偶有阳虚证……不独阴虚之证也"（《蜉溪医论选》）。在病理状态下，心与肾之间的水火、阴阳、精血的动态平衡失调，称之为心肾不交，表现为水不济火，肾阴虚于下，而心火亢于上之心肾阴虚，或水气凌心、心肾阳虚之候等。

### （五）肺与脾的关系

脾主运化，为气血生化之源；肺司呼吸，主一身之气。脾主运化，为胃行其津液；肺主行水，通调水道，故脾和肺的关系体现气和水之间的关系，主要表现在气的生成和津液的输布两个方面。

**1. 气的生成方面**  肺主气，脾益气，肺司呼吸而摄纳清气，脾主运化而化生水谷精气，上输于肺，两者结合化为宗气（后天之气）。宗气是全身之气的主要物质基础。脾主运化，为气血生化之源，但脾所化生的水谷之气，必赖肺气的宣降才能敷布全身。肺在生理活动中所需要的津气，又要靠脾运化的水谷精微来充养，故脾能助肺益气。因此，肺气的盛衰在很大程度上取决于脾气的强弱，故有"肺为主气之枢，脾为生气之源"之说。总之，肺司呼吸和脾主运化功能是否健旺与气之盛衰有密切关系。

**2. 水液代谢方面**　肺主行水而通调水道，脾主运化水湿，为调节水液代谢的重要脏器。人体的津液由脾上输于肺，通过肺的宣发和肃降而布散至周身及下输膀胱。脾之运化水湿赖肺气宣降的协助，而肺之宣降靠脾之运化以资助。脾肺两脏互相配合，共同参与水液代谢过程。如果脾失健运，水湿不化，聚湿生痰而为饮、为肿，影响及肺则肺失宣降而喘咳。其病在肺，而其本在脾，故有"脾为生痰之源，肺为贮痰之器"之说。反之，肺病日久，又可影响于脾，导致脾运化水湿功能失调。

肺脾二脏在病理上的相互影响，主要在于气的生成不足和水液代谢失常两个方面，常表现为脾肺两虚、痰湿阻肺之候。

### （六）肺与肝的关系

肝主升发，肺主肃降，肝升肺降，气机调畅，气血流行，脏腑安和，故二者关系到人体的气机升降运动。肝和肺的关系主要体现于气机升降和气血运行方面。

**1. 气机升降**　"肝生于左，肺藏于右"（《素问·刺禁论》）。肺居膈上，其气肃降；肝居膈下，其气升发。肝从左而升，肺从右而降。"左右者，阴阳之道路也"（《素问·阴阳应象大论》）。肝从左升为阳道，肺从右降为阴道，肝升才能肺降，肺降才能肝升，升降得宜，出入交替，以维持人体气机的正常升降运动。

**2. 血气运行**　肝肺的气机升降，实际上也是气血的升降。肝藏血，调节全身之血；肺主气，治理调节一身之气。肺调节全身之气的功能又需要得到血的濡养，肝向周身各处输送血液又必须依赖于气的推动。总之，全身气血的运行，虽赖心所主，但又须肺主治节及肝主疏泄和藏血作用的制约，故两脏对气血的运行也有一定的调节作用。

在病理情况下，肝与肺之间的生理功能失调，主要表现在气机升降失常和气血运行不畅方面，如肝火犯肺（又名木火刑金）之候。

### （七）肺与肾的关系

肺属金，肾属水，金生水，故肺肾关系称之为金水相生，又名肺肾相生。肺为水上之源，肾为主水之脏；肺主呼气，肾主纳气，故肺与肾的关系，主要表现在水液代谢和呼吸运动两个方面。但是，金能生水，水能润金，故又体现于肺阴与肾阴之间的关系。

**1. 呼吸方面**　肺司呼吸，肾主纳气。人体的呼吸运动，虽然由肺所主，但需要肾的纳气作用来协助。只有肾气充盛，吸入之气才能经过肺之肃降，而下纳于肾。肺肾相互配合，共同完成呼吸的生理活动，故"肺为气之主，肾为气之根"。

**2. 水液代谢方面**　肺为水之上源，肾为主水之脏。在水液代谢过程中，肺与肾之间存在着标和本的关系。肺主行水而通调水道，水液只有经过肺的宣发和肃降，才能使精微津液布散到全身各个组织器官中去，浊液下归于肾而输入膀胱。因此，小便虽出于膀胱，而实则肺为水之上源。肾为主水之脏，有气化升降水液的功能，又主开合。下归于肾之水液，通过肾的气化，使清者升腾，通过三焦回流体内；浊者变成尿液而输入膀胱，从尿道排出体外。肺肾两脏密切配合，共同参与对水液代谢的调节。但是，两者在调节水液代谢过程中肾主水液的功能居于重要地位，故"其本在肾，其标在肺"。

**3. 阴液方面** 肺与肾之间的阴液也是互相资生的。肺属金，肾属水，金能生水，肺阴充足，输精于肾，使肾阴充盛，保证肾的功能旺盛。水能润金，肾阴为一身阴液之根本，肾阴充足，循经上润于肺，保证肺气清宁，宣降正常。"肺气之衰旺，全恃肾水充足，不使虚火炼金，则长保清宁之体"（《医医偶录》）。

肺肾之间在病理上的相互影响，主要表现在呼吸异常、水液代谢失调和阴液亏损等方面，出现肺肾阴虚和肺肾气虚等肺肾两虚之候，往往须肺肾同治而获效，故又有"肺肾同源""金水同源"之说。

## （八）肝与脾的关系

肝主疏泄，脾主运化；肝藏血，脾生血、统血。因此，肝与脾的关系主要表现为疏泄与运化、藏血与统血之间的相互关系，具体体现在消化和血液两个方面。

**1. 消化方面** 肝主疏泄，分泌胆汁，输入肠道，帮助脾胃对饮食物的消化。因此，脾得肝之疏泄，则升降协调，运化功能健旺。"木能疏土而脾滞以行"（《医碥·五脏生克说》），"脾主中央湿土，其体淖泽……其性镇静是土之正气也。静则易郁，必借木气以疏之。土为万物所归，四气具备，而求助于水和木者尤亟……故脾之用主于动，是木气也"（《读医随笔·升降出入论》）。脾主运化，为气血生化之源，脾气健运，水谷精微充足，才能不断地输送和滋养于肝，肝才能得以发挥正常的作用。总之，肝之疏泄功能正常，则脾胃升降适度，脾之运化也就正常，即所谓"土得木而达"，"木赖土以培之"。

**2. 血液方面** 血液的循行，虽由心所主持，但与肝、脾有密切的关系。肝主藏血，脾主生血、统血。脾之运化，赖肝之疏泄，而肝藏之血，又赖脾之化生。脾气健运，血液的化源充足，则生血、统血机能旺盛。脾能生血、统血，则肝有所藏，肝血充足，方能根据人体生理活动的需要调节血液。此外，肝血充足，则疏泄正常，气机调畅，使气血运行无阻。肝脾相互协作，共同维持血液的生成和循行。

肝与脾在病理上的相互影响，也主要表现在饮食水谷的消化吸收和血液方面，这种关系往往通过肝与脾之间的病理传变反映出来，或为肝病及脾，肝木乘脾（又名木郁乘土）而肝脾不调、肝胃不和；或为脾病传肝，土反侮木，而土壅木郁。

## （九）肝与肾的关系

肝藏血，肾藏精；肝主疏泄，肾主闭藏。肝肾之间的关系称之为肝肾同源，又称乙癸同源，因肝肾之间阴液互相滋养，精血相生，故称。

肝与肾的关系主要表现在精与血之间相互滋生和相互转化的关系。

**1. 阴液互养** 肝在五行属木，肾在五行属水，水能生木。肝主疏泄和藏血，体阴用阳。肾阴能涵养肝阴，使肝阳不致上亢，肝阴又可资助肾阴的再生。在肝阴和肾阴之间，肾阴是主要的，只有肾阴充足，才能维持肝阴与肝阳之间的动态平衡。就五行学说而言，水为母，木为子，这种母子相生关系，称为水能涵木。

**2. 精血互生** 肝藏血，肾藏精，精血相互滋生。在正常生理状态下，肝血依赖肾精的滋养，肾精又依赖肝血的不断补充，肝血与肾精相互资生、相互转化。精与血都化源于脾胃消化吸收的水谷精微，故称"精血同源"。

**3. 同具相火**　相火是与心之君火相对而言的。一般认为，相火源于命门，寄于肝、肾、胆和三焦等，故《格致余论·相火论》曰："（相火）寄于肝肾两部，肝属木而肾属水也。胆者肝之府，膀胱者肾之府，心包络者肾之配，三焦以焦言，而下焦司肝肾之分，皆阴而下者也。"由于肝肾同具相火，故称"肝肾同源"。

**4. 藏泄互用**　肝主疏泄，肾主闭藏，二者之间存在着相互为用、相互制约、相互调节的关系。肝之疏泄与肾之闭藏是相反相成的。肝气疏泄可使肾气闭藏而开阖有度，肾气闭藏又可制约肝之疏泄太过，也可助其疏泄不及。这种关系主要表现在女子月经生理和男子排精功能方面。

总之，因为肝肾的阴液、精血之间相互资生，其生理功能皆以精血为物质基础，而精血又同源于水谷精微，且又同具相火，故肝肾之间的关系称为肝肾同源、精血同源。又因脏腑配合天干，以甲乙属木，属肝，壬癸属水，属肾，故肝肾同源又被称为"乙癸同源"。肝与肾之间的病理影响，主要体现于阴阳失调、精血失调和藏泄失司等方面。临床上，肝或肾不足，或相火过旺，常常肝肾同治，或用滋水涵木，或用补肝养肾，或用泻肝肾之火等方法，就是以肝肾同源理论为依据的。此外，肝肾同源又与肝肾之虚实补泻有关，故有"东方之木，无虚不可补，补肾即所以补肝；北方之水，无实不可泻，泻肝即所以泻肾"（《医宗必读·乙癸同源论》）之说。

### （十）脾与肾的关系

脾为后天之本，肾为先天之本，脾与肾的关系是后天与先天的关系。后天与先天是相互资助，相互促进的。

脾与肾在生理上的关系主要反映在先天、后天相互资生和水液代谢方面。

**1. 先天、后天相互资生**　脾主运化水谷精微，化生气血，为后天之本；肾藏精，主命门真火，为先天之本。"先天为后天之根"（《医述》），脾的运化必须得肾阳的温煦蒸化，始能健运。"脾为后天，肾为先天，脾非先天之气不能化，肾非后天之气不能生"（《傅青主女科·妊娠》）。肾精又赖脾运化水谷精微的不断补充，才能充盛。"脾胃之能生化者，实由肾中元阳之鼓舞，而元阳以固密为贵，其所以能固密者，又赖脾胃生化阴精以涵育耳"（《医门棒喝》）。这充分说明了先天温养后天，后天补养先天的辩证关系。总之，脾胃为水谷之海，肾为精血之海。"人之始生，本乎精血之原，人之既生，由乎水谷之养。非精血无以立形体之基；非水谷无以成形体之壮"。"水谷之海本赖先天为之主，而精血之海又赖后天为之资。故人之自生至老，凡先天之不足者，但得后天培养之力，则补天之功，亦可居其强半"（《景岳全书·脾胃》）。

**2. 水液代谢方面**　脾主运化水湿，须有肾阳的温煦蒸化；肾主水，司关门开阖，使水液的吸收和排泄正常。但这种开阖作用，又赖脾气的制约，即所谓"土能制水"。脾肾两脏相互协作，共同完成水液的新陈代谢。

脾与肾在病理上相互影响，互为因果。如肾阳不足，不能温煦脾阳，致脾阳不振，或脾阳久虚，进而损及肾阳，引起肾阳亦虚，二者最终均可导致脾肾阳虚。临床上主要表现在消化机能失调和水液代谢紊乱方面。

但须指出，由于有肾为先天，脾为后天之论，故对脾肾两虚证的治疗大法，有"补肾不若补脾"和"补脾不若补肾"的学术之争，如李杲、罗谦甫以补脾立论，主张"补肾不若补脾"；许叔微、严用和以温肾为法，主张"补脾不若补肾"。在一定程度上，后天对人体的健康起着决定性作用，但先天也是重要的因素，应分清孰轻孰重，孰先孰后，或温补肾阳，兼补脾阳；或温运脾阳，兼补肾阳，而分别施治。

## 二、腑与腑之间的关系

胆、胃、大肠、小肠、膀胱、三焦六腑的生理功能虽然不同，但它们都是化水谷，行津液的器官。饮食物的消化吸收、津液的输布、废物的排泄等一系列过程，就是六腑在既分工又合作的情况下，共同完成的。胃、胆、小肠密切协作共同完成饮食物的消化、吸收，并将糟粕传入大肠，经过大肠再吸收，将废物排出体外。膀胱的贮尿、排尿功能，与三焦的气化也是相互联系着的。三焦的功能则包括了其所参与的消化、吸收与排泄等各方面的功能。因此，六腑之间必须相互协调，才能维持正常的"实而不满"，升降出入的生理状态。由于六腑传化水谷，需要不断地受纳排空，虚实更替，故有"六腑以通为用"的说法。

为什么"六腑以通为用"？因为饮食物从口摄入以后，经过六腑的共同作用，从消化吸收以至糟粕的排泄，必须不断地进行，不断地由上而下递次传送。六腑中的内容物不能停滞不动，故《灵枢·本脏》曰："六腑者，所以化水谷而行津液者也。"从这一整个动态过程可以看出，受纳、消化、传导、排泄不断地进行是一个虚实不断更替的过程。腑之特点是实而不能满，宜通不宜滞，满则病，滞则害，故"六腑以通为用"或"六腑以通为顺"。

六腑在病理上相互影响，如胃有实热，津液被灼，必致大便燥结，大肠传导不利。而大肠传导失常，肠燥便秘也可引起胃失和降，胃气上逆，出现嗳气、呕恶等。又如胆火炽盛，常可犯胃，可见呕吐苦水等胃失和降之证，而脾胃湿热，熏蒸于胆，胆汁外溢，则见口苦、黄疸等。

对于六腑病变的治疗，中医又有"腑病以通为补"，"六腑皆以宣通为宜"的说法。六腑病变，多表现为传化不通，如经过治疗使六腑通畅，那么六腑的功能也就恢复常态，故"腑病以通为补"。这里所谓的"补"，不是用补益药物补脏腑之虚，而是指用通泄药物使六腑以通为顺，这对腑病而言，堪称"补"。但须指出，并非所有腑病均用通泄药物以通其滞，只有六腑传化水谷功能发生阻滞，表现为实证时，方能"以通为补"。否则，如胃阴不足之证，又当用甘寒养阴之品以滋养胃阴，借以恢复其受纳腐熟的生理功能。

## 三、脏与腑的关系

脏与腑的关系，实际上就是脏腑阴阳表里配合关系。由于脏属阴，腑属阳；脏为里，腑为表，一脏一腑，一表一里，一阴一阳，相互配合，组成心与小肠、肺与大肠、脾与胃、肝与胆、肾与膀胱等脏腑表里关系，体现了阴阳、表里相输相应的关系。

一脏一腑的表里配合关系，其根据有四个方面。一是经脉络属，即属脏的经脉络于所合之腑。属腑的经脉络于所合之脏。二是结构相连，如胆附肝叶之间，脾与胃以膜相连，肾与膀胱之目有"系"（输尿管）相通。三是气化相通，脏行气于腑，脏腑之间通过经络和营卫气血的正常运行而保持生理活动的协调。四是病理相关，如肺热壅盛，肺失肃降，可致大肠传导失职而大便秘结等。反之，大肠热结，腑气不通，亦可影响肺气宣降，导致胸闷、喘促等。五脏不平，六腑闭塞；反之，六腑闭塞，五脏亦病。脏与腑之间的互相联系和影响，称之为脏腑相合。

脏腑表里关系，不仅说明它们在生理上的相互联系，而且也决定了在病理上的相互影响，脏病及腑，腑病及脏，脏腑同病。因此，在治疗上也相应地有脏病治腑，腑病治脏，脏腑同治等方法，这对指导临床实践有着重要的意义。

## （一）心与小肠的关系

心为脏，故属阴，小肠为腑，故属阳，两者在五行都属火。心居胸中，小肠居腹，两者相距甚远，但由于手少阴心经属心络小肠，手太阳小肠经属小肠络心，心与小肠通过经脉的相互络属，构成脏腑表里关系。

心主血脉，为血液循行的动力和枢纽；小肠为受盛之腑，承受由胃腑下移的饮食物进一步消化，分清别浊。心火下移于小肠，则小肠受盛化物、分别清浊的功能得以正常进行。小肠在分别清浊过程中，将清者吸收，通过脾气升清而上输心肺，化赤为血，使心血不断得到补充。病理上，心与小肠相互影响，心火可下移于小肠，"心主于血，与小肠合，若心家有热，结于小肠，故小便血也"（《诸病源候论·血病诸侯》）。小肠实热亦可上熏于心。

## （二）肺与大肠的关系

肺为脏，属阴，大肠属腑，属阳，两者相距甚远，但由于手太阴肺经属肺络大肠，手阳明大肠经属大肠络肺，通过经脉的相互络属，构成脏腑表里关系。因此，二者在生理病理上有密切关系。

肺主气，主行水，大肠主传导，主津，肺与大肠的关系主要表现在传导和呼吸方面。

**1. 传导方面** 大肠的传导功能，有赖于肺气的清肃下降。肺气清肃下降，大肠之气亦随之而降，以发挥其传导功能，使大便排出通畅。故《中西汇通医经精义·脏腑之官》曰："小肠中物至此，精汁尽化，变为糟粕而出，其所能出之故，则大肠为之传导，而大肠之所以能传导者，以其为肺之腑，肺气下达，故能传导，是以理大便必须调肺气。"此外，大肠传导功能正常与否，同肺主行水、大肠主津的作用有关。肺主行水、通调水道，与大肠主津、重新吸收剩余水分的作用相互协作，参与了水液代谢的调节，使大肠既无水湿停留之患，又无津枯液竭之害，从而保证了大便的正常排泄。

**2. 呼吸方面** 肺司呼吸，肺气以清肃下降为顺。大肠为六腑之一，六腑以通为用，其气以通降为贵。肺与大肠之气化相通，故肺气降则大肠之气亦降，大肠通畅则肺气亦宣通。肺气和利，呼吸调匀，则大肠腑气畅通。反之，大肠之气通降，肺气才能维持其宣降之性。肺与大肠在病理上的相互影响，主要表现在肺失宣降和大肠传导功能失调方面。

### （三）脾与胃的关系

脾与胃在五行属土，位居中焦，以膜相连，经络互相联络而构成脏腑表里配合关系。脾胃为后天之本，在饮食物的受纳、消化、吸收和输布的生理过程中起主要作用。脾与胃之间的关系，具体表现在纳与运、升与降、燥与湿几个方面。

**1. 纳运相得**　胃的受纳和腐熟，是为脾之运化奠定基础；脾主运化，消化水谷，转输精微，是为胃继续纳食提供能源。两者密切合作，才能完成消化饮食、输布精微，发挥供养全身之用。"脾者脏也，胃者腑也，脾胃二气相为表里，胃受谷而脾磨之，二气平调则谷化而能食"（《诸病源候论·脾胃诸病候》）。"胃司受纳，脾主运化，一运一纳，化生精气"（《景岳全书·脾胃》）。

**2. 升降相因**　脾胃居中，为气机上下升降之枢纽。脾的运化功能不仅包括消化水谷，而且还包括吸收和输布水谷精微。脾的这种生理作用，主要是向上输送到心肺，并借助心肺的作用以供养全身，故"脾气主升"。胃主受纳腐熟，以通降为顺。胃将受纳的饮食物初步消化后，向下传送到小肠，并通过大肠使糟粕秽浊排出体外，从而保持肠胃虚实更替的生理状态，故"胃气主降"。"纳食主胃，运化主脾，脾宜升则健，胃宜降则和"（《临证指南医案·脾胃》），脾胃健旺，升降相因，是胃主受纳、脾主运化的正常生理状态。升为升清，降为降浊，"中脘之气旺，则水谷之清气上升于肺而灌输百脉；水谷之浊气下达于大小肠，从便溺而消"（《寓意草·推原陆中尊疟患病机及善后法》）。总之，"脾胃之病……固当详辨，其于升降二字，尤为紧要"（《临证指南医案·脾胃》）。

**3. 燥湿相济**　脾为阴脏，以阳气用事，脾阳健则能运化，故性喜温燥而恶阴湿。胃为阳腑，赖阴液滋润，胃阴足则能受纳腐熟，故性柔润而恶燥。"太阴湿土，得阳始运，阳明阳土，得阴自安。以脾喜刚燥，胃喜柔润也"（《临证指南医案·脾胃》）。燥湿相济，脾胃功能正常，饮食水谷才能消化吸收。胃津充足，才能受纳腐熟水谷，为脾之运化吸收水谷精微提供条件。脾不为湿困，才能健运不息，从而保证胃的受纳和腐熟功能不断进行。由此可见，胃润与脾燥的特性是相互为用，相互协调的。"土具冲和之德而为生物之本。冲和者，不燥不湿，不冷不热，燥土宜润，使归于平也"（《医学读书记·通一子杂论辨》）。

因此，脾胃在病变过程中，往往相互影响，表现为纳运失调、升降反常和燥湿不济。

### （四）肝与胆的关系

肝位于右胁，胆附于肝叶之间。肝与胆在五行均属木，经脉又互相络属，构成脏腑表里配合关系。肝与胆在生理上的关系，主要表现在消化功能和精神情志活动方面。

**1. 消化功能方面**　肝主疏泄，分泌胆汁；胆附于肝，贮藏、排泄胆汁。共同合作使胆汁疏泄到肠道，以帮助脾胃消化食物。肝的疏泄功能正常，胆才能贮藏排泄胆汁，胆之疏泄正常，胆汁排泄无阻，肝才能发挥正常的疏泄作用。

**2. 精神情志活动方面**　肝主疏泄，调节精神情志；胆主决断，与人之勇怯有关。肝胆相互配合，相互为用，人的精神、意识、思维活动才能正常进行。"胆附于肝，相为表里，肝气虽强，非胆不断，肝胆相济，勇敢乃成"（《类经·藏象类》）。

肝与胆在病变过程中主要表现在胆汁疏泄不利和精神情志异常两个方面。

### （五）肾与膀胱的关系

肾为水脏，膀胱为水腑，在五行同属水，两者密切相连，又有经络互相络属，构成脏腑表里相合的关系。

肾司开合，为主水之脏，主津液，开窍于二阴；膀胱贮存尿液，排泄小便，而为水腑。膀胱的气化功能取决于肾气的盛衰，肾气促进膀胱气化津液，司关门开合以控制尿液的排泄。肾气充足，固摄有权，则尿液能够正常生成，并下注于膀胱贮存而不漏泄；而膀胱开合有度，则尿液能够正常地贮存和排泄。肾与膀胱密切合作，共同维持体内水液代谢。

肾与膀胱在病理上的相互影响主要表现在水液代谢和膀胱的贮尿和排尿功能失调方面。如肾阳虚衰，气化无权，影响膀胱气化，则出现小便不利、癃闭、尿频尿多、小便失禁等。

脏腑之间的关系是极其复杂的，本节主要从生理功能方面来阐述脏腑相关理论，即使涉及五脏的生克制化规律，也仅包括相生或相克关系，如肺肾、肝脾、肝肾等二脏之间的关系。按照生克制化规律，任何一脏的阴阳气血的动态平衡，必须受相关两脏的调节，如木克土，必须在土能生金、金能克木的条件下，才能保持木疏土、土得木而达的正常生理状态。在病理上的相互影响也是三者之间的影响，如肝木太过，则可出现木旺乘土、木火刑金；其不及则出现金旺乘木、土壅木郁等病理变化。

## 第六节 人体的生命活动与五脏调节

人体的基本生命活动，主要是指神志活动、呼吸运动、消化吸收、血液循行、水液代谢、生长生殖等。在健康状态下，表现为人体正常的生理机能活动；在病理状态下，则体现为患病机体的异常生命现象。

人体是以五脏为中心的有机统一的系统整体。气血是人体生命活动的物质基础。脏腑功能协调平衡，阴阳匀平，气血和畅，维持着机体及其与环境的统一，保证人体进行正常的生命活动，"内外调和，邪不能害"（《素问·生气通天论》）。

神志活动、呼吸运动、血液循行、水液代谢、生长生殖等人体的基本机能活动，虽各为相关脏腑所主，具有各自的规律性，但又均为五脏功能互相协调配合的结果。这充分体现了中医学整体观念的基本特色。机体通过阴阳、五行、气血、经络、脏腑等调节机制，使各种机能活动成为整体性活动，维持着机体内外环境的相对稳定，实现了机体的完整统一性。五脏为人体生命的中心，故在机体的调节机制中以五脏调节最为重要。

### 一、神志活动与五脏调节

#### （一）神志的内涵

神志，又称神明、精神。志为情志，亦属于神的范畴。中医学根据天人相应，形神统一的观点，认为神的含义有三个方面：其一，泛指自然界的普遍规律，包括人体生命活动规律；其二，指人体生命活动的总称；其三，指人的精神、意识、思维、情志、感觉、动作等生理活动，为人类生命活动的最高级形式，即中医学中狭义的神。人的神志活动主要包括五神（即神、魂、魄、意、志）和五志（即喜、怒、思、忧、恐）两个方面。

### （二）五脏调节神志活动

**1. 五神与五脏**　五神与五脏的关系是心藏神、肺藏魄、肝藏魂、脾藏意、肾藏志，故称五脏为"五神脏"。神、魂、魄、意、志是人的精神、思维、意识活动，属于脑的生理活动的一部分。中医学将其分属于五脏，成为五脏各自生理功能的一部分，但总统于心。

（1）心藏神　心藏神是指心统领和主宰精神、意识、思维等活动。魂、魄、意、志四神及喜、怒、思、忧、恐五志，均属心神所主，故"意志思虑之类皆神也"，"神气为德，如光明爽朗，聪慧灵通之类皆是也"；"是以心正则万神俱正，心邪则万神俱邪"（《类经·藏象类》）。

（2）肺藏魄　魄是不受内在意识支配而产生的一种能动作用表现，属于人体本能的感觉和动作，即无意识活动。如耳的听觉、目的视觉、皮肤的冷热痛痒感觉，以及躯干肢体的动作、新生儿的吸乳和啼哭等，都属于魄的范畴。"魄之为用，能动能作，痛痒由之而觉也"（《类经·藏象类》）。魄与生俱来，"并精而出入者谓之魄"（《灵枢·本神》），为先天所获得，而藏于肺。"肺者，气之本，魄之处也"（《素问·六节藏象论》），"肺藏气，气舍魄"（《灵枢·本神》）。气旺盛则体健魄全，魄全则感觉灵敏，耳聪目明，动作正确协调。反之，肺病则魄弱，甚至导致神志病变，故"肺，喜乐无极则伤魄，魄伤则狂"（《灵枢·本神》）。

（3）肝藏魂　魂，一是指能伴随心神活动而做出较快反应的思维、意识活动，"随神往来者谓之魄"（《灵枢·本神》）；一是指梦幻活动，"魂之为言，如梦寐恍惚，变幻游行之境，皆是也"（《类经·藏象类》）。肝主疏泄及藏血，肝气调畅，藏血充足，魂随神往，魂的功能便可正常发挥，所谓"肝藏血，血舍魂"（《灵枢·本神》）。如果肝失疏泄或肝血不足，魂不能随神活动，就会出现狂乱、多梦、夜寐不安等。

魂和魄均属于人体精神意识的范畴。但魂是后天形成的有意识的精神活动，魄是先天获得的本能的感觉和动作。"魄对魂而言，则魂为阳而魄为阴"（《类经·藏象类》）。

（4）脾藏意　意，忆的意思，又称意念。意就是将从外界获得的知识经过思维取舍，保留下来形成回忆的印象。"心有所忆谓之意"（《灵枢·本神》），"谓一念之生，心有所向而未定者，曰意"（《类经·藏象类》）。脾藏意，指脾与意念有关。因"脾藏营，营含意"（《灵枢·本神》），脾气健运，化源充足，气血充盈，髓海得养，即表现出思路清晰，意念丰富，记忆力强；反之，脾的功能失常，"脾阳不足则思虑短少，脾阴不足则记忆多忘"（《中西汇通医经精义·五脏所藏》）。

（5）肾藏志　志为志向、意志。"意之所存谓之志"（《灵枢·本神》），即意已定而确然不变，并决定将来之行动欲付诸实践者，谓之志。"意已决而卓有所立者，曰志"（《类经·藏象类》）。意与志，均为意会所向，故意与志合称为意志。但志比意更有明确的目标，所谓"志者，专意而不移也"（《中西汇通医经精义·五脏所藏》）。即志有专志不移的意思。"肾藏精，精舍志"（《灵枢·本神》），肾精生髓，上充于脑，髓海满盈，则精神健旺，志的思维、意识活动亦正常。若髓海不足，志无所藏，则精神疲惫，头晕健忘，志向难以坚持。

**2. 五志与五脏**　情志泛指人的情感、情绪，也是人的心理活动，亦属于神的范畴。故《类经·藏象类》曰："分言之，则阳神曰魂，阴神曰魄，以及意志思虑之类皆神也。合言之，则神藏于心，而凡情志之属，唯心所统，是为吾身之全神也。"对于情志的分类，中医学有五志说和七情说之分。五志说认为，人的情志有五，即怒、喜、思、忧、悲。肝"在志为怒"，心"在志为喜"，脾"在志为思"，肺"在志为忧"，肾"在志为恐"，故称五志。七情说认为，人的情志有七，即喜、怒、忧、思、悲、恐、惊，故称之为七情。七情之中，悲与忧情感相似，可以相合；惊亦有恐惧之意，故惊可归于恐，如是"七情说"与"五志说"便统一了，即怒、喜、思、忧（悲）、恐（惊）。

五脏与五志的关系是心在志为喜，肝在志为怒，脾在志为思，肺在志为忧，肾在志为恐。喜、怒、思、忧、恐是人们对外界信息所引起的情志变化，是整个精神活动的重要组成部分。情志活动要通过五脏的生理功能而表现出来，故也将其分别归属于五脏。

（1）心在志为喜　心的生理功能和情志活动的"喜"有关。喜，是对外界信息的反应，一般属于良性反应。适当的喜乐，能使血气调和，营卫通利，心情舒畅，有益于心的生理活动。"喜则气和志达，营卫通利"（《素问·举痛论》）。但过度的喜乐，则可损伤心神，故"喜伤心"（《素问·阴阳应象大论》）。如心藏神功能过亢，可出现喜笑不休，心藏神功能不及，又易使人悲伤。由于心能统领五志，故五志过极皆能伤心。

（2）肝在志为怒　怒是人在情绪激动时的一种情志变化。一般说来，当怒则怒，怒而有节，未必为害。若怒而无节，则对于机体的生理活动是一种不良的刺激，可使气血逆乱，阳气升发。肝为刚脏，主疏泄，其气主动主升，体阴而用阳，故肝的生理、病理与怒有密切关系，尤以病理为最，"忿怒伤肝"（《灵枢·百病始生》）。如大怒可伤肝，使肝的阳气升发太过而致病；反之，肝的阴血不足，阳气偏亢，则稍有刺激便易发怒。

（3）脾在志为思　思，即思考、思虑，是人的精神、意识、思维活动的一种状态。正常的思考问题，对机体的生理活动并无不良的影响，但在思虑过度、所思不遂等情况下，就能影响机体的正常生理活动。脾气健运，化源充足，气血旺盛，则思虑、思考等心理活动正常。若脾虚则易不耐思虑，思虑太过又易伤脾，故"思伤脾"（《素问·阴阳应象大论》），脾的生理功能与情志活动的"思"有关。

（4）肺在志为忧　忧愁是属于非良性刺激的情志活动，尤其是在过度忧伤的情况下，往往会损伤机体正常的生理活动。忧愁对人体的影响，主要是损耗人体之气。因肺主气，忧愁过度易于伤肺，所谓"悲则气消"。而肺气虚弱时，机体对外来非良性刺激的耐受能力下降，人也较易产生忧愁的情志变化。

（5）肾在志为恐　恐，即恐惧、胆怯，是人们对事物惧怕时的一种精神状态，对机体的生理活动能产生不良的刺激。"恐伤肾"（《素问·阴阳应象大论》），"恐则气下"（《素问·举痛论》），过度的恐惧有时可使肾气不固，气泄于下，导致二便失禁。

总之，中医学认为，人的意识、思维虽由心所主宰，但其功能活动受五脏的调节。心藏神，肺藏魄，肝藏魂，脾藏意，肾藏志。心藏神，在志为喜，喜则气和志达，可见"喜"是对外界信息的良性反应，有利于"心主血"，但喜乐过甚则伤神，喜乐者神惮而不藏。肺藏魄，在志为忧，人初生之时，耳目心识，手足运动，为魄之灵，是由外界刺激引起的一种精神活动。年老时肺气虚衰，语言善误，这从病理上阐明了肺与魄的关系。肝藏魂，在志为怒，魂乃神之变，魂之为言，如梦寐恍惚，变幻游行之境。魂的精神活动包括谋虑，故又有肝主谋虑之说。怒是情绪激动时的一种精神变化，是不良刺激，怒伤肝，常致血液上逆，气机升泄。脾藏意，在志为思。意，是意识；思，是思考，正常的思考有赖脾的健运，思考过度或所思不遂则能导致情绪抑郁，饮食不思等，即所谓"思虑伤脾"。肾藏志，在志为恐。恐与惊相似，惊为不知受惊，恐为自知而怯。惊则气乱，恐则气下，惊恐伤肾，则气机紊乱。

由此可见，人体的神、魂、意、魄、志及喜、怒、思、忧、惊等精神、意识活动都依靠五脏的功能调节，但主导于心。

## 二、血液循行与五脏调节

### （一）血液循行的过程

中医学认为，血液是构成人体和维持人体生命活动的基本物质之一，具有营养和滋润作用。血在脉中循行，内至五脏，外达皮肉筋骨，对全身各脏腑组织器官起着营养和滋润作用。"血脉营卫，周流不休，上应星宿，下应经数"（《灵枢·痈疽》）。"营在脉中，卫在脉外，营周不休，五十而复大会，阴阳相贯，如环无端"（《灵枢·营卫生会》）。血液在循行过程中，不但为各组织器官提供丰富的养料，同时又将各组织器官新陈代谢过程中所产生的废物，分别运输到有关器官而排出体外。因此，血液的运行主要起着运输机体内各种物质的作用。

心、血、脉是一个相对独立而且密闭的系统。其中，脉是一个相对密闭的管道系统。血液循行于脉管之中，流布全身，环周不休，故"络与经，皆有血也"（《医学真传》）。

血液的正常循行，必须依靠气的推动、温煦和固摄作用。"盖气，血之冲也。气行则血行，气止则血止，气温则血滑，气寒则血凝，气有一息之不运，则血有一息之不行"（《仁斋直指方》）。气为阳，血为阴，气血冲和，阴平阳秘，机体内外环境相对稳定，血液方能正常地不断循环流动，在人体内担负着运输、调节、防御等机能。但阴与阳，则阳主阴从；气与血，则气主血辅。因此，阴阳平衡，气血和谐，阳、气为主，阴、血为辅，则是血液循行的必要条件。

血液运行的方向，分为离心和向心两个方面。离心方面是指从心脏发出，经过经脉到络脉，反复分支，脉管逐渐变小（孙络），最后流布到全身各部组织内。向心方面是指血液在各部组织内经过利用后，带着废物由孙络到络脉，由络脉逐渐汇合到经脉，最后返回心脏。"食气入胃，浊气归心，淫精于脉，脉气流经，经气归于肺，肺朝百脉，输精于皮毛；毛脉合精，行气于府，府精神明，留于四脏，气归于权衡"（《素问·经脉别论》）。水谷精微，奉心化赤而为血，血流于经脉而归于肺，肺朝百脉而血运于诸经。血液自经而脏，由脏而经，向心与离心而循环不息。所谓"心脏输出紫血之浊气，输入赤血之清血。赤血即受肺吸入清气生气，由心运行脉管，滋养周身之精血也；紫血即受脏腑经脉浊气毒气改变之血，由回血管复运于肺内，待呼出浊气，得吸入之清气，则紫血复变为赤血，仍流布周身之内，以养生命。人身之血脉运行，周而复始也"（《医易一理》）。

### （二）五脏调节血液循行

心主血脉，为血液循行的基本动力。全身的血液依赖心气的推动在脉中正常运行，输送各处。"诸血者皆属于心"（《素问·五脏生成》），"人心动则血行诸经"（《医学入门·脏腑》）。心气充沛，才能维持正常的心力、心率、心律，血液才能在脉内正常运行，周流不息，营养全身。肺主治节，朝百脉，助心行血，全身的血液都要通过经脉而聚会于肺，通过肺的呼吸进行气体交换，然后再输送到全身。"人周身经络，皆根于心，而上通于肺，以回于下，如树之有根有干有枝。百体内外，一气流通，运行血脉，以相出入"（《医原·人身一小天地论》）。肝藏血是指肝有储藏血液和调节血量的生理功能。在正常生理情况下，人体各部分的血量是相对恒定的，但是随着机体活动量的增减，血量亦随之改变。"肝藏血，心行之，人动则血运于诸经，人静则血归于肝脏"。脾统血是指脾有统摄血液在经脉之中流行，防止逸出脉外的功能，"五脏六腑之血全赖脾气统摄"。肾主藏精，精血同源，血液的正常运行有赖于血液本身的充盈，肾对血液循环的作用主要是对有效血液循环的调节。

总之，血液循行是五脏共同调节的结果。其中，心为血液循行的基本动力，肺助心行血，亦为其动力；肝之疏泄藏血，脾之统摄，肾精化而为血，又为人身阴阳之本，则是血液循行的调节因素。

## 三、呼吸运动与五脏调节

### （一）呼吸的过程

人以天地之气生，人体与环境之间的气体交换称之为呼吸。呼吸过程是指人体吸入自然界之清气，呼出体内浊气的气体出入交换、吐故纳新的过程。呼吸是生命活动的重要指征，是人体重要的生命活动之一，也是全身各组织器官正常生理活动的必要保证。

呼吸运动是一个完整的过程，是周身之气升降出入运动的具体表现形式之一，包括"吸清"与"呼浊"两方面的内容。

吸清过程，是肺通过肃降作用，藉鼻腔或口腔将自然界的清气吸入体内，再途经喉咙、气管等呼吸道而进入肺中。天气通于肺，口鼻者为气之门户，喉咙是清浊之气呼吸出入升降的要道。吸入肺中的清气在胸中与脾上输的水谷之精气互相结合形成宗气，宗气一方面温养肺脏自身和喉咙等上呼吸道，以继续维持正常的呼吸运动；另一方面由肺入心，在心肺的共同作用下布散周身，内灌脏腑经脉，外濡肌肤腠理。其中，清气通过经脉下达于肾，由肾封藏摄纳，使气有所归依，同时也不断充养了肾气。

呼浊过程，是指吸入体内的自然之清气被周身组织器官所充分利用，并在新陈代谢的活动中产生浊气，其大部分通过经脉又复上行至心入肺，在肺的宣发作用下，再经历气管、喉、鼻（口腔）等呼吸道而呼出体外。有一部分浊气则通过皮毛汗孔的开合作用，由"气门"而排泄。

### （二）五脏调节呼吸运动

"肺在诸脏之上，而诸脏之气咸由之吐纳也"（《图书编》）。肺主呼吸，吸之则满，呼之则出，一呼一吸，消息自然，司清浊之运化，为人身之橐龠。

肾主纳气，肺所吸入之清气有赖肾的摄纳，防止呼吸浅表。肺为气之主，肾为气之根，肺主出气，肾主纳气，阴阳相交，呼吸乃和。肝主疏泄，调畅气机，肝为刚脏而主疏泄，肺为娇脏而主肃降，肝从左升，肺从右降，升降得宜则气机舒展。脾主运化，水谷精气由脾上升，与肺的呼吸之气相合而生成宗气。宗气走息道而行呼吸，贯心脉以行气血。脾不仅调节气的运行，而且调节气的质量。心主血，血为气之母，气非血不和，气不得血，则散而无统，血是气的载体，并给气以充分营养。吸入肝与肾，呼出心与肺，五脏都参与呼吸气机的调节，故五脏中任何一脏的功能异常，均可引起呼吸系统疾病，故"五脏六腑皆令人咳，非独肺也"（《素问·咳论》）。

### 四、消化吸收与五脏调节

### （一）消化吸收的过程

人以水谷为本，人体在生命活动的过程中需要不断摄取饮食营养，以维持各组织器官正常的生理活动。水谷精微是人类赖以生存的要素之一，也是化生气血阴阳的物质基础。

消化吸收是饮食物代谢过程中的两个主要环节。消化，是指饮食物通过消化器官的运动和消化液的作用，被分别成清者和浊者的过程，即人将摄入的饮食物转变为可以吸收利用的水谷精微的过程。清者，指水谷精微；浊者，指食物残渣。吸收，是指饮食物在充分消化的基础上所转变的精微物质被吸收，进而转输至心肺的过程。消化和吸收是一个完整的过程，消化液的分泌和消化器官的运动是紧密联系的，消化过程和吸收过程也是相辅相成，密切协调的。"人之于饮食也，唇以摄收之，齿以咀嚼之，舌以转掉之，使之往复周回，然后咽入。会厌居食管气管之间，气出则张，食入则掩盖气门，使食桥渡而过，由此入嗉，传送至胃之上口贲门，入胃，脾以磨之，肝以疏之，而后蒸化腐熟，由胃之津门泄出水分，其汁由幽门传入小肠，经所谓小肠为受盛之官是也。至小肠之阑门……是时谷已成糟粕，传入大肠，经所谓大肠为传导之官是也。至直肠则结为粪，由肛门而出"（《中国医药汇海·论消化之原理》）。

### （二）五脏调节消化吸收

饮食物的消化吸收过程，关系到五脏六腑的生理活动，其中与脾（小肠）、胃的关系尤为密切，故脾胃同为后天之本，气血生化之源。

脾主运化，食物经过胃的腐熟后，下送小肠以"分清泌浊"。浊的部分再传至大肠转变为废物排出体外，清的部分由脾吸收而运送全身，发挥营养作用。脾主运化实际上包括了现代消化生理学的全部内容，以及营养生理学的部分内容。肝主疏泄，调节食物的消化和吸收，土得木而达，食气入胃，全赖肝木之气疏泄而水谷乃化。肝的疏泄有助于脾胃的运化还表现在胆汁的分泌与排泄。肺居上焦，职司宣发，"谷入于胃，以传与肺，五脏六腑皆以受气"，饮食精微由肺的宣发而布达全身。肾主命门，脾阳根于肾阳，水谷运化须借助于肾阳的温煦蒸腾，所谓后天水谷之气得先天精血之气则生生不息，故肾阳被誉为釜底之薪。心主血属火，心有所主，则脾气健旺，"脾之所以能运行水谷者气也，气寒则凝滞不行，得心火以温之乃健运而不息，是为火生土"（《医碥·五脏生克说》）。

## 五、水液代谢与五脏调节

### （一）水液代谢的过程

水液代谢，是指水液的生成、输布及水液被人体利用后的剩余部分和代谢废物的排泄的过程，是一个极其复杂的生理过程。水液来源于饮食，通过胃、脾及大、小肠等消化吸收而生成。水液的代谢过程，则是以脾、肺、肾三脏为中心完成的。"脾土主运行，肺金主气化，肾水主五液。凡五气所化之液，悉属于肾；五液所化之气，悉属于肺；转输之脏，以制水生金者，悉属于脾"（《医宗必读·水肿胀满论》）。

水液生成以后，首先由脾通过升清作用，将其向上转输到心肺，同时一部分未被吸收的水液，则与食物残渣一起下传于大肠，从粪便排出体外。

肺接受了脾上输的大量水液，通过宣发肃降作用，将其敷布至周身。其中一部分水液经肺的宣发作用，随卫气而运行于体表，外达四肢官窍，以濡养肌肉，润泽皮肤，代谢后的废料和剩余水分，又通过阳气的蒸腾，化生成汗液从汗孔排出。另一部分水液经肺的肃降作用，以心脏为动力，随营气循经脉而运行于体内，以濡养五脏六腑，灌注于骨节和脑髓之中，在被机体组织器官利用之后，又集聚于肾。另外，在肺的呼气运动中，也排出了少量的水气。

肾为主水之脏，集聚于肾的水液在肾的气化作用之下，被泌别成清者和浊者两部分。其清者，通过肾中阳气的蒸腾气化作用，又复上归于肺，由心肺再布散周身，以维持体内的正常水液量；其浊者，则通过肾中阳气的温化推动作用，不断化生成尿液，并且向下输送至膀胱。当膀胱内尿液积到一定量时，就产生尿意，从而及时自主地经尿道排出体外。

### （二）五脏调节水液代谢

水液的正常代谢，与五脏系统功能正常及阴阳平衡密切相关，阴阳并需，尤以阳气为要，阳旺则气化，气化则水自化。

肾司开合，为主水之脏；脾主运化水液，为水液代谢之枢纽；肺主行水，为水之上源；肝主疏泄，调畅气机，气行则水行；心主血脉，行血而利水运。饮水入胃，中焦之水经脾气的运化，肝气的疏泄，散精于上焦；心肺同居上焦，上焦之水为清水，清中之清者经肺气宣发、心脉通利而散布到肌腠、皮毛、四肢、百骸，其代谢废物即变为汗液等排出体外；清中之浊者得肺气肃降而输达下焦。归肾之水为浊，浊中之清者复经肾气的蒸腾上升至心肺而重新参与代谢，浊中之浊者经肾气开合送至膀胱，而排出体外。

总之，人体水液代谢的全过程，需要五脏六腑生理功能的协同配合，又以肺、脾、肾三脏的功能活动为主。"盖水为至阴，故其本在肾；水化于气，故其标在肺；水唯畏土，故其制在脾"（《景岳全书·肿胀》）。其中肾的气化作用又贯穿于水液代谢的始终，并且对脾、肺等脏腑在水液代谢方面的功能起着促进作用。如果脾、肺、肾三脏中任何一脏的功能失常，皆可引起水液的输布排泄障碍，使水湿停留于体内，而产生痰饮、水肿等病理变化。

## 六、生长生殖与五脏调节

### （一）生长生殖的过程

人的生命历程从胎孕、发育、成长、衰老乃至死亡，经历着一个生、长、壮、老、已的过程。生、长、壮、老、已是人类生命的自然规律。人的生命活动是以脏腑阴阳气血为基础的。脏腑阴阳气血平衡，人体才能正常生长发育。"生之本，本于阴阳"（《素问·生气通天论》），阴阳是生命之本。阳化气，阴成形，生命过程就是不断地化气与成形的过程。气血是构成人体和维持人体生命活动的基本物质，为人体盛衰之本。精者气之精，"人始生，先成精"，"精者，身之本"。人体的产生先从精始，由精而生成身形脏腑。人出生之后赖五脏六腑之精的充盈，以维持正常的生命活动。总之，气血、精、津液是促进人体生长发育的基本物质。精能化气，气化为精。肾藏精，"受五脏六腑之精而藏之"。男子二八，女子二七，肾精充盛而天癸至，天癸至则精气溢泄，月事应时而下，具备生殖能力，男女交媾，胎孕乃成。随着脏腑阴阳气血的盛衰和精气天癸的至竭，人体呈现生、长、壮、老、已的生命过程。

### （二）五脏调节生长生殖

**1. 生长发育与五脏** 人的生长发育与体内的气血阴阳及脏腑的功能活动均有关。如心血充盈，可运行濡养周身；肺气充足，可维持体内清浊之气的吐故纳新；肝气调畅，可促进各组织器官功能的正常发挥。因此，人的生长发育要依赖五脏六腑的精气充养和支持，是五脏六腑共同发挥作用的生命过程。由于"肾为先天之本"，"脾为后天之本"，故脾肾两脏在促进人的生长发育并维持人的生命活动中起着极其重要的作用。

肾中精气的盛衰决定着人体的生长发育过程，为人体生长发育的根本。肾中精气禀受于父母，是激发生命活动的原动力。人体生、长、壮、老、已的生命过程，反映了肾中精气的盛衰变化。肾之精气充足，生长发育正常，则表现为幼年时期生机旺盛，齿更发长；青壮年时期体魄壮实，筋骨强健。如肾之精气不足，生长发育迟缓，则幼年时期可见立迟、行迟、发迟、齿迟、语迟之"五迟"；成年时期则可出现发落齿摇，未老先衰等现象。

后天化生的精、气血、津液是维持生命机能，促进生长发育的重要物质基础，故人出生以后，还要得到脾运化的水谷精微的充养，才能保证继续生长发育的需要。脾吸收、转输的营养物质能够化生成精、气、血、津液，一方面源源不断地濡养周身各组织器官，以维持正常的生理活动；另一方面又不断补充、培育先天之精气，使机体生机不息，保证了人体在利用生命物质的过程中正常地生长发育。脾胃乃后天之根本，脾胃一伤，饮食不进，生机自绝。可见，人体的形成根于肾，生命的延续关乎脾。如脾气虚弱，运化失常，便可引起营养不良、体乏消瘦等，直接影响正常的生长发育，这也称之为"后天失调"。

**2. 生殖与五脏**　生殖是生物绵延和繁殖种系的重要生命活动，是保证种族延续的各种生理过程的总称。在高等动物中，生殖涉及两性生殖细胞的结合和产生新个体的全部生理过程。在人类，还涉及政治、经济、哲学等一系列社会问题。人类生殖是通过两性生殖器官的活动而实现的。生殖机能主要是指机体发育成熟而具备的繁衍后代的能力。人的生殖机能是一个复杂的生理活动过程，与五脏六腑有着密切关系，特别是肾、肝、脾，而尤以肾为最。

人的性器官的发育，性机能的成熟及具备生殖能力，均与肾密切相关。肾为封藏之本，肾中的先天之精气与生俱来，是禀受于父母的生殖之精气，是构成新的生命体的原始物质，为人类生育繁衍所不可缺少的物质基础。先天之精促使胚胎的形成，并维系着胚胎的正常发育。如果父母肾中精气充盛，生殖机能正常，两精相合，所形成的人体先天之精气才能充足，化生的形体才能壮实。若父母精气衰弱，影响生殖能力，便会引起下一代形体虚衰，或出现先天性畸形、痴呆、缺陷，或导致其生殖能力低下。

人的生殖能力并非伴随生命历程而始终存在，仅仅在生命历程的一定阶段，具有天癸的时期，方具备生殖能力。天癸是生殖的基础，天癸的产生取决于肾，是肾中精气及阴阳逐渐充盛到一定程度而化生的一种新的物质。天癸关系到性机能的产生和成熟，并且控制、调节着人的生殖能力。"小儿于初生之时，形体虽成，而精气未裕，所以女必十四，男必十六，而后天癸至。天癸既至，精之将盛也；天癸未至，精之未盛也"（《景岳全书·小儿补肾论》）。由此可见，肾中精气的盛衰，天癸的产生与否，是决定并影响生殖能力的关键。

肝具有藏血和主疏泄的功能。一方面，肝气调畅，藏血充足，女子的月经来潮和孕育胎儿的生理活动便能正常维持；若肝失疏泄，藏血不足，就会导致月经不调、不孕、不育等。另一方面，肝的疏泄作用还影响男子的排精功能，如肝火偏旺，可出现遗精；肝气郁结，可出现精液排泄减少等。

脾主运化，先天之精气要依赖后天之精气充养，脾吸收、转输的水谷精微下达于肾，归藏于肾，使肾精保持充盈，方有利于生殖之精的生成。同时，水谷精微化生的血液又能贮藏于肝，使冲任血脉充足而不绝，有助于女子发挥正常的生殖能力。

# 第三章

# 经　络

经络学说是研究人体经络系统的组成、循行分布、生理功能、病理变化，以及与脏腑、气血等相互关系的中医学理论，是中医学理论体系的重要组成部分，也是针灸学及推拿学的理论核心。

经络学说是在阴阳五行学说指导下形成的，与藏象、气血津液等学说互为补充，独到而深刻地阐明了人体生理活动和病理变化规律，对临床诊断疾病、拟定治则、处方遣药，特别是对针灸、推拿及气功等，具有重要的指导作用，故有"学医不知经络，开口动手便错"之说。

## 第一节　经络的概念和经络系统

### 一、经络的概念

经络，是经和络的总称。经，又称经脉，有路径之意。经脉贯通上下，沟通内外，是经络系统中纵行的主干，"经者，径也"，经脉大多循行于人体的深部，且有一定的循行部位。络，又称络脉，有网络之意。络脉是经脉别出的分支，较经脉细小，"支而横出者为络"。络脉纵横交错，网络全身，无处不至。

经络相贯，遍布全身，形成一个纵横交错的联络网，通过有规律的循行和复杂的联络交会，组成了经络系统，把人体五脏六腑、肢体官窍及皮肉、筋骨等组织紧密地连接成统一的有机整体，从而保证了人体生命活动的正常进行。因此，经络是运行气血，联络脏腑肢节，沟通内外上下，调节人体功能的一种特殊的通路系统。

### 二、经络系统

经络系统是由经脉、络脉及其连属部分构成的。经脉和络脉是它的主体。

### （一）经脉系统

**1. 十二经脉**　正经有十二，即手三阴经、足三阴经、手三阳经、足三阳经，共四组，每组三条经脉，合称十二经脉。

十二经别是十二经脉别出的正经，它们分别起于四肢，循行于体内，联系脏腑，上出颈项浅部。阳经的经别从本经别出而循行体内，上达头面后，仍回到本经；阴经的经别从本经别出而循行体内，上达头面后，与相为表里的阳经相合。为此，十二经别不仅可以加强十二经脉中相为表里的两经之间的联系，而且因其联系某些正经未循行到的器官与形体部位，从而补充了正经之不足。

十二经筋是十二经脉之气"结、聚、散、络"于筋肉、关节的体系，是十二经脉的附属部分，是十二经脉循行部位上分布于筋肉系统的总称，它有联缀百骸，维络周身，主司关节运动的作用。

十二皮部是十二经脉在体表一定部位上的反应区。全身的皮肤是十二经脉的功能活动反映于体表的部位，故把全身皮肤分为十二个部分，分属于十二经，称为"十二皮部"。

**2. 奇经** 奇经有八，即督脉、任脉、带脉、冲脉、阴跷脉、阳跷脉、阴维脉、阳维脉，合称奇经八脉。奇经八脉有统率、联络和调节全身气血盛衰的作用。

## （二）络脉系统

络脉有别络、孙络、浮络之分。

别络有本经别走邻经之意，共有十五支，包括十二经脉在四肢各分出的络，躯干部的任脉络、督脉络及脾之大络。十五别络的功能是加强表里阴阳两经的联系与调节作用。

孙络是络脉中最细小的分支。

浮络是浮行于浅表部位而常浮现的络脉。

# 第二节 十二经脉

## 一、十二经脉的名称

### （一）命名原则

**1. 内为阴，外为阳** 阴阳理论贯穿于整个中医学理论，经络系统亦以阴、阳来命名。其分布于肢体内侧面的经脉为阴经，分布于肢体外侧面的经脉为阳经。一阴一阳衍化为三阴三阳，相互之间具有相对应的表里相合关系，即肢体内侧面的前、中、后，分别称为太阴、厥阴、少阴；肢体外侧面的前、中、后分别称为阳明、少阳、太阳。

**2. 脏为阴，腑为阳** 内脏"藏精气而不泻"者为脏，为阴，"传化物而不藏"者称腑，为阳。每一阴经分别隶属于一脏，每一阳经分别隶属于一腑，各经都以脏腑命名。

**3. 上为手，下为足** 分布于上肢的经脉，在经脉名称之前冠以"手"字；分布于下肢的经脉，在经脉名称之前冠以"足"字。

## （二）具体名称

十二经脉根据各经所联系的脏腑的阴阳属性及在肢体循行部位的不同，具体分为手三阴经、手三阳经、足三阴经、足三阳经四组。

十二经脉的名称是手太阴肺经、手厥阴心包经、手少阴心经、手阳明大肠经、手少阳三焦经、手太阳小肠经、足太阴脾经、足厥阴肝经、足少阴肾经、足阳明胃经、足少阳胆经、足太阳膀胱经。循行分布于上肢的称为手经，循行分布于下肢的称为足经。分布于四肢内侧的（上肢是指屈侧）称为阴经，属脏；分布于四肢外侧（上肢是指伸侧）的称为阳经，属腑（表3–1）。

**表3–1　十二经脉在四肢部的分布规律**

|  | 阴经<br>（属脏） | 阳经<br>（属腑） | 循行部位<br>（阴经行于内侧，阳经行于外侧） | |
| --- | --- | --- | --- | --- |
| 手 | 太阴肺经 | 阳明大肠经 | 上肢 | 前线 |
|  | 厥阴心包经 | 少阳三焦经 |  | 中线 |
|  | 少阴心经 | 太阳小肠经 |  | 后线 |
| 足 | 太阴脾经 | 阳明胃经 | 下肢 | 前线 |
|  | 厥阴肝经 | 少阳胆经 |  | 中线 |
|  | 少阴肾经 | 太阳膀胱经 |  | 后线 |

## 二、十二经脉的走向和交接规律

### （一）十二经脉的走向规律

手三阴经起于胸中，走向手指端，与手三阳经交会；手三阳经起于手指端，走向头面部，与足三阳交会；足三阳经起于头面部，走向足趾端，与足三阴经交会；足三阴经起于足趾端，走向胸腹部，在胸中与手三阴经交会。"手之三阴，从胸走手；手之三阳，从手走头；足之三阳，从头走足；足之三阴，从足走腹"。这是对十二经脉走向规律的高度概括。

### （二）十二经脉的交接规律

阴经与阳经交接：即阴经与阳经在四肢部衔接。例如，手太阴肺经在食指端与手阳明大肠经相交接；手少阴心经在小指与手太阳小肠经相交接；手厥阴心包经由掌中至无名指端与手少阳三焦经相交接；足阳明胃经从跗（即足背部）上至大趾与足太阴脾经相交接；足太阳膀胱经从足小趾斜走足心与足少阴肾经相交接；足少阳胆经从跗上分出，至大趾与足厥阴肝经相交接。

阳经与阳经交接：即同名的手足三阳经在头面相交接。例如，手足阳明经都通于鼻，手足太阳经皆通于目内眦，手足少阳经皆通于目外眦。

阴经与阴经交接：即阴经在胸腹相交接。例如，足太阴经与手少阴经交接于心中，足少阴经与手厥阴经交接于胸中，足厥阴经与手太阴经交接于肺中等。

走向与交接规律之间亦有密切联系，两者结合起来，则是手三阴经，从胸走手，交手三阳经；手三阳经，从手走头，交足三阳经；足三阳经，从头走足，交足三阴经；足三阴经，从足走腹（胸），交手三阴经，构成一个"阴阳相贯，如环无端"的循行径路，这就是十二经脉的走向和交接规律。

总之，十二经脉的循行，凡属六脏（五脏加心包）的经脉称为"阴经"，多循行于四肢内侧及胸腹。上肢内侧者为手三阴经，由胸走手；下肢内侧者为足三阴经，由足走腹（胸）。凡属六腑的经脉称为"阳经"，多循行于四肢外侧及头面、躯干。上肢外侧者为手三阳经，由手走头；下肢外侧者为足三阳经，由头走足。阳经行于外侧，阴经行于内侧。

## 三、十二经脉的分布和表里关系

### （一）十二经脉的分布规律

十二经脉在体表的分布是有一定规律的。具体从以下三方面叙述。

头面部：手三阳经止于头面，足三阳经起于头面，手三阳经与足三阳经在头面部交接，故曰"头为诸阳之会。"

十二经脉在头面部分布的特点是，手足阳明经分布于面额部；手太阳经分布于面颊部；手足少阳经分布于耳颞部；足太阳经分布于头顶、枕项部。另外，足厥阴经也循行至顶部。

十二经脉在头面部的分布规律是，阳明在前，少阳在侧，太阳在后。

十二经脉在躯干部分布的一般规律是，足三阴与足阳明经分布在胸、腹部（前），手三阳与足太阳经分布在肩胛、背、腰部（后），手三阴、足少阳与足厥阴经分布在腋、胁、侧腹部（侧）（表3-2）。

表3-2 十二经脉在躯干部的分布规律

| 部位 | | 第一侧线 | 第二侧线 | 第三侧线 |
|---|---|---|---|---|
| 前 | 胸部 | 足少阴肾经（距胸正中线二寸） | 足阳明胃经（距胸正中线四寸） | 足太阴脾经（距胸正中线六寸） |
| | 腹部 | 足少阴肾经（距腹正中线半寸） | 足阳明胃经（距腹正中线二寸） | 足太阴脾经（距腹正中线四寸） |
| | | | | 足厥阴肝经从少腹斜向上到胁 |
| 后 | 肩胛部 | 手三阳经 | | |
| | 背、腰部 | 足太阳膀胱经（距背正中线一寸半） | 足太阳膀胱经（距背正中线三寸） | |
| 侧 | 腋部 | 手三阴经 | | |
| | 胁、侧腹部 | 足少阳胆经、足厥阴肝经 | | |

十二经脉在四肢分布的一般规律是，阴经分布在四肢的内侧面，阳经分布在外侧面（表3-3）。

表 3－3　十二经脉在四肢的分布规律

| | | 内侧 | 外侧 |
|---|---|---|---|
| 手 | 前 | 太阴经（肺） | 阳明经（大肠） |
| | 中 | 厥阴经（心包） | 少阳经（三焦） |
| | 后 | 少阴经（心） | 太阳经（小肠） |
| 足 | 前 | 太阴经（脾） | 阳明经（胃） |
| | 中 | 厥阴经（肝） | 少阳经（胆） |
| | 后 | 少阴经（肾） | 太阳经（膀胱） |

在小腿下半部和足背部，肝经在前，脾经在中线。至内踝八寸处交叉之后，脾经在前，肝经在中线。

## （二）十二经脉的表里关系

手足三阴、三阳十二经脉，通过经别和别络相互沟通，组成六对"表里相合"关系，即"足太阳与少阴为表里，少阳与厥阴为表里，阳明与太阴为表里，是足之阴阳也。手太阳与少阴为表里，少阳与心主（手厥阴心包经）为表里，阳明与太阴为表里，是手之阴阳也。"

相为表里的两经，分别循行于四肢内外侧的相对位置，并在四肢末端交接，又分别络属于相为表里的脏腑，从而构成了脏腑阴阳表里相合关系。十二经脉的表里关系，不仅由于相互表里的两经的衔接而加强了联系，而且由于相互络属于同一脏腑，因而使互为表里的一脏一腑在生理功能上互相配合，在病理上可相互影响。在治疗上，相互表里的两经的腧穴经常交叉。

## 四、十二经脉的流注次序

流注，是人身气血流动不息，向各处灌注的意思。经络是人体气血运行的通道，而十二经脉则为气血运行的主要通道。气血在十二经脉内流动不息，循环灌注，分布于全身内外上下，构成了十二经脉的气血流注，又名十二经脉的流注。

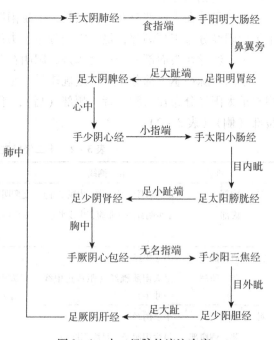

图 3－1　十二经脉的流注次序

其流注次序为：从手太阴肺经开始，依次流至足厥阴肝经，再流至手太阴肺经。这样就构成了一个"阴阳相贯，如环无端"的十二经脉整体循行系统（图 3－1）。

### 五、十二经脉的循行

#### (一) 手太阴肺经 (图 3 - 2)

**1. 循行部位**　手太阴肺经起于中脘部，下行至脐 (水分穴) 附近络于大肠，复返向上沿着胃的上口，穿过横膈膜，直属于肺，上至气管、喉咙，沿锁骨横行至腋下 (中府、云门二穴)，沿着上肢内侧前缘下行，至肘中，沿前臂内侧桡骨边缘进入寸口，经大鱼际部，至拇指桡侧尖端 (少商穴)。

**2. 分支**　从腕后 (列缺穴) 分出，前行至食指桡侧尖端 (商阳穴)，与手阳明大肠经相接。

**3. 联系脏腑**　属肺，络大肠，通过横膈，并与胃和肾等有联系。

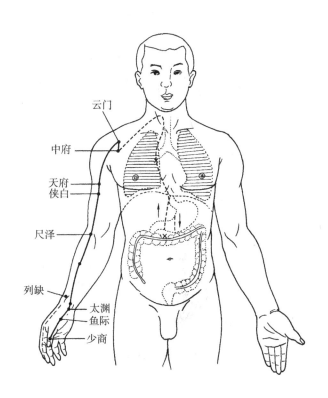

图 3 - 2　手太阴肺经

#### (二) 手阳明大肠经 (图 3 - 3)

**1. 循行部位**　手阳明大肠经起于食指桡侧尖端 (商阳穴)，沿食指桡侧上行，经过合谷 (第一、二掌骨之间) 进入两筋 (拇长伸肌腱和拇短伸肌腱) 之间，沿上肢外侧前缘，上行至肩前，经肩髃穴 (肩端部)，过肩后，至项后督脉的大椎穴 (第七颈椎棘突下)，前行内入足阳明经的缺盆穴（锁骨上窝），络于肺，下行通过横膈，属于大肠。

**2. 分支** 从缺盆上行，经颈旁（天鼎、扶突）至面颊，入下齿龈中，复返出来夹口角，通过足阳明胃经地仓穴，绕至上唇鼻中央督脉的水沟穴（人中），左脉右行，右脉左行，分别至鼻孔两旁（迎香穴），与足阳明胃经相接。

**3. 联系脏腑** 属大肠，络肺，并与胃经有直接联系。

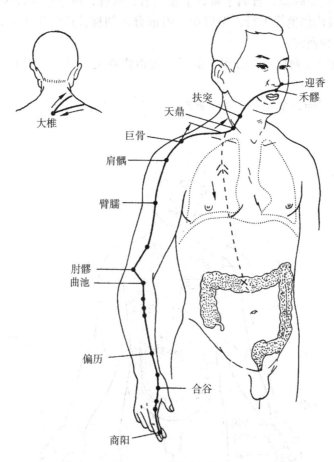

图 3-3　手阳明大肠经

## （三）足阳明胃经（图 3-4）

**1. 循行部位** 足阳明胃经起于鼻翼两侧（迎香穴），上行至鼻根部，旁行入目内眦会足太阳膀胱经（睛明穴），向下沿鼻的外侧（承泣、四白），进入上齿龈内，复出绕过口角左右相交于颏唇沟（承浆穴），再向后沿着下颌出大迎穴，沿下颌角（颊车穴）上行耳前，经颧弓上行，沿着前发际，到达前额（会神庭穴）。

**2. 分支**

面部分支：从大迎穴前方下行到人迎穴，沿喉咙旁进入缺盆，向下通过横膈，属于胃

（会任脉的上脘、中脘），络于脾。

缺盆部直行脉：从缺盆下行，沿乳中线下行，夹脐两旁（沿中线旁开二寸），至鼠蹊部的气冲（又名气街）穴。

胃下口分支：从胃下口幽门处附近分出，沿腹腔深层，下行至气街穴，与来自缺盆的直行脉会合于气冲（气街穴）。再由此斜向下行到大腿前侧（髀关穴）；沿下肢外侧前缘，经过膝盖，沿胫骨外侧前缘下行至足背，进入第二足趾外侧（厉兑穴）。

胫部分支：从膝下三寸足三里穴分出，下行至第三足趾外侧端。

足背分支：从足背（冲阳穴）分出，进入足大趾内侧（隐白穴），与足太阴脾经相接。

**3. 联系脏腑** 属胃，络脾，并与心和小肠有直接联系。

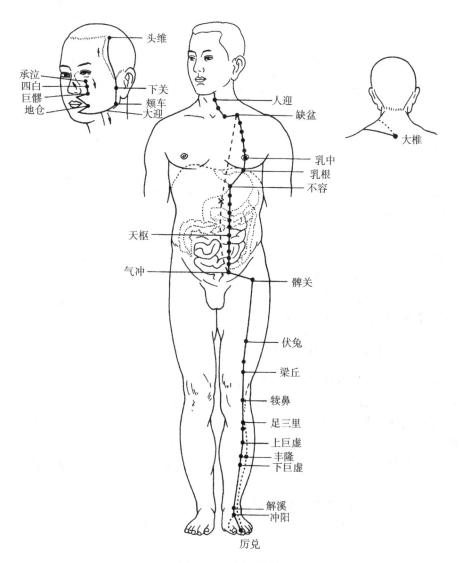

图 3-4 足阳明胃经

### （四）足太阴脾经（图 3 - 5）

**1. 循行部位**　足太阴脾经起于足大趾内侧端（隐白穴），沿足内侧赤白肉际上行，经内踝前面（商丘穴），上小腿内侧，沿胫骨后缘上行，至内踝上八寸处（漏谷穴）走出足厥阴肝经前面，经膝股内侧前缘至冲门穴，进入腹部，属脾络胃，向上通过横膈，夹食管旁（络大包，会中府），连于舌根，散于舌下。

**2. 分支**　从胃部分出，向上通过横膈，于任脉的膻中穴处注入心中，与手少阴心经相接。

**3. 联系脏腑**　属脾，络胃，与心、肺等有直接联系。

### （五）手少阴心经（图 3 - 6）

**1. 循行部位**　手少阴心经起于心中，出来属于"心系"（心系，指心脏与其他脏器相联系的脉络），向下通过横膈至任脉的下脘穴附近，络小肠。

**2. 分支**

心系向上的分支：从心系上行，夹咽喉，经颈、颜面深部联系于"目系"（又名眼系、目本，是眼球内连于脑的脉络）。

心系直行的分支：复从心系，上行于肺部，再向下出于腋窝下（极泉穴），沿上臂内侧后缘，行于手太阴、手厥阴经之后，下向肘内（少海穴），沿前臂内侧后缘至腕部尺侧（神门穴），进入掌内后缘（少府穴），沿小指的桡侧出于末端（少冲穴），交于手太阳小肠经。

**3. 联系脏腑**　属心，络小肠，与肺、脾、肝、肾有联系。

### （六）手太阳小肠经（图 3 - 7）

**1. 循行部位**　手太阳小肠经起于小指尺侧端（少泽穴），沿手掌尺侧，直上过腕部外侧（阳谷穴），沿前臂外侧后缘上行，经尺骨鹰嘴与肱骨内上髁之间（小海穴），沿上臂外侧后缘，出于肩关节后面（肩贞穴），绕行于肩胛冈上窝（肩中俞）以后，交会于督脉之大椎穴，从大椎向前经足阳明经的缺盆，进入胸部深层，下行至任脉的膻中穴处，络于心，再沿食道通过横膈，到达胃部，直属小肠。

**2. 分支**

缺盆分支：从缺盆沿着颈部向上至面颊部（颧髎穴），上至外眼角，折入耳中（听宫穴）。

颊部分支：从颊部，斜向目眶下缘，直达鼻根进入内眼角（睛明穴），与足太阳膀胱经相接。

**3. 联系脏腑**　属小肠，络心，与胃有联系。

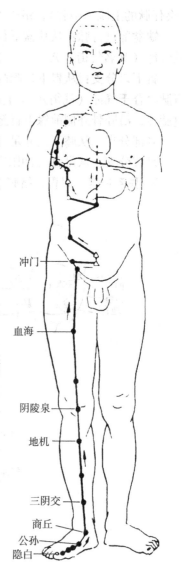

冲门

血海

阴陵泉

地机

三阴交

商丘

公孙

隐白

图 3 - 5　足太阴脾经

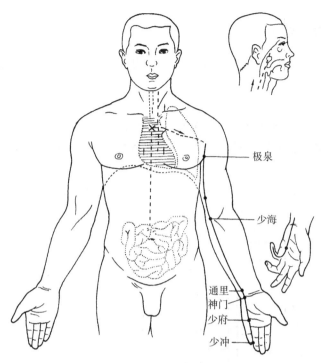

图 3-6 手少阴心经

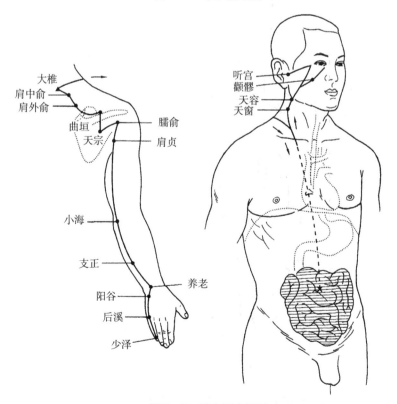

图 3-7 手太阳小肠经

### （七）足太阳膀胱经（图3-8）

**1. 循行部位**　足太阳膀胱经起于内眼角（睛明穴），上过额部，直至颠顶交会于督脉的百会穴。

**2. 分支**

颠顶部的分支：从颠顶（百会穴）分出至耳上角。

颠顶向后直行分支：从巅顶下行（至脑户穴）入颅内络脑，复返出来下行项后（天柱穴）。

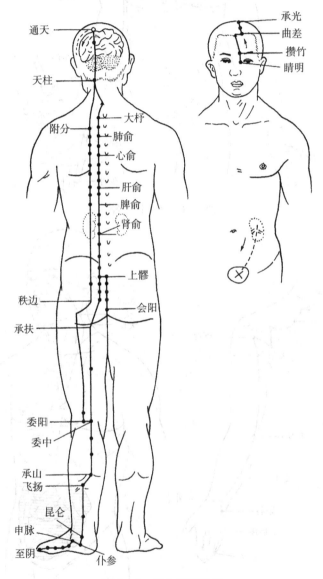

图3-8　足太阳膀胱经

下分为两支：其一，沿肩胛内侧（大杼穴始），夹脊旁，沿背中线旁一寸五分，下行至腰部，进入脊旁筋肉，络于肾，下属膀胱，再从腰中分出下行，夹脊旁，通于臀部，经大腿后面，进入腘窝中。其二，从肩胛内侧分别下行，通过肩胛，沿背中线旁三寸下行，过臀部，经过髋关节部（环跳穴），沿大腿外侧后边下行，会合于腘窝中，向下通过腓肠肌，经外踝后面（昆仑穴），在足跟部折向前，经足背外侧至足小趾外侧端（至阴穴），与足少阴肾经相接。

**3. 联系脏腑**　属膀胱，络肾，与心、脑有联系。

## （八）足少阴肾经（图 3 - 9）

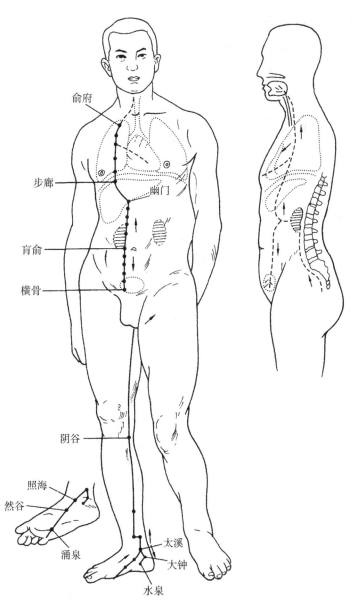

图 3 - 9　足少阴肾经

**1. 循行部位**　足少阴肾经起于足小趾端，斜向于足心（涌泉穴），出于舟骨粗隆下（然骨穴），经内踝后进入足跟，再向上沿小腿内侧后缘上行，出腘窝内侧，直至大腿内侧后缘，入脊内，穿过脊柱，属肾，络膀胱。

**2. 分支**

腰部的直行分支：从肾上行，通过肝脏，上经横膈，进入肺中，沿喉咙，上至舌根两侧。

肺部的分支：从肺中分出，络于心，流注于胸中（膻中穴），与手厥阴心包经相接。

**3. 联系脏腑**　属肾，络膀胱，与肝、肺、心有直接联系。

## （九）手厥阴心包经（图3-10）

**1. 循行部位**　手厥阴心包经起于胸中，出属于心包络，通过横膈，依次循序下行，通过胸部、上腹、下腹，联络三焦。

**2. 分支**

胸部分支　从胸中出于胁部，经腋下三寸处（天池穴），上行至腋窝，沿上肢内侧，于手太阴、手少阴之间，直至肘中，下向前臂，走两筋（桡侧腕屈肌腱与掌长肌腱）之间，过腕部，入掌心（劳宫穴），到达中指桡侧末端（中冲穴）。

掌中分支：从掌中（劳宫穴）分出，沿着无名指尺侧至指端（关冲穴），与手少阳三焦经相接。

**3. 联系脏腑**　属心包，络三焦。

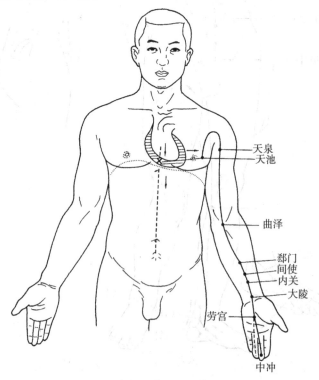

天泉
天池

曲泽

郄门
间使
内关
大陵

劳宫

中冲

图3-10　手厥阴心包经

（十）手少阳三焦经（图 3 - 11）

**1. 循行部位** 手少阳三焦经起于无名指尺侧端（关冲穴），沿无名指尺侧缘，上过手背，出于前臂伸侧两骨（尺骨、桡骨）之间，直上穿过肘部，沿上臂外侧，上行至肩部，交出足少阳经的后面，进入缺盆，于任脉的膻中穴处散络于心包，向下通过横膈广泛遍属三焦。

**2. 分支**

胸中分支：从膻中穴分出，向上走出缺盆，至项后与督脉的大椎穴交会，上走至项部，沿耳后（翳风穴）上行至耳上方，再屈曲向下走向面颊部，至眼眶下（颧髎穴）。

耳部分支：从耳后（翳风穴）分出，进入耳中，出走耳前（过听宫、耳门等穴），经过上关穴前，在面颊部与胸中分支相交。上行至眼外角，与足少阳胆经相接。

**3. 联系脏腑** 属三焦，络心包。

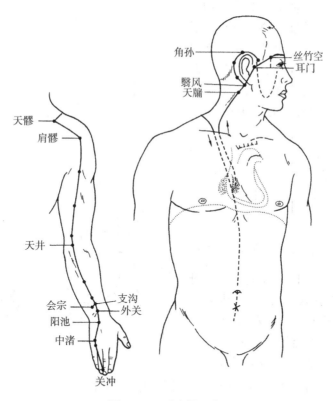

图 3 - 11 手少阳三焦经

（十一）足少阳胆经（图 3 - 12）

**1. 循行部位** 足少阳胆经起于眼外角（瞳子髎穴），向上到达额角部，下行至耳后（完骨穴），外折向上行，经额部至眉上（阳白穴），复返向耳后（风池穴），再沿颈部侧面行于少阳三焦经之前，至肩上退后，交出于少阳三焦经之后，行入缺盆部。

**2. 分支**

耳部分支：从耳后（完骨穴）分出，经手少阳的翳风穴进入耳中，过手太阳经的听宫穴，出走耳前，至眼外角的后方。

眼外角分支：从眼外角分出，下行至下颌部足阳明经的大迎穴附近，与手少阳经分布于面颊部的支脉相合，其经脉向下覆盖于颊车穴部，下行颈部，与前脉会合于缺盆后，下入胸中，穿过横膈，络肝，属胆，沿胁里浅出气街（腹股沟动脉处），绕阴部毛际，横向进入髋关节部（环跳穴）。

缺盆部直行分支：从缺盆分出，向下至腋窝，沿胸侧部，经过季胁，下行至髋关节部（环跳穴）与前脉会合，再向下沿大腿外侧，出膝关节外侧，行于腓骨前面，直下至腓骨下段，浅出外踝之前，沿足背外侧进入第四足趾外侧端（足窍阴穴）。

足背分支：从足背（临泣穴）分出，沿第一、第二趾骨间，出趾端，回转来通过爪甲，出于趾背毫毛部，接足厥阴肝经。

**3. 联系脏腑** 属胆，络肝，与心有联系。

## （十二）足厥阴肝经（图 3 – 13）

**1. 循行部位** 足厥阴肝经起于足大趾爪甲后丛毛处（大敦穴），沿足背内侧向上，经过内踝前一寸处（中封穴），上行小腿内侧（经过足太阴脾经的三阴交），至内踝上八寸处交出于足太阴脾经的后面，至膝腘内侧（曲泉穴）沿大腿内侧中线，进入阴毛中，环绕过生殖器，至小腹，夹胃两旁，属肝，络胆，向上通过横膈，分布于胁肋部，沿喉咙之后，向上进入鼻咽部，连接目系（眼球后的脉络联系），上经前额到达颠顶与督脉交会。

**2. 分支**

目系分支：从目系走向面颊的深层，下行环绕口唇之内。

肝部分支：从肝分出，穿过横膈，向上流注于肺（交于手太阴肺经）。

**3. 联系脏腑** 属肝，络胆，与肺、胃、肾、脑有联系。

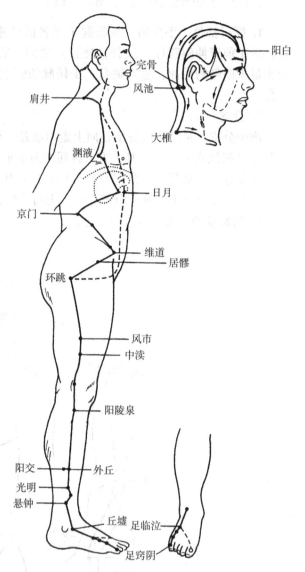

图 3 – 12　足少阳胆经

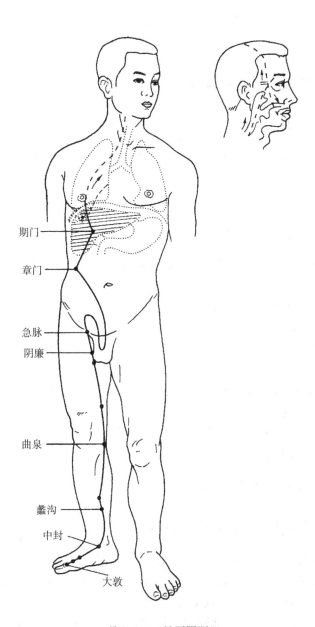

期门
章门
急脉
阴廉
曲泉
蠡沟
中封
大敦

足3–13 足厥阴肝经

# 第三节　奇经八脉

## 一、奇经八脉的概念和生理特点

### （一）奇经八脉的概念

奇经八脉是指十二经脉之外的八条经脉，包括督脉、任脉、冲脉、带脉、阴跷脉、阳跷脉、阴维脉、阳维脉。奇者，异也，因其异于十二正经，故称"奇经"。它们既不直属脏腑，又无表里配合。其生理功能，主要是对十二经脉的气血运行起着溢蓄、调节作用。

### （二）奇经八脉的生理特点

奇经八脉的生理特点有：①奇经八脉与脏腑无直接络属关系。②奇经八脉之间无表里配合关系。③奇经八脉的分布不像十二经脉分布遍及全身，人体的上肢无奇经八脉的分布。

其走向也与十二经脉不同，除带脉外，余者皆由下而上循行。

奇经八脉的共同生理功能为：

1. 进一步加强十二经脉之间的联系。如督脉能总督一身之阳经；任脉联系总任一身之阴经；带脉约束纵行诸经。二跷脉主宰一身左右的阴阳；二维脉维络一身表里的阴阳。

2. 调节十二经脉的气血。十二经脉气有余时，则蓄藏于奇经八脉；十二经脉气血不足时，则由奇经"溢出"及时给予补充。

3. 奇经八脉与肝、肾等脏及女子胞、脑、髓等奇恒之腑有十分密切的关系，相互之间在生理、病理上均有一定的联系。

## 二、奇经八脉的循行及其生理功能

### （一）督脉的循行及其生理功能（图 3 - 14）

**1. 循行部位**　督脉起于小腹内，下出会阴，向后至尾骶部的长强穴，沿脊柱上行，经项部至风府穴，进入脑内，属脑，沿头部正中线，上至颠顶的百会穴，经前额下行鼻柱至鼻尖的素髎穴，过人中，至上齿正中的龈交穴。

**2. 分支**　第一支，与冲、任二脉同起于胞中，出于会阴部，在尾骨端与足少阴肾经、足太阳膀胱经的脉气会合，贯脊，属肾。第二支，从小腹直上贯脐，向上贯心，至咽喉与冲、任二脉相会合，到下颌部，环绕口唇，至两目下中央。第三支，与足太阳膀胱经同起于眼内角，上行至前额，于颠顶交会，入络于脑，再别出下项，沿肩胛骨内、脊柱两旁，到达腰中，进入脊柱两侧的肌肉，与肾脏相联络。

**3. 生理功能**

（1）调节阳经气血，为"阳脉之海"　督脉循身之背，背为阳，说明督脉对全身阳经脉气具有统率、督促的作用。另外，六条阳经都与督脉交会于大椎穴，督脉对阳经有调节作用，故有"总督一身阳经"之说。

（2）反映脑、肾及脊髓的功能　督脉属脑，络肾。肾生髓，脑为髓海。督脉与脑、肾、脊髓的关系十分密切。

（3）主生殖功能　督脉络肾，与肾气相通，肾主生殖，故督脉与生殖功能有关。

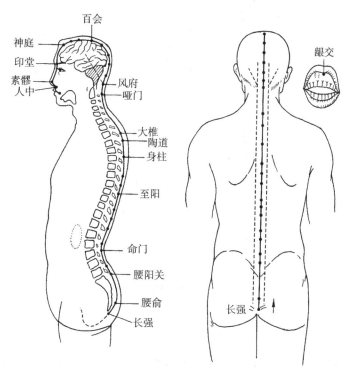

图 3 - 14　督脉

## （二）任脉的循行及其生理功能（图 3 - 15）

**1. 循行部位**　任脉起于胞中，下出于会阴，经阴阜，沿腹部正中线上行，经咽喉部（天突穴），到达下唇内，左右分行，环绕口唇，交会于督脉之龈交穴，再分别通过鼻翼两旁，上至眼眶下（承泣穴），交于足阳明经。

**2. 分支**　由胞中贯脊，向上循行于背部。

**3. 生理功能**

（1）调节阴经气血，为"阴脉之海"　任脉循行于腹部正中，腹为阴，说明任脉对一身阴经脉气具有总揽、总任的作用。另外，足三阴经在小腹与任脉相交，手三阴经借足三阴经与任脉相通，任脉对阴经气血有调节作用，故有"总任诸阴"之说。

（2）调节月经，妊养胎儿　任脉起于胞中，具有调节月经，促进女子生殖功能的作用，故有"任主胞胎"之说。

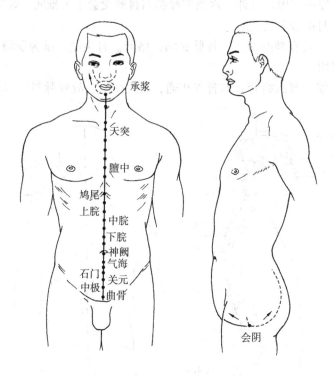

图 3 - 15　任脉

### （三）冲脉的循行及其生理功能（图 3 - 16）

**1. 循行部位**　起于胞宫，下出于会阴，并在此分为二支。上行支：其前行者（冲脉循行的主干部分）沿腹前壁夹脐（脐旁五分）上行，与足少阴经相并，散布于胸中，再向上行，经咽喉，环绕口唇；其后行者沿腹腔后壁，上行于脊柱内。下行支：出会阴下行，沿股内侧下行到大趾间。

**2. 生理功能**

（1）调节十二经气血　冲脉上至于头，下至于足，贯穿全身，为总领诸经气血的要冲。当经络脏腑气血有余时，冲脉能加以涵蓄和贮存；经络脏腑气血不足时，冲脉能给予灌注和补充，以维持人体各组织器官正常生理活动的需要，故有"十二经脉之海""五脏六腑之海"和"血海"之称。

（2）主生殖功能　冲脉起于胞宫，又称"血室""血海"。冲脉有调节月经的作用。冲脉与生殖功能关系密切，女性"太冲脉盛，月事以时下，故有子"。"太冲脉衰少，天癸竭地道不通"。这里所说的"太冲脉"，即指冲脉而言。另外，男子或先天冲脉未充，或后天冲脉受伤，均可导致生殖功能衰退。

（3）调节气机升降　冲脉在循行中并于足少阴，隶属于阳明，又通于厥阴，及于太阳。冲脉有调节某些脏腑（主要是肝、肾和胃）气机升降的功能。

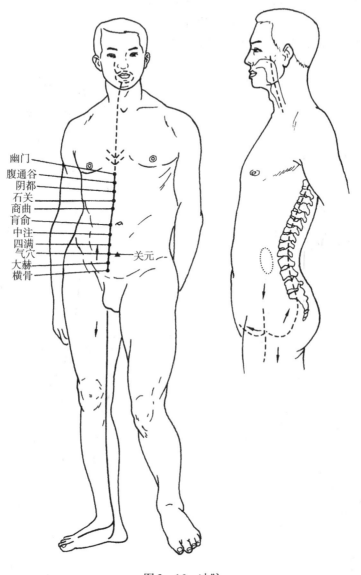

幽门
腹通谷
阴都
石关
商曲
肓俞
中注
四满
气穴
大赫
横骨

关元

图 3 - 16 冲脉

（四）带脉的循行及其生理功能（图 3 - 17）

**1. 循行部位** 带脉起于季胁，斜向下行，交会于足少阳胆经的带脉穴，绕身一周，并于带脉穴处再向前下方沿髋骨上缘斜行到少腹。

**2. 生理功能** 约束纵行的各条经脉，司妇女的带下。

（五）阴跷脉的循行及其生理功能（图 3 - 18）

**1. 循行部位** 阴跷脉起于足跟内侧足少阴经的照海穴，通过内踝上行，沿大腿的内侧进入前阴部，沿躯干腹面上行，至胸部入于缺盆，上行于喉结旁足阳明经的人迎穴之前，到达鼻旁，连属眼内角，与足太阳、阳跷脉会合而上行。

**2. 生理功能**　控制眼睛的开合和肌肉的运动。

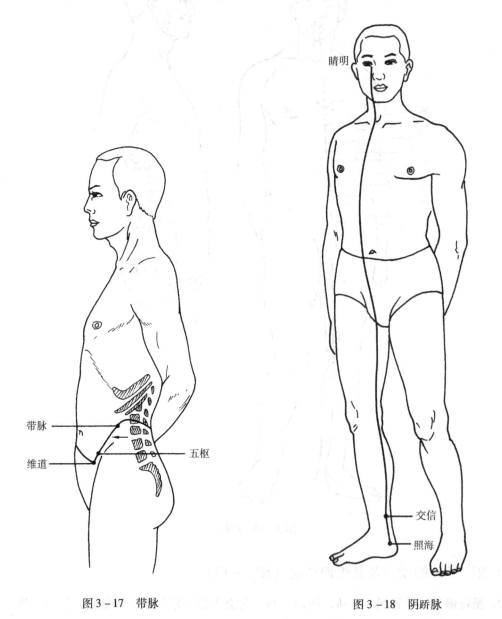

图 3 - 17　带脉　　　　　　　　　　　　　图 3 - 18　阴跷脉

## （六）阳跷脉的循行及其生理功能（图 3 - 19）

**1. 循行部位**　阳跷脉起于足跟外侧足太阳经的申脉穴，沿外踝后上行，经下肢外侧后缘上行至腹部。沿胸部后外侧，经肩部、颈外侧，上夹口角，到达眼内角。与足太阳经和阴跻脉会合，再沿足太阳经上行与足少阳经会合于项后的风池穴。

**2. 生理功能**　控制眼睛的开合和肌肉运动。

### （七）阴维脉的循行及其生理功能（图3－20）

**1. 循行部位**　阴维脉起于足内踝上五寸足少阴经的筑宾穴，沿下肢内侧后缘上行，至腹部，与足太阴脾经同行到胁部，与足厥阴肝经相合，再上行交于任脉的天突穴，止于咽喉部的廉泉穴。

**2. 生理功能**　维，有维系、维络的意思。阴维脉具有维系阴经的作用。

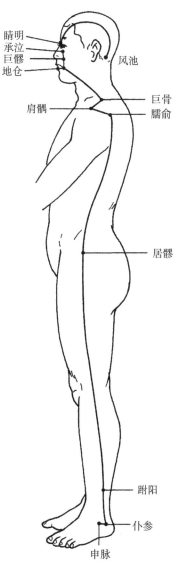

晴明
承泣
巨髎
地仓
风池
巨骨
肩髃
臑俞
居髎
跗阳
仆参
申脉

图3－19　阳跻脉

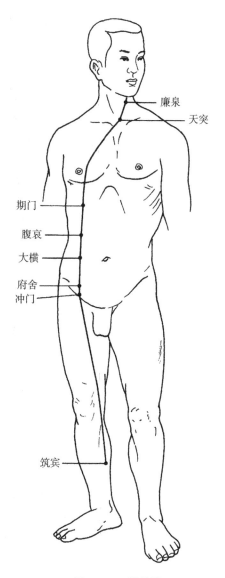

廉泉
天突
期门
腹哀
大横
府舍
冲门
筑宾

图3－20　阴维脉

## （八）阳维脉的循行及其生理功能（图 3 - 21）

**1. 循行部位** 阳维脉起于足太阳的金门穴，过外踝，向上与足少阳经并行，沿下肢外侧后缘上行，经躯干部后外侧，从腋后上肩，经颈部、耳后，前行到额部，分布于头侧及项后，与督脉会合。

**2. 生理功能** 维系阳经。

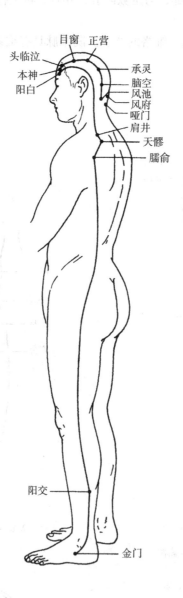

目窗　正营
头临泣
本神　　　承灵
阳白　　　脑空
　　　　　风池
　　　　　风府
　　　　　哑门
　　　　　肩井
　　　　　天髎
　　　　　臑俞

阳交

金门

图 3 - 21　阳维脉

# 第四节　经别、络脉、经筋、皮部

## 一、经别

### （一）经别的含义

经别为十二经别的简称，是十二经脉别出的，分布于胸腹和头部，沟通表里两经并加强与脏腑联系的另一经脉系统，是包括在十二经脉范围以内的经脉，故称其为"别行的正经"。

### （二）经别的循行

十二经别的循行都是从四肢开始深入内脏，然后再上至头颈浅部，而表里相合。它的"离、合、出、入"的部位，虽和十二经脉的循行通路有密切关系，但在循行的顺逆方向上，与十二经脉的循行有显著的区别。例如，手三阴经的循行是从胸走手，而经别却自腋深入胸腔以后，再上行向头，合于手三阳经；手三阳经的循行是从手走头，而手三阳经别则由腋下深入内脏，然后上行至头；足三阴经的循行是从足走胸（腹），而足三阴经别却从足走头；足三阳经的循行是从头走足，足三阳经别则是从足走头。

十二经别与正经不同之处，主要表现在其循行上具有"离、合、出、入"的特点。每一条经别都是从其所属的正经分出，称为"离"（别），进入胸腹腔称为"入"，于头颈部出来称为"出"，又与表里经脉相合称为"合"。手足三阴、三阳共组成六对，称为"六合"。

**1. 足太阳与足少阴经别（一合）**

（1）足太阳经别

别入：于腘中，其一条行至尻下五寸处，别行入于肛门。

别行：属于膀胱，散于肾，当心入散，系舌本。

出合：从膂上出于项。

合于：足太阳。

（2）足少阴经别

别入：腘中。

别行：别出一脉与足太阳相合上行至肾，当十四椎处，从而联属带脉；其直行者，从肾上行系于舌本。

出合：复出于项。

合于：足太阳。

**2. 足少阳与足厥阴经别（二合）**

（1）足少阳经别

别入：上行绕髀，至毛际与足厥阴经脉相合，别者入季胁之间。

别行：循胸里，属胆本腑，散行至肝，上贯入心，上行夹咽。

出合：出于颐颌，散布于面，系目系，合眼外角。

合于：足少阳经。

（2）足厥阴经别

别入：自足背别行，上至毛际。

别行：与足少阳别行的正经相合上行。

合于：足少阳经。

### 3. 足阳明与足太阴经别（三合）

（1）足阳明经别

别入：上行至髀，深入腹里。

别行：属于胃腑，散行至脾，上通于心，上循咽。

出合：出于口，上行鼻柱的上部及眼眶的下方，还系目系。

合于：足阳明经。

（2）足太阴经别

别入：别上至髀。

别行：与足阳明别行正经相合上行，络于咽，贯舌本。

合于：足阳明经。

### 4. 手太阳与手少阴经别（四合）

（1）手太阳经别

别入：别入肩解，入于腋下。

别行：走心，系小肠。

合于：手太阳经。

（2）手少阴经别

别入：入于渊腋两筋之间。

别行：属于心，上走喉咙。

出合：出于面，合目内眦。

合于：手太阳经。

### 5. 手少阳与手厥阴经别（五合）

（1）手少阳经别

别入：别于颠顶，入于缺盆。

别行：下走三焦，散于胸中。

合于：手少阳经。

（2）手厥阴经别

别入：别于腋下三寸天池穴处。

别行：入于胸中，联属三焦。

出合：沿喉咙，出耳后，完骨下。

合于：手少阳经。

**6. 手阳明与手太阴经别（六合）**

（1）手阳明经别

别入：从手上行，循胸前膺乳之间，别于肩髃穴处，行入于天柱骨。

别行：经缺盆下入大肠，又上行联属于肺，再向上沿咽喉。

出合：出缺盆。

合于：手阳明经。

（2）手太阴经别

别入：别出入于渊腋，行手少阴经之前。

别行：入走于肺，散行至大肠。

出合：上出缺盆，循喉咙。

合于：手阳明经。

## （三）经别的生理功能

十二经别之中的六阳经，都要行过与其相表里的脏腑，如"足少阳之别散于肝"，"足阳明之别散于脾"，"足太阳之别散于肾"。六阴经经别也都行过本脏。这不仅说明了十二经别都和脏腑相联属，在机体内部起着濡养脏腑的作用，而且突出了阴阳两经互为表里的配偶关系。其分布与相互的关系比四肢由络脉来沟通表里组织更为缜密。

十二经别辅助了十二经脉对内脏和体表的联系，体现了手足三阴、三阳在表里关系上的"离、合、出、入"和相互灌注，同十二正经、十五络脉、奇经八脉等，构成了运行气血循环体系。因为每一经脉均有其自己的经别，所以某一经腧穴主治的范围并不仅仅局限在经脉的循行部位上，这也就具体说明了经别的作用。

十二经别在《内经》中均无病候的记载。但经别对部分腧穴主治性能有很大的影响，各经经穴所能主治的证候，其发病部位有一些并非经脉所能达到，而是经别到达之处，取该经腧穴进行治疗，往往能获得显著的疗效。如足太阳膀胱经的承山、承筋、合阳等穴，都能治疗痔疾，但是膀胱经的循行通路并不到达肛门，而经别的循行则是"下尻五寸，别入于肛"。

## 二、络脉

## （一）络脉的含义

络脉是自经脉别出的分支，又称"别络"，主要有十五络脉。十五络脉是由十二经脉和任、督二脉的别络及脾之大络所组成。

从络脉分出的更细小的络脉称为"孙络"。分布在皮肤表面的络脉称为"浮络"。络脉与络脉之间可以相互吻合，"复合于皮中，其会皆见于外"（《灵枢·经脉》）。络脉从大到小，分成无数细支遍布全身，将气血渗灌到人体各部位及组织中去，这样就使在经络中运行的气血，由线状流行扩展为面状弥散，对整体起营养作用。

络脉自经脉的一定穴位别出之后，就以分出之处的穴名而定名，如手太阴经的络脉，自列缺别出，故这支络脉的络穴就名为"列缺"。

## （二）络脉的循行

在十五络脉中，十二经脉的络脉都是从四肢肘、膝以下分出，络于相互表里的阴阳两经之间，从阳走阴或从阴走阳，为十二经在四肢互相传注的纽带。

任脉之络脉分布在腹部，络于冲脉；督脉之络脉分布在背部，除别走太阳之外，并能联络任脉和足少阴经脉；脾之大络分布在侧身部，能总统阴阳诸络。这三者在躯干部发挥其联络作用，从而加强了人体前、后、侧的统一联系。

**1. 手太阴络脉**

络名：列缺。

部位：在腕后一寸半处。

邻经：别走手阳明经。

循行：从列缺穴分出，起于腕关节上方，通手太阴经直入掌中，散于鱼际。

**2. 手少阴络脉**

络名：通里。

部位：在腕后一寸处。

邻经：别走手太阳经。

循行：从通里穴分出，别而上行，沿经脉入于心中，向上联系舌根，归属于目系。

**3. 手厥阴络脉**

络名：内关。

部位：在腕后二寸处。

邻经：合手少阳经。

循行：从内关穴处分出，出于两筋间，沿经上行系于心包络，络于心系。

**4. 手阳明络脉**

络名：偏历。

部位：在腕后三寸处。

邻经：别入手太阴经。

循行：从偏历穴处分出，别入手太阴，其支向上沿臂至肩髃，上面颊，络于牙齿，分支入耳中合于宗脉（指主要经脉）。

**5. 手太阳络脉**

络名：支正。

部位：在腕后五寸处。

邻经：内注手少阴经。

循行：从支正穴处分出，向上行至肘，络于肩髃部。

**6. 手少阳络脉**

络名：外关。

部位：在腕后二寸处。

邻经：合心主（厥阴）。

循行：从外关穴处分出，绕行于臂膊外侧，注于胸中，同厥阴经会合。

### 7. 足阳明络脉

络名：丰隆。

部位：在足外踝上八寸处。

邻经：别走足太阴经。

循行：从丰隆穴处分出，走向太阴，其支脉沿胫骨外侧向上，络于头顶，与各经脉气相结，复下络于喉咙和咽峡部。

### 8. 足太阳络脉

络名：飞扬。

部位：足外踝上七寸处。

邻经：别走足少阴经。

循行：从飞扬穴分出，走向足少阴经。

### 9. 足少阳络脉

络名：光明。

部位：在足外踝上五寸处。

邻经：别走足厥阴经。

循行：从光明穴分出，走向足厥阴，向下联络足背。

### 10. 足太阴络脉

络名：公孙。

部位：在距第一跖趾关节后方一寸处。

邻经：别走足阳明经。

循行：从公孙穴处分出，走向足阳明经，其支脉入腹腔，联络肠胃。

### 11. 足少阴络脉

络名：大钟。

部位：在内踝后下方。

邻经：别走足太阳经。

循行：从大钟穴处分出，走向足太阳经。其支脉与本经相并上行，走到心包下，外行通贯腰脊。

### 12. 足厥阴络脉

络名：蠡沟。

部位：在足内踝上五寸处。

邻经：别走足少阳经。

循行：从蠡沟穴分出，走向足少阳经。其支脉经过胫骨，向上至睾丸，结聚在阴茎处。

### 13. 任脉之络

络名：鸠尾。

部位：在胸骨剑突下。

邻经：督脉。

循行：从鸠尾穴处分出，自胸骨剑突下行，散布在腹部。

**14. 督脉之络**

络名：长强。

部位：在尾骨尖下半寸处。

邻经：别走足太阳经。

循行：从长强穴处分出，夹脊柱两旁，上行到项部，散布在头上。下行的络脉，从肩胛部开始，向左右别走足太阳经，进入脊柱两旁的肌肉。

**15. 脾之大络**

络名：大包。

部位：出渊腋下三寸处。

邻经：联络周身之血。

循行：从大包穴处分出，出于渊腋下三寸处，脉气散布在胸胁部。

## （三）络脉的生理功能

在阴阳表里经脉之间起纽带作用，参与十二经脉的整体循环，其病变特点是：十五络脉所反映的病候，主要偏重于四肢体表的疾患，多为局部病变，不像十二经脉病候那样深重繁杂。

## 三、经筋

### （一）经筋的含义

经筋为十二经筋的简称，是十二经脉的经气濡养筋肉骨节的体系，是附属于十二经脉的筋膜系统，是经脉经气在人体四肢百骸、骨骼筋肉之间运行的另一径路。因其运行于体表筋肉，故称经筋。经筋也分手足三阴、三阳，其数目与经脉相同，其循行道路也多与经脉相接。

### （二）经筋的循行

十二经筋的走向及分布，基本上和十二经脉的循行相一致。但是，十二经脉有顺逆之不同，而经筋走向皆起于四肢指爪之间，在踝、腘、膝、臀、腕、肘、腋、髀、颈结聚，终结于头面等处，沿行于体表，不入内脏，而与他经相结。

**1. 手太阴之筋** 手太阴经筋，起始于大拇指之上，沿大指上行，结于鱼际，行寸口外侧，上行沿前臂，结于肘中，向上经过上臂内侧，进腋下，出缺盆部，结于肩髃前方，其上方结于缺盆，自腋下行的从下方结于胸里，散布于膈，与手厥阴之筋在膈下会合，结于季胁处。

**2. 手阳明之筋** 手阳明经筋，起始于第二手指桡侧端，结于腕背部上，向上沿前臂，结于肘外侧，上经上臂外侧，结于肩髃部。分出支经绕肩胛，夹脊，直行的经筋从肩髃上走颈，分支走向面颊，结于鼻旁颧部，直上行的走手太阳经筋之前，上左侧额角者，结络于头部，向下至右侧下颌。

**3. 足阳明之筋**　足阳明经筋，起始于足次趾、中趾及无名趾，结于足背，斜向外行加附于腓骨，上结于胫骨外侧，直上结于髀枢，又向上沿胁部，属于脊。其直行者，上沿胫骨，结于膝，分支之筋，结于外辅骨部，与足少阳经筋相合，其直行的沿"伏兔"上行，结于大腿面，而会集于阴器，再向上分布到腹部，至缺盆处结集，再向上至颈，夹口两旁，合于鼻旁颧部，相继下结于鼻，从鼻旁合于足太阳经筋。太阳经筋散络于目上，为目上纲，阳明经筋散络目下，为目下纲。另一分支之筋，从面颊而结于耳前部。

**4. 足太阴之筋**　足太阴经筋，起始于大趾内侧端，上行结于内踝，直行向上结于膝内辅骨（胫骨内髁部），向上沿着大腿内侧，结于股前，会集于阴器部，向上到腹部，结于脐，沿着腹内，结于肋骨，散于胸中，其内的经筋则附着于脊旁。

**5. 手少阴之筋**　手少阴经筋，起于小指内侧，结于腕后豆骨处，向上结于肘内侧，上入腋内，交手太阴经筋，循行于乳的内侧，而结于胸部，沿膈向下，联系于脐部。

**6. 手太阳之筋**　手太阳经筋，起始于小指之上，结于腕背，上沿前臂内侧，结于肱骨内上髁后，进入后，结于腋下。其分支走肘后侧，向上绕肩胛部，沿颈旁出走太阳经筋的前方，结于耳后乳突部，分支进入耳中，直行的出于耳上，向下结于颌，上方的连属于眼外角。

**7. 足太阳之筋**　足太阳经筋，起始于足小趾，上行结于踝，斜上结于膝，下方沿足外侧结于足跟，向上沿跟腱结于腘部。其分支结于小腿肚（腨外），上向腘内侧，与腘部一支并行上结于臀部，向上夹脊旁，上后项，分支入结于舌根，直行者，结于枕骨，上向头项，由头的前方下行到颜面，结于鼻部，分支形成"目上纲"，下边结于鼻旁。背部的分支，从腋后外侧，结于肩髃部位，一支进入腋下，向上出缺盆，上方结于耳后乳突（完骨），又有分支从缺盆出来，斜上结于鼻旁部。

**8. 足少阴之筋**　足少阴经筋，起始于小趾之下，入足心部，同足太阴经筋，斜走内踝下方，结于足跟，与足太阳经筋会合，向上结于胫骨内髁下，同足太阴经筋一起上行，沿大腿内侧，结于阴部，沿膂（脊旁肌肉）里夹脊，上后项结于枕骨，与足太阳经筋会合。

**9. 手厥阴之筋**　手厥阴经筋，起始于中指，与手太阴经筋并行，结于肘部内侧，上经上臂的内侧，结于腋下。分支进入腋内，散布于胸中，结于膈部。

**10. 手少阳之筋**　手少阳经筋，起始于第四手指端，结于腕背，走向臂外侧，结于肘尖部，向上绕行于上臂外侧，上循肩部，走到颈部会合于手太阳经筋。其分支当下颌角部进入，联系舌根，一支上下颌处沿耳前，属目外眦，上达颞部，结于额角。

**11. 足少阳之筋**　足少阳经筋，起于第四趾，上结外踝，再向上沿胫外侧结于膝外侧。其分支另起于腓骨部，上走大腿外侧，前面结于"伏兔"，后面的结于骶部，其直行的，经侧腹季胁，上走腋前方，联系胸侧和乳部，结于缺盆，其直行的上出腋部，通过缺盆，走向足太阳经筋的前方，沿耳后上绕额角，交会于头顶，向下走向下颌，上方结于鼻旁，分支结于目外眦，为眼的"外维"。

**12. 足厥阴之筋**　足厥阴经筋，起始于足大趾的上边，向上结于内踝前方，向上沿胫骨内侧，结于胫骨内髁之下，再向上沿大腿内侧，结于阴器部位而与诸筋相联络。

### 四、皮部

#### （一）皮部的含义

皮部为十二皮部的简称，是十二经脉功能活动反映于体表的部位，是经络之气散布的区域，即全身体表皮肤按十二经脉分布划分的十二个部位。经脉、经别、络脉、经筋，大体上都是分手足三阴、三阳。在体表的皮肤也是按经络来分区，故称为十二皮部。

#### （二）皮部的循行

十二皮部合为六经皮部，各有专名，其名称见表3-4。

表3-4　六经皮部的名称

| 六经名 | 太阳 | 阳明 | 少阳 | 太阴 | 少阴 | 厥阴 |
|---|---|---|---|---|---|---|
| 皮部名 | 关枢 | 害蜚 | 枢持 | 关蛰 | 枢儒 | 害肩 |

#### （三）皮部的生理功能

十二皮部属于人体的最外层，又与经络气血相通，为机体卫外的屏障，具有保卫机体、抗御外邪和反映病理变化的作用。"皮者脉之部也。邪客于皮则腠理开，开则邪入客于络脉，络脉满则注于经脉，经脉满则入舍于脏腑也"（《素问·皮部论》）。这样，皮-络-经-腑-脏，成为疾病传变的层次；脏腑、经络的病变能反映到皮部，如"其色多青则痛，多黑则痹，黄赤则热，多白则寒"等。从外部的诊察和施治则可推断和治疗内部的疾病。皮肤针、刺络、敷贴等法，都是结合皮部理论运用的。

## 第五节　经络的生理功能

经络纵横交贯，遍布全身，将人体内外、脏腑、肢节、官窍联结成为一个有机的整体，在人体的生命活动中，具有十分重要的生理功能。构成经络系统和维持经络功能活动的最基本物质，称之为经气，经气运行于经脉之中，故又称脉气。经气是人体真气的一部分，为一种生命物质，在其运行、输布过程中，表现为经脉的运动功能和整体的生命机能。气无形而血有质，气为阳，血为阴，一阴一阳，两相维系，气非血不和，血非气不运。人之一身皆气血之所循行。运行于经脉之气，实际上包括了气及由气化生的血、精、津液等所有生命必需的营养物质，概言之为气血而已。因此，经脉是运行气血的通路。

《灵枢·经脉》曾经指出："经脉者，所以能决死生，处百病，调虚实，不可不通。"概括说明了经络系统在生理、病理和防治疾病方面的重要性，又可理解为经络系统有以下几方面的功能。

## 一、联系作用

人体是由五脏六腑、四肢百骸、五官九窍、皮肉脉筋骨等组成的，它们虽然各有不同的生理功能，但又共同进行着有机的整体活动，使机体内外、上下保持协调统一，构成一个有机的整体。这种有机配合，相互联系，主要是依靠经络的沟通、联络作用实现的。由于十二经脉及其分支的纵横交错，入里出表，通上达下，相互络属于脏腑，奇经八脉联系沟通十二正经，十二经筋、十二皮部联络筋脉皮肉，从而使人体的各个脏腑组织器官有机地联系起来，构成一个表里、上下彼此之间紧密联系、协调共济的统一体。故《灵枢·海论》曰："夫十二经脉者，内属于腑脏，外络于肢节。"

## 二、感应作用

经络不仅有运行气血营养物质的功能，而且还有传导信息的作用。因此，经络也是人体各组成部分之间的信息传导网。当肌表受到某种刺激时，刺激量就沿着经脉传于体内有关脏腑，使该脏腑的功能发生变化，从而达到疏通气血和调整脏腑功能的目的。脏腑功能活动的变化也可通过经络而反映于体表。经络循行四通八达而至机体每一个局部，从而使每一局部成为整体的缩影。针刺中的"得气"和"行气"现象，就是经络传导感应作用的表现。

## 三、濡养作用

人体各个组织器官，均需气血濡养，才能维持正常的生理活动。而气血通过经络循环贯注而通达全身，发挥其营养脏腑组织器官、抗御外邪保卫机体的作用。故《灵枢·本脏》曰："经脉者，所以行血气而营阴阳，濡筋骨，利关节者也。"

## 四、调节作用

经络能运行气血和协调阴阳，使人体机能活动保持相对的平衡。当人体发生疾病时，出现气血不和及阴阳偏胜偏衰的证候，可运用针灸等治法以激发经络的调节作用，以"泻其有余，补其不足，阴阳平复"（《灵枢·刺节真邪》）。实验证明，针刺有关经络的穴位，对各脏腑有调节作用，即原来亢进的可使之抑制，原来抑制的可使之兴奋。

# 第六节　经络学说的应用

## 一、阐释病理变化

在正常生理情况下，经络有运行气血，感应传导的作用。在发生病变时，经络就可能成为传递病邪和反映病变的途径。"邪客于皮则腠理开，开则入客于络脉，络脉满则注于经脉，经脉满则入舍于脏腑也"（《素问·皮部论》）。经络是外邪从皮毛腠理内传于五脏六腑的传变途径。由于脏腑之间有经脉沟通联系，故经络还可成为脏腑之间病变相互影响的途径。例如，足厥阴肝经夹胃、注肺中，故肝病可犯胃、犯肺；足少阴肾经入肺、络心，故肾虚水泛可凌心、射肺。至于相为表里的两经，更因络属于相同的脏腑，因而使相为表里的一脏一腑在病理上常相互影响，如心火可下移小肠，大肠实热，腑气不通，可使肺气不利而喘咳、胸满等。

经络不仅是外邪由表入里和脏腑之间病变相互影响的途径，而且通过经络的传导，内脏的病变可以反映于外，表现于某些特定的部位或与其相应的官窍。例如，肝气郁结常见两胁、少腹胀痛，这就是因为足厥阴肝经抵小腹、布胁肋；真心痛不仅表现为心前区疼痛，且常引及上肢内侧尺侧缘，这是因为手少阴心经行于上肢内侧后缘。其他如胃火炽盛见牙龈肿痛、肝火上炎见目赤等。

## 二、指导疾病的诊断

由于经络有一定的循行部位和络属的脏腑，可以反映所属经络、脏腑的病证，因而在临床上可根据疾病所出现的症状，结合经络循行的部位及所联系的脏腑，作为诊断疾病的依据。例如，两胁疼痛多为肝胆疾病；缺盆中痛常是肺的病变。又如头痛一证，痛在前额者，多与阳明经有关；痛在两侧者，多与少阳经有关；痛在后头部及项部者，多与太阳经有关；痛在颠顶者，多与厥阴经有关。《伤寒论》的六经辨证，也是在经络学说基础上发展起来的辨证体系。在临床实践中，还发现在经络循行的通路上，或在经气聚集的某些穴位处，有明显的压痛或有结节状、条索状的反应物，或局部皮肤的形态变化，也常有助于疾病的诊断，如肺脏有病时可在肺俞穴出现结节或中府穴有压痛，肠痈可在阑尾穴有压痛，长期消化不良者可在脾俞穴见到异常变化等。"察其所痛，左右上下，知其寒温，何经所在"（《灵枢·官能》），指出了经络对于指导临床诊断的意义和作用。

## 三、指导疾病的治疗

经络学说被广泛用于指导临床各科的治疗，特别是对针灸、按摩和药物治疗，更具有重要指导意义。

针灸与按摩疗法，主要是根据某一经或某一脏腑的病变，而在病变的邻近部位或循行的远隔部位上取穴，通过针灸或按摩，以调整经络气血的功能活动，从而达到治疗的目的。而穴位的选取，就必须按照经络学说进行辨证，断定疾病属于何经后，根据经络的循行分布路线和联系范围来选穴，这就是"循经取穴"。

药物治疗也要以经络为渠道，通过经络的传导转输，才能使药到病所，发挥其治疗作用。在长期临床实践的基础上，根据某些药物对某一脏腑经络有特殊作用，确定了"药物归经"理论。金元时期的医家，发展了这方面的理论，张洁古、李杲按照经络学说，提出"引经报使"药，如治头痛，属太阳经的可用羌活，属阳明经的可用白芷，属少阳经的可用柴胡。羌活、白芷、柴胡，不仅分别归手足太阳、阳明、少阳经，且能引他药归入上述各经而发挥治疗作用。

此外，当前被广泛用于临床的针刺麻醉，以及耳针、电针、穴位埋线、穴位结扎等治疗方法，都是在经络学说的指导下进行的，并使经络学说得到一定的发展。

　　经络系统遍布全身，气、血、津液主要依靠经络为其运行途径，才能输布人体各部，发挥其濡养、温煦作用。脏腑之间、脏腑与人体各部分之间，也是通过经络维持其密切联系，使其各自发挥正常的功能。经络的生理功能，主要表现在沟通内外，联络上下，将人体各部组织器官联结成为一个有机的整体，通过经络的调节作用，保持着人体正常生理活动的平衡协调。经络又能将气、血、津液等维持生命活动的必要物质运送到全身，使机体获得充足的营养，从而进行正常的生命活动。此外，经络又是人体的信息传导网，能够接受和输出各种信息。

第四章

# 病　因

导致人体发生疾病的原因，称为病因，又称"致病因素""病原"（古作"病源"）及"病邪"。疾病是人体在一定条件下，由致病因素所引起的有一定表现形式的病理，包括发病形式、病机、发展规律和转归的一种完整的过程。疾病病因作用于人体之后，导致机体的生理状态被破坏，产生了形态、功能、代谢的某些失调、障碍或损害。换言之，病因是指能破坏人体生理动态平衡而引起疾病的特定因素。病因包括六淫、疫疠、七情、饮食、劳倦、外伤，以及痰饮、瘀血、结石等。

病因包括致病原因和条件两方面的因素，两者在疾病发生中所起的作用不尽相同。致病原因是指那些能引起疾病，并且赋予该疾病特征性的各种因素。条件是除了原因以外，与病因同时存在的促进疾病发生发展的有关因素。病因学说，就是研究致病因素及其性质、致病特点和临床表现的学说。

根据邪正交争的理论，中医学认为，无论外感六淫，还是内伤七情、饮食劳逸，在正气旺盛，生理功能正常的情况下，不会导致人体发病。只有在正气虚弱，人体功能活动不能适应诸因素的变化时，才会成为致病因素，使人发病。

在疾病的发生发展过程中，原因和结果是相互制约、相互作用的。在一定的条件下，因果之间可以互相转化。在某一病理阶段中是病理结果，而在另一阶段中则可能成为致病的原因。例如，痰饮和瘀血，是脏腑气血功能失调所形成的病理产物，但这种病理产物一旦形成，又可作为新的病因，导致其他病理变化，出现各种症状和体征。这种病因和病变的因果关系，是通过人体脏腑功能失调而发生的。

对于病因的分类，在中医学术发展过程中，历代医家提出不同的分类方法。如《内经》的阴阳分类法，汉代张仲景、宋代陈无择的三因分类法。阴阳病因说，把风雨寒暑等外来病因归属于阳，把饮食喜怒等内生病因归属于阴。张仲景按照传变把病因概括为三个途径，把经络受邪入脏腑归为内所因，病变局限于浅表的归为外所因，房室、金刃、虫兽伤归为其他病因。陈无择把病因与发病途径结合起来，在《三因极一病证方论》中明确提出了"三因学说"，把六淫外感归为外所因，七情内伤归为内所因，饮食、劳倦、虫兽、金刃归为不内外因。"三因学说"对病因的分类比较系统、明确，对后世医家影响较大。古人这种把致病因素和发病途径结合起来的分类方法，对临床辨证确有一定的指导意义。

本章根据疾病的发病途径及形成过程，将病因分为外感病因、内伤病因、病理产物形成的病因，以及其他病因。

中医病因学的特点：①整体观念：中医学认为，人体内部各脏腑组织之间，以及人体与外界环境之间是一个统一的整体。因此，中医学将人体与自然环境、人体内部各脏腑组织的功能联系起来，用整体的、联系的、发展的观点，来探讨致病因素在疾病发生、发展、变化中的作用。中医学在天人相应统一整体观的指导下，用普遍联系和发展变化的观点，辩证探讨了气候变化、饮食劳倦和精神活动等在发病过程中的作用，奠定了中医病因学的理论基础。例如，肝属木，在四时应春，在六气为风，在五味为酸，在志为怒，在体合筋，开窍于目，与胆相表里，故气候异常变化的"风"、情志过激的"怒"、饮食失调的"酸"等，均可成为引起肝脏发病的原因。肝一旦发病，就会导致肝脏功能系统之胆、筋、目等产生病理改变。②辨证求因：一切疾病的发生，都是某种致病因素影响和作用于机体的结果，由于病因的性质和致病特点不同，以及机体对致病因素的反应各异，所表现的症状和体征也不尽相同。因此，根据疾病所反映的临床表现，通过分析疾病的症状来推求病因，就可以为临床治疗提供理论依据。从人体的反应状态和生活条件变化及治疗手段等因果关系，总结规律性的认识，从症状和体征来推求病因。以病证的临床表现为依据，通过综合分析疾病的症状、体征来推求病因，为治疗用药提供依据。这种方法称为"辨证求因"或"审症求因"，是中医特有的认识病因的方法。就症状而言，如周身游走性疼痛或瘙痒，因风性善行，风胜则动，故确认其病因为"风"邪。把这一临床表现和产生这一表现的一切因素，都概括为"风"邪，这就是辨证求因。临床上，不管实际致病因素多么复杂，只要人体出现了"风"这种反应状态，就可以用"风邪"来概括。治疗时只要用相应的"祛风"药物，就可使临床症状消失，当然也同时消除了病因及其病理反应。只有采用辨证求因的方法认识病因，把对病因的研究与对症状、体征的辨析联系起来，才能对临床治疗起指导作用。

# 第一节　外感病因

外感病因，是指由外而入，或从皮毛，或从口鼻，侵入机体，引起外感疾病的致病因素。外感病是由外感病因而引起的一类疾病，一般发病较急，病初多见寒热、咽痛、骨节酸楚等。外感病因大致分为六淫和疠气。

## 一、六淫

### （一）六淫的基本概念

#### 1. 六气与六淫

（1）六气　所谓六气，又称六元，是指风、寒、暑、湿、燥、火六种正常的自然界气候。六气的变化称之为六化。这种正常的气候变化，是万物生长的条件，对于人体是无害的。由于机体在生命活动过程中，通过自身的调节机制产生了一定的适应能力，从而使人体的生理活动与六气的变化相适应。因此，正常的六气一般不易使人发病。

（2）六淫　　所谓六淫，是风、寒、暑、湿、燥、火六种外感病邪的统称。阴阳相移，寒暑更作，气候变化都有一定的规律和限度。如果气候变化异常，六气发生太过或不及，或非其时而有其气（如春天当温而反寒、冬季当凉而反热），以及气候变化过于急骤（如暴寒、暴暖），超过了一定的限度，使机体不能与之相适应的时候，就会导致疾病的发生。于是，六气由对人体无害而转化为对人体有害，成为致病的因素。能导致机体发生疾病的六气称之为"六淫"。固然气候变化与疾病的发生有密切关系，但是异常的气候变化，并非使所有的人都能发病。有的人能适应这种异常变化就不发病，而有的人不能适应这种异常变化就发生疾病。同样异常的气候变化，对于前者来说，便是六淫。反之，气候变化正常，即使在风调雨顺，气候宜人的情况下，也会有人因其适应能力低下而生病。这种正常的六气变化对患病机体来说即是"六淫"。由此可见，六淫无论是在气候异常还是正常的情况下，都是客观存在的。在这里起决定作用的因素是人体体质的差异、正气的强弱。只有在人体正气不足，抵抗力下降时，六气才能成为致病因素，侵犯人体而发病。就这一层意义来说，六淫是一类因六气变化破坏了人体相对动态平衡，能引起外感病的致病因素，又称"六邪"。

**2. 外感六淫与内生五邪**　　外感六淫属外感病的致病因素，称之为外邪，而内生五邪则是指脏腑阴阳气血失调所产生的内风、内寒、内湿、内燥、内热（火）五种病理变化，属病机学范畴。内生五邪的临床表现虽与风、寒、湿、燥、火六淫致病特点及其病理反应相似，但为区别六淫之外风、外寒、外湿、外燥、外火（热），故冠以"内"字，称为内生五邪。内生五邪的临床表现，一般都没有表证，多表现为或虚证或实证或虚实夹杂证。外感六淫作用于机体后，引起脏腑阴阳气血功能失调而产生的病理变化，其临床表现多有表证，而且多属实证。单纯暑邪伤人，一般无表证可见，但常兼湿邪，称为暑湿，则有表证。只有外邪直中时，才径见里证。

外感六淫与内生五邪，一为致病因素，一为病理结果，虽有区别，但又有密切联系。六淫伤人，由表入里，损及脏腑，则易致内生五邪之害。内生五邪，脏腑功能失调，则又易感六淫之邪。

## （二）六淫致病的一般特点

### 1. 季节性与地域性

（1）六淫致病与季节的关系　　由于六淫本为四时主气的太过或不及，容易形成季节性多发病，如春季多风病，夏季多暑病，长夏初秋多湿病，深秋多燥病，冬季多寒病等，这是一般规律。但是，气候变化是复杂的，不同体质对外邪的感受性不同，故同一季节可以有不同性质的外感病发生。

（2）六淫致病与环境的关系　　工作或居处环境失宜，也能导致六淫侵袭而发病，如久处潮湿环境多有湿邪为病，高温环境作业又常有暑邪、燥热或火邪为害，干燥环境又多燥邪为病等。

### 2. 单一性与相兼性　　六淫邪气既可单独致病又可相兼为害。其单独使人致病者，如寒邪直中脏腑而致泄泻，其由两种以上同时侵犯人体而发病者，如风寒感冒、湿热泄泻、风寒湿痹等。

**3. 转化性** 六淫致病以后，在疾病发展过程中，不仅可以互相影响，而且在一定条件下，其病理性质可向不同于病因性质的方向转化，如寒邪可郁而化热，暑湿日久又可以化燥伤阴，六淫又皆可化火等。这种转化与体质有关，人的体质有强弱、气有盛衰、脏有寒热，故病邪侵入人体，多从其脏气而转化。阴虚体质，最易化燥；阳虚体质，最易化湿。另外，六淫致病又与邪侵久暂有关，一般而言，邪气初感，不易转化；邪郁日久，多能转化。

**4. 外入性** 六淫为病，多有由表入里的传变过程。六淫之邪多从肌表或口鼻而入，侵犯人体而发病。六淫致病的初起阶段，每以恶寒发热、舌苔薄白、脉浮为主要临床特征，称为表证。表证不除，由表入里，由浅及深。即使直中入里，没有表证，也都称为"外感病"，故称六淫为外感病的病因。

中医病因学说中的六淫的性质和致病特点，是通过对自然现象的观察，加以抽象概括而来的。六淫为病，除了气候因素以外，还包括了生物（如细菌、病毒等）、物理、化学等多种致病因素作用于机体所引起的病理反应在内。

## （三）六淫的性质及其致病特点

### 1. 风

（1）自然特性 风具有轻扬开泄，善动不居的特性，为春季的主气，在一年二十四个节气中，大寒、立春、雨水、惊蛰四个节气为风气主令。因风为木气而通于肝，故又称春季为风木当令的季节。风虽为春季的主气，但终岁常在，四时皆有，故风邪引起的疾病虽以春季为多，但不限于春季，其他季节均可发生。

（2）风邪的性质和致病特征 风性轻扬，善行数变，风胜则动，为百病之长，这是风邪的基本特点。

①轻扬开泄：风为阳邪，其性轻扬升散，具有升发、向上、向外的特性。风邪致病，易于伤人上部，易犯肌表、腰部等阳位。肺为五脏六腑之华盖，伤于肺则肺气不宣，故现鼻塞流涕、咽痒咳嗽等。风邪上扰头面，则现头晕头痛、头项强痛、面肌麻痹、口眼歪斜等。风邪客于肌表，可见怕风、发热等表证。因其性开泄，具有疏通、透泄之性，故风邪侵袭肌表，使肌腠疏松，汗孔开张，而出现汗出、恶风等症状。

②善行数变：风善动不居，易行而无定处。"善行"是指风邪具有易行而无定处的性质，故其致病有病位游移、行无定处的特性，如风疹、荨麻疹之发无定处，此起彼伏；行痹（风痹）之四肢关节游走性疼痛等，均属风气盛的表现。"数变"指风邪致病具有变化无常和发病急骤的特性，如风疹、荨麻疹之时隐时现，癫痫、中风之猝然昏倒、不省人事等。因其兼夹风邪，故表现为发病急，变化快。总之，以风邪为先导的疾病无论是外感还是内伤，一般都具有发病急、变化多、传变快等特征。

③风性主动："风性主动"是指风邪致病具有动摇不定的特征，常表现为眩晕、震颤、四肢抽搐、角弓反张、直视上吊等症状，故称"风胜则动"。例如，外感热病中的"热极生风"，内伤杂病中的"肝阳化风"或"血虚生风"等证，均有风邪动摇的表现。

④风为百病之长：风邪是外感病因的先导，寒、湿、燥、热等邪，往往都依附于风而侵袭人体，如与寒合为风寒之邪，与热合为风热之邪，与湿合为风湿之邪，与暑合则为暑风，

与燥合则为风燥，与火合则为风火等。临床上风邪为患较多，又易与六淫诸邪相合而为病，故称风为百病之长、六淫之首。

风与肝相应。风为木气，通于肝。外感风邪可导致胃脘痛、腹胀、肠鸣、呕吐、泄泻等。这是风邪伤肝，木盛克土所致。

综上所述，风为春令主气，与肝木相应。风邪为病，其病证范围较广，变化为快。其具体特点为：①遍及全身，无处不至：上至头部，下至足膝，外而皮肤，内而脏腑，全身任何部位均可受到风邪的侵袭。②媒介作用：能与寒、湿、暑、燥、火等相合为病。③其致病的特殊性：风病来去急速，病程不长，其特殊症状也易于认识，如汗出恶风、全身瘙痒、游走不定、麻木及动摇不宁等。临证时，发病在春季与感受风邪明显有关者，均可考虑风邪的存在。

**2. 寒**

（1）自然特性　寒具有寒冷、凝结特性，为冬季的主气，从小雪、大雪、冬至，到小寒四个节气，为冬令主气。寒为水气而通于肾，故称冬季为寒水当令的季节。因冬为寒气当令，故冬季多寒病。但寒病也可见于其他季节，是由于气温骤降，防寒保温不够，人体亦易感受寒邪而为病。

（2）寒邪的性质和致病特征　寒邪以寒冷、凝滞、收引为基本特征。

①寒易伤阳：寒为阴气的表现，其性属阴，故寒为阴邪。阳气本可以制阴，但阴寒偏盛，则阳气不仅不足以驱除寒邪，反为阴寒所侮，故云"阴盛则寒"，"阴盛则阳病"。寒邪最易损伤人体阳气。阳气受损，失于温煦之功，故全身或局部可出现明显的寒象。如寒邪束表，卫阳郁遏，则现恶寒、发热、无汗等，称为"伤寒"。若寒邪直中于里，损伤脏腑阳气，谓之"中寒"。如伤及脾胃，则纳运升降失常，以致吐泻清稀，脘腹冷痛；肺脾受寒，则宣肃运化失职，表现为咳嗽喘促，痰液清稀或水肿；寒伤脾肾，则温运气化失职，表现为畏寒肢冷，腰脊冷痛，尿清便溏，水肿腹水等；若心肾阳虚，寒邪直中少阴，则可见恶寒蜷卧，手足厥冷，下利清谷，精神萎靡，脉微细等。

②寒性凝滞：凝滞，即凝结阻滞之谓。人身气血津液的运行，赖阳气的温煦推动，才能畅通无阻。寒邪侵入人体，经脉气血失于阳气温煦，易使气血凝结阻滞，涩滞不通，不通则痛，故疼痛是寒邪致病的重要特征。因寒而痛，其痛得温则减，逢寒增剧，得温则气升血散，气血运行无阻，故疼痛缓解或减轻。寒胜必痛，但痛非必寒。由于寒邪侵犯的部位不同，故病状各异。若寒客肌表，凝滞经脉，则头身、肢节剧痛；若寒邪直中于里，气机阻滞，则胸、脘、腹冷痛或绞痛。

③寒性收引：收引，即收缩牵引之意。寒性收引是指寒邪具有收引拘急之特性。"寒则气收"，寒邪侵袭人体，可使气机收敛，腠理闭塞，经络筋脉收缩而挛急；若寒客经络关节，则筋脉收缩拘急，以致拘挛作痛，屈伸不利或冷厥不仁；若寒邪侵袭肌表，则毛窍收缩，卫阳闭郁，故发热恶寒而无汗。

寒与肾相应。寒为水气，通于肾。寒邪侵袭，寒水泛滥，则尿少，水肿；寒水过盛，上制心火，则心痛，心悸，肢厥等。

总之，寒为冬季主气，与肾水相应。寒病多发于冬季，但也可见于其他季节。寒邪为病，其致病特征是：寒为阴邪，易伤阳气，故寒邪致病，全身或局部有明显的寒象。寒胜则痛，故疼痛为寒证的重要特征之一。因寒则气收，故其病有毛窍闭塞、气机收敛、筋脉拘急的特征，表现为无汗，拘急作痛或屈伸不利等。

**3. 暑**

（1）自然特性　暑为火热之邪，为夏季主气，从小满、芒种、夏至，到小暑四个节气，为暑气当令。暑邪有明显的季节性，主要发生在夏至以后，立秋以前。暑邪独见于夏令，故有"暑属外邪，并无内暑"之说。暑邪致病有阴阳之分，在炎夏之日，气温过高，或烈日暴晒过久，或工作场所闷热而引起的热病，为中于热，属阳暑；而暑热时节，过食生冷，或贪凉露宿，或冷浴过久所引起的热病，为中于寒，属阴暑。总之，暑月受寒为阴暑，暑月受热为阳暑。

（2）暑邪的性质和致病特征　暑为火所化，主升散，且多夹湿。暑邪致病的基本特征为热盛、阴伤、耗气，又多夹湿。因此，临床上以壮热、阴亏、气虚、湿阻为特征。

①暑性炎热：暑为夏月炎暑，盛夏之火气，具有酷热之性，火热属阳，故暑属阳邪。暑邪伤人多表现出一系列阳热症状，如高热、心烦、面赤、烦躁、脉象洪大等，称为伤暑（或暑热）。

②暑性升散：升散，即上升发散之意。升，指暑邪易于上犯头目，内扰心神，因为暑邪易入心经。散，指暑邪为害，易于伤津耗气。暑为阳邪，阳性升发，故暑邪侵犯人体，多直入气分，可致腠理开泄而大汗出。汗多伤津，津液亏损，则可出现口渴喜饮、唇干舌燥、尿赤短少等。在大量汗出同时，往往气随津泄，导致气虚，故伤于暑者，常可见到气短乏力，甚则突然昏倒、不省人事之中暑。中暑兼见四肢厥逆，称为暑厥。暑热引动肝风而兼见四肢抽搐、颈项强直，甚则角弓反张，称为暑风（暑痫）。暑热之邪，不仅耗气伤津，还可扰动心神，引起心烦闷乱而不宁。

③暑多夹湿：暑季不仅气候炎热，且常多雨而潮湿，热蒸湿动，湿热弥漫空间，人身之所及，呼吸之所受，均不离湿热之气。暑令湿胜必多兼感。其临床特征，除发热、烦渴等暑热症状外，常兼见四肢困倦、胸闷呕恶、大便溏泄不爽等湿阻症状。虽为暑湿并存，但仍以暑热为主，湿浊居次，非暑中必定有湿。

**4. 湿**

（1）自然特征　湿具有重浊、黏滞、趋下特性，为长夏主气。从大暑、立秋、处暑，到白露四个节气，为湿气主令。湿与脾土相应。夏秋之交，湿热熏蒸，水气上腾，湿气最盛，故一年之中长夏多湿病。湿亦可因涉水淋雨、居处伤湿，或以水为事。湿邪为患，四季均可发病，且其伤人缓慢难察。

（2）湿的性质和致病特征　湿为阴邪，阻碍气机，易伤阳气，其性重浊黏滞、趋下。

①湿为阴邪，易阻气机，损伤阳气：湿性类水，水属于阴，故湿为阴邪。湿邪侵及人体，留滞于脏腑经络，最易阻滞气机，从而使气机升降失常。胸胁为气机升降之道路，湿阻胸膈，气机不畅则胸闷；湿困脾胃，使脾胃纳运失职，升降失常，故现纳谷不香、不思饮食、脘痞腹胀、便溏不爽、小便短涩之候。由于湿为阴邪，阴胜则阳病，故湿邪为害，易伤阳气。脾主运化水湿，且为阴土，喜燥而恶湿，对湿邪又有特殊的易感性，故脾具有运湿而

恶湿的特性。因此，湿邪侵袭人体，必困于脾，使脾阳不振，运化无权，水湿停聚，发为泄泻、水肿、小便短少等症。"湿胜则阳微"，因湿为阴邪，易于损伤人体阳气，由湿邪郁遏使阳气不伸者，当用化气利湿、通利小便的方法，使气机通畅，水道通调，则湿邪可从小便而去，湿去则阳气自通。

②湿性重浊：湿为重浊有质之邪。所谓"重"，即沉重、重着之意。因此，湿邪致病，其临床症状有沉重的特性，如头重身困、四肢酸楚沉重等。若湿邪外袭肌表，湿浊困遏，清阳不能伸展，则头昏沉重，状如裹束；如湿滞经络关节，阳气布达受阻，则可见肌肤不仁、关节疼痛重着等。所谓"浊"，即秽浊垢腻之意。故湿邪为患，易于出现排泄物和分泌物秽浊不清的现象。如湿浊在上，则面垢、眵多；湿滞大肠，则大便溏泄、下痢脓血黏液；湿气下注，则小便混浊，妇女黄白带下过多；湿邪浸淫肌肤，则疮疡、湿疹、脓水秽浊等。

③湿性黏滞："黏"，即黏腻；"滞"，即停滞。所谓黏滞是指湿邪致病具有黏腻停滞的特性。这种特性主要表现在两个方面：一是症状的黏滞性。即湿病症状多黏滞而不爽，如大便黏腻不爽，小便涩滞不畅，以及分泌物黏浊和舌苔黏腻等。二是病程的缠绵性。因湿性黏滞，蕴蒸不化，胶着难解，故起病缓慢隐袭，病程较长，往往反复发作或缠绵难愈。如湿温，它是一种由湿热病邪所引起的外感热病。由于湿邪性质的特异性，在疾病的传变过程中，表现出起病缓、传变慢、病程长、难速愈的明显特征。其他如湿疹、湿痹（着痹）等，亦因其湿而不易速愈。

④湿性趋下：水性就下，湿类于水，其质重浊，故湿邪有下趋之势，易于伤及人体下部，其病多见下部的症状，如水肿多以下肢较为明显。其他如带下、小便混浊、泄泻、下痢等，亦多由湿邪下注所致。但是，湿邪浸淫，上下内外，无处不到，非独侵袭人体下部。所谓"伤于湿者，下先受之"《素问·太阴阳明论》，只是说明湿性趋下，易侵阴位，为其特性之一而已。

湿为长夏主气，与脾土相应。湿邪有阻遏气机，易伤阳气之性，其性重浊黏滞，且有趋下之势。因此，湿邪为病，表现为人体气机阻滞，脾阳不振，水湿停聚而胸闷脘痞、肢体困重、呕恶泄泻，以及分泌物和排泄物如泪、涕、痰、带下、二便等秽浊不清。

**5. 燥**

（1）自然特性　燥具有干燥、收敛清肃特性，为秋季主气。从秋分、寒露、霜降，到立冬四个节气，为燥气当令。秋季天气收敛，其气清肃，气候干燥，水分匮乏，故多燥病。燥气乃秋令燥热之气所化，属阴中之阳邪。燥邪为病，有温燥、凉燥之分。初秋有夏热之余气，久晴无雨，秋阳以暴之时，燥与热相结合而侵犯人体，故病多温燥。深秋近冬之际，西风肃杀，燥与寒相结合而侵犯人体，则病多凉燥。燥与肺气相通。

（2）燥邪的性质和致病特征　燥胜则干，易于伤肺，为燥邪的基本特征。

①干涩伤津：燥与湿对，湿气去而燥气来。燥为秋季肃杀之气所化，其性干涩枯涸，故曰"燥胜则干"。燥邪为害，最易耗伤人体的津液，形成阴津亏损的病变，表现出各种干涩的症状和体征，诸如皮肤干涩皲裂、鼻干咽燥、口唇燥裂、毛发干枯不荣、小便短少、大便干燥等。

②燥易伤肺：肺为五脏六腑之华盖，性喜清肃濡润而恶燥，称为娇脏。肺主气而司呼

吸，直接与自然界大气相通，且外合皮毛，开窍于鼻，燥邪多从口鼻而入。燥为秋令主气，与肺相应，故燥邪最易伤肺。燥邪犯肺，使肺津受损，宣肃失职，从而出现干咳少痰，或痰黏难咳，或痰中带血，以及喘息胸痛等。

燥为秋季主气，与肺相应。燥邪以干涩伤津和易于伤肺为最重要特征。不论外燥还是内燥，均可见口、鼻、咽、唇等官窍干燥之象，以及皮肤、毛发干枯不荣等。

**6. 火（热）**

（1）自然特性　火具有炎热特性，旺于夏季，从春分、清明、谷雨，到立夏四个节气，为火气主令。因夏季主火，故火与心气相应。但是火并不像暑那样具有明显的季节性，也不受季节气候的限制。

（2）温、暑、火、热的关系　温、暑、火、热四者性质基本相同，但又有区别。

温与热：这里的温和热均指病邪而言。温为热之渐，热为温之甚，二者仅程度不同，没有本质区别，故常温热混称。温病学中所说的温邪，泛指一切温热邪气，连程度上的差别也没有。

暑与火（热）：暑为夏季的主气，乃火热所化，可见暑即热邪。但暑独见于夏季，纯属外邪，无内暑之说。而火（热）为病则没有明显的季节性，同时还包括高温、火热煎熬等。

火与热：火为热之源，热为火之性。火与热，其本质皆为阳盛，故往往火热混称。但二者还是有一定区别的。热纯属邪气，没有属正气之说。而火，一是指人体的正气，称之为"少火"；二是指病邪，称之为"壮火"。这是火与热的主要区别。一般来说，热多属于外感，如风热、暑热、温热之类病邪。而火则常自内生，多由脏腑阴阳气血失调所致，如心火上炎、肝火炽盛、胆火横逆之类病变。

就温、热、火三者而言，温、热、火虽同为一气，但温能化热，热能生火，故在程度上还是有一定差别的。温为热之微，热为温之甚；热为火之渐，火为热之极。

（3）火的含义　中医学中的火有生理与病理、内火和外火之分。

①生理之火：生理之火是一种维持人体正常生命活动所需的阳气，它谧藏于脏腑之内，具有温煦生化的作用。这种有益于人体的阳气称之为"少火"，属于正气范畴。

②病理之火：病理之火是指阳盛太过，耗散人体正气的病邪。这种火称之为"壮火"。这种病理性的火又有内火、外火之分。

外火，一是感受温热邪气而来；二是风寒暑湿燥等外邪转化而来，即所谓"五气化火"。五气之中，只有暑邪纯属外来之火，我们称之为暑热。其余风、寒、湿、燥等邪并非火热之邪，之所以能化而为火，必须具备一定的条件。第一，郁遏化火。风、寒、湿、燥侵袭人体，必须郁久方能化火。如由寒化热，热极生火，温与热结，或湿蕴化热，热得湿而愈炽，湿得热而难解，郁而化火，或者湿蕴化热，湿热极甚而化火。火就燥，故燥亦从火化。第二，因人而异，阳盛之体或阴虚之质易于化火。第三，与邪侵部位有关。如邪侵阳明燥土，则易化火，寒邪直中入脾，则化火也难。此外，五气能否化火，与治疗也有一定的关系。内火多因脏腑功能紊乱，阴阳气血失调所致。情志过极亦可久郁化火，即所谓"五志化火"。

中医学将火分为正、邪两类。正气之火即少火，少火又可分为"君火"和"相火"。

"君火"为心之阳气，"相火"为肝、肾、胆、膀胱、心包、三焦之阳气。其中肾之阳气，又称"命门火"或"龙火"，肝之阳气也叫"雷火"。"君火"仅指正气而言，若过旺便是心火炽盛；而相火包含正气和邪气两个方面，过旺时谓"相火妄动"。"心火炽盛"和"相火妄动"均属于"壮火"，属邪气。

（4）火邪的性质和致病特征　火邪具有燔灼、炎上、耗气伤津、生风动血等特性。

①火性燔灼：燔即燃烧；灼即烧烫。燔灼，是指火热邪气具有焚烧而熏灼的特性。因此，火邪致病，机体以阳气过盛为其主要病理机制，临床表现出高热、恶热、脉洪数等热盛之征。总之，火热为病，热象显著，以发热、脉数为其特征。

②火性炎上：火为阳邪，其性升腾向上，故火邪致病具有明显的炎上特性，其病多表现于上部。例如，心火上炎，则见舌尖红赤疼痛、口舌糜烂、生疮；肝火上炎，则见头痛如裂、目赤肿痛；胃火炽盛，可见齿龈肿痛、齿衄等。

③伤津耗气：火热之邪，蒸腾于内，最易迫津外泄，消烁津液，使人体阴津耗伤。因此，火邪致病，其临床表现除热象显著外，往往伴有口渴喜饮、咽干舌燥、小便短赤、大便秘结等津伤液耗之征。火太旺而气反衰，阳热亢盛之壮火，最能损伤人体正气，导致全身性的生理机能减退。此外，气生于水，水可化气，火迫津泄，津液虚少无以化气，亦可导致气虚，如火热炽盛，在壮热、汗出、口渴喜饮的同时，又可见少气懒言、肢体乏力等气虚之证。总之，火邪为害，或直接损伤人体正气，或因津伤而致气伤，终致津伤气耗之病理结果。

④生风动血：火邪易于引起肝风内动和血液妄行。

生风：火热之邪侵袭人体，往往燔灼肝经，劫耗津血，使筋脉失于濡养，而致肝风内动，称为热极生风。风火相扇，症状急迫，临床上表现为高热、神昏谵语、四肢抽搐、颈项强直、角弓反张、目睛上视等。

动血：血得寒则凝，得温则行。火热之邪，灼伤脉络，并使血行加速，迫血妄行，易于引起各种出血，如吐血、衄血、便血、尿血，以及皮肤发斑，妇女月经过多、崩漏等。

⑤易致肿疡：火热之邪入于血分，聚于局部，腐肉败血，则发为痈肿疮疡。"痈疽原是火毒生"，"火毒""热毒"是引起疮疡比较常见的原因，其临床表现以疮疡局部红肿热痛为特征。

⑥易扰心神：火与心气相应，心主血脉而藏神，故火之邪伤于人体，最易扰乱神明，出现心烦失眠、狂躁妄动，甚至神昏谵语等。

综上所述，火有生理性火和病理性火，本节所讲的为病理性火，又名火邪。火邪就来源看，有外火和内火之异。外火多由外感而来，而内火常自内生。火邪具有燔灼炎上，伤津耗气，生风动血，易生肿疡和扰乱心神的特征。其致病广泛，发病急暴，易成燎原之势。在临床上表现出高热津亏、气少、肝风、出血、神志异常等特征。

## 二、疠气

### （一）疠气的基本概念

疠气是一类具有强烈传染性的病邪，又名戾气、疫疠之气、毒气、异气、杂气、乖戾之气等。疠气通过空气和接触传染。疠气与六淫不同，不是由气候变化所形成的致病因素，而是一种人们的感官不能直接观察到的微小的物质（病原微生物），即"毒"邪。疠气经过口鼻等途径，由外入内，故属于外感病因。由疠气而致的具有剧烈流行性传染性的一类疾病，称之为疫、疫疠、瘟疫（或温疫）等。温病与瘟疫不同，温病为多种外感急性热病的总称，温病无传染性和流行性。

### （二）疠气的性质及其致病特点

**1. 发病急骤，病情危笃**　疫疠之气，其性急速、燔灼，且热毒炽盛，故其致病具有发病急骤、来势凶猛、病情险恶、变化多端、传变快的特点，且易伤津、扰神、动血、生风。疠气为害颇似火热致病，具有一派热盛之象，但毒热较火热为甚，不仅热毒炽盛，而且常夹有湿毒、毒雾、瘴气等秽浊之气，故其致病作用更为剧烈险恶，死亡率也高。

**2. 传染性强，易于流行**　疫疠之气具有强烈的传染性和流行性，可通过口鼻等多种途径在人群中传播。疫疠之气致病可散在地发生，也可以大面积流行。因此，疫疠具有传染性强、流行广泛、死亡率高的特点。诸如大头瘟（由疫毒感染而发病，以头面红肿或咽喉肿痛为特征），虾蟆瘟（人体感受疫毒之后，以颈项肿大为主症，连及头面，状如虾蟆，故名），以及疫痢、白喉、烂喉丹痧、天花、霍乱、鼠疫等，实际包括西医学许多传染病和烈性传染病。

**3. 特适性与偏中性**　特适性指疠气致病的病位与病种的特异性。疠气作用于何腑何脏，发为何病，具有特异性定位的特点。疠气对机体作用部位具有一定选择性，从而在不同部位产生相应的病证。疠气种类不同，所致之病各异。每一种疠气所致之疫病，均有各自的临床特征和传变规律，即所谓"一气致一病"。偏中性指疠气的种属感受性。疠气有偏中于人者，偏中于动物者。偏中于人者，则不传染给动物；偏中于动物者，也不传染给人。即使偏中于动物者，因动物种属不同，也不互相传染。

总之，六淫和疠气，均属外感病邪，其性质和致病特点各有不同，但因其所致之病，多以火热之候为之，故常统称为外感热病。

# 第二节　内伤病因

内伤病因又称内伤，泛指因人的情志或行为不循常度，超过人体自身调节范围，直接伤及脏腑而发病的致病因素，如七情内伤、饮食失宜、劳逸失当等。内伤病因可导致脏腑气血阴阳失调而为病。由内伤病因所引起的疾病称之为内伤病。内伤病因与外感病因相对而言，因其病自内而外，非外邪所侵，故称内伤。

## 一、七情

### （一）七情的基本概念

七情是指喜、怒、忧、思、悲、恐、惊七种正常的情志活动，是人的精神意识对外界事物的反应。七情与人体脏腑功能活动有密切的关系。七情分属于五脏，以喜、怒、思、悲、恐为代表，称为五志。

七情是人对客观事物的不同反应，在正常的活动范围内，一般不会使人致病。只有突然强烈或长期持久的情志刺激，超过人体本身的正常生理活动范围，使人体气机紊乱，脏腑阴阳气血失调，才会导致疾病的发生。因此，作为病因，七情是指过于强烈、持久或突然的情志变化，导致脏腑气血阴阳失调而发生疾病的情志活动。因七情而病称为因郁致病。此外，由于某些慢性疾病，体内脏腑功能长期失调，引起人的精神情志异常，称为因病致郁。七情还与机体本身的耐受、调节能力有关。七情致病不同于六淫，六淫主要从口鼻或皮毛侵入人体，而七情则直接影响有关脏腑而发病。七情不仅可以引起多种疾病的发生，而且对疾病的发展有重要影响，它可促进病情的好转与恶化。由于七情是造成内伤病的主要致病因素之一，故又称"内伤七情"。

### （二）七情与脏腑气血的关系

**1. 七情与脏腑的关系** 人体的情志活动与脏腑有密切关系。其基本规律是心主喜，过喜则伤心；肝主怒，过怒则伤肝；脾主思，过思则伤脾；肺主悲、忧，过悲、过忧则伤肺；肾主惊、恐，过惊、过恐则伤肾。这说明脏腑病变可出现相应的情绪反应，而情绪反应过度又可损害相关脏腑。七情生于五脏又伤五脏的理论在诊断和治疗中均有重要的指导意义。

**2. 七情与气血的关系** 气和血是构成机体和维持人体生命活动的两大基本物质。气对人体脏腑具有温煦推动作用，血对人体脏腑则具有濡养作用。气血是人体精神情志活动的物质基础，情志活动与气血有密切关系。脏腑气血的变化，也会影响情志的变化，故"血有余则怒，不足则恐。"脏腑的生理活动必须以气血为物质基础，而精神情志活动又是脏腑生理功能活动的表现，故人体情志活动与人体脏腑气血关系密切。

### （三）七情的致病特点

**1. 与精神刺激有关** 七情属于精神性致病因素，其发病必与明显的精神刺激有关。在整个病程中，情绪的改变可使病情发生明显的变化。例如，癫病多由情志所伤，忧郁伤肝，肝气郁结，损伤于脾，脾失健运，痰浊内生，痰气上逆，迷蒙心神，不能自主而成。狂病多由恼怒悲愤，伤及肝胆，不得宣泄，郁而化火，煎熬津液，结为痰火，痰火上扰，蒙蔽心窍，神志逆乱而发。可见精神因素对疾病的发生发展有着重要作用。

**2. 直接伤及脏腑** 七情过激可影响脏腑活动而产生病理变化。不同的情志刺激可伤及不同的脏腑，产生不同的病理变化，如喜伤心，心伤则心跳神荡，精神涣散，思想不能集中，甚则精神失常等。七情过激虽可伤及五脏，但与心肝的关系尤为密切。心为五脏六腑之大主，一切生命活动都是五脏功能集中的表现，又必须接受心的统一主宰，心神受损必涉及其他脏腑。肝失疏泄，气机紊乱又是情志疾病发病机制的关键。

心主血而藏神；肝藏血而主疏泄；脾主运化而居中焦，为气机升降的枢纽、气血生化之源。因此，情志所伤为害，以心、肝、脾三脏和气血失调多见。例如，过度惊喜伤心，可导致心神不安而心悸、失眠、烦躁、惊慌不安、神志恍惚，甚至精神失常，出现哭笑无常、言语不休、狂躁妄动等。郁怒不解则伤肝，影响肝的疏泄功能，出现胁肋胀痛、性情急躁、善太息，或咽中似有物梗阻，或因气滞血瘀而致妇女月经不调、痛经、闭经、癥瘕等。或因暴怒引起肝气上逆，损及血脉，血随气逆，发生大呕血或晕厥。若思虑过度，损伤于脾，使脾失健运，出现食欲不振、脘腹胀满等。七情所伤，心、肝、脾功能失调，可单独发病，也常相互影响，相兼为害，如思虑过度、劳伤心脾、郁怒不解、肝脾不调等。

此外，喜、怒、忧、思、恐等情志活动失调，能引起脏腑气机紊乱，郁而化火，出现烦躁、易怒、失眠、面赤、口苦，以及吐血、衄血等属于火的表现，称之为"五志化火"。情志失调又可导致"六郁"为病，即气郁而湿滞，湿滞而成热，热郁而生痰，痰滞而血不行，血滞而食不化。换言之，由气郁可致血郁、痰郁、湿郁、食郁为病。

**3. 影响脏腑气机** "百病皆生于气"。喜、怒、忧、思、悲、恐、惊，称为七气，即七情。七情之外，加之以寒热，称为九气。气贵冲和，运行不息，升降有常。气出入有序，升降有常，周流一身，循环无端，而无病。若七情变化，五志过极而发，则气机失调。

七情致郁，或为气不周流而郁滞，或为升降失常而逆乱。七情不舒，气机郁结，气滞而血瘀，气郁而聚湿生痰，化火伤阴。或在形躯，或在脏腑，变病多端。

七情损伤，使脏腑气机紊乱，血行失常，阴阳失调。不同的情志变化，其气机逆乱的表现也不尽相同。怒则气上，喜则气缓，悲则气消，思则气结，恐则气下，惊则气乱。

怒则气上：气上，气机上逆之意。怒为肝之志。凡遇事愤懑或事不遂意而产生一时性的激怒，一般不会致病。但如暴怒，则反伤肝，使肝气疏泄太过而上逆为病。肝气上逆，血随气升，可见头晕头痛、面赤耳鸣，甚者呕血或昏厥。肝气横逆，亦可犯脾而致腹胀、飧泄。飧泄又名水谷利，大便呈完谷不化样。若克胃则可出现呃逆、呕吐等。由于肝肾同源，怒不仅伤肝，还能伤肾。肾伤精衰，则现恐惧、健忘、腰脊酸软等症。肝为五脏之贼，故肝气疏泄失常可影响各脏腑的生理功能而导致多种病变。

喜则气缓：喜为心之志，气缓，心气弛缓之意，包括缓和紧张情绪和心气涣散两个方面。在正常情况下，喜能缓和紧张情绪，使心情舒畅，气血和缓，表现为健康的状态。但是喜乐无极，超过正常限度，就可导致心的病变。暴喜伤心，使心气涣散，神不守舍，出现乏力、懈怠、注意力不集中，乃至心悸、失神，甚至狂乱等。

悲则气消：气消，肺气消耗之意。悲、忧为肺之志。悲，是伤感而哀痛的一种情志表现。悲哀太过，往往通过耗伤肺气而涉及心、肝、脾等多脏的病变，如耗伤肺气，使气弱消减，意志消沉，可见气短胸闷、精神萎靡不振和懒惰等。

悲忧伤肝：肝伤则精神错乱，甚至筋脉挛急、胁肋不舒等。悲哀过度，还可使心气内伤，而致心悸、精神恍惚等。悲忧伤脾，则三焦气机滞塞，运化无权，可现脘腹胀满、四肢痿弱等。

思则气结：气结，脾气郁结之意。思为脾之志，思考本是人的正常生理活动，若思虑太过，则可导致气结于中，脾气郁结，中焦气滞，水谷不化，而见胃纳呆滞、脘腹痞塞、腹胀便溏，甚至肌肉消瘦等。思发于脾而成于心，思虑太过，不但伤脾，也可伤心血，使心血虚弱，神失所养，而致心悸、怔忡、失眠、健忘、多梦等。

恐则气下：气下，精气下陷之意。恐为肾之志。恐，是一种胆怯、惧怕的心理作用。长期恐惧或突然意外惊恐，皆能导致肾气受损，所谓恐伤肾。过于恐怖，则肾气不固，气陷于下，可见二便失禁、精遗、骨痿等。恐惧伤肾，精气不能上奉，则心肺失其濡养，水火升降不交，可见胸满腹胀、心神不安、夜不能寐等。

惊则气乱：气乱是指心气紊乱。心主血、藏神，大惊则心气紊乱，气血失调，出现心悸、失眠、心烦、气短，甚则精神错乱等症状。

惊与恐不同，自知者为恐，不知者为惊。惊能动心，亦可损伤肝胆，使心胆乱，而致神志昏乱，或影响胎儿，造成先天性癫病。

**4. 情志波动可致病情改变** 异常情志波动，可使病情加重或迅速恶化，如眩晕患者，因阴虚阳亢，肝阳偏亢，若遇恼怒，可使肝阳暴张，气血并走于上，出现眩晕欲仆，甚则突然昏仆不语、半身不遂、口眼㖞斜，发为中风。

总之，喜、怒、忧、思、悲、恐、惊七种情志，与内脏有着密切的关系。情志活动必须以五脏精气作为物质基础，而人的各种精神刺激只有通过有关脏腑的机能，才能反映情志的变化。故曰"人有五脏化五气，以生喜怒悲忧恐"。情志为病，内伤五脏，主要是使五脏气机失常、气血不和、阴阳失调而致病。至于所伤何脏，有常有变。七情生于五脏，又各伤对应之脏，但有时一种情志变化也能伤及几脏，几种情志又同伤一脏等。临床应根据具体的表现具体分析，不能机械对待。

## 二、饮食失宜

饮食是健康的基本条件。饮食所化生的水谷精微是化生气血，维持人体生长、发育，完成各种生理功能，保证生命生存和健康的基本条件。

正常饮食，是人体维持生命活动之气血阴阳的主要来源之一，但饮食失宜，常是导致许多疾病的原因。饮食物主要依靠脾胃消化吸收，如饮食失宜，首先可以损伤脾胃，导致脾胃的腐熟、运化功能失常，引起消化机能障碍；其次，还能生热、生痰、生湿，产生种种病变，成为疾病发生的一个重要原因。

饮食失宜能导致疾病的发生，为内伤病的主要致病因素之一。饮食失宜包括饮食不节、饮食偏嗜、饮食不洁。

### （一）饮食不节

进食定量、定时谓之饮食有节，饮食贵在有节。按固定时间，有规律地进食，可以保证消化、吸收功能有节奏地进行，脾胃则可协调配合，有张有弛，水谷精微化生有序，并有条不紊地输布全身。自古以来，就有一日三餐"早饭宜好，午饭宜饱，晚饭宜少"之说。

饮食应以适量为宜，过饥、过饱均可发生疾病。明显低于本人的适度的饮食量，称为过饥；明显超过本人的适度的饮食量，称为过饱。过饥，则摄食不足，化源缺乏，终致气血衰少。气血不足，则正气虚弱，形体消瘦，抵抗力降低，易于继发其他病证。反之，暴饮暴食、过饱，超过脾胃的消化、吸收功能，可导致饮食阻滞，出现脘腹胀满、嗳腐泛酸、厌食、吐泻等食伤脾胃之病，故有"饮食自倍，肠胃乃伤"之说。

饥饱失常，在小儿尤为多见，因其脾胃较成人为弱，食滞日久，可郁而化热；伤于生冷寒凉，又可聚湿、生痰。婴幼儿食滞日久还可出现手足心热、心烦易哭、脘腹胀满、面黄肌瘦等，称之为"疳积"。成人如果久食过量，还常阻滞肠胃经脉的气血运行，发生下利、便血、痔疮等。过食肥甘厚味，易于化生内热，甚至引起痈疽疮毒等。

总之，不宜极饥而食，食不可过饱；不宜极渴而饮，饮不可过多。饮食过多，则生积聚；渴饮过多，则聚湿生痰。

此外，在疾病过程中，饮食不节还能改变病情，故有"食复"之说。如在热性病中，疾病初愈，脾胃尚虚，饮食过量或吃不易消化的食物，常导致食滞化热，与余热相合，使热邪久羁而引起疾病复发或迁延时日。

### （二）饮食偏嗜

饮食结构合理，五味调和，寒热适中，无所偏嗜，才能使人体获得各种需要的营养。若饮食偏嗜或膳食结构失宜，或饮食过寒过热，或饮食五味有所偏嗜，可导致阴阳失调，或某些营养缺乏而发生疾病。

**1. 种类偏嗜**　饮食种类合理搭配，膳食结构合理，才能获得充足的营养，以满足生命活动的需要。人的膳食结构应该谷、肉、果、菜齐全，且以谷类为主，肉类为副，蔬菜为充，水果为助，调配合理，根据需要兼而取之，才有益于健康。若结构不适，调配不宜，有所偏嗜，则味有所偏，脏有偏胜，从而导致脏腑功能紊乱。例如，过嗜酵酿之品，则导致水饮积聚；过嗜瓜果乳酥，则水湿内生，发为肿满泻利。

**2. 寒热偏嗜**　饮食宜寒温适中，否则多食生冷寒凉，可损伤脾胃阳气，寒湿内生，发生腹痛泄泻等。偏食辛温燥热，可使胃肠积热，出现口渴、腹满胀痛、便秘，或酿成痔疮。

**3. 五味偏嗜**　人的精神气血都由五味资生，五味与五脏各有其亲和性，如酸入肝，苦入心，甘入脾，辛入肺，咸入肾。如果长期嗜好某种食物，就会使该脏腑机能偏盛偏衰，久之可按五脏间相克关系传变，损伤他脏而发生疾病。例如，多食咸味，会使血脉凝滞，面色失去光泽；多食苦味，会使皮肤干燥而毫毛脱落；多食辛味，会使筋脉拘急而爪甲枯槁；多食酸味，会使皮肉坚厚皱缩，口唇干薄而掀起；多食甘味，则骨骼疼痛而头发脱落。此外，嗜好太过，可致营养不全，缺乏某些必要的营养，而殃及脏腑为病。例如，脚气病、夜盲症、瘿瘤等都是五味偏嗜的结果。因此，饮食五味应当适宜，平时饮食不要偏嗜，病时应注意饮食宜忌，食与病变相宜，能辅助治疗，促进疾病好转，反之疾病就会加重。只有"谨和五味"，才能"长有天命"。

### （三）饮食不洁

进食不洁，会引起多种胃肠道疾病，出现腹痛、吐泻、痢疾等；或引起寄生虫病，临床表现为腹痛、嗜食异物、面黄肌瘦等。若蛔虫窜进胆道，还可出现上腹部剧痛、时发时止、吐蛔、四肢厥冷的蛔厥证。若进食腐败变质、有毒食物，可致食物中毒，常出现腹痛、吐泻，重者可出现昏迷或死亡。

## 三、劳逸

劳逸，包括过劳和过逸两个方面。正常的劳动和体育锻炼，有助于气血流通，增强体质。必要的休息，可以消除疲劳，恢复体力和脑力，不会使人致病。只有比较长时间的过度劳累，或体力劳动，或脑力劳动或房劳过度，或过度安逸，完全不劳动、不运动，才能成为致病因素而使人发病。

## （一）过劳

过劳是指过度劳累，包括劳力过度、劳神过度和房劳过度。

**1. 劳力过度** 劳力过度主要是指较长时期的不适当的活动和超过体力所能负担的过度劳力。劳力过度可以损伤内脏功能，致使脏气虚少，可出现少气无力、四肢困倦、懒于语言、精神疲惫、形体消瘦等，即所谓"劳则气耗"。

**2. 劳神过度** 劳神过度是指思虑劳神过度。劳神过度可耗伤心血，损伤脾气，出现心悸、健忘、失眠、多梦及纳呆、腹胀、便溏等，甚则耗气伤血，使脏腑功能减弱，正气亏虚，乃至积劳成疾。

**3. 房劳过度** 房劳过度是指性生活不节，房室过度。正常的性生活，一般不损伤身体，但房劳过度会耗伤肾精，可致腰膝酸软、眩晕耳鸣、精神萎靡，或男子遗精滑泄、性功能减退，甚或阳痿。

## （二）过逸

过逸是指过度安逸。不劳动又不运动，使人体气血运行不畅，筋骨柔脆，脾胃呆滞，体弱神倦，或发胖臃肿，动则心悸、气喘、汗出等，还可继发其他疾病。

# 第三节 病理性因素

在疾病发生和发展过程中，原因和结果可以相互交替和相互转化。由原始致病因素所引起的后果，可以在一定条件下转化为另一些变化的原因，成为继发性致病因素。痰饮、瘀血、结石都是在疾病过程中所形成的病理产物，它们滞留体内而不去，又可成为新的致病因素，作用于机体，引起各种新的病理变化。因其常继发于其他病理过程而产生，故又称"继发性病因"。

## 一、痰饮

### （一）痰饮的基本概念

**1. 痰饮的病因学含义** 痰饮是机体水液代谢障碍所形成的病理产物。这种病理产物一经形成，就作为一种致病因素作用于机体，导致脏腑功能失调而引起各种复杂的病理变化，故痰饮是继发性病因之一。痰饮是致病子和病理结果的统一体。一般来说，痰得阳气煎熬而成，炼液为痰，浓度较大，其质稠黏；饮得阴气凝聚而成，聚水为饮，浓度较小，其质清稀。故有"积水为饮，饮凝为痰"，"饮为痰之渐，痰为饮之化"，"痰热而饮寒"之说。传统上，痰饮有有形和无形、狭义和广义之分。

（1）有形的痰饮　有形的痰饮是指视之可见、触之可及、闻之有声的实质性的痰浊和水饮而言，如经咳而出的痰液，呕泄而出之水饮痰浊等。

（2）无形的痰饮　由痰饮引起的特殊症状和体征，只见其症，不见其形，看不到实质性的痰饮，因无形可征，故称无形之痰饮。其作用于人体，可表现出头晕目眩、心悸气短、恶心呕吐、神昏谵狂等，多以苔腻、脉滑为重要临床特征。

（3）狭义的痰饮　狭义的痰饮是指肺部渗出物和呼吸道的分泌物，或咳吐而出，或呕恶而出，易于被人们察觉和理解，又称之为外痰。

（4）广义的痰饮　广义的痰饮泛指由水液代谢失常所形成的病理产物及其病理变化和临床症状，不易被人察觉和理解，又称之为内痰。

总之，痰饮不仅指从呼吸道咳出来的痰液，更重要的是指痰饮作用于机体后所表现出来的症状和体征。这两方面，前者易于领会而后者却难以理解，但后者比前者更加重要。痰、饮、水、湿同源而异流，都是由于人体津液的运行、输布、传化失调而形成的一种病理产物，又是一种致病动因。四者皆为阴邪，具有阴邪的一般性质。湿聚为水，积水成饮，饮凝成痰，其中痰、饮、水三者的区别是，稠浊者为痰，清稀者为饮，更清者为水。

**2. 痰饮的病证学含义**　痰饮是指体内水液输布运化失常，停积于某些部位的一类病证。其广义者为痰饮病证的总称；其狭义者为饮证之一，系饮邪停于胃肠所致者。

## （二）痰饮的形成

痰饮多由外感六淫，或饮食及七情所伤等，使肺、脾、肾及三焦等脏腑气化功能失常，水液代谢障碍，以致水津停滞而成。因肺、脾、肾及三焦与水液代谢关系密切，肺主宣降，敷布津液，通调水道；脾主运化水湿；肾阳主水液蒸化；三焦为水液运行之道路，故肺、脾、肾及三焦功能失常，均可聚湿而生痰饮。痰饮形成后，饮多留积于肠胃、胸胁及肌肤；痰则随气升降流行，内而脏腑，外而筋骨皮肉，泛滥横溢，无处不到。既可因病生痰，又可因痰生病，互为因果，为害甚广，从而形成各种复杂的病理变化。

## （三）痰饮的致病特点

**1. 阻碍经脉气血运行**　痰饮随气流行，机体内外无所不至。若痰饮流注经络，易使经络阻滞，气血运行不畅，出现肢体麻木、屈伸不利，甚至半身不遂等。若结聚于局部，则形成瘰疬、痰核，或形成阴疽、流注等。瘰疬是指发生于颈部、下颌部的淋巴结结核，小者为瘰，大者为疬，以其形状累累如珠而行名。痰核是指发生在颈项、下颌及四肢等部位的结块，不红不肿，不硬不痛，常以单个出现皮下，以其肿硬如核大而得名。疽为发于肌肉筋骨间之疮肿，其漫肿平塌，皮色不变，不热少痛者为阴疽。流注是指毒邪流走不定而发生于较深部组织的一种化脓性疾病。

**2. 阻滞气机升降出入**　痰饮为水湿所聚，停滞于中，易于阻遏气机，使脏腑气机升降失常。例如，肺以清肃下降为顺，痰饮停肺，使肺失宣肃，可出现胸闷、咳嗽、喘促等。胃气宜降则和，痰饮停留于胃，使胃失和降，则出现恶心、呕吐等。

**3. 影响水液代谢**　痰饮本为水液代谢失常的病理产物，其一旦形成之后，便作为一种致病因素反过来作用于机体，进一步影响肺、脾、肾的水液代谢功能。例如，寒饮阻肺，可致宣降失常，水道不通；痰湿困脾，可致水湿不运；饮停于下，影响肾阳的功能，可致蒸化无力。从而影响人体水液的输布和排泄，使水液进一步停聚于体内，导致水液代谢障碍更为严重。

**4. 易于蒙蔽神明**　痰浊上扰，蒙蔽清阳，则会出现头昏目眩、精神不振、痰迷心窍，或痰火扰心、心神被蒙，则可导致胸闷心悸、神昏谵妄，或引起癫、狂、痫等疾病。

**5. 症状复杂，变幻多端**　从发病部位言，饮多见于胸腹、四肢，与脾胃关系较为密切。痰之为病，则全身各处均可出现，无处不到，与五脏之病均有关系，其临床表现也十分复杂。一般来说，痰之为病，多表现为胸部痞闷、咳嗽、痰多、恶心、呕吐腹泻、心悸、眩晕、癫狂、皮肤麻木、关节疼痛或肿胀、皮下肿块，或溃破流脓，久而不愈。饮之为害，多表现为咳喘、水肿、疼痛、泄泻等。总之，痰饮在不同的部位表现出不同的症状，变化多端，其临床表现可归纳为咳、喘、悸、眩、呕、满、肿、痛八大症。

## 二、瘀血

### （一）瘀血的基本概念

瘀血，又称蓄血、恶血、败血、坏血。瘀乃血液停积，不能活动之意。所谓瘀血，是指因血行失度，使机体某一局部的血液凝聚而形成的一种病理产物。这种病理产物一经形成，就成为某些疾病的致病因素而存在于体内，故瘀血又是一种继发性的致病因素。瘀血证则是由瘀血而引起的各种病理变化，临床上表现出一系列的症状和体征。

一般认为，因瘀致病称为"血瘀"，因病致瘀称为"瘀血"；先瘀后病者为病因，先病后瘀者为病理，但这种区别似无重要的意义，故统称"瘀血"。

### （二）瘀血的形成

**1. 外伤**　各种外伤，诸如跌打损伤、负重过度等，或外伤肌肤，或内伤脏腑，使血离经脉，停留体内，不能及时消散或排出体外，或血液运行不畅，从而形成瘀血。

**2. 出血**　或因出血之后，离经之血未能排出体外而为瘀，所谓"离经之血为瘀血"。或因出血之后，专事止涩，过用寒凉，使离经之血凝，未离经之血郁滞不畅而形成瘀血。

**3. 气虚**　载气者为血，运血者为气。气行则血行，气虚则运血无力，血行迟滞致瘀。或气虚不能统摄血液，血溢脉外而为瘀，此为因虚致瘀。

**4. 气滞**　气行则血行，气滞血亦滞，气滞必致血瘀。

**5. 血寒**　血得温则行，得寒则凝。感受外寒，或阴寒内盛，使血液凝涩，运行不畅，则成瘀血。

**6. 血热**　热入营血，血热互结，或使血液黏滞而运行不畅，或热灼脉络，血溢于脏腑组织之间，亦可导致瘀血。可见，寒热伤及血脉均可致瘀。

**7. 情绪和生活失宜**　情志内伤，亦可导致血瘀，多因气郁而致血瘀。此外，饮食起居失宜也可导致血瘀而变生百病。

综上所述，瘀血的形成主要有两个方面：一是由于气虚、气滞、血寒、血热等内伤因素，导致气血功能失调而形成瘀血；二是由于各种外伤或内出血等外伤因素，直接形成瘀血。

### （三）瘀血的致病特点

瘀血形成之后，不仅失去正常血液的濡养作用，而且反过来影响全身或局部血液的运行，产生疼痛、出血、经脉瘀塞不通、脏腑发生癥积，以及"瘀血不去，新血不生"等不良后果。瘀血的病证虽然繁多，但临床表现的共同特点可概括为以下几点。

1. 疼痛：一般多刺痛，固定不移，且多有昼轻夜重的特征，病程较长。
2. 肿块：肿块固定不移，在体表色青紫或青黄，在体内为癥积，较硬或有压痛。
3. 出血：血色紫暗或夹有瘀块。
4. 紫绀：面部、口唇、爪甲青紫。
5. 舌质紫暗，或有瘀点、瘀斑，是瘀血最常见，也是最敏感的指征。
6. 脉细涩沉弦或结代。

此外，面色黧黑、肌肤甲错、皮肤紫癜、精神神经症状（善忘、狂躁、昏迷）等也较为多见。在临床上判断是否有瘀血存在，除掌握上述瘀血特征外，可从以下几点分析：①凡有瘀血特征者。②发病有外伤、出血、月经胎产史者。③瘀血征象虽不太明显，但屡治无效，或无瘀血证之前久治不愈者。④根据"初病在经，久病入络"，"初病在气，久病入血"，"气滞必血瘀"等理论，疾病久治不愈（除活血化瘀疗法外），虽无明显的瘀血也可考虑有瘀血的存在。

### （四）常见瘀血病证

瘀血致病相当广泛，其临床表现因瘀阻的部位和形成瘀血的原因不同而异。瘀阻于心，可见心悸、胸闷心痛、口唇指甲青紫；瘀阻于肺，可见胸痛、咳血；瘀阻胃肠，可见呕血、大便色黑如漆；瘀阻于肝，可见胁痛痞块；瘀血攻心，可致发狂；瘀阻胞宫，可见少腹疼痛、月经不调、痛经、闭经、经色紫成块，或见崩漏；瘀阻肢末，可成脱骨疽；瘀阻肢体肌肤局部，则可见局部肿痛青紫。

## 三、结石

### （一）结石的概念

结石，是指停滞于脏腑管腔的坚硬如石的物质，是一种沙石样的病理产物。其形态各异，大小不一，停滞体内，又可成为继发的致病因素，引起一些疾病。

### （二）结石的形成

结石的成因较为复杂，机制亦不甚清楚。下列一些因素可能起着较重要的作用。

**1. 饮食不当**　偏嗜肥甘厚味，影响脾胃运化，蕴生湿热，内结于胆，久则可形成胆结石；湿热下注，蕴结于下焦，日久可形成肾结石或膀胱结石。若空腹多吃柿子，影响胃的受纳通降，又可形成胃结石。此外，某些地域的饮水中含有过量或异常的矿物及杂质等，也可能是促使结石形成的原因之一。

**2. 情志内伤**　情欲不遂，肝气郁结，疏泄失职，胆气不达，胆汁郁结，排泄受阻，日久可煎熬而成结石。

**3. 服药不当**　长期过量服用某些药物，致使脏腑功能失调，或药物潴留残存体内，诱使结石形成。

**4. 其他因素**　外感六淫、过度安逸等，也可导致气机不利，湿热内生，形成结石。此外，结石的发生还与年龄、性别、体质和生活习惯有关。

### （三）结石的致病特点

结石停聚，阻滞气机，影响气血，损伤脏腑，使脏腑气机壅塞不通，发生疼痛，为其基本特征。

**1. 多发于胆、胃、肝、肾、膀胱等脏腑**　肝气疏泄，关系着胆汁的生成和排泄；肾的气化，影响尿液的生成和排泄，故肝肾功能失调易生成结石。且肝合胆，肾合膀胱，而胃、胆、膀胱等均为空腔性器官，结石易于停留，故结石为病，多为肝、胆结石，肾、膀胱结石和胃结石。结石也可发生于眼（角膜结石、前房结石）、鼻（鼻石）、耳（耳石）等部位。

**2. 病程较长，轻重不一**　结石多半为湿热内蕴，日久煎熬而成，故大多数结石的形成过程缓慢而漫长。结石的大小不等，停留部位不一，其临床表现各异。一般来说，结石小，病情较轻，有的甚至无任何症状；结石过大，则病情较重，症状明显，发作频繁。

**3. 阻滞气机，损伤脉络**　结石为有形实邪，停留体内，势必阻滞气机，影响气血津液运行，可见局部胀闷酸痛等，程度不一，时轻时重，甚则结石损伤脉络而出血。

**4. 疼痛**　结石引起的疼痛，以阵发性为多，亦呈持续性，或为隐痛、胀痛，甚或绞痛。疼痛部位常固定不移，亦可随结石的移动而有所变化。结石性疼痛具有间歇性特点，发作时剧痛难忍，而缓解时一如常人。

## 第四节　其他病因

在中医病因学中，除了外感病因、七情内伤和病理性因素以外，还有外伤、寄生虫、胎传等。因其不属于外感、内伤和病理因素，故称其为其他病因。

### 一、外伤

#### （一）外伤的概念

外伤是指因受外力如打击、跌仆、利器等击撞，以及虫兽咬伤、烫伤、烧伤、冻伤等而致皮肤、肌肉、筋骨损伤的因素。

### （二）外伤的致病特点

**1. 枪弹、金刃、跌打损伤、持重努伤** 这些外伤可引起皮肤、肌肉瘀血肿痛、出血，或筋伤骨折、脱臼。重则损伤内脏，或出血过多，可导致昏迷、抽搐、亡阳等严重病变。

**2. 烧烫伤** 烧烫伤又称"火烧伤""火疮"等。烧烫伤多由沸水（油）、高温物品、烈火、电等作用于人体而引起，一般以火焰和热烫伤多见。中医学在治疗烧烫伤方面积累了丰富的经验。我国在烧伤防治工作方面已取得了很大的成绩。

烧烫伤总以火毒为患。机体受到火毒的侵害以后，受伤的部位立即发生外证，轻者损伤肌肤，创面红、肿、热、痛，表面干燥或起水泡，剧痛。重度烧伤可损伤肌肉筋骨，痛觉消失，创面如皮革样，蜡白、焦黄或炭化，干燥。严重烧烫伤热毒炽盛，热必内侵脏腑，除有局部症状外，常因剧烈疼痛，火热内攻，体液蒸发或渗出，出现烦躁不安、发热、口干渴、尿少尿闭等，及至亡阴、亡阳而死亡。

**3. 冻伤** 冻伤是指人体遭受低温侵袭所引起的全身性或局部性损伤。冻伤在我国北方冬季常见。温度越低，受冻时间越长，则冻伤程度越重。全身性冻伤称为"冻僵"；局部性冻伤常根据受冻环境进行分类，如"战壕足""水浸足"等，而指、趾、耳、鼻等暴露部位受寒冷影响，出现紫斑、水肿等，则称为"冻疮"。寒冷是造成冻伤的重要条件。冻伤一般有全身性伤和局部性冻伤之分。

（1）全身性冻伤 寒为阴邪，易伤阳气，寒主凝滞收引。阴寒过盛，阳气受损，失去温煦和推动血行作用，则为寒战，体温逐渐下降，面色苍白，唇舌、指甲青紫，感觉麻木，神疲乏力，或昏睡，呼吸减弱，脉迟细，如不救治，易致死亡。

（2）局部性冻伤 局部性冻伤多发生于手、足、耳廓、鼻尖和面颊部。初起，因寒主收引，经脉挛急，气血凝滞不畅，影响受冻局部的温煦和营养，致局部苍白、冷麻，继则肿胀青紫，痒痛灼热，或出现大小不等的水泡等；重则受冻部位皮肤亦呈苍白，冷痛麻木，触觉丧失，甚则暗红漫肿，水泡破溃后创面呈紫色，出现腐烂或溃疡，乃至损伤肌肉、筋骨而呈干燥黑色，亦可因毒邪内陷而危及生命。

**4. 虫兽伤** 虫兽伤包括毒蛇、猛兽、疯狗咬伤等。轻则局部肿疼、出血，重则可损伤内脏，或出血过多，或毒邪内陷而死亡。

（1）毒蛇咬伤 毒蛇咬伤后，根据其临床表现不同，分为风毒、火毒和风火毒。

①风毒（神经毒）：常见银环蛇、金环蛇和海蛇咬伤，伤口表现以麻木为主，无明显红肿热痛。全身症状，轻者头晕头痛、出汗、胸闷、四肢无力，重者昏迷、瞳孔散大、视物模糊、语言不清、流涎、牙关紧闭、吞咽困难、呼吸减弱或停止。

②火毒（血循毒）：常见蝰蛇、尖吻蝮蛇、青竹蛇和烙铁头蛇咬伤。伤口红肿灼热疼痛，起水泡，甚至发黑，日久形成疡。全身症状见寒战发热，全身肌肉酸痛，皮下或内脏出血，以及尿血、便血、吐血、衄血，继则出现黄疸和贫血等，严重者中毒死亡。

③风火毒（混合毒）：如眼镜蛇、眼镜王蛇咬伤，临床表现有风毒和火毒的症状。

（2）疯狗咬伤 疯狗咬伤初起仅局部疼痛、出血，伤口愈合后，经一段潜伏期，然后出现烦躁、惶恐不安、牙关紧闭、抽搐、恐水、恐风等。

## 二、寄生虫

### （一）寄生虫的概念

寄生虫是动物性寄生物的统称。寄生虫寄居于人体内，不仅消耗人体的气血津液等营养物质，而且能损伤脏腑的生理功能，导致疾病的发生。

### （二）寄生虫的致病特点

中医学早已认识到寄生虫能导致疾病的发生，诸如蛔虫、钩虫、蛲虫、绦虫（又称寸白虫）、血吸虫等。患病之人，或因进食被寄生虫虫卵污染的食物，或接触疫水、疫土而发病。由于感染的途径和寄生虫寄生的部位不同，临床表现也不一样。例如，蛔虫病常可见胃脘疼痛，甚则四肢厥冷等，称之为"蛔厥"；蛲虫病可有肛门瘙痒之苦；血吸虫病因血液运行不畅，久则水液停聚于腹，形成"蛊胀"。上述蛔虫、钩虫、绦虫等肠道寄生虫，其为病多有面黄肌瘦、嗜食异物、腹痛等临床特征。

中医学虽然已经认识到寄生虫病与摄食不洁食物有关，在中医文献中又有"湿热生虫"之说。所谓"湿热生虫"，是说脾胃湿热为引起肠寄生虫病的内在因素之一，而某些肠寄生虫往往以"脾胃湿热"的症状为主要临床表现。因此，不能误认为湿热能直接生虫。

## 三、胎传

### （一）胎传的概念

胎传是指禀赋与疾病由亲代经母体而传及子代的过程。禀赋和疾病经胎传使胎儿出生之后易于发生某些疾病，成为一种由胎传而来的致病因素。胎传因素引起的疾病称之为胎证、胎中病。

### （二）胎传的致病特点

**1. 胎弱**  胎弱又称胎怯、胎瘦，为小儿禀赋不足，气血虚弱的泛称。胎儿禀赋的强弱主要取决于父母的体质。

胎弱的表现是多方面的，如皮肤脆薄、毛发不生、形寒肢冷、面黄肌瘦、筋骨不利、腰膝酸软，以及五迟、五软、解颅等。

胎弱的主要病机为五脏气血阴阳不足。胎儿在母体能否正常生长发育，除与禀受于父母的精气有关外，还与母体的营养状态密切相关。母体之五脏气血阴阳不足，必然会导致胎儿气血阴阳的不足，而出现五脏系统的病变。如禀肺气为皮毛，肺气不足，则皮薄怯寒，毛发不生；禀心气为血脉，心气不足，则血不华色，面无光彩；受脾气为肉，脾气不足，则肌肉不生，手足如消；受肝气为筋，肝气不足，则筋不束骨，机关不利；受肾气为骨，肾气不足，则骨节软弱，久不能行。

**2. 胎毒**　胎毒是指婴儿在胎妊期间受自母体毒火，因而出生后发生疮疹和遗毒等病的病因。胎毒多由父母恣食肥甘，或多郁怒悲思，或纵情淫欲，或梅疮等毒火蕴藏于精血之中，隐于母胞，传于胎儿而成。胎毒为病，一指胎寒、胎热、胎黄、胎搐、疮疹等；二指遗毒，又名遗毒烂斑，即先天性梅毒，系胎儿染父母梅疮遗毒所致。

由胎传因素而导致的疾病，包括了遗传性疾病和先天性疾病。遗传性疾病是指生殖细胞或受精卵的遗传物质——染色体和基因发生突变或畸变所引起的疾病，如某些出血性疾病（血友病）、癫狂痫（精神分裂症、癫痫）、消渴（糖尿病）、多指（趾）症、眩晕和中风（高血压病）、色盲、近视及过敏性疾病等。此外，由于遗传的影响，可以使机体的抵抗力降低，或代谢的调节发生某种缺陷，或体质或反应性发生改变，从而使后代易于罹患某些其他的疾病，如糖尿病患者的后代，可能发生痛风或肥胖病，这与物质代谢调节障碍的遗传有关。先天性疾病是指个体出生即表现出来的疾病，如主要表现为形态结构异常，则称为先天性畸形，如某些心悸（先天性心脏病）、原发性闭经（先天性无子宫、无卵巢等）、兔唇等，都属于先天性疾病。

胎传因素所导致的疾病是可以防治的。除早期诊治这类疾病外，早期预防显得更加重要。注意护胎与孕期卫生，对保证胎儿正常生长发育，避免发生胎传疾病，是十分重要的。

# 第五章

# 病 机

病机又称病理，是指疾病发生、发展及其变化的机理，包括病因、病性、证候、脏腑气血虚实的变化及其机理。病机揭示了疾病发生、发展与变化、转归的本质特点及其基本规律。

中医学认为，疾病的发生、发展和变化，与患病机体的体质强弱和致病邪气的性质密切相关。病邪作用于人体，人体正气奋起而抗邪，引起正邪相争。斗争的结果，邪气对人体的损害居于主导地位，破坏了人体阴阳的相对平衡，或使脏腑气机升降失常，或使气血功能紊乱，进而影响全身脏腑组织器官的生理活动，从而产生一系列的病理变化。

"病机"二字，首见于《素问·至真要大论》，该篇数次提到病机，并强调其重要性，如"谨候气宜，无失病机"，"审察病机，无失气宜"，"谨守病机，各司其属"；又从临床常见的病证中，总结归纳为十九条，即后世所称的"病机十九条"。对于"病机"二字的原意，前人释为"病之机要"，"病之机括"，含有疾病之关键的意思。

病机学说是阐明疾病发生、发展和变化规律的学说，其任务旨在揭示疾病的本质，是对疾病进行正确诊断和有效防治的理论基础。病机学说的内容，包括疾病发生的机理、病变的机理、病程演变的机理。

中医病机学是根据以五脏为中心的藏象学说，把局部病变同机体全身状况联系起来，从机体内部脏腑经络之间的相互联系和制约关系来探讨疾病的发展和转变，从而形成了注重整体联系的病理观。中医病机学认为，人体脏腑之间，不仅在生理上而且在病理上，存在着相互联系和相互制约的关系。五脏相通，移皆有次。疾病发生时，各脏腑病变按一定规律互相影响。中医学用五行生克乘侮理论来解释脏腑之间病理上的相互影响及疾病的传变规律。

当然，疾病的发展传变也有不以次相传的特殊情况，如溺水猝死是不可预测的意外情况，不能机械地按照以次相传的模式制定诊疗计划。中医学在疾病发展和转变上，既看到了五脏相通，移皆有次的一般规律，又指出了疾病或其传化有不以次的特殊情况，把矛盾的普遍性和特殊性统一起来，体现了丰富的辩证法思想。

总之，中医的病机学说，不仅坚持了唯物主义的病因观，而且还通过阴阳五行学说和藏象学说等把人体同外界环境及人体内部各脏腑经络之间的相互联系、相互制约的关系结合起来，既强调了正气在发病过程中的决定作用，又重视邪气的重要作用，把疾病看成是人体内外环境邪正斗争的表现，是人体阴阳相对平衡状态受到破坏的结果，既注意到病变局部与整体的联系，又注意疾病的发展和传变；既看到疾病传变的一般规律，又注意疾病传变的特殊情况，从整体联系和运动变化的观点来认识疾病的发生、发展和变化过程，坚持了唯物辩证的病理学观点。

# 第一节　发病机理

发病机理，是指人体疾病发生的机制和原理，是研究人体疾病发生的一般规律的学说。

## 一、健康与疾病

人体与外界环境之间，以及人体内部各脏腑之间的阴阳必须保持相对的平衡，这种阴平阳秘的关系是维持正常活动的基础。机体的阴阳平衡标志着健康。健康包括机体内部脏腑经络、气血津液、形与神的阴阳平衡，以及机体与外界环境（包括自然环境和社会环境）的阴阳平衡。健康意味着形体血肉、精神心理和环境适应的完好状态，而不仅仅是没有疾病和虚弱。机体的阴阳平衡是动态平衡，健康是机体的阴阳平衡。因此，健康是一个动态的概念。

疾病是指机体在一定条件下，由病因与机体相互作用而产生的一个邪正斗争的有规律过程，表现为机体脏腑经络功能异常，气血紊乱，阴阳失调，对外界环境适应能力降低，劳动能力明显下降或丧失，并出现一系列的临床症状与体征。换言之，疾病是在一定病因的作用下，机体阴阳失调而发生的异常生命活动过程。

中医学认为，人体的生命活动是一个矛盾运动过程。人体与自然环境，以及人体内在环境之间，存在着整体统一的联系，维持相对的动态平衡，从而保持着人体的正常生理活动，即健康状态。但机体时刻受着内外因素的影响，干扰着这种动态平衡状态。在一般情况下，人体的自身调节机能尚能维持这种平衡状态，保持健康，即"阴平阳秘，精神乃治"（《素问·生气通天论》）。如果内外因素的影响超过了人体的适应力，破坏了人体的阴阳动态平衡，而人体的调节机能又不能立即消除这种干扰，以恢复生理上的平衡时，就会出现阴阳失调，而发生疾病。若经过适当的治疗等使人体重新建立这种平衡，即恢复了健康。

## 二、影响发病的因素

中医学认为，疾病是人体正常生理功能在某种程度上的破坏，疾病的过程就是邪正斗争的过程。在人体的生命活动中，一方面，正气发挥着维持人体正常生理机能的作用；另一方面，人体也无时无刻不在受着邪气的侵袭，二者不断地发生斗争，也不断地取得平衡和统一，保证了人体的健康。因此，疾病的发生决定于正气和邪气双方斗争的结果，并且邪正斗争贯穿于疾病过程的始终，是推动疾病发展的动力，亦影响着疾病的发展方向和转归。正气和邪气是决定疾病能否发生的基本因素。中医学既强调人体正气在发病上的决定作用，又不排除邪气的重要作用，认为邪气在一定条件下也可以起决定性的作用。

正气和邪气及邪正斗争是受机体内外各种因素影响的。机体的外环境包括自然环境和社会环境，主要与邪气的性质和量有关；机体的内环境包括体质因素、精神状态和遗传因素等，与人体正气相关。

## （一）邪正斗争与发病

**1. 正气在发病中的作用** 正气，简称正，通常与邪气相对而言，是人体机能的总称，即人体正常机能及所产生的各种维护健康的能力，包括自我调节能力、适应环境能力、抗邪防病能力和康复自愈能力。

正气的作用方式包括三个方面：①自我调节，以适应内外环境的变化，维持阴阳的协调平衡，保持和促进健康。②抗邪防病，或疾病发生后驱邪外出。③自我康复，病后或虚弱时自我修复，恢复健康。

中医学非常重视正气在邪正斗争中的主导作用。病邪侵入之后，机体是否发病一般是由正气盛衰所决定的。正能抗邪，正盛邪却，则不发病；正不敌邪，正虚邪侵，则发病。人体正虚的程度各不相同，因而形成疾病的严重程度不一。一般而言，人感受邪气而生病，多是摄生不当，机体的抵抗力一时性下降，给邪气以可乘之机。邪气侵入以后，人体正气也能奋起抗邪，但在邪气尚未被祛除之前，生理功能已经受到破坏，故会有相应的临床症状，从而说明某一性质的疾病已经形成。但是，素体虚弱者往往要待邪气侵入到一定的深度以后，正气才能被激发，故其病位较深，病情较重。在一般情况下，正虚的程度与感邪为病的轻重是一致的。

邪气侵入人体以后，究竟停留于何处而为病，这取决于人体各部分正气之强弱。一般说来，人体哪一部分正气不足，邪气即易于损伤哪一部分而发病，如脏气不足，病在脏；腑气不足，病在腑；经脉不足，病在经脉。

因此，人体正气的强弱，可以决定疾病的发生与否，并与发病部位、病变轻重程度有关，正气不足是发病的主要因素。从疾病的发生来看，人体脏腑功能正常，正气旺盛，气血充盈，卫外固密，病邪就难以侵入，疾病也就无从发生。从人体受邪之后看，正气不甚衰者，即使受邪，也较轻浅，病情多不深重；正气虚弱者，即使轻微受邪，亦可发生疾病或加重病情。从发病的时间来看，正气不很弱者，不一定立即发病，而只有正气不足时，才能立即发病。

**2. 邪气在发病中的作用** 邪气，又称病邪，简称邪，与正气相对而言，泛指各种致病因素，包括存在于外界环境之中和人体内部产生的各种具有致病或损伤正气作用的因素，诸如前述的六淫、疫疠、七情、外伤及痰饮、瘀血等。

中医学重视正气，强调正气在发病中的主导地位，并不排除邪气对疾病发生的重要作用。邪气是发病的必要条件，在一定条件下，甚至起主导作用，如高温、高压电流、化学毒剂、枪弹杀伤、毒蛇咬伤等，即使正气强盛，也难免不被伤害。疫疠在特殊情况下，常常成为疾病发生的决定性因素，从而导致疾病的大流行。因此，中医学提出了"避其毒气"的主动预防措施，以防止传染病的发生和播散。

疾病发生以后，其病理变化与感邪的性质、轻重，以及邪气作用的部位有密切关系。

（1）疾病与病邪的关系　一般来说，感受阳邪易致阳偏盛而出现实热证；感受阴邪，易致阴偏盛而出现实寒证。例如，火为阳邪，心火炽盛，则出现面赤舌疮、心烦失眠、小便短赤等实热之证；而寒为阴邪，寒邪直中，伤及脾胃，则出现吐泻清稀、脘腹冷痛、小便清长等阴寒之候。

（2）疾病与感邪轻重的关系　疾病的轻重除体质因素外，还决定于感邪的轻重。邪轻则病轻，邪重则病重。例如，同为风邪袭人，因感邪轻重不一，其病则有伤寒和伤风之异，邪甚而深者为伤寒，邪轻而浅者为伤风。

（3）疾病与病邪所中部位的关系　病邪侵犯人体的部位不同，临床表现也不尽一致，如寒客肌表经脉，则头身、四肢疼痛；寒邪犯肺，则咳嗽喘促、痰液稀白等。

**3. 邪正斗争的胜负决定发病与不发病**

（1）正能胜邪则不发病　邪气侵袭人体时，正气奋起抗邪，若正气强盛，抗邪有力，则病邪难于侵入，或侵入后即被正气及时消除，则不发病。例如，自然界中经常存在着各种各样的致病因素，但并不是所有接触这些因素的人都会发病，此即正能胜邪的结果。

（2）邪胜正负则发病　在正邪斗争过程中，若邪气偏胜，正气相对不足，邪胜正负，则使脏腑阴阳、气血失调，气机逆乱，便可导致疾病的发生。

发病以后，由于正气强弱的差异、病邪性质的不同和感邪的轻重，以及所在部位的浅深，从而产生不同的病证。

中医学坚持"邪正相搏"的发病观点，提出了"正气内虚"和"因加而发"之说，认为人体受邪之后，邪留体内，当时可不出现任何症状。由于某种因素，如饮食起居失调，或情志变动等，造成人体气血运行失常，抗病机能衰退，病邪乘机而起与正气相搏而发病。因此，临床上常见某些疾患随着正气的时衰时盛而出现时发时愈，或愈而复发的情况。病邪虽可致病，但多是在正气虚衰的条件下才能为害成病。

## （二）外环境与发病

人是生存在一定的环境之中的，不同地区、时间、工作条件，环境各不相同。不同的环境能对人体造成不同的影响，因而其发病情况也有差异。一般来说，人长期生活于某一较为稳定的环境中，便会获得对此种环境的适应性，故不易生病；若环境突然发生了变化，人在短时间内不能适应，就会感受外邪而发病。

**1. 自然环境与发病**　自然环境包括季节气候、地理特点及生活、工作环境等。人与自然息息相关，自然环境因素对疾病的发生有着一定的影响，既可成为直接引发疾病的条件，又可成为影响疾病发生的因素。

（1）季节气候与发病　人体生活在一定的气候环境中。自然界气候的变化，不仅是六淫、疫气产生的条件，而且又能影响机体的调节和适应能力，影响着正气的盛衰。

天人相应，人随着季节气候的演变而产生相应的生理变化。脏腑、经络之气，在不同的时令又各有旺衰，人对不同气候的适应能力也有所差异。因此，不同的季节，就有不同的易感之邪和易患之病，如春易伤风、夏易中暑、秋易伤燥、冬易病寒等，即所谓"四时之气，更伤五脏"（《素问·生气通天论》）。疫疠的暴发或流行，也与自然气候的变化密切相关。

反常的气候，一方面使正气的调和能力不及而处于易病状态，另一方面又促成某些疫疠病邪的孳生与传播，从而易于发生"时行疫气"。

（2）地理特点与发病　地域不同，其气候特点、水土性质、物产及生活习俗的差异，对疾病的发生有着重要影响，甚则形成地域性的常见病和多发病。一般来说，西北之域地势高峻，居处干燥，气候寒凉而多风，水土刚强，人之腠理常闭而少开，故多风寒中伤或燥气为病；东南之方，地势低下，居处卑湿，气候温暖或炎热潮湿，水土薄弱，人之腠理常开而少闭，故多湿邪或湿热为病。

现代流行病学和地质学研究表明，地壳表面元素分布的不均一性（包括水质的差异），在一定程度上影响着世界各地区人类乃至所有生物的生长发育和生理、病理，使得一些疾病带有强烈的地区性和地方性。例如，中国东南沿海及长江流域多血吸虫病和钩端螺旋体病之流行，东北、西北地区则多有克山病及大骨节病的发生。鼻咽癌以广东高发，食道癌则以华北、西北一些地方及习食酸菜的地区多发。瘿病则以缺碘之地好发，脚气病则以常食精白米为主粮的地区易发。此外，易地而居，或异域旅行，也可因地域环境骤然变化一时难以适应当地的水土气候，而促使疾病发生或加重，此即所谓"水土不服"。

（3）工作、生活环境与发病　生活居处与劳作环境的不同，亦可成为影响疾病发生或诱发的因素。例如，生活居处潮湿阴暗或空气秽浊，易感寒湿或秽浊之邪。夏月炎热季节在野外操作，容易中暑；冬月严寒，在野外工作，容易受风寒或冻伤；渔民水上作业，易感阴湿之气而发病；矿工在石粉雾中劳动，易为尘毒伤肺而成肺痨等。

此外，不良的生活习惯，生活无规律，作息无常，以及个人和环境卫生不佳等，都会影响人体的正气而易患疾病。

**2. 社会环境与发病**　人生活在一定的社会环境之中，疾病的发生也必然与社会环境密切相关。一般而言，先进的社会组织、社会福利，公共卫生条件较好，能有效地减少疾病的发生。落后的社会组织、福利及卫生条件较差，增加了发病机会。随着工业化社会的发展，环境污染（包括噪声污染、空气污染、水源污染及土壤污染等）成为严重威胁人类健康的新的致病因素，从而出现了许多前所没有的疾病，如噪声病、放射病等。

## （三）内环境与发病

人体的内环境是生命存在的依据。内环境由脏腑经络、形体官窍等组织结构和精气血津液等生命物质及其功能活动共同构成。人体通过阴阳五行调节、脏腑经络调节、气机升降出入调节等调节机制，保持了内环境的相对稳定。在正常情况下，人体通过内环境的自我调节来适应变化着的外环境，使机体内外环境阴阳平衡，从而维持内环境相对的动态平衡或稳态。但是，由于种种原因，人体内环境有时会失去正常的调节控制能力，不能很好地适应外环境，从而导致内环境阴阳气血失衡。影响内环境的因素有体质、精神状态和遗传因素等。

**1. 体质因素**　个体的体质特征，往往决定其对某些外邪的易感性及某些疾病的易罹倾向。体质是影响发病的重要因素。感受外邪后，发病与否及发病证型也往往取决于体质。不同体质的人所易感受的致病因素或好发疾病各不相同，而某一特殊体质的人，往往表现为对某种致病因素的易感性或好发某种疾病。例如，肥人多痰湿，善病中风；瘦人多火，易得劳嗽；老年人肾气虚衰，故多病痰饮咳喘等。不同体质的人，对相同的致病因素或疾病的耐受性也有所不同。一般来说，体质强壮者对邪气耐受性较好，不易发病；体质虚弱者对邪气耐受性较差，容易发病。也就是说，要使体质强壮者发病，邪气必须较盛，而体质虚弱者只要感受轻微之邪就可发病。强壮者发病多实，虚弱者发病易虚。"有人于此，并行而立，其年之长少等也，衣之厚薄均也，卒然遇烈风暴雨，或病，或不病，或皆病，或皆不病"（《灵枢·论勇》）。具体说来，不同体质类型的人所能耐受的邪气各不相同。例如，体质的偏阴或偏阳，可影响机体对寒热的耐受性。阳偏盛者，其耐寒性高，感受一般寒邪不发病，或稍有不适可自愈，而遇热邪却易病，甚至直犯阳明。阴虚者稍遇热邪即病，热邪甚则有热中厥阴，出现逆传心包或肢厥风动之变。阴偏盛或阳衰者，其耐热性较高，而感受寒邪却易发病，甚至直中三阴。

外邪侵入人体后，究竟发为何种性质的病证，并不完全取决于邪气的性质，而往往与体质类型有关。人的体质有阴阳之偏，外邪入侵后，邪气致病因人而异，病证的性质和表现也随之发生变化。"人感受邪气虽一，因其形脏不同，或从寒化，或从热化，或从虚化，或从实化，故多端不齐也"（《医宗金鉴·伤寒心法要诀》）。

病情从体质而变化谓之从化。感受外邪之后，由于体质的特殊性，病理性质往往发生不同的变化，故《医宗金鉴·订正伤寒论注》曰："盖以人之形有厚薄，气有盛衰，脏有寒热，所受之邪，每从其人之脏气而化，故生病各异也。是以或从虚化，或从实化，或从寒化，或从热化……物盛从化，理固然也。"例如，同为感受风寒邪气，阳热体质者多从阳化热，而阴寒体质则易于从阴化寒。总之，体质的特殊性，不仅决定对某些病邪或疾病的易感性，而且也决定疾病的发展过程。

**2. 精神因素**　人的精神状态对正气的盛衰有很大的影响。精神状态受情志因素影响，情志舒畅，精神愉快，气机畅通，气血调和，脏腑功能协调，则正气旺盛，邪气难于入侵；若情志不畅，精神异常，气机逆乱，阴阳气血失调，脏腑功能异常，则正气减弱而易于发病。精神情志因素不仅关系到疾病的发生与否，而且与疾病的发展过程有密切关系。精神情志状态不同，其发病的缓急、病变的证候类型也不尽一致。大怒、大喜、大悲、大惊等剧烈的情志波动，易于引起急性发病。五志过极，心火暴盛，阳气怫郁，心神昏冒，则突然倒仆；神虚胆怯之人，有所惊骇，则心神慌乱，气血失主，而骤然昏闷。若所愿不遂，抑郁不已，久悲失志等持续过久，可影响脏腑气血的生理功能而促发疾病，且起病缓慢。一般来说，兴奋性的精神状态多致实证，抑郁性的精神状态易致虚证。但是，因素质有强弱，故兼夹错杂之证亦常发生。如长期处于紧张的精神状态下，可使阴精损耗，以致肝阳偏亢，心火偏旺，出现头痛、眩晕、心悸、失眠等。

总之，七情为人之常性，但不良的精神情志不仅能削弱人的正气，使之易于感受邪气而发病，而且又是内伤疾病的重要因素，通过影响脏腑的生理功能而发病。所谓"动之则先自脏郁而发，外形于肢体"（《三因极一病证方论》），最终形成"因郁致病"，"因病致郁"，"郁－病－郁"的恶性循环。

**3. 遗传因素**　中医学把遗传因素看成是胎传因素之一，遗传因素与先天禀赋有关。遗传因素从两个方面影响疾病的发生。一是由遗传因素而影响体质类型，不同体质类型在后天对外邪的易感性和耐受性不同，故疾病的发生情况也有差异。二是在人类繁衍过程中，亲代所发生的某些疾病也相应地遗传给子代。由遗传因素导致的疾病，称之为"遗传病"。遗传病有一定的特点和规律。遗传疾病是从父母接受致病基因所引起的，在胎儿时期就已形成，或处于潜在状态。遗传疾病是终生的，除非经特殊治疗或死亡，患者将痛苦一生。遗传疾病是以垂直方式一代传给一代，常常以一定的比例出现于同一家庭的成员中。

中医学认为，遗传病是由先天禀赋不足所致，其病机为肾的精气、阴阳亏虚。肾为先天之本，肾阴、肾阳为人体阴阳的根本，肾虚必然导致人体气血阴阳不足，影响脏腑的正常生理活动，从而出现相应的病理变化。

综上所述，疾病的发生关系到正气和邪气两个方面，正气不足是发病的内在因素，邪气是导致发病的重要条件。内外环境通过影响正气和邪气的盛衰而影响人体的发病，如体质、精神状态及遗传因素等影响着正气的强弱。若先天禀赋不足，体质虚弱，情志不畅，则正气减弱，抗病力衰退，邪气则易于入侵而发病。

## 三、发病类型

邪气的种类、性质和致病途径及其作用不同，个体的体质和正气强弱不一，故其发病类型也有区别。发病类型大致有卒发、伏发、徐发、继发、合病与并病、复发等。

### （一）卒发

卒发，又称顿发，即感而即发，急暴突然之意。一般多见以下几种情况。

**1. 感邪较甚** 六淫之邪侵入，若邪气较盛，则感邪之后随即发病，如新感伤寒或温病，是外感热病中最常见的发病类型。外感风寒、风热、燥热、温热、温毒等病邪为病，多感而即发，随感随发。

**2. 情志遽变** 急剧的激情波动，如暴怒、悲伤欲绝等情志变化，导致气血逆乱，而病变顷刻而发，出现猝然昏仆、半身不遂、胸痹心痛、脉绝不至等危急重证。

**3. 疫气致病** 发病暴急，来势凶猛，病情危笃，常相"染易"，以致迅速扩散，广为流行。某些疫气，其性毒烈，致病力强，善"染易"流行而暴发，危害尤大，故又称暴发。

**4. 毒物所伤** 误服毒物，被毒虫、毒蛇咬伤，吸入毒秽之气等，均可使人中毒而发病急骤。

**5. 急性外伤** 如金刃伤、坠落伤、跌打伤、烧烫伤、冻伤、触电伤、枪弹伤等，均可直接而迅速致病。

### （二）伏发

伏发，即伏而后发，指某些病邪传入人体后，不即时发病而潜伏于内，经一段时间后，或在一定诱因作用下才发病，如破伤风、狂犬病等，均经一段潜伏期后才发病。有些外感性疾病，也常需经过一定的潜伏期，如"伏气温病""伏暑"等。

新感与伏气是相对而言的。在温病学中，感受病邪之后，迅即发病者，为新感或新感温病。新感温病，随感随发，初起即见风寒表证。藏于体内而不立即发病的病邪谓之伏邪，又称之伏气。由伏邪所致者为伏气温病。伏气温病初起不见表证，而即见里热甚至血分热证。若内有伏邪，由新感触动而发病，称为新感引动伏邪。

### （三）徐发

徐缓发病谓之徐发，又称缓发，系与卒发相对而言。徐发亦与致病因素的种类、性质、致病作用及体质因素等密切相关。

以外感性病因而言，寒湿邪气，其性属阴，凝滞、黏滞、重着，病多缓起。如风寒湿痹阻滞肌肉、筋脉、关节而疼痛、重着、麻木等。某些高年患者，正气已虚，虽感外邪，常可徐缓起病，即与机体反应性低下有关。

内伤因素致病，如思虑过度、忧恚不释、房室不节、嗜酒成癖、嗜食膏粱厚味等，常可引起机体的渐进性病理改变，积以时日，就呈现出种种明显的临床症状与体征。

### （四）继发

继发，系指在原发疾病的基础上继续发生新的病证。继发病必然以原发病为前提，二者之间有着密切的病理联系。例如，病毒性肝炎所致的胁痛、黄疸等，若失治或治疗失当，日久可继发"癥积""鼓胀"。再如癥瘕、积块、痞块，即是胀病之根，日积月累，腹大如箕、如瓮，是名腹胀。间日疟反复发作，可继发"疟母"（脾脏肿大）；小儿久泻或虫积，营养不良，则致"疳积"；久罹眩晕，由于忧思恼怒、饮食失宜、劳累过度，有的可发为"中风"，出现猝然昏仆、面瘫、半身不遂等症状。

### （五）合病与并病

凡两经或三经的病证同时出现者，称之为合病；若一经病证未罢又出现另一经病证者，则称为并病。合病与并病的区别，主要在于发病时间上的差异，即合病为同时并见，并病则依次出现。

合病多见于病邪较盛之时。由于邪盛，可同时侵犯两经，如伤寒之太阳与少阳合病、太阳与阳明合病等，甚则有太阳、阳明与少阳之三阳合病者。

至于并病，则多体现于病位传变之中。病位的传变，是病变过程中病变部位发生相对转移的现象，并且原始病位的病变依然存在。在不同类别的疾病中，病位的传变也很复杂，即病有一定之传变，有无定之传变。所谓一定之传变，多表现出传变的规律，如六经、卫气营血、三焦传变规律等；所谓无定之传变，是指在上述一般规律之外的具体疾病的病后增病，即可视为并发病证，如胃脘痛可并发大量出血、腹痛、厥脱、反胃等。

### （六）复发

所谓复发，是重新发作的疾病，又称"复病"。复发具有如下特点：其临床表现类似初病，但又不仅是原有病理过程的再现，而是因诱发因素作用于旧疾之宿根，机体遭受到再一次的病理性损害而旧病复发。复发的次数愈多，静止期的恢复就愈不完全，预后也就愈差，并常可遗留后遗症。所谓后遗症，是主病在好转或痊愈过程中未能恢复的机体损害，是与主病有着因果联系的疾病过程。

**1. 复发的基本条件** 疾病复发的基本条件有三。其一是邪未尽除。就病邪而论，疾病初愈，病邪已去大半，犹未尽除。因为尚有余邪未尽，便为复发提供了必要的条件。若邪已尽除，则不可能再复发。因此，邪未尽除是复发的首要条件。其二是正虚未复。因为疾病导致正气受损，疾病初愈时正气尚未完全恢复。若正气不虚，必能除邪务尽，也不会出现旧病复发。因此，正虚未复也是疾病复发中必不可少的因素。其三是诱因。如新感病邪、过于劳累，均可助邪而伤正，使正气更虚，余邪复炽，引起旧病复发。其他如饮食不慎、用药不当，亦可伤正助邪，导致复发。

**2. 复发的主要类型** 由于病邪的性质不同，人体正气的盛衰各异。复发大体上可分为疾病少愈即复发、休止与复发交替和急性发作与慢性缓解期交替三种类型。

（1）疾病少愈即复发 这种复发类型多见于较重的外感热病。多因饮食不慎、用药不当，或过早操劳，使正气受损，余火复燃，引起复发。如湿温恢复期，患者脉静身凉，疲乏无力，胃纳渐开，若安静休憩，进食清淡易于消化的半流质饮食，自当逐渐康复；若饮食失宜，进食不易消化的偏硬的或厚味饮食，则食积与余热相搏，每易引起复发，不但身热复炽，且常出现腹痛、便血，甚至危及生命。

（2）休止与复发交替 这种复发类型在初次患病时即有宿根伏于体内，虽经治疗，症状和体征均已消除，但宿根未除，一旦正气不足，或感新邪引动宿邪，即可旧病复发。例如哮喘病，有痰饮宿根胶着于胸膈，休止时宛若平人。但当气候骤变，新感外邪引动伏邪，或过度疲劳，正气暂虚，无力制邪时，痰饮即泛起，上壅气道，使肺气不畅，呼吸不利，张口抬肩而息，喉中痰鸣如拽锯，哮喘复发。经过适当治疗，痰鸣气喘消除，又与常人无异。但胸膈中宿痰不除，终有复发之虞。欲除尽宿根，确非易事。

（3）急性发作与慢性缓解交替 这种复发类型实际上是慢性疾病症状较轻的缓解期与症状较重的急性发作期的交替。例如胆石症，结石为有形之病理产物，会阻碍气机而致肝气郁结。在肝疏泄正常，腑气通降适度时，患者仅感右胁下偶有不适，进食后稍觉饱胀，是谓慢性缓解期。若因情志抑郁，引起肝失疏泄，或便秘，腑气失于通降，或因进食膏粱厚味，助生肝胆湿热，使肝胆气机郁滞不通，胆绞痛发作，症见右胁下剧痛，牵引及右侧肩背，甚则因胆道阻塞而见黄疸与高热，是谓急性发作。经过适当治疗，发作渐轻，又进入缓解期。但是，胆石不除，急性发作的反复出现总是在所难免。

从上述三种情况看，第一种是急性病恢复期余邪未尽，正气已虚，适逢诱因而引起复发。若治疗中注意驱邪务尽，避免诱因，复发是可以避免的。第二、三种皆因病有宿根而导致复发。宿根之形成，一是正气不足，脏腑功能失调，无力消除病邪；一是病邪之性胶着固涩，难以清除。故治疗时，一方面要扶助正气，令其祛邪有力；另一方面应根据宿邪的性质，逐步消除，持之以恒，以挖除病根。尽量减少复发，避免诱因十分重要，故必须认真掌握引起复发的主要诱发因素。

**3. 复发的诱因** 复发的诱因，是导致病理静止期趋于重新活跃的因素。诱发因素归纳起来主要有如下几个方面。

（1）复感新邪 疾病进入静止期，余邪势衰，正亦薄弱，复感新邪，势必助邪伤正，使病变再度活跃。这种重感致复多发生于热病新瘥之后，所谓"瘥后伏热未尽，复感新邪，其病复作"（《重订通俗伤寒论·伤寒复证》）。因而，强调病后调护，慎避风邪，防寒保暖，对防止复发有着重要的意义。

（2）食复 疾病初愈，因饮食因素而致复发者，称为"食复"。在疾病过程中，由于病邪的损害或药物的影响，脾胃已伤；"少愈"之际，受纳、腐熟、运化功能犹未复健，若多食强食，或不注意饮食宜忌，或不注意饮食卫生，可致脾胃再伤。余邪得宿食、酒毒、"发物"等之助而复作。例如，胃脘痛、痢疾、痔疾、淋证等新瘥之后，每可因过食生冷，或食醇酒、辛辣、炙煿之物而诱发，或鱼虾海鲜等可致瘾疹及哮病的复发等。

（3）劳复 凡病初愈，切忌操劳，宜安卧守静，以养其气。疾病初愈，若形神过劳，或早犯房室而致复病者，称为"劳复"。例如，某些外感热病的初愈阶段，可因起居劳作而复生余热；慢性水肿及痰饮、哮病、疝气、子宫脱垂等，均可因劳倦而复发并加重；某些病证的因劳致复，如中风的复中、真心痛的反复发作等，均一次比一次预后凶险。

（4）药复 病后滥施补剂，或药物调理运用失当，而致复发者，称为"药复"。疾病新瘥，为使精气来复，或继清余邪，可辅之以药物调理。但应遵循扶正宜平补，勿助邪，祛邪宜缓攻，勿伤正的原则。尤其注意勿滥投补剂，若急于求成，迭进大补，反会导致虚不受补，或壅正助邪而引起疾病的复发，或因药害而滋生新病。

此外，气候因素、精神因素、地域因素等也可成为复发的因素。例如，某些哮病，或久病咳喘引起的"肺胀"，多在气候转变的季节或寒冬复发；许多皮肤疾患的复发或症状的加剧，与气候变化的联系至为密切。眩晕、失眠、脏躁、癫狂，以及某些月经不调病证的复发与加重，即与情志刺激有关。

总之，中医学关于发病的理论，主要是研究与阐述病邪作用于人体，正邪相搏的发病原理、影响发病的因素、发病的途径与类型等，从而构成了中医学发病理论的主要框架。

# 第二节 基本病机

基本病机，是指在疾病过程中病理变化的一般规律及其基本原理。

中医学认为，疾病的发生、发展与变化，与机体的体质强弱和致病邪气的性质有密切关系。体质不同，病邪各异，可以产生全身或局部的多种多样的病理变化。尽管疾病的种类繁多，临床征象错综复杂，千变万化，各种疾病、各个症状都有其各自的机理，但从整体来说，总不外乎邪正盛衰、阴阳失调、气血失常、气机紊乱等病机变化的一般规律。

## 一、邪正盛衰

邪正盛衰，是指在疾病过程中，机体的抗病能力与致病邪气之间相互斗争中所发生的盛衰变化。邪正斗争，不仅关系着疾病的发生、发展和转归，而且也影响着病证的虚实变化。因此，邪正斗争是疾病病理变化的基本过程，疾病的过程也就是邪正斗争及其盛衰变化的过程。

在疾病的发展变化过程中，正气和邪气的力量对比不是固定不变的，而是在正邪的斗争过程中，不断地发生着消长盛衰的变化。随着体内邪正的消长盛衰而形成了病机的虚实变化。

虚与实，体现了人体正气与病邪相互对抗消长运动形式的变化，"邪气盛则实，精气（正气）夺则虚"，致病因素作用于人体之后，在疾病的发展过程中，邪正是互为消长的，正盛则邪退，邪盛则正衰。随着邪正的消长，疾病就反映出两种不同的本质，即虚与实的变化。

## （一）虚实的基本原理

虚与实是相对的而不是绝对的。

**1. 实** 所谓实，是指邪气盛而正气尚未虚衰，以邪气盛为主要矛盾的一种病理变化。实所表现的证候称之为实证。发病后，邪气亢盛，正气不太虚，尚足以同邪气相抗衡，临床表现为亢盛有余的实证。实证必有外感六淫或痰饮、食积、瘀血等病邪滞留不解的特殊表现。一般多见于疾病的初期或中期，病程一般较短，如外感热病进入热盛期阶段，出现了以大热、大汗、大渴、脉洪大"四大"症状，或潮热、谵语、狂躁、腹胀满坚硬而拒按、大便秘结、手足微汗出、舌苔黄燥、脉沉数有力等症状，前者称为"阳明经证"，后者称为"阳明腑证"。就邪正关系来说，它们皆属实；就疾病性质来说，它们均属热，故称实热证。此时，邪气虽盛，但正气尚未大伤，还能奋起与邪气斗争，邪正激烈斗争的结局，以实热证的形式表现出来。另外，因痰、食、水、血等滞留于体内引起的痰涎壅盛、食积不化、水湿泛滥、瘀血内阻等病变，都属于实证。

**2. 虚** 所谓虚，是指正气不足，抗病能力减弱，以正气不足为主要矛盾的一种病理变化。虚所表现的证候，称之为虚证。或体质素虚，或疾病后期，或大病久病之后，气血不足，伤阴损阳，导致正气虚弱，正气对病邪虽然还在抗争，但力量已经显示出严重不足，难以出现较剧烈的病理反应，故临床上出现一系列的虚损不足的证候。虚证必有脏腑机能衰退的特殊表现，一般多见于疾病的后期和慢性疾病过程中。大病、久病消耗精气，或大汗、吐、利、大出血等耗伤人体气血津液、阴阳，均会导致正气虚弱，出现阴阳气血虚损之证。例如崩漏，由于大量出血，除了出血症状之外，同时伴有面色苍白或萎黄、神疲乏力、心悸、气短、舌淡、脉细等，称为"脾不统血"。就邪正关系而言，心脾生理功能低下，既有脾虚之证，又有心血不足之候，属虚证。

## （二）虚实错杂

虚实错杂包括虚中夹实和实中夹虚两种病理变化。在疾病过程中，邪正的消长盛衰不仅可以产生单纯的虚或实的病理变化，而且由于疾病的失治或治疗不当，以致病邪久留，损伤人体正气；或因正气本虚，无力驱邪外出，而致水湿、痰饮、瘀血等病理产物的凝结阻滞，往往可形成虚实同时存在的虚中夹实、实中夹虚等虚实错杂的病理变化。

**1. 虚中夹实** 虚中夹实是指以虚为主，又兼夹实候的病理变化，如脾阳不振之水肿即属于此。脾阳不振，运化无权，皆为虚候；水湿停聚，发为浮肿，则为实。上述病理变化以虚为主，实居其次。

**2. 实中夹虚**　实中夹虚是以实为主，兼见虚候的一种病理变化，如外感热病在发展过程中，因邪热炽盛而见高热、汗出、便秘、舌红、脉数之实象，又兼口渴、尿短赤等邪热伤津之征，病本为实为热，津伤源于实热，而属于虚，此为实中夹虚。分析虚实错杂的病机，应根据邪正之孰缓孰急，虚实之孰多孰少，来确定虚实之主次。

### （三）虚实转化

疾病发生后，邪正双方力量的对比经常发生变化，因而疾病在一定条件下也常常发生实证转虚，因虚致实的病理变化。

**1. 由实转虚**　疾病在发展过程中，邪气盛，正气不衰，但由于误治、失治，病情迁延，虽然邪气渐去，但是人体的正气、脏腑的生理功能已受损，因而疾病的病理变化由实转虚。例如外感性疾患，疾病初期多属于实，如表寒证或表热证等，由于治疗不及时或治疗不当，护理失宜，或年高体弱，抗病能力较差，病情迁延不愈，正气日损，可逐渐形成肌肉消瘦、纳呆食少、面色不华、气短乏力等肺脾功能衰减之虚象，这是由实转虚。

**2. 因虚致实**　所谓因虚致实，是由于正气本虚，脏腑生理功能低下，导致气、血、水等不能正常运行，产生了气滞、瘀血、痰饮、水湿等实邪停留体内之害。此时，虽然邪实明显，但正气亦不足，脏腑亦衰，故谓之因虚致实。例如，肾阳虚衰不能主水，形成的阳虚水停之候，既有肾脏温化功能减退的虚象，又有水液停留于体内的一派邪实之象，这种水湿泛滥乃由肾阳不足，气化失常所致，故称之为因虚致实。实际上，因虚致实是正气不足，邪气亢盛的一种虚实错杂的病理变化。

### （四）虚实真假

病机的或实或虚，在临床上均有一定的征象。但必须指出，临床上的征象，仅仅是疾病的现象，在一般情况下（即现象与本质相一致的情况下），可反映病机的虚或实。但在特殊情况下（即现象与本质不完全一致的情况下），在临床上往往会出现与疾病本质不符的许多假象，因而有"至虚有盛候"的真虚假实和"大实有羸状"的真实假虚的病理变化。虽然假象也是由疾病的本质所决定的，是疾病本质的表现，但它并不如真象那样更直接地反映疾病的本质，往往会把疾病的本质掩盖起来。因此，要详细审查临床资料，全面分析疾病的现象，从而揭示病机的真正本质。

**1. 真虚假实（至虚有盛候）**　真虚假实之虚是指病理变化的本质，而实则是表面现象，是假象。如正气虚弱之人因脏腑虚衰，气血不足，运化无力，有时反而出现类似"实"的表现。一方面可见到纳呆食少、疲乏无力、舌胖嫩苔润、脉虚无力等正气虚弱的表现，同时又可见腹满、腹胀、腹痛等一些类似"实"的症状。但其腹虽满，却有时减轻，不似实证之腹满不减或减不足言；腹虽胀，但有时和缓，不若实证之常急不缓；腹虽痛，但喜按，与实证之腹痛拒按不同。因此，病机的本质为虚，实为假象，即真虚假实。

**2. 真实假虚（大实有羸状）**　真实假虚病机本质为实，而虚则是表面现象，为假象。如热结肠胃、痰食壅滞、湿热内蕴、大积大聚等，使经络阻滞，气血不能畅达，反而出现一些类似虚的假象。例如热结肠胃，里热炽盛者，一方面见到大便秘结、腹满硬痛拒按、潮热谵语、舌苔黄燥等实证的表现。一方面又可出现精神萎靡、不欲多言，但语声高亢气粗；肢体倦怠，但稍动则舒适；大便下利，但得泄而反快。究其本质，是实而不是虚。

总之，在疾病的发生和发展过程中，病机的虚和实，都只是相对的而不是绝对的。由实转虚、因虚致实和虚实夹杂，常常是疾病发展过程中的必然趋势。因此，在临床上不能以静止的、绝对的观点对待虚和实的病机变化，而应以运动的、相对的观点分析虚和实的病机。

## 二、阴阳失调

阴阳失调，是机体阴阳消长失去平衡的统称，是指机体在疾病过程中，由于致病因素的作用，导致机体的阴阳消长失去相对的平衡，所出现的阴不制阳、阳不制阴的病理变化。阴阳失调又是脏腑、经络、气血、营卫等相互关系失调，以及表里出入、上下升降等气机运动失常的概括。由于六淫、七情、饮食、劳倦等各种致病因素作用于人体，也必须通过机体内部的阴阳失调，才能形成疾病。因此，阴阳失调又是疾病发生、发展变化的内在根据。

阴阳失调的病理变化，其主要表现不外阴阳盛衰、阴阳互损、阴阳格拒、阴阳转化及阴阳亡失几个方面，其中阴阳盛衰则是各种疾病最基本的病理变化，这种变化通过疾病性质的寒热而表现出来。

### （一）阴阳盛衰

阴阳盛衰，是阴和阳的偏盛或偏衰，而表现为或寒或热，或实或虚的病理变化，其表现形式有阳盛、阴盛、阳虚、阴虚。

**1. 阴阳偏盛**　阴或阳的偏盛，主要是指"邪气盛则实"的病理变化。"阳盛则热，阴盛则寒"是阳偏盛和阴偏盛病机的特点。前者属热、属实，后者属寒、属实。

阳长则阴消，阴长则阳消，故"阳盛则阴病，阴盛则阳病"（《素问·阴阳应象大论》），是阳偏盛或阴偏盛病理变化的必然发展趋势。

（1）阳盛则热　阳盛是指机体在疾病发展过程中，所出现的阳气偏亢，脏腑经络机能亢进，邪热过盛的病理变化。阳盛则热是由于感受温热阳邪，或感受阴邪而从阳化热，或七情内伤，五志过极而化火，或因气滞、血瘀、痰浊、食积等郁而化热化火所致。

阳盛则热的病机特点，多表现为阳盛而阴未虚的实热证。阳以热、动、燥为其特点，故阳气偏盛产生热性病变，以及燥、动之象，出现发热、烦躁、舌红苔黄、脉数等，故"阳盛则热"。由于阳的一方偏盛会导致阴的一方相对偏衰，故除上述临床表现外，同时还会出现口渴、小便短少、大便干燥等阳盛伤阴，阴液不足的症状，故"阳盛则阴病"。但矛盾的主要方面在于阳盛。

但需要指出，"阳盛则阴病"，阳盛则阴虚。在病机上，必须分清阴是相对不足还是绝对亏虚。邪客于阳而致阳盛，阳盛必损阴，但阴虽亏而尚未达到阴虚的程度，阴仅相对不足，其病机为阳盛而阴未虚。若阴由相对的不足转而成为绝对的虚损，阳盛与阴虚并存或只有阴虚而无阳盛，则病机便从实热转化为实热兼阴亏或阴虚内热。

（2）阴盛则寒　阴盛，是指机体在疾病过程中所出现的一种阴气偏盛，机能障碍或减退，阴寒过盛及病理性代谢产物积聚的病理变化。阴盛则寒多由感受寒湿阴邪，或过食生冷，寒湿中阻，阳不制阴而致阴寒内盛之故。

一般来说，阴盛则寒的病机特点，多表现为阴盛而阳未虚的实寒证。阴以寒、静、湿为其特点，故阴偏盛产生寒性病变及湿、静之象，表现为形寒、肢冷、喜暖、口淡不渴、苔白、脉迟等，故"阴盛则寒"。由于阴的一方偏盛，常常耗伤阳气，会导致阳的一方偏衰，从而出现恶寒、腹痛、溲清、便溏等。这种阳气偏衰的表现是由阴盛所引起的，故又称"阴盛则阳病"。

"阴盛则阳病"，阴盛则阳虚。从病机变化来说，阴盛则阳病虽然也可区分为阳的相对不足和绝对的虚损，但是由于阳主动而易耗散，而且阴寒内盛多因素体阳虚，阳不制阴所致。因此，在阴偏盛时，多伴有程度不同的阳气不足，难以明确区分为相对不足和绝对损伤。

**2. 阴阳偏衰**　阴阳偏衰，是人体阴精或阳气亏虚所引起的病理变化。阳气亏虚，阳不制阴，使阴相对偏亢，形成"阳虚则寒"的虚寒证。反之，阴精亏损，阴不制阳，使阳相对偏亢，从而形成"阴虚则热"的虚热证。

（1）阳虚则寒　阳虚，是指机体阳气虚损，失于温煦，机能减退或衰弱的病理变化。形成阳偏衰的主要原因，多由先天禀赋不足，或后天饮食失养，或劳倦内伤，或久病损伤阳气所致。一般来说，其病机特点多表现为机体阳气不足，阳不制阴，阴相对亢盛的虚寒证。阳气不足，一般以脾肾之阳虚为主，其中尤以肾阳不足为最。因为肾阳为人身诸阳之本，肾阳虚衰（命门之火不足）在阳偏衰的病机中占有极其重要的地位。由于阳气的虚衰，阳虚则不能制阴，阳气的温煦功能减弱，经络、脏腑等组织器官的某些功能活动也因之而减弱衰退，血和津液的运行迟缓，水液不化而阴寒内盛，这就是阳虚则寒的主要机理。阳虚则寒，虽然也可见到面色㿠白、畏寒肢冷、舌淡、脉迟等寒象，但还有喜静蜷卧、小便清长、下利清谷等虚象。因此，阳虚则寒与阴盛则寒，不仅在病机上有所区别，而且在临床表现方面也有不同。前者是虚而有寒，后者是以寒为主，虚象不明显。

（2）阴虚则热　阴虚，是指机体精、血、津液等物质亏耗，以及阴不制阳，导致阳相对亢盛，机能虚性亢奋的病理变化。形成阴偏衰的主要原因，多由于阳邪伤阴，或因五志过极，化火伤阴，或因久病耗伤阴液所致。一般来说，其病机特点多表现为阴液不足及滋养、宁静功能减退，以及阳气相对偏盛的虚热证。

阴虚之证五脏俱有，但一般以肝肾为主，其他三脏之阴虚，久延不愈，最终多累及肝肾。五脏之间，亦多夹杂并见。临床上以肺肾阴虚、肝肾阴虚为多见。因为肾阴为诸阴之本，在阴偏衰的病机中占有极其重要的地位。由于阴液不足，不能制约阳气，从而形成阴虚内热、阴虚火旺和阴虚阳亢等多种表现，如五心烦热、骨蒸潮热、颧红升火、消瘦、盗汗、咽干口燥、舌红少苔、脉细数无力等，即是阴虚则热的表现。阴虚则热与阳盛则热的病机不同，其临床表现也有所区别，前者是虚而有热，后者是以热为主，虚象并不明显。

（二）阴阳互损

阴阳互损，是指在阴或阳任何一方虚损的前提下，病变发展影响到相对的一方，形成阴阳两虚的病理变化。在阴虚的基础上，继而导致阳虚，称为阴损及阳；在阳虚的基础上，继而导致阴虚，称为阳损及阴。由于肾藏精气，内寓真阴真阳，为全身阳气阴液之根本，故无论阴虚或阳虚，多在损及肾脏阴阳及肾本身阴阳失调的情况下，才易发生阳损及阴或阴损及阳的阴阳互损的病理变化。

**1. 阴损及阳**　阴损及阳，系指由于阴液亏损，累及阳气，使阳气生化不足或无所依附而耗散，从而在阴虚的基础上又导致阳虚，形成以阴虚为主的阴阳两虚的病理变化。例如临床常见的遗精、盗汗、失血等慢性消耗性病证，严重耗伤人体阴精，因而化生阳气的物质基础不足，发展到一定阶段就会出现自汗、畏冷、下利清谷等阳虚之候。这是由于阴虚而致阳虚，病理上称为"阴损及阳"。

**2. 阳损及阴**　阳损及阴，系指由于阳气虚损，无阳则阴无以生，累及阴液的生化不足，从而在阳虚的基础上又导致阴虚，形成以阳虚为主的阴阳两虚的病理变化。例如临床上常见的水肿，其病机主要为阳气不足，气化失司，水液代谢障碍，津液停聚而水湿内生，溢于肌肤所致。但其病变发展则又可因阴无阳生使阴阳日益亏耗，而见形体消瘦、烦躁，甚则瘛疭等阴虚症状，转化为阳损及阴的阴阳两虚证。这是由阳虚而致阴虚，病理上称为"阳损及阴"。

实际上，由于阴或阳的一方不足导致另一方虚损，终究会导致阴阳两虚，只是程度轻重不同而已，这在脏腑、气血病理变化中屡见不鲜。因为肾阴为全身阴液之本，肾阳为全身阳气之根，故阳损及阴、阴损及阳，最终又总是以肾阳、肾阴亏虚为主要病变。

### （三）阴阳格拒

阴阳格拒，是阴盛至极或阳盛至极而壅遏于内，使阴气与阳气相互阻隔不通的病理变化。阴阳格拒是阴阳失调中比较特殊的一类病机，包括阴盛格阳和阳盛格阴两方面。阴阳相互格拒的机理，主要是由于某些原因引起阴或阳的一方偏盛至极，壅遏于内，将另一方排斥于外，迫使阴阳之间不相维系。阴阳格拒表现为真寒假热或真热假寒等复杂的病理现象。

**1. 阴盛格阳（真寒假热）**　阴盛格阳，是指阴寒过盛，阳气被格拒于外，出现内真寒外假热的一种病理变化。例如虚寒性疾病发展到严重阶段，其证除有阴寒过盛之四肢厥逆、下利清谷、脉微细欲绝等症状外，又见身反不恶寒（但欲盖衣被）、面颊泛红等假热之象。身反不恶寒、面颊泛红，似为热盛之证，但与四肢厥逆、下利清谷、脉微欲绝并见，知非真热，而是假热。

阴盛格阳，又有格阳和戴阳之分，格阳是内真寒而外假热，阴盛格阳于体表（身反不恶寒）。戴阳是下真寒而上假热，阴盛格阳于头面（面赤如妆）。格阳和戴阳均属真寒假热证，其病机同为阴阳格拒。实际上，疾病发展到阴阳格拒的严重阶段，格阳证和戴阳证常常同时出现，只是名称不同而已。

**2. 阳盛格阴（真热假寒）**　阳盛格阴，是指阳盛已极，阻拒阴气于外，出现内真热外假寒的一种病理变化。阳盛格阴是由于热极邪气深伏于里，阳气被遏，闭郁于内，不能透达于外所致。其病机的本质属热，而临床症状有某些假寒之象，故又称真热假寒。例如热性病发展到极期，即有阳热极盛之心胸烦热、胸腹扪之灼热、口干舌燥、舌红等症状，又有阳极似阴的四肢厥冷或微畏寒等。热势愈深，四肢厥冷愈甚，故有"热深厥亦深，热微厥亦微"之说。四肢厥冷是假象，系阳盛于内，格阴于外所致。

## （四）阴阳转化

在疾病发展过程中，阴阳失调还可表现为阴阳的相互转化。阴阳转化包括由阳转阴和由阴转阳。

**1. 由阳转阴** 疾病的本质本为阳气偏盛，但当阳气亢盛到一定程度时，就会向阴的方向转化。例如某些急性外感性疾病，初期可见到高热、口渴、胸痛、咳嗽、舌红、苔黄等一些热邪亢盛的表现，属于阳证。由于治疗不当或邪毒太盛等原因，可突然出现体温下降、四肢厥逆、冷汗淋漓、脉微欲绝等阴寒危象。此时，疾病的本质即由阳转化为阴，疾病的性质由热转化为寒，病理上称为"重阳必阴"。"重阳必阴"与"阳证似阴"不同，前者的"阳"和"阴"皆为真，后者的"阳"为真，而其"阴"为假。

**2. 由阴转阳** 疾病的本质为阴气偏盛，但当阴气亢盛到一定程度，就会向阳的方向转化。如感冒初期，可出现恶寒重发热轻、头身疼痛、骨节疼痛、鼻塞流涕、无汗、咳嗽、苔薄白、脉浮紧等风寒束表之象，属于阴证。如治疗失误，或因体质等因素，可发展为高热、汗出、心烦、口渴、舌红、苔黄、脉数等阳热亢盛之候。此时，疾病的本质即由阴转化为阳，疾病的性质则由寒转化为热，病理上称为"重阴必阳"。"重阴必阳"与"阴证似阳"有本质的区别。

## （五）阴阳亡失

阴阳亡失，是指机体的阴液或阳气突然大量的亡失，导致生命垂危的一种病理变化。包括亡阴和亡阳。

**1. 亡阳** 亡阳，是指机体的阳气发生突然脱失，而致全身机能突然严重衰竭的一种病理变化。一般来说，亡阳多由邪盛，正不敌邪，阳气突然脱失所致；也可由于素体阳虚，正气不足，疲劳过度等，或过用汗法，汗出过多，阳随阴泄，阳气外脱所致。慢性消耗性疾病的亡阳，多由阳气严重耗散，虚阳外越所致，其临床表现多见大汗淋漓、手足逆冷、精神疲惫、神情淡漠，甚则出现昏迷、脉微欲绝等一派阳气欲脱之象。

由于阳气和阴精具有依存互根的关系，亡阳则阴精无以化生而耗竭。因此，亡阳之后，继之往往出现阴竭之变，阳亡阴竭，生命就告终了。

**2. 亡阴** 亡阴，是指由于机体阴液发生突然性的大量消耗或丢失，而致全身机能严重衰竭的一种病理变化。一般地说，亡阴多由于热邪炽盛，或邪热久留，大量煎灼阴液所致，也可由于其他因素大量耗损阴液而致亡阴。其临床表现多见汗出不止，汗热而黏，四肢温和、渴喜冷饮、身体干瘪，皮肤皱折，眼眶深陷，精神烦躁或昏迷谵妄，脉细数无力或洪大按之无力。同样，由于阴液与阳气的依存互根关系，阴液亡失，则阳气无所依附而涣散不收，浮越于外，故亡阴可迅速导致亡阳，阴竭则阳脱，阴阳不相维系而衰竭，生命随之告终。

亡阴和亡阳，在病机和临床征象等方面虽然有所不同，但由于机体的阴和阳存在着互根互用的关系。阴亡，则阳无所依附而浮越；阳亡，则阴无以化生而耗竭，故亡阴可迅速导致亡阳，亡阳也可继而出现亡阴，最终导致"阴阳离决，精气乃绝"，生命活动终止而死亡。

综上所述，阴阳失调的病机，是以阴阳的属性，即阴和阳之间存在着的相互制约、相互消长、互根互用和相互转化关系的理论，来阐释、分析、综合机体一切病理现象的机理。因此，在阴阳的偏盛和偏衰之间及亡阴和亡阳之间，都存在着密切的联系。也就是说，阴阳失调的各种病机，并不是固定不变的，而是随着病情的进退和邪正盛衰等情况的变化而变化的。

### 三、气血失调

气血是人体脏腑、经络等一切组织器官进行生理活动的物质基础，而气血的生成与运行又有赖于脏腑生理机能的正常。因此，在病理上，脏腑发病必然会影响全身的气血，而气血的病变也必然影响脏腑。气血的病理变化总是通过脏腑生理机能的异常而反映出来。由于气与血之间有着密切关系，故在病理情况下，气病必及血，血病亦及气，其中尤以气病及血为多见。

气血失调的病机，与邪正盛衰、阴阳失调一样，不仅是脏腑、经络等各种病变机理的基础，而且也是分析研究各种疾病病机的基础。

#### （一）气失调

气的病变，包括气的生成不足或耗散太过，气的运行失常，以及气的生理功能减退等。气失调具体表现为气虚和升降失常，其中升降的常又包括气陷、气滞、气逆、气闭、气脱几个方面。

**1. 气虚**　气虚是指元气不足，全身或某些脏腑机能衰退的病理变化。气虚主要表现为元气不足，脏腑功能活动减退，以及机体抗病能力下降等方面，其形成的主要原因多是先天不足，或后天失养，或肺脾肾功能失调，也可因劳伤过度、久病耗伤、年老体弱所致。气虚多见于慢性疾患、老年患者、营养缺乏、疾病恢复期及体质衰弱等病变。其临床表现以少气懒言、疲倦乏力、脉细软无力等为重要特点。

各脏腑气虚的特点，多与其生理功能有关，如肺气虚的特点是"主气"的功能衰退；心气虚的特点是"主血脉"和"藏神"的功能衰退；脾胃气虚的特点是"腐熟水谷"和"运化精微"的功能衰退及中气下陷等；肾气虚的特点是"藏精""生髓"和"气化""封藏"及"纳气"等功能衰退等。

因肺主一身之气，脾为后天之本、气血生化之源，脾肺气虚直接影响元气的生成，故临床上所谓气虚证，多是指脾气虚和肺气虚及脾肺气虚。

气虚和阳虚，虽然都是脏腑组织机能活动的衰退和抗病能力的减弱，但气虚则是指单纯的机能减退，而阳虚则是在气虚进一步发展的基础上出现了阳气虚少，故气虚属于阳虚的范畴，气虚可发展为阳虚，但气虚则不一定阳虚。其区别在于气虚是虚而无寒象，而阳虚则是虚而有寒象。

由于气与血、津液的关系极为密切，因而在气虚的情况下，必然会影响血和津液，从而引起血和津液的多种病变。气虚可导致血虚、血瘀和出血，也可引起津液的代谢障碍，如脾气虚不能运化水湿而形成痰饮、水肿等。

**2. 升降失常**

（1）气陷 气陷为气虚病机之一，是以气的升举无力，应升反降为主要特征的一种病理变化。气陷多因气虚进一步发展而来。脾宜升则健，脾气虚易致气陷，常称为"中气下陷"。机体内脏位置的相对恒定，全赖气的正常升降出入运动。因此，在气虚而升举力量减弱的情况下，就会引起某些内脏下垂，如胃下垂、肾下垂、子宫脱垂、脱肛等，还可伴见腰腹胀满重坠、便意频频，以及短气乏力、语声低微、脉弱无力等。

（2）气脱 气脱是指气虚之极而有脱失消亡之危的一种病理变化。由于体内气血津液严重损耗，以致脏腑生理功能极度衰退，真气外泄而陷于脱绝危亡之境。气脱有虚脱、暴脱之分。精气逐渐消耗，引起脏腑功能极度衰竭者，为虚脱；精气骤然消耗殆尽；引起阴竭阳亡者，为暴脱。如心气虚脱则心神浮越，脉微细欲绝；肝气虚脱则目视昏蒙，四肢微搐；脾气虚脱则肌肉大脱，泄利不止；肺气虚脱则呼吸息高，鼾声如雷；肾气虚脱则诸液滑遗，呼气困难。阴气暴脱则肤皱睚陷，烦躁昏谵；阳气暴脱则冷汗如珠，四肢厥逆等。

（3）气滞 气滞是指某些脏腑经络或局部气机郁滞的病理变化。气滞主要是由于情志内郁，或痰、湿、食、积、瘀血等阻滞，以及外伤侵袭、用力努伤、跌仆闪挫等因素，使气机阻滞不畅，从而导致某些脏腑经络的功能失调或障碍，以闷胀、疼痛为其临床特点。由于人体气机升降多与肝主疏泄、肺主宣降、脾主升清、胃主降浊，以及肠主泌别传导功能有关，故气滞多与这些脏腑功能失调有关。

气行则血行，气滞则血瘀；气行水亦行，气滞则水停。因此，气滞可引起血瘀、水停，形成瘀血、痰饮、水肿等病理变化。

（4）气逆 气逆是气机逆乱、失常之统称。气逆，主要指气机上逆，是气机升降失常，脏腑之气逆乱的一种病理变化。气逆多由情志所伤，或因饮食寒温不适，或因痰浊壅阻等所致。气逆最常见于肺、胃和肝等脏腑。肺以清肃下降为顺，若肺气逆，则肺失肃降，发为咳逆上气；胃气宜降则和，若胃气逆，则胃失和降，发为恶心、呕吐、嗳气、呃逆；肝主升发，若肝气逆，则升发太过，发为头痛胀，面红目赤而易怒。由于肝为刚脏，主动主升，且又为藏血之脏，故肝气上逆时，甚则可导致血随气逆，或为咯血、吐血，或壅遏清窍而致昏厥。

一般来说，气逆于上以实为主，但也有因虚而气上逆者。如肺虚而失肃降或肾不纳气，都可导致肺气上逆；胃虚失降也能导致胃气上逆等，属因虚而气逆。

（5）气闭 气闭是脏腑经络气机闭塞不通的一种病理变化。气闭多是风寒湿热痰浊等邪毒深陷于脏腑或郁闭于经络，以致某一窍隧失其通顺之常所致。如心气内闭则谵语癫狂，神昏痉厥；胸肺气闭，则胸痹结胸，气喘声哑；膀胱气闭则小便不通；大肠气闭则大便秘结；经络气闭则关节疼痛等。其中以心闭神昏最为严重，一般所说的闭证，主要是指心气内闭而言。

（二）血失调

血的生理功能异常，主要表现为血液的生成不足或耗损太过，血液的运行失常，以及血液濡养功能减退等几个方面。血失调包括血虚、血瘀、血热和出血等。

**1. 血虚**　血虚是指血液不足，濡养功能减退的一种病理变化。其形成的原因一是失血过多，如吐血、衄血、月经过多、外伤出血等，使体内血液大量丧失，而新血又不能及时生成和补充；二是血液生化不足。脾胃为气血生化之源，脾胃虚弱，化源不足，导致生成血液的物质减少，或化生血液的功能减弱；三是久病不愈，慢性消耗等因素而致营血暗耗；四是瘀血阻滞，瘀血不去则新血不生等，最终导致全身血虚。

血是维持人体生命活动的重要物质之一，对人体具有营养作用，血液虚亏不能营养脏腑组织，必然导致全身或局部失于营养，出现生理功能逐渐减退等病理变化。其临床表现以眩晕、面色不华，唇、舌、爪甲淡白无华为重要特征。

由于心主血，肝藏血，脾为气血生化之源，肾精能化血，故血虚多与心、肝、脾、肾等脏功能失调关系密切。血虚与阴虚同属阴血不足，但血虚是虚而无热象，而阴虚是虚而有热象，两者在病机上既有联系又有区别。

**2. 血瘀**　血瘀是指瘀血内阻，血行不畅的一种病理变化。气滞而致血行受阻，或气虚而血运迟缓，或痰浊阻于脉络，或寒邪入血，血寒而凝，或邪热入血，煎熬血液等，均可形成血瘀，甚则血液瘀结而成瘀血。因此，瘀血是血瘀的病理产物，而在瘀血形成之后，又可阻于脉络，而成为血瘀的一种原因。

血瘀的病机主要是血行不畅。瘀血阻滞在脏腑、经络等某一局部时，则发为疼痛，痛有定处，得寒温而不减，甚则可形成肿块，称之为癥。同时，可伴见面目黧黑、肌肤甲错、唇舌紫暗及瘀斑、红缕等血行迟缓和血液瘀滞的现象。

血瘀反过来又可加剧气机的郁滞，从而形成气滞导致血瘀、血瘀导致气滞的恶性循环。由于血瘀与气虚、气滞、血寒、血热等病理上相互影响，故血除有寒热之别外，常常出现血瘀兼气虚、血瘀兼气滞、血瘀兼血虚等病理改变。

**3. 血热**　血热是指血分有热，血行加速甚则瘀阻的一种病理变化。血热多由外感热邪侵袭机体，或外感寒邪入里化热，伤及血分，以及情志郁结，郁久化火，火热内生，伤及血分所致。

由于血得温则行，故在血热的情况下，血液运行加速，甚则灼伤脉络，迫血妄行；邪热又可煎熬阴血和津液。因此，血热的病理变化以既有热象，又有耗血、动血及伤阴为其特征。

**4. 出血**　出血是指血液溢于脉外的一种病理变化。其形成多由火气上逆，或热邪迫血妄行，或气虚不能摄血，或瘀血停滞，或外伤损伤脉络等，使血液不能正常循行而溢于脉外所致。出血之候随处可见，由于出血部位、原因及出血量之多寡、血的颜色之不同，可表现出不同的病理现象。

出血过多，不仅可导致血虚气弱，而且可发展为气血双虚，从而使脏腑组织功能减退。若突然大量失血，还可致气随血脱，甚则发生阴阳离决而死亡。

此外，血的失常还包括血寒。血寒是血分有寒，血行迟缓的一种病理变化，多因寒邪侵袭或阳虚内寒所致，以肢体手足麻木冷痛、心腹冷痛、得温痛减、女子月经不调为其病变特征。

### （三）气血关系失调

气和血的关系极为密切，生理上相互依存，相互为用，病理上也相互影响而致气血同病。气对于血，具有推动、温煦、化生、统摄的作用，故气的虚衰和升降出入异常，必然影响及血。如气虚则血无以生化，血必因之而虚少；气虚则推动、温煦血液的功能减弱，血必因之而凝滞；气虚则统摄功能减弱，则血必因之外溢而出血。气滞则血必因之而瘀阻；气机逆乱，血必随气上逆或下陷，其则上为吐衄，下为便血、崩漏。另一方面，血对于气，则具有濡养和运载作用，在血液虚亏和血行失常时，也必然影响及气。如血虚则气亦随之而衰；血瘀。则气亦随之而郁滞；血脱，则气无所依而脱逸。气血关系失调，主要有气滞血瘀、气虚血瘀、气不摄血、气随血脱、气血两虚等几方面。

**1. 气滞血瘀**　气滞血瘀是指气机郁滞，血行不畅而气滞与血瘀并存的一种病理变化。气滞和血瘀常同时存在。由于气的运行不畅，导致血运障碍，形成气滞血瘀；也可因闪挫外伤等因素，而致气滞和血瘀同时形成。在一般情况下，肝主疏泄而藏血，肝的疏泄在气机调畅中起着关键作用。因此，气滞血瘀多与肝的生理功能异常密切相关。其次，由于心主血脉而行血，故在心的生理功能失调时，则多先发生血瘀而后导致气滞。气滞血瘀在临床上多见胀满疼痛，瘀斑及积聚癥瘕等。

**2. 气虚血瘀**　气虚血瘀是指气虚而运血无力，血行瘀滞，气虚与血瘀并存的一种病理变化。气能行血，气虚则推动无力而致血瘀。轻者，气虚无力，但尚能推动，只不过血行迟缓，运行无力；重者，在人体某些部位，因气虚较甚，无力行血，血失濡养，则可见瘫软不用甚至萎缩，肌肤干燥、瘙痒、欠温，甚则肌肤甲错等气血不荣经脉的具体表现。

**3. 气不摄血**　气不摄血是指因气的不足，固摄血液的生理功能减弱，血不循经，溢出脉外，而导致咯血、吐血、衄血、发斑、便血、尿血、崩漏等各种出血的病理变化。其中因中气不足，气虚下陷而导致血从下溢，则可见崩漏、便血、尿血等。

**4. 气随血脱**　气随血脱是指在大量出血的同时，气也随着血液的流失而散脱，从而形成气血两虚或气血并脱的病理变化。常由外伤失血或妇女崩漏、产后大出血等因素所致。血为气之载体，血脱则气失去依附，故气亦随之散脱而亡失。

**5. 气血两虚**　气血两虚即气虚和血虚同时存在的病理变化，多因久病消耗，气血两伤所致，或先有失血，气随血耗；或先因气虚，血的生化无源而日渐衰少，从而形成肌肤干燥、肢体麻木等气血不足之证。

### 四、津液失常

津液的正常代谢是维持体内津液的正常生成、输布和排泄之间相对恒定的基本条件。

津液代谢失常是津液的输布失常、津液的生成和排泄之间失去平衡，从而出现津液生成不足，或是输布失常、排泄障碍，以致津液在体内的环流缓慢，形成水液潴留、停阻、泛滥等病理变化。

津液的代谢是一个复杂的生理过程，由于多个脏腑的多种生理功能相互协调，才能维持正常的代谢平衡，其中与肺、脾、肾的关系更为密切。因此，肺、脾、肾等任何一脏或任何一种生理功能异常，均能导致津液的代谢失常，形成体内津液不足，或是津液在体内潴留，从而内生水湿或痰饮。

## （一）津液不足

津液不足，是指津液在数量上的亏少，进而导致内则脏腑，外而孔窍、皮毛失其濡润滋养作用，因之产生一系列干燥失润的病理变化。津液不足多由燥热之邪或五志之火，或高热、多汗、吐泻、多尿、失血，或过用辛燥之剂等引起津液耗伤所致。

津液不足的病理变化由于津液亏损程度不同，而有伤津和伤阴之分。津和液，在性状、分布部位、生理功能等方面均有所不同，因而津液不足的病机及临床表现，也存在着一定的差异。津较清稀，流动性较大，内则充盈血脉，润泽脏腑，外则达于皮毛和孔窍，易于耗散，也易于补充。如炎夏而多汗，或因高热而口渴引饮；气候干燥季节，常见口、鼻、皮肤干燥；大吐、大泻、多尿时所出现的目陷、螺瘪，甚则转筋等，均属于以伤津为主的临床表现。液较稠厚，流动性较小，是以濡养脏腑，充养骨髓、脑髓、脊髓，滑利关节为主，一般不易损耗，一旦亏损则不易迅速补充。如热病后期或久病伤阴所见的舌光红无苔或少苔，唇舌干燥而不引饮，形瘦肉脱，皮肤毛发枯槁，甚则肉瞤、手足震颤蠕动等，均属于阴液枯涸及动风的临床表现。

伤津和脱液在病机和临床表现方面虽然有所区别，但津液本为一体，二者相互为用，病理上互相影响。一般说来，轻者为伤津，重者为伤阴。伤津并不一定兼有伤阴，但伤阴则必兼有伤津，故伤津乃伤阴之渐，伤阴乃津枯之甚。

由于津血同源，津液亏乏或枯竭必然导致阴血亏乏，出现血燥虚热内生或血燥生风等津枯血燥的病理改变。若津液耗损，使血液减少而血行郁滞不畅，从而发生血瘀之变，终致津亏血瘀。

气与津液相互依附、相互为用。津液的代谢有赖于气的升降出入运动；气有固摄和气化作用，可以控制和调节津液的生成与排泄。气也要依附于津液而存在，如人体津液大量丢失，气失其依附而随之形成气随液脱的危重状态。

## （二）水湿停聚

津液的输布和排泄是津液代谢中的两个重要环节。津液的输布和排泄的功能障碍，虽然各有不同，但其结果都能导致津液在体内不正常的停滞，成为内生水湿、痰饮等病理产物的根本原因。

津液的输布障碍，是指津液得不到正常输布，导致津液在体内环流迟缓，或在体内某一局部发生潴留，因而津液不化，水湿内生，酿成痰饮的一种病理变化。导致津液输布障碍的原因很多，涉及肺的宣发和肃降、脾的运化和散精、肝的疏泄条达和三焦的水道是否通利等各个方面，但其中最主要的是脾的运化功能障碍。

津液的排泄障碍主要是指津液转化为汗液和尿液的功能减退，而致水液潴留，上下溢于肌肤而为水肿的一种病理变化。津液化为汗液，主要是肺的宣发功能；津液化为尿液，主要是肾的蒸腾气化功能。肺肾的功能减弱，虽然均可引起水液潴留，发为水肿，但是肾的蒸腾气化则起着主宰排泄的作用。

津液的输布障碍和排泄障碍，二者虽然有别，但亦常相互影响和互为因果，其结果则导致内生水湿，酿成痰饮，引起多种病变。

总之，水湿停聚，主要形成湿浊困阻、痰饮凝聚和水液潴留等病理变化。

**1. 湿浊困阻** 湿浊困阻虽为肺、脾、肾等相关为病，但以脾不运湿为要。湿之为病最多，"其为害最缓，最隐，而难觉察也……在经多见是肿而冷，或腰背强，头重如裹，或肢作困，为疮为疡，湿性缠绵，或全身疼、浮肿、痹证、痿躄，种种为病；入里则气机壅塞，为胀为痞，或温湿寒热、湿痰泄泻，为病不一"（《医原记略》）。

**2. 痰饮凝聚** 痰与饮都是脏腑功能失调，津液代谢障碍，以致水湿停聚而形成的病理产物，又是多种疾患的致病因素，导致复杂的病理变化。

**3. 水液潴留** 水液潴留多由肺、脾、肾等脏腑功能失调，水液代谢障碍，从而使水液潴留体内，发为水肿。水液泛溢肌肤，则头面、眼睑、四肢浮肿，甚则全身水肿。若水邪潴留腹腔，则腹肿胀大，发为腹水。

气可化水，水停则气阻。津液代谢障碍，水湿痰饮潴留，可导致气机阻滞的病理变化。如水饮阻肺，肺气壅滞，宣降失职，可见胸满咳嗽、喘促不能平卧；水饮凌心，阻遏心气，心阳被抑，则可见心悸、心痛；水饮停滞中焦，阻遏脾胃气机，可致清气不升，浊气不降，而见头昏困倦、脘腹胀满、纳化呆滞；水饮停于四肢，则可使经脉阻滞，表现为肢体沉重胀痛等临床表现。

## （三）津液与气血的关系失调

津液与气血之间关系失调，其临床常见者主要为水停气阻、气随液脱、津枯血燥及津亏血瘀等几方面。

**1. 水停气阻** 水停气阻是水液停贮体内，导致气机阻滞的病理变化。津液的生成、输布和排泄，依赖于脏腑气机的升降出入运动，气行则水行。津液的气化失常，则水液停聚而形成水湿痰饮，水湿痰饮阻碍气机运行，水停则气阻。如水饮阻肺，则肺气壅滞，失于肃降，可见胸满咳嗽、喘促不能平卧；水饮凌心，阻遏心气，致使心阳被抑，则可见心悸心痛；水饮停滞中焦，阻遏脾胃气机，则可致清气不升，浊气不降，而见头昏困倦、脘腹胀满、纳化呆滞、恶心呕吐等；水饮停于四肢，则可阻滞经脉气血的流通，故除见浮肿外，尚可见肢体沉困或胀痛等。

**2. 气随液脱** 气随液脱是由于津液大量丢失，气失其依附而随津液外泄，从而导致阳气暴脱亡失的气阴两脱的病理变化。气随液脱多由大汗伤津，或严重吐泻，耗伤津液所致。

**3. 津枯血燥** 津枯血燥是指津液亏乏，甚则枯竭，从而导致血燥虚热内生，或血燥生风的病理变化。津液是血液的重要组成部分，津血又同源于后天的水谷精微，若因高热伤津，或烧伤，而使津液大亏，或阴虚痨热，津液暗耗，均会导致津枯血燥，而见心烦、鼻咽干燥、口渴喜饮、肌肉消瘦、小便短少、舌红少津、脉细数等。

**4. 津亏血瘀** 津亏血瘀是指津液亏损，血液运行不畅的病理变化。津液充足是保持血脉充盈、血液运行通畅的重要条件。若因高热、烧伤，或吐泻、大汗出等因素，使津液大量消耗，则津液亏少而血亦亏虚，使血液循行滞涩不畅，即可发生血瘀之病变，临床表现即可在原有津液亏损不足的基础上，出现舌质紫绛，或见瘀斑等。

# 第三节 内生五气病机

内生"五气"，是指在疾病的发展过程中，由于气血津液和脏腑等生理功能的异常而产生的类似风、寒、暑、湿、燥、火六淫外邪致病的病理变化。由于病起于内，故分别称为"内风""内寒""内湿""内燥"和"内火"，统称为内生"五气"。因此，所谓内生"五气"并不是致病因素，而是由于气血津液、脏腑等生理功能失调所引起的综合性病理变化。

## 一、风气内动

### （一）内风的含义

风气内动，即"内风"。"内风"，是体内阳气亢逆变动而生风的一种病理变化。因此，其病变似外感六淫中风邪的急骤、动摇和多变之性，故名。由于"内风"与肝的关系较为密切，故又称肝风内动或肝风。

在疾病发展过程中，或阳热亢盛，或阴虚不能制阳，阳升无制，均可导致风气内动。故内风乃身中阳气之变动，肝风内动以眩晕、肢麻、震颤、抽搐等病理反应为基本特征。风胜则动，因其具有"动摇不定"的特点，故临床上称之为动风。

### （二）内风的病理变化

风气内动有虚实之分，主要有热极生风、肝阳化风、阴虚风动和血虚生风等。

**1. 热极生风** 热极生风又称热盛风动，多见于热性病的极期，由于邪热炽盛，煎灼津液，伤及营血，燔灼肝经，使筋脉失其濡养所致。以高热、神昏、抽搐、痉厥、颈项强直、角弓反张、目睛上吊等为临床特征。

**2. 肝阳化风** 肝阳化风多由于情志所伤，操劳过度，耗伤肝肾之阴，以致阴虚阳亢，水不涵木，浮阳不潜，久之则阳愈浮而阴愈亏，终至阴不敛阳，肝之阳气升动而无制，亢而化风，形成风气内动。临床可见筋惕肉瞤、肢麻震颤、眩晕欲仆，或口眼㖞斜，或半身不遂，甚则血随气逆而猝然仆倒，或为闭厥，或为脱厥。

**3. 阴虚风动** 阴虚风动多见于热病后期，阴津亏损，或由于久病耗伤，阴液大亏所致。主要病机是阴液枯竭，无以濡养筋脉，筋脉失养，则变生内风，此属虚风内动。临床可见筋挛肉瞤、手足蠕动，以及阴液亏损之候。阴虚风动在病机和临床表现等方面与肝阳化风、热极生风是有区别的。

**4. 血虚生风** 血虚生风多由于生血不足，或失血过多，或久病耗伤营血，肝血不足，筋脉失养，或血不荣络，则虚风内动。临床可见肢体麻木不仁、筋肉跳动，甚则手足拘挛不伸等，以及阴血亏虚之候。

此外，尚有血燥生风，多由久病耗血，或年老精亏血少，或长期营养缺乏，生血不足，或瘀血内结，新血生化障碍所致。其病机是津枯血少，失润化燥，肌肤失于濡养，经脉气血失于调和，血燥动而生风。临床可见皮肤干燥或肌肤甲错，并有皮肤瘙痒或落屑等。

## （三）外风与内风的关系

外风为六淫之首，四季皆能伤人，经口鼻或肌表而入。经口鼻而入者，多先侵袭肺系；经肌表而入者，多始于经络，正虚邪盛则内传脏腑。这两种途径又可同时兼有。因外风作用部位不同，临床上可有不同的表现。内风系自内而生，多由脏腑功能失调所致，与心、肝、脾、肾有关，尤其是与肝的关系最为密切。其临床表现以眩晕、肢麻、震颤、抽搐等为主要特征。

## 二、寒从中生

### （一）内寒的含义

寒从中生，又名"内寒"。"内寒"是机体阳气虚衰，温煦气化功能减退，虚寒内生，或阴邪弥漫的病理变化。

内寒多因阳气亏虚，阴寒内盛，机体失于温煦而成。内寒多责之于心、脾、肾，且与脾、肾关系密切。脾为后天之本，气血生化之源，脾阳能达于肌肉四肢；肾阳为人身阳气之根，能温煦全身脏腑组织。因此，脾肾阳气虚衰，则温煦失职，最易表现虚寒之象，而尤以肾阳虚衰为关键。

阳虚阴盛之寒从中生，与外感寒邪或恣食生冷所引起的寒的病变，即"内寒"与"外寒"之间不仅有所区别，而且还有联系。其区别是，"内寒"的特点主要是虚而有寒，以虚为主；"外寒"的特点则主要是以寒为主，且多与风邪、湿邪等相兼为病，或可因寒邪伤阳而兼虚象，但仍以寒为主。两者之间的主要联系是，寒邪侵犯人体，必然会损伤机体阳气，而最终导致阳虚；而阳气素虚之体，则又因抗御外邪能力低下，易感寒邪而致病。

### （二）内寒的病理变化

气主煦之，阳虚则阴盛，机体阳气不足，阴寒内盛，失于温煦机体的作用，使脏腑组织表现为病理性机能减退。以冷（畏寒、肢冷），白（面、舌色白），稀（分泌物和排泄物质地清稀，如痰液稀白、大便稀薄），润（舌润、口不渴），静（精神状态安静、喜卧）为其临床特点，其中以"冷"为最基本的特征。

阳气虚衰，寒从中生的病理表现，主要有两个方面：一是温煦失职，虚寒内生，呈现出面色苍白、形寒肢冷等阳热不足之象；或因寒性凝滞，其性收引，使筋脉收缩，血行迟滞，则出现筋脉拘挛，肢节痹痛等。二是阳气不足，气化功能减退或失司，水液不得温化，从而导致阴寒性病理产物的积聚或停滞。如水湿痰饮之类，以致尿、痰、涕、涎等排泄物澄澈清冷，或大便泄泻，或水肿等。

此外，不同脏腑的阳虚内寒病变，其临床表现也各不相同。例如，心阳虚则心胸憋闷或绞痛，面青唇紫等；脾阳虚则便溏泄泻；肾阳虚则腰膝冷痛，下利清谷，小便清长，男子阳痿，女子宫寒不孕等。

### （三）外寒与内寒的关系

寒邪为病有内外之分。外寒指寒邪外袭，为六淫中之寒邪，其病又有伤寒、中寒之别，寒邪伤于肌表，郁遏卫阳，称为"伤寒"；寒邪直中于里，伤及脏腑阳气，则为"中寒"。寒邪侵犯人体的部位，虽有表里内外、经络脏腑之异，但其临床表现均有明显寒象。内寒是机体阳气不足，寒从中生，主要是指心、脾、肾的阳气衰微，其临床表现以面色㿠白、四肢不温、小便清长、大便溏薄、舌淡苔白等为特征。因肾阳为人身诸阳之本，故内寒与肾之关系尤为密切。内寒必见虚象，而且虚象比寒象更为显著。外寒与内寒虽有区别，但它们又是相互联系，相互影响的，阳虚内寒之体，容易感受外寒；而外来寒邪侵入人体，积久不散，又能损伤人体阳气，导致内寒。

### 三、湿浊内生

#### （一）内湿的含义

湿浊内生，又称"内湿"。"内湿"即体内水湿停滞。内湿是由于脾不运湿，肾不主水，输布排、泄津液的功能障碍，从而引起水湿痰浊蓄积停滞的病理变化。由于内生之湿多因脾虚，故又称之为脾虚生湿。

内湿的产生多因素体肥胖，痰湿过盛；或因恣食生冷，过食肥甘，内伤脾胃，致使脾失健运，不能为胃行其津液，津液的输布发生障碍所致。如是则水津不化，聚而成湿，停而为痰，留而为饮，积而成水。因此，脾的运化失职是湿浊内生的关键。

脾主运化有赖于肾阳的温煦和气化。因此，内湿不仅是因脾阳虚衰，津液不化，而且与肾有密切关系。肾主水液，肾阳为诸阳之本，故在肾阳虚衰时，必然影响及脾，使脾失运化而导致湿浊内生。反之，由于湿为阴邪，湿盛则可损伤阳气，因之湿浊内困，久之亦必损及脾阳、肾阳，而致阳虚湿盛之证。

内湿为水液代谢失调的病理产物，虽与肺、脾、肾功能失调均有关，但与脾的关系最为密切。湿从内生，聚而为患，或为泄泻，或为肿满，或为痰饮。内湿的临床表现以脾胃症状为主。湿留于内，可因体质、治疗等因素而有寒化、热化之分。

此外，外感湿邪与内生湿浊，二者亦常互相影响。湿邪外袭每伤及脾，脾失健运则滋生内湿。脾失健运，或内湿素盛之体，亦每易外感湿邪而发病。

#### （二）内湿的病理变化

湿性重着黏滞，多易阻遏气机，其临床表现常可随湿邪阻滞部位的不同而各异。例如湿邪留滞经脉之间，则症见头重如裹、肢体重着，也可出现颈项强急、屈伸不利等。风寒湿邪，侵袭人体，壅阻经络，可致痉挛，是以项背强急、四肢抽搐，甚至角弓反张为主要表现的疾病。湿为痉病原因之一。湿犯上焦，则胸闷咳喘；湿阻中焦，则脘腹胀满、食欲不振、口腻或口甜、舌苔厚腻；湿滞下焦，则腹胀便溏、小便不利；水湿泛溢于皮肤肌腠，则发为水肿。湿浊虽可阻滞机体上、中、下三焦的任何部位，但以湿阻中焦脾胃为主，故脾虚湿困常是必见之证。

### （三）外湿与内湿的关系

外湿多由气候潮湿，或涉水冒雨、居住潮湿等外界湿邪所致。内湿则是湿从中生，多由脾失健运，不能运化精微，以致水湿停聚所致，即所谓"脾虚生湿"，但外湿和内湿又相互影响，外湿发病，必伤及脾。脾失健运，则湿浊内生；而内湿由于脾虚，脾阳虚损，水湿不化，又易于感受外湿。

### 四、津伤化燥

#### （一）内燥的含义

津伤化燥，又称"内燥"。内燥是指机体津液不足，人体各组织器官和孔窍失其濡润，因而出现以干燥枯涩失润为特征的病理变化。内燥多因久病伤阴耗液或大汗、大吐、大下，或亡血失精导致阴亏液少，以及某些热性病过程中的热邪伤阴或湿邪化燥等所致。由于津液亏少，不足以内溉脏腑、外润腠理孔窍，燥热便由内而生，故临床多见干燥不润等病变。

一般来说，阴津亏损可产生内燥，而实热伤津亦可导致燥热内生。内燥病变可发生于各脏腑组织，以肺、胃、肾及大肠多见。因为肺为燥金之脏，主气，司全身精血津液的敷布。肺气虚弱，则水精不能四布而化燥，其病属虚。大肠为燥金之腑，主津，故肠胃燥热，灼伤津液，亦常致燥，多属于实。此外，肾总司一身的气化活动，若肾的气化失常，津液不布，也可导致内燥。因此，内燥起于肺、胃、肾，胃为重，肾尤为重。

#### （二）内燥的病理变化

内燥病变，临床多见津液枯涸的阴虚内热之证，如肌肤干燥不泽、起皮脱屑，甚则破裂，口燥咽干唇焦，舌上无津，甚或光红龟裂，鼻干目涩，爪甲易脆折，大便燥结，小便短赤等燥热之象。例如以肺燥为主，则兼见干咳无痰，甚则咯血；以胃燥为主时，则胃阴不足，可伴见舌光红无苔；以肾燥为主，则为肾阴精枯涸，伴见形体消瘦、发脱、齿槁，甚则经闭、痿厥；若系肠燥，则兼见便秘等症。总之，"干"是内燥的病理特点，在上焦则干咳，咽干口燥；在中焦则烦渴、呕呃；在下焦则便秘、经闭。

#### （三）外燥与内燥的关系

外燥是感受外界燥邪所致，可发生于秋季的外感疾病，故称秋燥。外燥有温燥和凉燥之分。燥而偏寒者为凉燥，燥而偏热者为温燥。外燥偏重于犯肺，内燥多由高热、大汗、剧烈吐泻，或失血过多，或年高体弱，阴血亏损所致。临床上表现出一派津伤阴亏之候，如皮肤干糙、口干咽燥、毛发不荣、肌肉瘦削、尿少、便干等。内燥遍及全身，以肺、胃、大肠多见，伤及血脉，则与肝肾有关。

### 五、火热内生

#### (一) 内火的含义

火热内生，又称"内火"或"内热"。"内火"，是由于阳盛有余，或阴虚阳亢，或由于气血郁滞，或由于病邪郁结而致，火热内扰导致机能亢奋的病理变化。

火与热同类，均属于阳，故有"火为热之极，热为火之渐"之说。因此，火与热在病机与临床表现上基本是一致的，唯在程度上有所差别。

#### (二) 内火的病理变化

**1. 阳气过盛化火** 人身之阳气，在正常情况下有养神柔筋、温煦脏腑组织的作用，为生理之火，中医称之为"少火"。但是，在病理情况下，若阳气过亢，机能亢奋，以致伤阴耗液，此种病理性的阳气过亢则称为"壮火"，中医学又称为"气有余便是火"。

**2. 邪郁化火** 邪郁化火包括两方面的内容：一是外感六淫风、寒、燥、湿等病邪，在病理过程中，皆能郁滞从阳而化热化火，如寒郁化热、湿郁化火等。二是体内的病理性代谢产物，如痰浊、瘀血和食积、虫积等，均能郁而化火。邪郁化火的主要机理，实质上也是由于这些因素导致机体阳气郁滞，气郁则生热化火、实热内结。

**3. 五志过极化火** 五志过极化火又称"五志之火"，多指由于精神情志的刺激，影响机体阴阳、气血和脏腑的生理平衡，造成气机郁结，气郁日久，则从阳而化热、因之火热内生，肝郁气滞，气郁化火，发为"肝火"。

**4. 阴虚火旺** 阴虚火旺属虚火，多由精亏血少，阴液大伤，阴虚阳亢，则虚热虚火内生。一般来说，阴虚内热多见全身性的虚热征象。而阴虚火旺临床所见，火热征象则往往较集中于机体的某一部位，如阴虚而引起的牙痛、咽痛、口干唇燥、骨蒸潮热、颧红等，均为虚火上炎所致。

总之，火热内生的病理不外虚实两端。实火者，多源于阳气有余，或因邪郁化火，或因五志化火等。其病势急速，病程较短，多表现为壮热、面赤、口渴喜冷、小便黄赤、大便秘结，甚则狂躁、昏迷、舌红苔黄燥、脉洪数等。虚火多由精亏血少，阴虚不能制阳，虚阳上亢所致。病势缓慢，病程较长，其临床主要特征为五心烦热、午后颧红、失眠盗汗、口燥咽干、眩晕、耳鸣、舌红少苔、脉细数等。

火热病变的共同特点是：热（发热、恶热、喜冷），赤（面赤、目赤、舌红），稠（分泌物和排泄物，如痰、涕、白带黏稠），燥（口渴、咽干、便燥），动（神情烦躁、脉数）。

至于各脏腑之火，详见于脏腑病机，在此从略。

#### (三) 外火与内火的关系

外火多由感受温热之邪或风、寒、暑、湿、燥五气化火所致，临床上有比较明显的外感病演变过程。内火则为脏腑、阴阳、气血失调或五志化火而致，其病变通过各脏腑的病理变化反映出来，无明显外感病史。但外火和内火又相互影响，内生之火可招致外火，如平素阴虚火旺或阳热亢盛者，感受六淫之后，内外交迫，常致五气从火而化；而外火亦可引动内火，如外火灼伤津血、引动肝阳、化火生风等。总之，在疾病的发展过程中，因脏腑功能紊乱可产生风、寒、湿、燥、火（热）的病理变化。

内风与肝有关，虽有虚实之分，除热极生风属实外，余者如肝阳化风、阴虚风动、血虚生风等皆属于虚。肝阳化风和阴虚风动的病理基础均为肝肾阴虚，但肝阳化风多见于内伤杂病之中，以水不涵木、阴虚阳亢、上盛下虚为特征。阴虚风动，多见于温热病后期，真阴亏损，肝失所养，精血不足，邪少虚多，虚风内动，故临床上以手足蠕动或瘛疭，伴有神倦、心中憺憺大动、齿黑、舌绛少苔、脉虚等为特征。血虚生风，因血不养筋，故以麻木、肉瞤、筋挛为特征，不若肝阳化风之抽搐、震颤和阴虚风动之手足蠕动或瘛疭。内寒主要由于脾、肾阳虚所致，尤以肾阳虚衰为关键，其病理表现为阳虚内寒之本虚证，并可导致阳气不足、水湿内停之标实证。内湿主要是由于脾的运化功能失健所致，即脾虚生湿，其病理表现以水湿内停为主，而内寒虽亦可形成阳虚水停，但以阳虚内寒为主。内燥多因肺、胃、肾阴液不足，尤其是肾阴不足，其病理表现以"干"为主，可兼有轻微的阴虚燥热之证。火热内生也是临床上比较常见的病理现象。内火有虚实之分，通过脏腑的阴阳失调而表现出来。虚火和实火的主要区别在于，虚火有明显的阴虚内热之证，热象较实火缓和，伤津不显著，结合临床其他症状不难区别。

# 第四节  脏腑病机

脏腑病机是疾病在其发生、发展过程中，脏腑的正常生理功能发生失调的内在机理。任何疾病的发生，无论是外感还是内伤，都势必导致生理功能紊乱而脏腑阴阳气血失调。因此，脏腑失调的病机，在病机理论中占有重要的地位，是辨证论治的主要理论依据。

疾病既已发生，则患病机体势必出现一系列的病理变化及临床表现。一般来说，这些病理和临床表现反映出人体发生疾病时的邪正盛衰、阴阳失调、气血失调及升降失常等变化。但若要确切判明病变的部位、性质及对机体功能活动的影响，则必须将病机分析落实到脏腑上，才能保证其具有较强的针对性。因此，研究脏腑病机，对于进行临床辨证论治具有非常重要的现实意义。

人体是一个有机整体，人体各脏腑之间，在生理上是密切联系的，在病理上也相互影响。任何一个脏腑发生病变，都会影响整个机体，而使其他脏腑发生病理改变，脏病及脏、脏病及腑、腑病及脏、腑病及腑，产生了脏腑组织之间病变的传移变化。因此，在研究脏腑病机时，不仅要注意脏腑本身的病理变化，而且要重视脏腑之间病理变化的相互影响。

## 一、五脏病机

五脏的阴阳、气血是全身阴阳、气血的重要组成部分。气属于阳，血属于阴，气和阳均有温煦和推动脏腑生理活动的作用，故阳与气合称为"阳气"；血和阴，均有濡养和宁静脏腑组织及精神情志的作用，故阴与血合称为"阴血"。

但是，从阴阳、气血和各脏生理活动的关系来说，阳和气、阴和血又不能完全等同。一般来说，脏腑的阴阳代表着各脏生理活动的功能状态，是兴奋还是抑制；是上升或下降，还是发散或闭藏。脏腑的气血是各脏腑生理活动的物质基础。气不仅具有推动和温煦各脏腑生理活动的作用，同时还具有重要的固摄作用。

各脏之阴阳皆以肾阴、肾阳为根本，故各脏的阴阳失调久必及肾。各脏之气血，又均化生于水谷精微，故各脏的气血亏虚，又与脾胃气血生化之源的关系极为密切。由于各脏的生理功能各有其特点，故各脏的阴阳失调和气血失调的病理变化也不完全相同。

## （一）心的病机

**1. 心的生理病理特点**　心位居上焦，开窍于舌，在体合脉，其华在面，与小肠相表里。

心藏神，为五脏六腑之大主，又主血而外合周身之脉。心脏阴阳调和，气血充足，则心神健旺，气血环流周身，洒陈于五脏六腑，灌溉于四肢九窍，使人体各脏腑组织生生不息，借以维持正常的生命活动。心包络为心之外卫，具有保护心脏，防御外邪的作用。心在脏腑中是一个重要的内脏，有"君主之官"之称。

心的主要生理功能是主神志和主血脉。因此，心的任何病变均可出现血脉的运行异常和精神情志的改变。这些病理变化是心之阴阳气血失调的结果。因此，心之阴阳气血失调是心脏病变的内在基础。

**2. 心的基本病理变化**　由于阴和阳、气和血对于心主血脉和心主神志等生理功能的作用不同，故心的阴阳、气血失调因虚实、寒热之不同，可出现不同的病理变化。

（1）心气、心阳失调　主要表现为阳气偏衰和阳气偏盛两个方面。

①心的阳气偏衰：主要表现为心气虚和心阳虚。

心气不足：心气不足多由久病体虚，或年高脏气衰弱，或汗下太过耗气，或禀赋不足等因素所引起。因心气是推动血液循行的动力，心气不足，其基本病理变化是心脏本身主血脉功能减退。由于血液为神志的物质基础，心气虚衰，鼓动力弱，血脉不充，则心神失养，故既有心神不足之病，又有全身气虚之变。临床上以心悸、气短，动辄益甚，神疲乏力等为重要特征。

心阳不足：心阳不足多系心气不足病情严重发展而来；亦可由于寒湿、痰饮之邪阻抑心阳；或素体阳虚，心阳不振；或思虑伤神，心气受损；或久病失养等所致。阳虚则寒自内生，气虚则血运无力，心神失养，故心阳虚的基本病理变化主要表现在心神不足、阳虚阴盛和血运障碍等几个方面。

其一，心神不足。心主神志的生理功能失去阳气的鼓动和振奋，则精神、意识和思维活动减弱，易抑制而不易兴奋。临床可见精神萎靡、神思衰弱、反应迟钝、迷蒙多睡、懒言声低等病理表现。

其二，阳虚阴盛。阳虚则寒，心阳不足，温煦功能减退，故临床可见畏寒喜暖，四肢逆冷等虚寒之象。心气虚与心阳虚相比较，心气虚为虚而无寒象，而心阳虚则是虚而有寒象。

其三，血运障碍。血得温则行，得寒则凝。心阳不足，心主血脉的功能减退，血行不畅而致血瘀，甚则凝聚而阻滞心脉，形成心脉瘀阻之证。可见形寒肢冷，面色苍白或青紫，心胸憋闷、刺痛，脉涩或结代等。

若心阳虚极，或寒邪暴伤阳气，或瘀痰闭阻心窍，均可导致心阳衰败而暴脱，从而出现大汗淋漓、四肢厥逆、神识模糊、脉微欲绝等宗气大泄，阳气将亡之危候。

②心的阳气偏盛：主要表现为心火亢盛和痰火扰心。

心火亢盛：心火亢盛又称心火，即心的阳气偏盛。火热之邪内侵，或情志之火内发，或过食辛热、温补之品，久而化热生火，或脏腑功能失调而生内火等，均可导致心火亢盛。心火亢盛的主要病理变化是：

其一，火扰心神。火气通于心，心火内炽，扰于心神，则心神失守，每见心烦失眠，甚则狂躁谵语、神志不清等病理表现。

其二，血运逆常。心主血脉，热迫血升，心火阳盛，气盛动速，则脉流薄疾，可见心悸、面赤、舌红绛、脉洪数等，甚至血热妄行而导致各种出血。

其三，心火上炎与下移。火性炎上，心开窍于舌，心火循经上炎，故可见舌尖红赤疼痛，口舌生疮等。心与小肠相表里，若心火下移小肠，可出现小便黄赤，或尿血、尿道灼热疼痛等小便赤、灼、痛的病理表现。

其四，热象显著。阳盛则热，心火亢盛，则多见实热征象，如身热，口渴饮冷，溲赤，便结等。

痰火扰心：肝气郁结，气郁化火，肝火引动心火，心肝火旺，煎熬津液为痰。痰与火结，上扰心神，则心神失守，清窍闭塞；或外感温热之邪，夹痰内陷心包，而成痰火扰心之候，以神志错乱为主要临床特点。

（2）心血、心阴失调　心血、心阴的失调，主要表现为心血亏损、心阴不足和心血瘀阻等方面。

①心血亏损：心血亏损，多由于失血，或血液生化不足，或情志内伤，耗损心血等所致。心血亏损的基本病理变化为：

其一，血液虚少。心血不足，血脉空虚，血主濡养，故有全身血虚之征，以面、唇、舌等淡白无华及脉细无力为特征。

其二，心神失守。血虚心失所养，则心悸怔忡；神不守舍，则神识衰弱而神思难以专一，甚则神思恍惚，或失眠、多梦、惊悸、不安。

②心阴不足：心阴不足即心阴虚，多由劳心过度，久病失养，耗伤心阴；或情志内伤，心阴暗耗；或心肝火旺，灼伤心阴等所致。心阴不足的基本病理变化有以下几个方面：

其一，虚热内生。阴液亏损，不能制阳，阴虚阳盛，虚热内生，可出现阴虚内热，甚则阴虚火旺之候，以五心烦热、潮热、盗汗、口渴咽干、面红升火、舌红、脉细数等为特征。

其二，心神不宁。心阴虚则阴不制阳，心阳偏亢，阴虚阳盛，则虚火内扰，影响心神，而见心中烦热、神志不宁，或虚烦不得眠。

其三，血行加速。阴虚内热，热迫血行，脉流薄疾，影响心主血脉之功能，故脉来细且数。

从病机上看，心血虚与心阴虚虽同属阴血不足范畴，但心血虚为单纯血液不足，血不养心，主要表现为心神失常和血脉不充，失于濡养方面；而后者除包括心血虚外，主要表现为阴虚不能制阳，心阳虚亢，虚热内生之候。因此，心血虚以血虚不荣之"色淡"为特点，而心阴虚则以阴虚内热之"虚热"为特点。

③心血瘀阻：心脉寒滞，或痰浊凝聚，血脉郁阻不畅，均可导致心血瘀阻。劳倦感寒，或情志刺激，常可诱发或加重。

心脉气血运行不畅，甚则可见血凝气滞、瘀血阻闭、心脉不通为基本病理变化，以心悸怔忡、惊恐万状，心胸憋闷、刺痛，甚则暴痛欲绝为特征。

总之，心主血脉而藏神，其华在面，开窍于舌，其经为手少阴经，又与小肠相表里。这种功能上的特定联系构成了心系统，故心的病理变化就是这一系统结构各层次的病态反应，主要表现在血脉和心神两个方面。

在血脉方面，寒则血液凝滞而心胸闷痛、四肢厥冷；热则血液妄行而面肤色赤、出血；虚则运行无力，血流不畅，脉微或涩；实则循环不良，血络阻滞，血不流而脉不通，瘀血为害。

在心神方面，寒则心神不足，神情沉静而蜷卧欲寐，甚则阳气暴脱而神识不清；热则心神失守，神情浮躁而烦扰不眠，甚至谵语妄言；虚则神疲懒言，萎靡不振；实则喜笑无常，悲不自胜，或癫狂。汗为心之液，大汗之后而又亡心阳，心火上炎则舌赤烂痛；心火下移于小肠，则尿赤涩痛。

**3. 心病与其他脏腑的关系**　心病与其他脏腑的关系主要包括心与肺、脾、肝、肾，以及小肠等脏腑之间在病理上的相互影响。

（1）心与肺　心肺同居上焦，心气上通于肺，肺主治节而助心行血。因此，心与肺在病理上的相互影响，主要表现在气和血的功能失调方面。

①肺气虚弱，宗气不足，不能助心行血，心气亦弱。心气虚弱，心血不能充养于肺，肺气亦虚。心、肺之气虚相互影响，终致心肺气虚，临床上表现为心悸气短、咳嗽喘促、动则尤甚，声低气怯，胸闷，咳痰清稀等症状。

②肺气虚弱或肺失宣肃，均可影响心主血脉的功能，导致血液运行迟滞，出现胸闷、气短，以及心悸、唇青、舌紫等心血瘀阻的病理表现。

③心气不足或心阳不振，血脉运行不畅，由血及气，也会影响肺的宣降功能，使宣肃功能失常，从而出现心胸憋闷、刺痛，以及咳嗽、气促、喘息等肺气上逆的病理现象。

④心火炽盛，灼伤肺阴，火烁肺金，既可出现心悸、心烦、失眠等心火内扰之症，又可出现咳嗽、咯血等阴虚肺损之状。

⑤在温热病的发展过程中，疾病的传变可以从肺卫阶段直接进入心营，即所谓"逆传心包"。临床上，初见发热、微恶寒、咳嗽，继则出现高热、神昏谵语、舌绛等由肺卫直入心营的症状。

（2）心与脾　心主血，脾生血又统血，故在病理上心与脾之间的相互影响，主要表现在血的生成和运行方面。

心阳不振或心血不足会影响脾之运化，使脾之功能失常。反之，脾虚健运无权，不能益气生血，则心失所养，亦能为病。

①脾病及心：脾气虚弱，运化失职，则血的化源不足；或脾不统血，失血过多，都能影

响于心，导致心血不足。临床上既有脾气虚弱之面黄、神疲、食少便溏及其统摄失职之出血，又有心悸、失眠、健忘、脉细等心血不足之症。

②心病及脾：心行血以养脾，若思虑过度，耗伤心血，血虚无以滋养于脾，影响脾之健运，又会导致脾虚气弱，健运失司。临床上，既有心血不足之症，又有脾气虚衰之状。

不论是脾气虚而致心血不足，还是心气不足，心血亏损，影响脾之运化和统血之功能，心与脾两者互相影响，终致心脾两虚之证。临床上，表现为脾气虚弱而见食少、腹胀，心血不足而心悸，心神失养而见失眠、多梦，以及全身气血双虚而见眩晕、面色不华、体倦等。

另外，心主血液的运行，脾有统血之功，在心脾两脏的作用下，使血液沿着脉道正常运行，不致溢于脉外。当心脾功能失常时，则又会出现出血性病理改变。

（3）心与肝 心主血，肝藏血；心主神志，肝主疏泄；心与肝的病理影响主要表现在血液和神志两个方面。

①血液方面：心肝阴血不足，往往互相影响．心血不足，肝血常因之而虚；肝血不足，心血亦因之而弱。因此，在临床上常常是心悸怔忡、面色不华、舌淡、脉细无力等心血不足的症状和头晕目眩、爪甲不荣、肢麻筋挛、视力减退、妇女月经涩少等肝血亏损的症状同时并见。

因此，血虚证不仅有心脾两虚，而且又有心肝血虚。心肝血虚之证，既有心血不足的表现，又有肝无所藏，不能荣筋养目之候。

②神志方面：心肝两脏有病常表现出精神异常，如心肝血虚，血不养心，肝失濡养，则神无所主，疏泄失职。因此，肝血亏虚者，除有肝血不足的症状外，还会出现心悸不安、失眠多梦等神不守舍的症状。若心阴不足，虚火内炽，则出现心悸、心烦、失眠、多梦的同时，往往还会兼见急躁易怒、头晕目眩、面红目赤等肝气上逆，浮而上亢的症状，这是心肝之阴血亏损，而心肝之阳气无所制约的结果。甚则心肝火旺，相互影响，气郁化火生痰，痰与气（火）相结，阻蔽心窍，扰于心神，又可导致癫狂等精神失常之病。

总之，在某些精神情志疾病中，心肝两脏相互影响，肝气郁结，气机不调，可出现神志方面的异常变化。反之，情志失调，又可致肝气不舒，甚则肝气火上逆。

（4）心与肾 心与肾之间主要为水火既济的关系。心肾之间阴阳、水火、精血动态平衡失调，即为心肾不交。其主要病理表现是肾水亏而心火旺，以及心肾阳虚水泛。

①肾阴不足，心阳独亢：肾水不足，不能上承以济心阴，心阴不能制约心阳，使心阳独亢而致肾阴亏于下，心阳亢于上的病理变化，出现心悸、心烦、失眠、多梦，以及腰膝酸软、男子遗精、女子梦交等。此为"心肾不交"或"水火不济"。

②心肾阴虚，阴虚火旺：心肾阴虚，不能制约心阳，以致心火上炎，而见五心烦热、消瘦、口干少津、口舌生疮、心悸、失眠、健忘等。

③心阳不振，水气凌心：心阳不振，不能下温于肾，以致寒水不化，上凌于心，阻遏心阳，则现心悸、水肿、喘咳等"水气凌心"之候。

此外，心血不足和肾精亏损互为因果，从而导致精亏血少，而见眩晕耳鸣、失眠、多梦、腰膝酸软等。此亦属心肾之间生理功能失调的病变。

（5）心与小肠 心与小肠相表里，两者在病理上相互传变。心可移热于小肠，小肠实热又可上熏于心。

①心移热于小肠：心火炽盛，会出现心烦、口舌生疮、舌尖红赤疼痛等症状。若心火下移，影响小肠分别清浊的功能，又可引起小便短赤、尿道灼热疼痛，甚则尿血等症状，称为"心移热于小肠"，又称"小肠实热"，可用清心利尿的方法导热下行。

②小肠实热上熏于心：小肠有热，亦可循经上熏于心，出现心烦、舌赤、口舌生疮糜烂等心火上炎的病理现象。在治疗上，可清心泻火和清利小便的药物并用。

## （二）肺的病机

**1. 肺的生理病理特点** 肺居胸中，为五脏六腑之华盖，上连气道、喉咙，开窍于鼻，合称肺系。肺与大肠相表里。肺主气，司呼吸，是体内外气体交换的场所。肺朝百脉而助心行血，通调水道而为水之上源，外合皮毛而煦泽肌肤。肺为娇脏，不耐寒热，性喜清肃，其气以下降为顺，外邪袭人常先犯肺。因此，肺的病理变化主要表现为呼吸功能异常、水液代谢失调、体表屏障功能失常，以及气的生成、血液循环障碍和某些皮肤疾患等。

**2. 肺的基本病理变化** 肺的病变有虚实之分，虚则多为气虚和阴津不足，实则多由风寒、燥热、痰湿袭肺所致。

（1）肺失宣肃 肺的宣发和肃降，是肺气升降出入运动的两个方面，二者虽有区别，又相互影响，有宣有肃方能使肺的生理功能正常。肺气宣发和肃降失常，多由外邪袭表犯肺，或因痰浊内阻肺络，或因肝升太过，气火上逆犯肺等所致，也可由于肺气不足，或肺阴虚亏等因素而成。

①肺气不宣：肺气不宣为肺气失于宣通。肺气不宣，可导致下列病理变化。

呼吸不畅：肺之宣肃正常，则呼吸调匀。肺气失宣，气机不利，呼吸不畅，则可出现鼻塞、咳嗽等。

卫气壅滞：肺合皮毛，肺主气，宣发卫气于皮毛。肺失宣发，卫气壅滞，腠理固密，毛窍闭塞而见恶寒、发热、无汗等。

肺气不宣与肺气不利大致相同，但通常肺气不宣多对外感表证而言，肺气不利多对内伤杂病而言。

②肺失清肃：肺失清肃又称肺失肃降，是指肺气失于清肃下降的功能，使肺气下降和清洁呼吸道的功能减退。临床上表现为胸闷、气促、咳嗽、痰多等。咳嗽日久，肺气损伤，肃降失常，可进一步导致肺气上逆。肺气上逆与肺失清肃相同，但咳嗽气逆较肺失清肃为甚。

肺气失宣或肺失清肃，均可导致肺气上逆而气喘，通调水道功能失职，而出现尿少、水肿等。其进一步发展，亦均能损耗肺气和肺阴，导致肺气虚损或肺阴不足。

（2）肺气不足 肺气不足又称肺气虚。多因肺失宣肃，日久不复，或因久病气虚，或因劳伤过度，耗损肺气所致。肺气不足除气虚的一般改变外，主要表现为以下病理变化。

①呼吸机能减退：肺气虚则体内外气体交换出入不足，可出现咳嗽、气短、声低、息微，甚则喘促、呼吸困难等。

②水液停聚：肺主行水，为水之上源。肺气虚不能通调水道，影响水液的输布代谢而咳痰清稀，甚则聚痰成饮，甚至导致水肿。

③卫阳虚弱：肺气虚损，卫气不足，卫外功能低下，腠理不固，导致表虚自汗、畏寒等。

（3）肺阴亏损　肺阴亏损是指肺脏的阴津亏损和阴虚火旺的病理变化。多由于燥热之邪灼肺，或痰火内郁伤肺，或五志过极化火灼肺，以及久咳耗伤肺阴所致。阴津亏损，肺燥失润，气机升降失司，或阴虚而内热自生，虚火灼伤肺络而出血，可出现一系列干燥失润及虚热见症。如干咳无痰或痰少而黏、气短、潮热盗汗、颧红、五心烦热，甚则痰中带血等。肺脏阴虚津亏，久延不复，常损及于肾，而致肺肾阴虚。

肺是气机升降出入的门户，为气之主，职司呼吸，参与调节水液代谢。天气通于肺，肺与外界息息相通，极易感受外邪而发病。一般来说，肺的病理变化有邪实和正虚之分，其邪实者，或为热壅，或为痰阻，或为水积，或为血瘀；其正虚者，或为气虚，或为阴虚，或为气阴两虚。肺之虚证多由实证转变而来，亦有虚实错杂之候。

**3. 肺病与其他脏腑的关系**　肺与心的病理影响已如前述，这里只讨论肺与脾、肝、肾，以及大肠的病理传变。

（1）肺与脾　肺主气，脾益气；肺主行水，脾主运化水湿，故肺与脾的病理关系主要表现在气和水液代谢功能异常方面。

①生气不足：脾气虚弱，运化失常，水谷精微不得入肺以益气，导致肺气虚弱，出现食少、便溏、腹胀、少气懒言、咳喘痰多，甚则浮肿等脾虚肺弱（土不生金）之证；反之，久病咳喘，肺失宣降，影响及脾，脾因之而不能输布水谷精微，中焦失养，则肺气亦虚，而现咳喘痰多、体倦消瘦、纳呆腹胀等肺虚脾弱证。肺气久虚，在一般情况下，常用补脾的方法，使脾气健运，肺气便随之逐渐恢复，故有扶脾即所以保肺之说。

②水液代谢失调：脾失健运，水不化津，湿浊内生，聚为痰饮，贮存于肺，使肺失宣降，而出现咳嗽、喘息、痰鸣等。水液代谢其标在肺，其本在脾。痰之动主于脾，痰之成贮于肺，故治应健脾燥湿，肃肺化痰。反之，肺气虚弱，失于宣降，不能通调水道以行水，导致水液代谢不利，水湿停聚，中阳受困，出现水肿、倦怠、腹胀、便溏等。

（2）肺与肝　肺主气，其性肃降；肝主疏泄，其性升发。因此，肺肝两脏关系到人体气机升降运动。其病理影响主要表现在气机升降出入失常方面。

①气机升降失常：肝气郁结，气郁化火，肝火灼肺，肺失清肃，可见胁痛、易怒、咳逆、咯血等肝火犯肺（木火刑金）的证候。反之，肺失清肃，燥热下行，影响及肝，肝失条达，疏泄不利，则在咳嗽的同时，出现胸胁引痛胀满、头痛头晕、面红目赤等肺燥伤肝（金亢制木）之证。

②气血运行不畅：人身气机调畅，则气血运行无阻，若肝肺气机升降功能失调，使气机阻滞，从而引起气滞血瘀的病理现象。

（3）肺与肾　肺为气之主，肾为气之根；肺为水之上源，肾为主水之脏；肺属金，肾属水，金水相生。因此，肺与肾在病理上的关系主要表现在呼吸异常和水液代谢失调及阴液亏损方面。

①呼吸异常：肾的精气不足，摄纳无权，气浮于上，或肺气虚损，久病伤及肾气，导致下气虚衰，气失摄纳，呼吸之气不能归根，均可出现咳嗽喘促、呼多吸少、动则尤甚、腰酸

膝软或汗出肢冷等肾不纳气之候。肺主出气，肾主纳气，出气太多，则呼为之长；纳气不足，则吸为之短，呼吸不调，则喘促自作。

②水液代谢失调：肺失宣肃，通调水道失职，必累及于肾，而肾不主水，水邪泛滥，又可影响于肺，肺肾相互影响，导致水液代谢失调，发为水肿。例如风邪袭表犯肺，肺气不得宣降，不能通调水道，下输膀胱，以致风遏水阻，风水相搏，流溢于肌肤，形成风水，出现发热恶寒，小便不利而浮肿等。风水不愈，亦可由肺及肾，继则出现水肿漫延全身、腰痛、小便不利等症状。若肾阳虚衰，气化失司，关门不利，则可导致水湿停聚，则水泛为肿，甚则水寒射肺，使肺失宣降之性，不能行水，不仅水肿加剧，而且还表现出气短咳嗽、喘不得卧等水寒射肺之象。

③阴液亏损：肺肾阴液，金水相生。肺阴受伤，久必下及肾阴，导致肾阴亏损。反之，肾阴亏虚，阴虚火旺，上灼肺阴，使肺失清润。两者相互影响，最终形成肺肾阴虚，出现干咳、音哑、潮热盗汗、两颧发赤、腰膝酸软、男子遗精、女子经闭等肺肾阴虚火旺之症。在治疗上，不论是由肺及肾，或由肾及肺，都需要肺肾同治，称为金水相生法，有金能生水，水能润金之妙。

（4）肺与大肠　肺与大肠相表里。肺与大肠在病理上相互影响，表现为肺失宣降和大肠传导功能失调。

①肺失清肃，传导受阻：肺热壅盛，灼伤津液，腑气不通而大便秘结，称为实热便秘。肺气虚弱，肃降无权，大肠传导无力，而大便艰涩，名为气虚便秘。若肺失肃降，津液不能下达，肠道失润，传导不利而大便不通，又为津枯便秘。在治疗上可辅以宣肺、补肺、润肺之品，常有助于便秘的解除。

②传导失常，肺失宣降：大肠传导功能失常可导致肺气失于宣降。例如大肠实热，腑气壅滞不通，可导致肺失宣肃，出现胸闷、咳喘、呼吸不利等。在治疗上，只要通其腑气，使大便通畅，则不治肺而喘自平。

## （三）脾的病机

**1. 脾的生理病理特点**　脾位于中焦，与胃相表里，主肌肉、四肢，开窍于口，其华在唇，外应于腹。脾主运化，为后天之本，气血生化之源，并能统摄血液的运行。脾主升清，喜燥恶湿。脾的病理变化主要表现为饮食水谷运化机能减退，血液的生成和运行障碍，以及水液代谢失调等。脾气亏虚为脾的基本病理变化，但脾运湿而恶湿，脾虚则生湿，湿盛又易困脾，故脾虚湿盛为脾病的病理特点。

**2. 脾的基本病理变化**　脾为太阴湿土，脾的功能以脾的阳气为主，故脾的运化功能障碍，主要是由于脾的阳气虚损，失于升清，运化无权所致。脾的统血功能，实际上是脾的阳气固摄作用的体现，故脾的病理变化以脾之阳气失调为主。

（1）脾阳（气）失调　脾的阳（气）失调主要表现在脾气虚弱、脾阳不振及脾虚湿困等几个方面。

①脾气虚弱：脾气虚弱又称脾气虚。凡饮食不节，或过服消导克伐之剂，以及情志失和，思虑太过，或禀赋素虚，或过于劳倦，或久病失养，皆可损伤脾气，使其运化水谷、运

化水湿，以及化生气血的功能减退，从而导致脾气虚衰。

脾气虚弱的病机特点，系以脾本身的运化功能衰退，即脾失健运为主，多表现为消化吸收能力减弱，水谷饮食精微之输布和气血化生能力不足等谷气不足和后天精气亏乏的病理改变。因此，一般来说，单纯脾气虚弱可视为慢性消化吸收机能减退的综合病理表现。脾气虚弱可以引起如下病理变化。

其一，消化吸收功能减退。脾气虚弱，运化无权，则食欲不振、纳食不化、腹胀便溏，或轻度浮肿，谓之脾失健运。

其二，气血双亏。脾失健运，化源不足，可现面黄肌瘦、少气懒言、四肢倦怠乏力等全身气血不足之候。

其三，中气下陷。脾气升举无力，甚至下陷，则为中气下陷或称气虚下陷。脾气不升，可见眩晕体倦，内脏下垂，久泄脱肛，便意频数，小便淋沥难尽等。

其四，脾不统血。脾气虚不能统摄血液，则可出现便血、月经淋沥不断或忽然大下、月经过多、肌衄等各种慢性出血现象，称为脾不统血。临床上具有脾虚、血虚和出血的病理改变。

②脾阳不振：脾阳不振又名脾阳虚，多由脾气虚进一步发展而来，或由命门火衰、脾失温煦所致。其病机特点为中焦阳气衰退，里寒现象比较突出。因此，其临床表现除有一般的脾失健运、食入运迟等变化外，尚有明显的形寒肢冷、脘腹冷痛、饮食喜热、泄泻清谷，或温化水湿机能减退，水湿停聚于内，或生痰成饮，或水泛肌肤为肿。

脾阳不振，久罹不愈，每易累及于肾，终致脾肾阳虚。

③脾虚湿困：脾病气虚为本，湿困为标。脾主运化水湿，脾虚则水湿不运而困于脾，又反而影响脾之运化，故脾虚湿困是由脾虚导致内湿阻滞的一种病理变化。其临床特点除具脾气虚征象外，尚有脘腹闷痛、四肢困倦、纳食减少、口淡乏味或口黏不渴，甚或恶心欲吐、大便不实，或浮肿，苔白腻等表现。

脾为湿困，则进一步阻碍之转输运化功能，如湿邪日增而脾气益虚，往往成为虚实交错的病理改变，且湿邪内蕴，有湿从寒化和湿从热化两种倾向。若素体脾阳不振，每易从阴化寒，形成寒湿困脾之证；若素体阳盛，每易从阳化热，或寒湿郁久化热，从而形成脾胃湿热之候。但湿为阴邪，其性黏滞，湿盛则阳微，故以湿从寒化为主要病理发展趋势。临证时，应根据外湿、内湿与脾之间的相互关系，分清脾虚与湿阻的孰轻孰重、主次先后，从而对其病机做出正确判断。

（2）脾阴失调 脾阴失调一般是指脾的阴液失调，即脾阴虚而言。脾阴虚多由饮食不节，如恣食辛辣、香燥及酗酒等，导致火气伤中，耗伤脾阴，或积郁忧思、内伤劳倦等，使虚火妄动，消烁阴津，暗伤精血，从而损及脾阴，或因肾水亏乏，不能滋脾而致脾阴不足。

此外，湿、火、燥等邪气久羁中州，或长期妄服刚燥辛烈之品等，亦可导致脾阴亏损。脾阴虚以食欲减退、唇干口燥、大便秘结、胃脘灼热、形体消瘦、舌红少苔等为主要临床表现。

脾与胃同居中焦，以膜相连，职司水谷运化。脾主运化，胃主受纳，一升一降，相互为用，共同配合，完成纳运水谷，化生气血等生理活动。脾脏与胃腑，在五行均属土，一为阴土，一为阳土，两者在生理上关系密切，病理上相互影响。因此，脾阴虚常易合并胃阴不足，而胃阴虚又常兼见脾阴虚之象。但两者有一定的区别，脾阴虚多因情志内伤，五志化火，阴精暗耗；胃阴虚多由热病伤津所致。前者多表现为味觉障碍，常感味觉欠佳、食欲减退、口唇干燥、大便秘结，而后者易于出现饥不欲食、消谷善饥、干呕呃逆等。

综上所述，脾气虚为脾的功能失调最基本也是最常见的病理变化，主要以消化吸收功能减退为主，并伴有全身性气虚表现。脾阳虚常是脾气虚进一步发展的病理结果，亦可因过食生冷，或过服寒凉药物，直接损伤脾阳而成。脾阳虚常累及肾阳而成脾肾阳虚之候。脾阳虚不仅有脾气虚的表现，且常表现为温煦机能减退，寒从中生。脾气下陷或中气下陷、气虚下陷，多由脾气、脾阳不足，中气虚损，或久泄久利，或劳倦过度，损伤脾气，因而使脾气虚衰，功能减退，脾气升举无力，反而下陷所致，常为全身气虚的一个方面，主要表现为气虚和气陷两种病理变化。脾不统血，多由脾气虚弱，统摄无权所致，其病机主要在于气不摄血，故临床表现除见脾气虚或脾阳虚征象外，还有各种出血等。脾阴不足是脾的阴液不足，常与胃阴不足相兼出现。

**3. 脾病与其他脏腑的关系**　脾与心的病理影响，临床上常见的为心脾两虚；脾与肺的病理影响，则多表现为肺脾两虚等，前已述及。这里主要介绍脾与肝、肾、胃的病理传变关系。

（1）脾与肝　肝藏血而主疏泄，脾生血、统血而司运化，肝与脾之间主要是疏泄与运化的关系，病理上主要表现为消化吸收障碍和血液功能失调。

①消化吸收方面：肝脾关系失调表现在消化吸收方面有木旺乘土和土壅木郁两种不同的病理表现。

木旺乘土：木旺乘土包括肝脾不调和肝胃不和。脾胃之消化吸收，赖肝之疏泄调畅。肝失疏泄，横逆犯脾，导致脾气虚弱，运化功能失调，谓之肝脾不调。临床上既有胸胁胀满、精神抑郁或急躁易怒等肝失条达的表现，又有纳呆、腹胀、便溏等脾失健运之症状。肝失疏泄，横逆克胃，导致胃失和降，气机上逆，称之为肝胃不和，临床上除肝失疏泄的表现外，又有胃脘胀痛、呃逆嗳气等症状。

土壅木郁：脾失健运，水湿内停；外湿浸渍，困遏脾阳；湿郁蕴热。湿热郁蒸，致使肝胆疏泄不利，胆汁外溢，发为黄疸，出现身黄、目黄、小便黄等。此外，脾气虚弱可致肝失疏泄，甚则动风，称之为脾虚生风，如脾虚久泻的患儿，可发展成"慢脾风"，临床上以四肢抽搐为特征。此为脾虚肝乘，与肝木乘脾的发病机制不同，在治疗上，前者当疏肝理脾，土中达木；后者应补脾舒肝，培土抑木。

②血液方面：脾气虚弱，运化无力，化源不足，或脾不统血，失血过多，均可累及于肝，使肝血不足，而出现食少、消瘦、眩晕、视物模糊、肢麻、月经涩少或闭经等。

（2）脾与肾　脾为后天之本，肾为先天之本，在病理上相互影响。肾阳不足，不能温煦脾阳，使脾阳不振，或脾阳久虚，进而损及肾阳，引起肾阳亦虚，二者最终均可导致脾肾阳虚。临床上主要表现在消化机能失调和水液代谢紊乱两方面。

①消化机能失调：由于脾肾阳虚，脾失健运，则水反为湿，谷反为滞，水谷不化，而生泄泻。如肾阳不足，命门火衰，不能温煦脾土，阴寒极盛，发为五更泄泻。

②水液代谢紊乱：脾虚不能制水，水湿壅盛，必损其阳，故脾虚及肾，肾阳亦衰。肾阳不足，不能温煦脾土，脾阳益虚。脾虚则土不制水而反克，肾虚水无所主而妄行，则水液潴留，泛滥为患，出现水肿、小便不利等。

（3）脾与胃 脾与胃相表里，病理上相互影响，表现为纳运失调、升降失常、燥湿不济等。

①纳运失调：胃主纳，脾主运，一纳一运，密切配合，则消化功能正常。胃不能受纳腐熟水谷，则食欲减退，或嘈杂易饥。脾失健运，则现消化不良、食后饱胀、大便溏泄。胃主受纳，脾主消化。食而不化，责在脾；不能食，责在胃。但是，由于脾与胃在病理状态下互相影响，故脾胃纳运失调的症状往往同时并见，其治亦须调脾理胃，两者兼顾。

②升降失常：脾主升清，若脾气不升，甚至中气下陷，就会出现泄泻、脱肛、内脏下垂等。胃主降浊，胃气不降而反上逆，就会出现恶心、呕吐、呃逆、嗳气及大便不通等，脾升胃降是相互为用的，故清气不升，必致浊气不降，浊气不降，也必致清气不升，所谓清浊相干而病作。其治疗虽须健脾和胃、升清降浊，但总以恢复脾胃升降为要。

③燥湿不济：脾喜燥恶湿，胃喜润恶燥，燥湿适度，水谷乃化。若湿邪困脾，脾阳受困，水湿停滞为患；脾失健运，水不化津，也易生湿，故脾病多寒多湿，药宜温燥。热邪易于伤津，灼伤胃津而化燥；胃气上逆，频繁呕吐，胃津耗损，也会出现燥象，故胃病多热多燥，药宜凉润。

总之，脾与胃纳运协调，升降相因，燥湿相济，以维持饮食物的消化和水谷精微的吸收、输布的功能活动。如果脾胃纳运失调，升降失常，燥湿不济，也会相互影响，导致消化机能失常，产生各种病变。

## （四）肝的病机

**1. 肝的生理病理特点** 肝为风木之脏，主疏泄而藏血，其气升发，喜条达而恶抑郁，主筋，开窍于目，与胆相表里．肝以血为体，以气为用，体阴而用阳，集阴阳气血于一身，成为阴阳统一之体。其病理变化复杂多端，每易形成肝气抑郁，郁久化火，肝阳上亢，肝风内动等肝气、肝火、肝阳、肝风之变，且肝之阴血又易于亏损。因此，肝气、肝阳常有余，肝血、肝阴常不足就成为肝的重要病理特点。肝为五脏之贼，故除本身病变外，且易牵涉和影响其他脏腑，形成比较复杂的病理变化。

**2. 肝的基本病理变化** 肝病的病理变化有虚实两类，而又以实为多。

（1）肝气、肝阳失调 以肝气、肝火、肝阳的亢盛有余为多见。肝阳上亢多为肝阴不足，阴虚阳亢所致，故放在肝阴、肝血失调之中阐述。肝气、肝阳失调的病机，主要表现在肝气郁结和肝火上炎等方面。

①肝气郁结：肝气郁结简称肝郁、肝气郁，是肝脏病理中最常见的病理变化。精神刺激，情志抑郁不畅，或病久不愈而因病致郁，或他脏之病理影响于肝等，均可使肝失疏泄，气机不畅，形成肝气郁结之候，其轻者称为肝气不舒或肝气郁滞。肝气郁结之病理特点是肝之疏泄功能受到抑制，气机不得条达舒畅，其滞或在形躯，或在脏腑。因此，临床上以情绪抑郁、闷闷不乐，以及胁肋胀痛等气机郁滞之候为特征，且每当太息、嗳气之后略觉舒缓。

肝气郁结的病理发展趋势为：

其一，气滞血瘀。气有一息之不行，则血有一息之不行。肝气郁结，气机阻滞，则血行不畅，必然导致血瘀，表现为胁肋刺痛、癥积肿块、舌青紫或瘀点、瘀斑等。影响冲任二脉，则冲任失调，可见妇女月经不调、痛经、闭经或经血有块等。

其二，痰气郁结。气郁生痰，痰与气结，阻于咽喉，则为梅核气；积聚于颈部，则为瘿瘤等。

其三，气郁化火。气有余便是火，肝气郁结，久而化火，形成气火逆于上的肝火上炎之候。

其四，犯脾克胃。肝气郁而不达，或气滞转化为横逆，均可影响脾胃之纳运，形成兼有呕吐、嗳气、脘胁胀痛等肝气犯胃和兼有腹胀肠鸣、腹痛泄泻、大便不爽等肝气犯脾之候。

肝气郁结与肝气横逆，虽同是肝气为病，且皆为实证，但二者的病理性质也并不完全相同。肝气郁结为肝之疏泄不及，肝气抑郁；而肝气横逆则为肝之疏泄太过，肝气过旺。因此，精神情志失调，前者为情志抑郁、多疑喜愁、闷闷欲哭，后者为性急易怒。

总之，肝气郁结的基本病理变化主要表现在精神抑郁和气机失调两个方面。

②肝火上炎：肝火上炎又名肝火、肝经实火，是肝脏阳热亢盛，气火上冲的一种病理变化。多因肝郁气滞，郁而化火，而致肝火上冲，或因暴怒伤肝，肝气暴张，引发肝火上升，或因情志所伤，五志过极化火，心火亢盛，引动肝火所致。

肝火上炎为肝之阳气升发太过，具有气火上冲，头面部热象显著的特点，故可见头胀头痛、面红目赤、急躁易怒、耳暴鸣或暴聋等病理表现。肝的阳气升动太过，郁火内灼，极易耗伤阴血而致阴虚火旺。肝火灼伤肺胃脉络，则易出现咳血、吐血、衄血。气血上逆之极，则血菀于上，发为昏厥。

（2）肝阴、肝血失调　肝阴、肝血失调的病机，均以肝之阴血不足为其特点。阴血虚则阳亢，为肝阳上亢；阳亢无制而生风，为肝风内动。因此，肝阳上亢、肝风内动，亦多与肝之阴血不足有关。

①肝阴不足：肝阴不足又称肝阴虚。肝为刚脏，赖肾水以滋养。肾阴亏损，水不涵木，或肝郁化火，暗耗肝阴等，均可导致肝阴不足。肝阴不足，以头目眩晕、目睛干涩、两胁隐痛、面部烘热、口燥咽干、五心烦热等为主要临床表现。因乙癸同源，故肝阴不足往往易与肾阴不足合并出现。

②肝血亏虚：肝血亏虚多因失血过多，或久病损耗，或脾胃虚弱，化生气血的功能减退所致。其病理变化除血虚征象外，主要表现在肝血不能荣筋养目等方面，临床上以肢麻不仁、关节屈伸不利、爪甲不荣等筋脉失养和眩晕眼花、两目干涩、视物模糊等血虚不能上荣头目之征为特点。此外，肝血不足常可导致冲任不足和血虚生风。冲任不足，血海空虚，可引起月经量少乃至闭经。血虚生风每致虚风内动，可见皮肤瘙痒、筋挛、肉𥆧、瘛疭等病理表现。

③肝阳上亢：肝阳上亢多由肝阴不足，阴不制阳，肝之阳气升浮亢逆所致，或因情志失调，郁怒伤肝，气郁化火，肝火炽盛，耗伤肝阴，发展为阴虚阳亢而成。因肝肾同源，故肾阴不足，水不涵木而致肝肾阴虚，最易引起肝阳上亢。肝阳上亢的病理特点为阴虚阳亢，本

虚标实，上盛下虚。上盛则为阳气亢逆，属标病，表现为眩晕耳鸣、头重脚轻、面红目赤、烦躁易怒等；下虚为肝阴虚，属本病，表现为腰膝酸软、足痿无力等。

肝气郁结、肝火上炎、肝阳上亢三者，在病理上相互影响。肝气郁结、郁而化火，可致肝火上炎，久之肝火内耗肝阴，阴虚阳亢，又可形成肝阳上亢。但肝气郁结系肝失疏泄，气机郁滞，以情志异常和气机失调为主要临床特征；肝火上炎系气郁化火，气火上逆，以头面部热象显著或气火上冲为特征；肝阳上亢则是阴不制阳，肝阳升动太过，阴虚阳亢。

肝阳上亢之阳亢与肝火上炎之气火上逆相似，但属虚候，与阴虚并见，而肝火上炎是但实无虚。中医学认为，郁而不舒为肝气，浮而亢逆为肝阳（肝阳上亢），气郁化火为肝火（肝火上炎）。

④肝风内动：肝风内动属于内风范畴，多是肝脏阴阳、气血失调，发展至极期的病理变化。临床上以眩晕、震颤、抽搐等动摇不定的症状为主要特征。有热极生风、肝阳化风、血虚生风、阴虚风动之分。

热极生风：热极生风又称热盛动风，多因邪热炽盛所致。其病理特点为发病急骤，多在里热、实火情况下出现，常见于温热病邪入营血阶段，或某些发热性疾病的极期，以高热、神昏、抽搐、痉厥为其临床特征。

肝阳化风：肝阳化风，系肝阴不足，肝阳失去制约，阳亢无制，妄自升动而致。其病理变化多有肝阴不足，肝阳上亢之候，继之出现眩晕欲仆、肢麻震颤、筋惕肉瞤等，甚则昏仆、偏瘫，发为中风。

血虚生风：血虚生风系阴血不足，筋脉失养所致。一般是在血虚基础上发生，阴血不足症状比较明显，风胜则动之表现轻微，或仅见于肌表，如皮肤瘙痒、手足发麻等，少有抽搐现象。

阴虚风动：阴虚风动多是在温热病末期下焦肝肾阴血不足所致，以手足蠕动、心中憺憺大动为特征。

总之，肝风内动，以肝肾阴虚，不能制约阳气，肝的阳气升动太过者为多见。

综上所述，可知"气、火、风"为肝脏病理发展过程中的一大特点。肝气郁结是肝失疏泄，气机郁滞的表现。肝郁不舒，郁而化火，可形成肝火；久之肝火内耗肝阴，肝阴不能制约肝阳而致肝阳上亢；肝阳升动无制，风气内动，则为肝风（肝阳化风）。三者之间，常以肝气郁结为先导，亦即肝病的原发因素。再则，气病及血，气滞必血瘀，气郁不达，津液停聚，亦可酿痰。气、火、痰、瘀、风的病理变化过程，可产生各种复杂的病变，其病理根源，则均与肝气郁结有关。

**3. 肝病与其他脏腑的关系**　肝为五脏之贼，欺强凌弱，故肝病往往不限于本脏，常能影响上下左右。乘土即所谓木旺克土，最为多见；刑金则是肝火犯肺，可致咳嗽阵作、干咳痰少、面红胁痛，甚则咳血，即所谓"木火刑金""木叩金鸣"；冲心，可致心肝火旺；及肾亦为多见，耗水伤阴，每致肝肾阴虚，肾失闭藏。六腑以疏通畅泄为顺，故肝气郁结又可使六腑传化失常。

如前所述，在病理上，肝与心多表现为心肝火旺，心肝血虚。肝与肺，多表现为木火刑金，较少见金乘木之证。肝与脾，则以肝木乘脾、土壅木郁为常见。这里，主要讨论肝与肾及胆之间的病理影响。

（1）肝与肾　肝与肾之间在病理上的相互影响，主要体现于阴阳失调、精血失调和藏泄失司等方面。

①阴阳失调：肝肾之阴息息相通，相互制约，协调平衡，故在病理上也相互影响。肾阴不足可引起肝阴不足，阴不制阳而导致肝阳上亢，出现腰酸膝软、头重脚轻、眩晕耳鸣等上盛下虚之证，甚至阳亢无制而生风，表现出肢麻、震颤等肝风内动之象，这种病理变化称之为"水不涵木"。反之，肝阴不足，下及肾阴，使肾阴不足，导致肝肾阴虚，临床上表现为眩晕耳鸣、失眠健忘、腰膝酸软、五心烦热、男子遗精、女子月经量少等阴虚阳亢，虚火内扰的病理现象。肝火太盛，也可劫伤肾阴，形成肾阴不足。

②精血失调：肾精亏损，可致肝血不足，而肝血不足，也可引起肾精亏损，终致肝肾精血亏损，出现形体消瘦、肌肤甲错、颧红少寐、女子经闭等。

③藏泄失司：肝之疏泄与肾之闭藏之间的关系失调，会导致女性月经异常、男子排精功能紊乱的病理变化。女子则见月经过多、先期而至，或月经量少，甚至闭经。男子则见遗精、滑精、梦交，或性交不能射精等。

（2）肝与胆　肝与胆相表里，故肝与胆在病理上相互影响，主要表现在胆汁疏泄失常和精神情志异常。

①胆汁疏泄不利：胆汁来源于肝，肝的疏泄功能失常，就会影响胆汁的正常分泌、贮存和排泄。反之，胆道受阻，又会影响及肝，使之不能发挥疏泄功能。因此，肝胆相互影响，终则肝胆俱病，如肝胆湿热，疏泄不利，不仅可有目黄、身黄、尿黄、口苦等胆汁外溢的症状，又有胁肋胀满、抑郁不乐等肝气郁结的表现。因此，治疗上宜清热利湿与疏肝利胆并用而肝胆同治。

②精神情志异常：肝主谋虑，胆主决断，谋虑必须决断，决断又来自谋虑。两者功能失调，就会发生情志病变，如肝病及胆，则胆气不宁，可出现虚烦不寐，或恶梦惊恐，触事易惊，或善恐。

## （五）肾的病机

**1. 肾的生理病理特点**　肾为水火之脏，藏真阴而寓真阳，为先天之本、生命之根，主藏精、纳气，主水，开窍于耳及二阴，其华在发，与膀胱相表里。肾精充足则骨强、齿坚、髓满、脑灵、耳聪、目明；命火充足，则五脏六腑的阳气旺盛而生机勃勃。因此，凡是有关生长发育、生殖机能、水液代谢的异常，脑、髓、骨以及某些呼吸、听觉、大小便的病变，多与肾的生理功能异常有关。

肾为人身元阴、元阳秘藏之所，元阴、元阳为人体生殖发育之根本，只宜秘藏，不宜泄露。固秘则能维持正常的生理功能，耗伤则根本虚衰，诸病由之而生。因此，肾的病理变化是虚证多而实证少。

肾脏水中有火，阴中有阳，阴平阳秘，功能正常。其病则主要表现为水火阴阳失调，但水火阴阳失调又有虚实之分。因邪实而发病者属实，如外感寒湿，或湿热困于肾，病多为实，实证日久则由实转虚。因正虚而发病者属虚，肾虚有阴阳之别，精亏气虚之分。但肾虚日久，必致由阴及阳，或由阳及阴，而成为阴阳两虚之证。

肾为人身阴阳之根，肾脏病变与其他脏腑的关系甚为密切。五脏之伤，久必及肾，而肾病又必影响其他各脏。

**2. 肾的基本病理变化**　肾病多虚证，一般分为阴虚和阳虚两类。

（1）肾阳、肾气失调　肾阳、肾气失调主要表现为肾阳虚损，命火不足和肾气虚衰，封藏不固等病理变化，表现为全身性生理机能衰退、水液气化功能障碍、脾胃生化水谷精微功能紊乱、生育功能衰退和肺气出纳升降功能失常等。

①肾气不固：肾气不固又称下元不固，是肾气虚衰，封藏失职的一种病理变化。多因年高肾气虚弱，或年幼而肾气不充，或久病而肾气耗伤等，使肾气不能固摄封藏所致。临床上以精关不固而遗精、滑精、早泄，膀胱失约而小便失禁、尿后余沥、遗尿，冲任不固而月经淋沥不断，或崩漏、带下清稀、小产、滑胎，以及肠虚滑脱而久泻不止、大便失禁等精、尿、经、胎、便等固摄失调为特征。

②肾不纳气：肾不纳气是指肾气虚弱不能摄纳肺气的病理变化。多因劳伤肾气，或久病气虚，气不归元，肾失摄纳所致。以短气、喘息、呼多吸少、动辄气急而喘甚为其临床特征。肾不纳气，多见于咳嗽喘促历时已久者，常以肺气虚为前奏，病久累及于肾而成，是肾气虚的一种综合表现，以上盛下虚、呼吸困难、呼多吸少、动则喘促加剧、气不得续，且伴有肾阳虚或肾阴虚的某些表现为其特点。

③肾阳不足：肾阳不足又称肾阳衰微、命门火衰，多因素体阳虚，久病不愈，或年老体弱，下元亏损所致。肾阳虚损对肾的生理功能影响，主要表现在以下三个方面：一是生殖机能减退而致男子阳痿、早泄、精冷，女子宫寒不孕；二是水液代谢障碍，肾阳虚衰，气化无权，开合失度，则发为水肿，或尿频、尿闭；三是水谷精微化生减弱。因命门火衰，不能温煦脾阳，脾肾阳虚，则运化功能失职，可见下利清谷、五更泄泻等。

（2）肾阴、肾精失调　主要反映在肾精不足、肾阴亏虚、相火妄动等方面。

①肾精不足：肾精不足多由禀赋不足，或久病失养，或房劳过度，损耗肾精所致。肾精关系到人体的生殖和生长发育能力及血液的生成。因此，肾精不足的病理变化，一是生殖机能减退，如男子精少不育，女子经闭不孕；二是生长发育机能障碍，如小儿发育不良或迟缓，如五迟（即立、行、发、齿、语等发育迟缓），五软（头、项、四肢、肌肉、口等痿软），囟门迟闭，以及"鸡胸""龟背"等。成人则可见早衰，如发脱齿摇、耳鸣健忘、足痿无力、精神呆钝等；三是影响血液的生成。肾精不足，精不化血，则可致血液不足等。

②肾阴亏虚：肾阴亏虚又称肾水不足，为肾脏本身的阴液亏损，多由伤精、失血、耗液，或过服温燥劫阴之品，或情志内伤，暗耗精血，或房室不节，以及久病伤肾，真阴耗伤而成。肾阴亏虚则形体脏腑失其滋养，精髓阴血日益不足，肾阳无制则亢而为害。因此，肾阴亏虚的病理变化，一为阴液精血亏少，如腰膝酸软、形体消瘦、眩晕耳鸣、少寐健忘，或女子经少、经闭等。一为阴虚内热或阴虚火旺，如五心烦热或骨蒸潮热、口干咽燥、颧红、盗汗、舌红少苔；或相火妄动，扰于精室，而阳兴梦遗；或迫血妄行，则崩漏等。

肾阴虚的特点是既有肾虚之象，又有虚热特征；而肾精不足但见虚象而无明显的虚热征象。

③相火妄动：相火妄动是阴虚火旺出现火迫精泄的病理变化，多由于肾水亏损或肝肾阴虚，阴虚火旺，相火不能潜藏而妄动。其临床表现除阴虚火旺之象外，以性欲亢进、遗精早泄为特征，常具有火逆于上的特点。

综观上述，肾之病理变化虚多实少。其寒为阳虚之病，其热为阴亏之变，故肾虚之害，分为阴虚和阳虚两类。阴虚或阳虚之极，又可出现阴损及阳，阳损及阴之害，终致阴阳两虚，精气俱伤。

**3. 肾病与其他脏腑的关系**　肾为先天之本，肾阴肾阳为人身阴阳之根本，故五脏有病，久病必伤肾；而肾病亦易于影响全身各个脏腑。

（1）肾与心、肺、脾、肝的关系　如前所述，肾阳不足与心、肺、脾的关系较为密切，表现为心肾阳虚、肺肾气虚、脾肾阳虚等。而肾阴不足则与心、肺、肝的关系较为密切，表现为心肾阴虚、肺肾阴虚和肝肾阴虚等。

（2）肾与膀胱　肾与膀胱经脉相连。肾阳虚气化功能减弱，则膀胱排尿不利；若肾虚固摄作用不足，膀胱失约，则可见小便失禁或遗尿。尿液的贮存和排泄异常，主要为膀胱的病变，如膀胱湿热，气化不利，而现小便赤涩，甚至尿血、癃闭等。膀胱气虚，失于约束，每见小便频数、淋沥不尽、小便失禁或遗尿等。但是，膀胱的贮尿和排尿功能依赖于肾的气化，小便异常除与膀胱有关外，还与肾的气化功能有关。临床上，一般以实证多责之于膀胱，虚证多责之于肾，如老年人常见的小便失禁、多尿等，多为肾气衰弱所致。

## 二、六腑病机

### （一）胆的病机

**1. 胆的生理病理特点**　胆附于肝，与肝相表里，为中清之腑，禀春木之气，其性刚直，豪壮果断，故胆在病理上多表现为阳亢火旺之证，以实者居多。因火热可煎灼津液而为痰，故胆病又多兼痰，痰火郁遏，易扰心神。

**2. 胆的基本病理变化**　主要反映在胆汁贮藏和排泄障碍，以及心神不安等方面。

（1）胆汁分泌、排泄障碍　情志所伤，肝失疏泄，或中焦湿热，阻遏肝胆气机，胆失疏泄，则胆汁分泌、排泄异常。胆汁排泄障碍，可使肝气郁滞加剧，阻碍脾胃运化功能正常进行，甚至可导致黄疸的发生。

（2）胆经郁热，夹痰上扰　胆郁痰扰，上扰心神，则可出现心烦、失眠、多梦易惊等病理表现。

### （二）胃的病机

**1. 胃的生理病理特点**　胃为水谷之海，喜润恶燥，以降为顺，主受纳饮食和腐熟水谷。因此，胃的功能失调主要表现为受纳和腐熟功能异常，以及胃失和降而胃气上逆等。

**2. 胃的基本病理变化**　胃的功能失调主要表现为寒热、虚实几个方面。

（1）胃气虚　胃气虚多因饮食不节，损伤胃气所致。素体虚弱，久病胃气不复等，也可导致胃气虚。其病理变化一是受纳功能减退而胃脘满闷、胃纳不佳、饮食乏味，甚则不思饮食等。一是胃气上逆，胃失和降，气机上逆，而现嗳气、呃逆、恶心、呕吐等。

（2）胃阴虚 胃阴虚主要是指胃中阴津缺乏，以致津伤气少而引起的胃功能失调，多由火热之邪损伤胃中津液，或由胃火（热）证转化而来，或久病不复，消烁阴液所致。其病理变化有两个方面：其一为受纳、腐熟功能减退，如不思饮食，或食后饱胀；或胃失和降，胃气上逆，则脘痞不舒、泛恶干呕。其二为阴津亏损，如口舌干燥、小便短少、大便秘结、舌光红少苔、脉细数。

（3）胃寒 胃寒多由过食生冷，或过用寒凉克伐药物，伤损胃阳，或禀赋胃阳素虚所致。其病理变化一是寒邪伤阳，消化能力减退，常表现为腐熟能力不足，不能正常消化水谷，多见呕吐清水等饮食不化的病理变化。二是寒性凝滞，侵袭中焦，气机阻滞，则见胃脘冷痛，轻则绵绵不已，重则拘急作痛。

（4）胃热（火） 胃热（火）多因胃阳素盛与情志郁火相并，或因热邪入里，或因嗜食辛辣炙煿之品，化热伤胃所致，以阳盛阴虚，胃腑机能亢进，火热蕴盛为其病理特点。主要病理变化一是腐熟功能亢进，热能消谷，胃火亢盛，故消谷善饥；二是胃失和降，可见口苦、恶心、呕吐；三是胃火上炎，或为齿龈肿痛，或为衄血，火热蕴盛，灼伤胃络，则可呕血等。

## （三）小肠的病机

**1. 小肠的生理病理特点** 小肠受盛胃中之水谷，泌别清浊，清者输于全身，浊者渗入膀胱，下注大肠，与心互为表里。小肠的病理变化主要反映为二便异常。

**2. 小肠的基本病理变化** 主要表现为清浊不化，传输障碍，以小便不利、大便泄泻为主要临床表现。

失于受盛：失于受盛则见呕吐、食入腹痛等。

失于化物：失于化物则见食入腹胀、完谷不化等。

清浊不化：清浊不化则上吐下泻、腹痛肠鸣。

小肠实热：小肠实热多由湿热下注，或心移热于小肠所致，表现为小便频数，或尿液混浊不清，或淋浊，或赤涩，或茎中痛。

小肠虚寒：小肠虚寒多因饮食不节，损伤脾胃所致，表现为肠鸣泄泻、腹痛喜按等。

## （四）大肠的病机

**1. 大肠的生理病理特点** 大肠为传导之官，主津，其经脉络肺。大肠的病机主要表现为传化功能失常而出现大便异常。

**2. 大肠的基本病理变化** 大肠有传导糟粕和吸收水分的功能，故大肠有病则传化失常，表现为大便异常，如泄泻、痢疾和大便秘结等。

大肠热结：大肠热结多因燥热内结，或因肺移热于大肠，或湿热积滞等，使大肠津液缺乏而便秘，或热结旁流。

大肠湿热：湿热积于大肠或寒湿化热，湿热下注，则生泄泻；若湿热与气血相搏，则痢下赤白、里急后重；若湿热阻滞经络，气滞血瘀，又可产生痔瘘等。

大肠虚寒：大肠虚寒，脾阳不振，运化失常，或肾阳虚衰，阴寒内盛，则泄泻便溏、完谷不化，乃至滑脱不禁，或阳虚不运，或肺气虚衰，大肠传导无力而便秘。

大肠液涸：大肠液涸，津液枯涸，传导不畅，则津亏便秘。

### （五）膀胱的病机

**1. 膀胱的生理病理特点**　膀胱有贮存尿液，化气行水的功能。膀胱的气化功能全赖于肾的气化作用，其病理变化主要在于膀胱气化失常，出现排尿异常及尿液外观的改变。

**2. 膀胱的基本病理变化**　主要是膀胱气化失常，或气化不利，或气化无权。

气化不利：或因邪实，或因肾阳不足，则气化不利而尿少、癃闭。

气化无权：肾失封藏，气失固摄，则气化无权而遗尿、小便失禁等。

湿热下注：或心火下移，或湿热下注膀胱，则可致尿频、尿急、尿道涩痛、尿血等。

膀胱虚寒：膀胱虚寒多由肾气亏虚，固摄无权，膀胱失约所致，表现为小便频数、清长或不禁，尿有余沥，遗尿或小便点滴不爽，排尿无力等。

### （六）三焦的病机

**1. 三焦的生理病理特点**　三焦的功能实际概括了全身的气化作用，故三焦的病理变化反映了上、中、下三焦所包括脏腑的病理变化。

**2. 三焦的基本病理变化**　一方面表现为心、肺、脾胃、肾、肝等病理变化，另一方面又表现为水液代谢功能障碍。

三焦的气化功能失司，主要有两个方面：一是表现为心和肺、脾和胃肠、肝和胆、肾和膀胱的气机不利，气的升降出入异常，从而导致有关脏腑的生理功能异常。例如心的行血，肺的呼吸和宣发肃降，脾和胃、肠的运化、升降，肝和胆的疏泄，肾和膀胱的蒸腾气化、排浊等生理功能，无一不有赖于气的升降出入运动的协调平衡，因此，上述脏腑功能的异常，可归结为三焦的气化功能失司。另一方面，由于三焦是气和津液运行的通道。又是气化活动的场所，因而三焦的气化功能概括了肺、脾、肾等脏腑调节津液代谢的生理功能。因此，将肺失通调，归结为上焦的气化功能失司；将脾胃的运化水液、输布精微、升清降浊等功能失常，归结为中焦的气化失司；将肾和膀胱的蒸腾气化、升清泄浊，肠的传化糟粕等功能失常，归结为下焦的气化功能失司。因此，三焦的气化功能失司，概括了全身水液代谢障碍的病理机制。

### 三、奇恒之腑病机

### （一）脑的病机

脑是人体极为重要的器官，人的精神、意识和思维活动，眼、耳、鼻、舌的视、听、嗅、味，言语应答，肢体活动等，均是脑的生理功能。因此，脑的病变可出现上述各种生理功能的障碍或失调。脑是由髓汇集而成，故肾中精气亏虚，精不能生髓，脑髓空虚，即可导致脑的功能失调，而见智力减退，视、听和言语应答迟钝，肢体活动不便，痿弱不用等病理表现。脑的生理活动全赖于气、血、津液和水谷精微的充养，故心、肺、脾、肝、肾等的生理功能失调，均可引起脑的功能失调，而出现精神、情志活动异常的病理表现。由于脑位于人之首，全赖阳气的升腾，故阳气不升，可见头目眩晕、耳目失聪等病理现象。

## （二）体和骨的病机

髓居骨中，包括骨髓、脊髓和脑髓。骨为人体之支架，髓由精生，髓充于骨而养骨。髓和骨的功能失调，主要表现为生长发育迟缓、骨质软弱和松脆易折。因先天禀赋不足，后天饮食失养，或因邪热内留，消烁阴液，或因下焦虚寒、精血不足，均可导致骨髓空虚和骨的软弱、松脆等病变。

## （三）脉的病机

脉为血之府，是气血运行的通道。脉道以通利为顺，若因津液枯涸、脉失濡养、痰浊内阻、气机不畅和寒凝瘀阻等，均可引起脉道不利，而致气滞血瘀。反之，气滞或血瘀，又可影响脉道的通利。若血不循经而溢于脉外，又可见各种出血的病理改变。

## （四）女子胞的病机

女子胞又称胞宫、子宫。女子胞的主要生理功能是主持月经和孕育胎儿。女子胞的生理功能失调，主要表现为经、带、胎、产的异常。

女子胞生理功能失调的原因很多，主要的有以下三个方面。

**1. 气血不和，胞宫功能失调** 女子的月经来潮、胎孕、产育和授乳，均以血为用，故有"女子以血为本"之说。但血之为用，全赖于气。气血和调，血才能充分发挥其生理效应；气血不和，必然影响胞宫的生理功能，引起种种病理变化。

血热、肝不藏血或疏泄太过、脾不统血或气不摄血，均可导致胞宫行血过多，而出现月经先期、月经血量过多、经期延长，甚至崩漏等病理表现。血随气火上逆，则可见经行吐衄，即"倒经"，如因气滞、血瘀，或因气血不足，或因阳气不足、下元虚寒，导致胞宫虚冷，行血涩滞，而见月经后期、经行血量过少，或为痛经，或为闭经，或为癥瘕等表现。

如因寒湿或湿热下注胞宫而引起的胞宫生理功能失调，实际上也是破坏了气血的和调所致。

**2. 心、肝、脾、肾的功能障碍致胞宫功能失调** 心、肝、脾、肾的功能失调，不仅可引起气血的功能失调，还可导致胞宫的功能失调，常因情志失常、劳倦过度、房室不节等因素使胞宫功能失常。例如思虑伤心，心血暗耗；思虑伤脾，气血生化无权；郁怒伤肝，肝失疏泄；房劳伤肾，肾精亏损，"天癸"衰少等，均可导致胞宫功能失常，出现月经、胎孕、产育失常等病理变化。

**3. 冲任气血不足，胞宫功能失常** 冲脉和任脉均起于胞宫，冲为血海，任主胞胎。冲、任二脉的气血充盈，是胞宫生理功能活动的物质基础。因为冲、任隶属于肝、肾，肝或肾的生理功能失调，可导致冲、任二脉的气血不足，使胞宫的生理功能失常。冲脉又隶属于阳明，阳明为多气多血之经，故脾胃的运化功能失常，影响冲、任二脉的气血充盈，阳明脉气血衰少，胞宫的生理功能可失常。

总之，胞宫的生理功能是全身生理功能的一个组成部分，胞宫的功能失调与全身生理功能的状况密切相关。

综上所述，脏腑是气血、阴阳的统一体，气血阴阳在脏腑生理活动中各自发挥特殊的作用。因此，脏腑病变的基本原理，就是脏腑、气血、阴阳失调。因各脏腑中气血、阴阳不尽一致，如有的是气血阴阳并重，有的以气血为主，有的以阴阳为主，故脏腑失常的病变特点也各不相同。同时，人体是一个完整的统一体，阴阳、气血、脏腑、经络等各方面的生理功能失调可相互影响，特别是脏与脏、腑与腑、脏与腑之间，在病理上的相互影响亦是非常复杂的。

# 第五节　经络病机

经络病机是致病因素直接或间接作用于经络系统而引起的病理变化，主要表现为联系功能、气血运行及信息传导的异常。由于经络内属脏腑，外络肢节，当人体感受外邪或由于其他原因而导致气血失调时，经络及其所络属的脏腑必然会产生相应的病理变化。因此，学习经络病机应与脏腑气血病机相互参照。

经络所反映的病理变化，一方面与各经脉所络属的脏腑的病理变化有关；另一方面与各经络的循行路径和经脉气血运行通达与否也有关。

## 一、十二经脉病机

经脉各有不同的循行路径，当致病因子侵袭机体后，机体的生理功能发生异常变化，经络就会通过所循行的有关部位，反映各种症状和体征。例如，手阳明大肠经起于食指末端桡侧，沿食指桡侧上行，循臂入肘，上肩，其分支从缺盆（锁骨窝）向上到颈，贯颊，入下齿中，还出夹口，交人中。因此，当手阳明大肠经有了病变，就可能出现齿痛、颈肿、肩胛及上臂痛、食指活动不灵活等，甚至出现红肿灼热或寒冷感等。因此，在学习中应当熟悉各经脉的主要病证。

十二经脉与五脏六腑皆有一定的络属关系，故十二经脉有病就会影响到相应的脏腑，从而出现脏腑的病理变化。例如足太阴脾经入腹属脾络胃，并与心、肺及肠有直接联系，故足太阴脾经有病，则会引起脾胃升降失常，纳运失职之候，如胃脘痛、呕恶、纳食减少、腹胀便溏，或完谷不化，或黄疸、肿胀等。足少阴肾经属肾络膀胱，并与肝、肺、心等有直接联系，故足少阴经有病，就可出现水肿、泄泻、腹胀、阳痿，以及眩晕、目视模糊、气短、心烦等。因此，分析经络的病理变化必须与相络属的脏腑联系起来。

### （一）经气虚实病机

经络气血的虚实是经络病理变化的一种反映。经络的气血偏盛，可引起与其络属的脏腑、组织、器官的功能过亢，破坏各经络、脏腑生理功能的协调平衡而发病。经络的气血偏衰，则能引起与其络属的脏腑组织器官的生理功能减退而发病。例如足阳明胃经的病变，其经气盛则身热、消谷善饥、小便黄赤、癫狂等；其经气虚，则现寒战、肠鸣胀满及足痿、胫枯等。因此，经络的气血盛衰可直接影响与其相络属脏腑的气血衰盛。

### （二）经气郁滞病机

在正常情况下，经气通达，则经脉气血的运行畅达。经络的气血运行不畅，是由于经气不利，影响气血的运行，常可累及所络属之脏腑及经络循行部位的生理功能。例如，表证常有遍身肌肉酸痛的症状，就是由于外邪束表，机体浅表经络的经气不畅所致；足厥阴肝经的经气不利，常是形成胁痛、瘿瘤、梅核气、乳房结块等的主要原因。

五官九窍，乃五脏之外窍，故经气不畅也常影响孔窍，出现相应的症状。例如，肝开窍于目，肝郁化火，经气郁滞，则现目赤肿痛等；肾之经气不能上充于耳，则出现耳聋等。

此外，情志的变化也常常影响到经脉气血的运行，出现不同的病理变化。例如，抑郁伤肝，肝失疏泄，常可出现胁痛；思虑伤脾，脾之经气失畅，则不思饮食等。经气不利，经络的气血运行不畅，又是某一经络气滞、血瘀的主要成因。在经络病变中，最早出现的是经气不利，气血运行不畅，然后才会导致血瘀等病变。

### （三）经气逆乱病机

经络的气血逆乱，主要是由于经气的升降逆乱，从而影响气血的正常运行，导致气血的上逆或下陷而致病；反之，气血的运行失常，亦必然导致经气的逆乱，二者常互为因果。

经络的气血逆乱，多引起人体阴阳之气不相顺接，而发为厥逆。例如，足太阳膀胱经脉起于目内眦，上额交颠入络脑，故足太阳经的经气逆乱，则气血循经上涌而致头重而胀，甚则发为眩晕欲仆，昏不知人。

经络的气血逆乱，又可导致与其络属的脏腑生理功能紊乱。例如，足太阴脾经的经气逆乱，可导致脾胃功能紊乱，以致清气不升而泄泻；浊气不降，上逆为呕；清浊混淆，发为霍乱吐泻。

另外，经气的逆乱又是导致出血的原因之一，如气火上逆所致的咯血、吐血、衄血，实质上也与经气上逆有关。肝火犯肺所致的咯血，实际上就是通过肝经火热，引发经气逆乱，上犯于肺所致。

### （四）经气衰竭病机

经络的气血衰竭，是指由于经气的衰败至终绝，气血也随之衰竭而出现生命垂危的一种病理变化。由于各经循行部位不同，所属脏腑的功能各异，故各经的气血衰竭时所出现的证候各有特点。例如，足太阳膀胱经起于目，行于背，其气外营一身之表，故太阳经气衰竭则目失其系而戴眼（眼睛上视、不能转动），筋失其养而拘挛抽搐，卫外无能而致汗出。由于十二经脉之经气是相互衔接，故一经气绝，十二经气亦随之而绝。临床上通过观察经络气血衰竭的表现，即可判断病变的发展和预后。

## 二、奇经八脉病机

奇经八脉联系于十二经脉之间，起着调节十二正经气血的作用。因此，奇经八脉的病理亦关系到全身。

### （一）督脉病机

督脉上络于脑，下络于肾，总督一身之阳。因此，阳经的病证多关系于督脉。另外，督脉与冲脉同起于胞中，故其病理又常与妇科疾患有关。"督脉为病，脊强反折……其女子不孕"（《素问·骨空论》）。他如背寒伛偻、椎尻气坠、脊强癫痫等，亦责之督脉。

### （二）冲任病机

任脉与冲脉同起胞中，上络于唇口，隶属于肝肾。冲任二脉的病理，主要反映在性机能及生殖机能方面。例如，男子先天性性器官机能异常，责之冲任，"其有天宦者……其任冲不盛，宗筋不成，有气无血，唇口不荣，故须不生"（《灵枢·五音五味》）。冲任病理在妇科方面尤为重要。冲任为病，如月经不调、崩漏、带下、不孕、流产、恶露不尽、乳汁减少等。故《素问·骨空论》曰："任脉为病，男子内结七疝，女子带下瘕聚。冲脉为病，逆气里急。"

### （三）带脉病机

带脉为病和妇科有关，如胎漏、滑胎、带下等。带脉为约束胞胎之系，带脉无力，则难以提系，必然胞胎不固，故带弱则胎易坠，带伤则胎不牢，带下为湿证，因带脉不能约束，而有此病，故以此名之。他如肾著、癫疝等均与带脉有关，"带之为病，腹满，腰溶溶若坐水中"（《难经·二十九难》）。

### （四）维脉病机

阳维为阳脉的维系，阴维为阴脉的维系，故阳维表现为三阳经的病变，阴维表现为三阴经的病变，"阳维为病苦寒热，阴维为病苦心痛"（《难经·二十九难》）。

### （五）跷脉病机

阴跷和阳跷二经所表现的病变，一是筋肉屈伸运动的异常，一是眼睑开合的失常，"阴跷为病，阳缓而阴急；阳跷为病，阴缓而阳急"（《难经·二十九难》），"气并相还则为濡目，气不荣则目不合"（《灵枢·脉度》）。这是因为阴跷为足少阴之别，阳跷为足太阳之别，阳入于阴，阴出于阳，营卫之气通过少阴、太阳二经，合于阴跷、阳跷，其脉气能濡目养筋以司其运动。

# 第六节 疾病的传变

健康与疾病，阴阳平衡与阴阳失调，二者共处于同一机体内，始终处于动态变化之中。

健康与疾病，均是一个动态的概念。疾病的过程就是一个动态变化过程。邪正交争是疾病过程的基本矛盾，决定着疾病的发生、发展和转归。

中医学在长期发展过程中，逐步形成了系统完整的对疾病发展规律的认识，即疾病的传变理论。这种理论最早见于《内经》，经历代医家的发展，逐步系统完备起来，成为病机学的重要组成部分。

## 一、疾病传变的含义

疾病传变，简称病传。所谓"传变"，一般认为"传"是指病情循着一定的趋向发展，"变"是指病情在某些特殊条件下起着性质的转变。传变是疾病本身发展过程中固有的某阶段性的表现，也是人体脏腑经络相互关系紊乱依次递传的表现。疾病传变是指疾病的传变规律和过程。转化和传变不同，转化是指两种性质截然相反的病理变化之间的互相转变，如阴证和阳证、表证和里证、寒证和热证、虚证和实证之间的互相转化。而传变则是指脏腑组织病变的传移变化。疾病的传变和转化称之为传化。人是一个有机整体，机体的表里上下、脏腑组织之间，有经络气血相互沟通联络，因而某一部位或某一脏腑的病变，可以向其他部位或其他脏腑传变，引起疾病的发展变化。这种疾病传变的理论，不仅关系到临床辨证论治，而且对疾病的早期治疗，控制疾病的发展，推测疾病的预后等，都有重要的指导意义。

## 二、疾病传变的形式

疾病传变包括病位传变和病性转化。病位传变的形式多种多样，但不外经络传变和脏腑传变两端。例如，就外感和内伤而言，一般来说，外感疾病的传变是六经传变、卫气营血传变和三焦传变；内伤杂病的传变则为经络之间传变、经络脏腑之间传变，以及脏腑之间生克制化传变等。当然，这不是绝对的，无论哪种传变，都是以脏腑经络功能失常为其基本病理变化。病性的转化，则有寒热转化和虚实转化两端。

## 三、病位传变

病位，指病变的部位。人是一个有机的整体，机体的表里之间、脏腑之间，均有经络相互沟通联络。因此，某一部位的病变，可以向其他部位波及扩展，引起该部位发生病变，称为病位的传变。

一般来说，外感病发于表，发展变化过程是自表入里、由浅而深的传变，故外感病的基本传变形式是表里之间的传变。内伤病起于脏腑，发展变化过程是由患病脏腑波及影响其他脏腑，故内伤病的基本传变形式是脏腑之间的传变。

掌握病位的传变规律，对临床有着重要的指导意义。临证时运用动态的观点对待疾病，在病已发而未深，微而未甚之时，便能见微知著，掌握病势发展趋向，从而抓紧时机进行治疗，可以防止疾病的发展与传变，将疾病治愈在初期阶段。

## （一）表里出入

表里出入，又称表里传变、内外传变。它代表病变部位的深浅，标志着病理变化的趋势。表里传变可分为表邪入里（或由表入里）和里病出表（或由里出表）两种形式。

表与里，具有相对的含义。以整体而言，则肌肤为表，内在的脏腑组织器官为里。以经络与脏腑相对而言，经络为表，脏腑为里；以脏腑相对而言，腑为表，脏为里；以经络而言，三阳为表，三阴为里。在三阳之中，太阳为表，阳明为里，少阳为半表半里。但作为辨证纲领的表证和里证，一般是指肌肤和脏腑而言的。

六淫之邪，首先犯表；七情过激，饮食劳倦，则病起于内，即所谓"故犯贼风虚邪者，阳受之；食饮不节，起居无时者，阴受之。阳受之则入六腑，阴受之则入五脏"（《素问·太阴阳明论》）。病在表，多见邪在经络肌腠的症状；病在里，多见脏腑的症状。一般而言，病在表者多较轻浅，病在里者多较为深重。

人体的脏腑经络，原是表里相通的，疾病也在不断变化和发展之中，故病在表的可以入里，病在里也可以出表。病邪由表入里，一般都是按皮毛——络脉——经脉——脏腑的规律而依次相传的，"五脏皆有合，病久而不去者，内舍于其合也。故骨痹不已，复感于邪，内舍于肾。筋痹不已，复感于邪，内舍于肝……诸痹不已，亦益内也"（《素问·痹论》）。反之，病在里，也可出表，如温热病变，内热炽盛，而汗出热解或疹病透发于外，即为里病出表。

表里互传的机制，主要取决于邪正双方势力的对比。正不胜邪，则表邪可以入里内陷；反之，正胜邪却，则里证可能出表。因此，以外感疾病而言，病邪由表入里者，多为病进之象；由里出表者，多为向愈之兆。故《温热逢源》曰："伏温由阴而出于阳，于病机为顺，若病发于阴而溃于阴，不达于阳，此病机为逆。"

此外，在伤寒病机传变中，其病邪之出入，尚须经过半表半里阶段，即外邪由表内传而尚未入里，或里邪透表又尚未至表的病理阶段。少阳居于太阳、阳明之间，邪传少阳，则病邪既不在太阳之表，又未达于阳明之里，故少阳病变亦称半表半里之病变，其病机即为邪入少阳，正邪分争，少阳枢机不利，胆火内郁，进而影响及胃。临床常以往来寒热、胸胁苦满、口苦咽干、目眩、默默不欲饮食、心烦喜呕等症为特点。

## （二）外感疾病的传变

**1. 六经传变**　关于六经传变规律，《素问·热论》仅指出："伤寒一日，巨阳受之"，"二日，阳明受之"，"三日，少阳受之"，"四日，太阴受之"，"五日，少阴受之"，"六阳，厥阴受之"，以示为之次第。"一日、二日、三四五六日者，犹言第一、第二、第三四五六之次序也。大要譬如计程，如此立个前程的期式约摸耳，非计日以限病之谓"（《伤寒论条辨》）。张仲景在《伤寒论》中系统地论述了外感疾病的发生发展规律，创立了完整的六经传变理论。本节所说的六经传变就是指此而言。

六经传变的一般规律：六经之中，三阳主表，三阴主里。三阳之中，太阳为一身之藩篱，主表，阳明主里，少阳主半表半里；三阴之中，太阴居表，以次为少阴、厥阴。外邪循六经传变，由表入里，渐次深入，即太阳→阳明→少阳→太阴→少阴→厥阴。风寒初客于表，出现发热恶寒、头项强痛、脉浮等，为太阳病。若邪气入里，出现但热不寒，不恶寒、反恶热，口渴，汗出，甚而腹满硬痛拒按，大便秘结或热结旁流，神昏谵语等，则为阳明病。若邪正交争于半表半里，出现寒热往来、胸胁苦满、心烦喜呕、嘿嘿不欲饮食、口苦咽干、目眩、脉弦等，则为少阳病。三阳经病以热证、实证为主，邪气虽盛，正气未衰。若正气已衰，抗邪无力，则病入三阴。如脾虚湿胜而现腹满而吐、食不下、自利、时腹自痛、脉缓弱者，称之为太阴病。如病及心肾而现"脉微细，但欲寐"者，称之为少阴病。由于患者体质不同，少阴病又有寒化和热化之分。寒化证为少阴虚寒本证，除上述主证外，尚有四肢厥逆、下利清谷、恶寒蜷卧等；热化证则尚有心烦不得卧等。病入厥阴，及于肝、胆、心包、三焦，以寒热错杂为其病机特点，出现消渴、气上撞心、心中疼热、饥而不欲食、食则吐蛔、下之利不止等。这种传变规律反映了疾病由表入里，由阳入阴，由轻而重的发展趋势。

六经传变不完全按着六经次序循经相传，还有一些特殊的传变形式：①越经传：越经传是不按六经次序而传变，如由太阳而传至太阴。②表里传：表里传是表里两经相传，如由太阴而传至阳明。③直中：凡病邪不经三阳经传入，而直接出现三阴经证候者，称直中，如直中太阴或少阴，以直中太阴为多。因为素体脾胃阳虚，故发病即现太阴症状，称之为直中太阴。④合病：两经或三经同时发病，因而两经或三经证候同时出现，而无先后次第之分者，称为合病，如太阳阳明合病、太阳少阳合病、三阳合病等。⑤并病：一经证候未罢又出现另一经证候者，称为并病。与合病不同之处在于，前一经证候还在，而后一经证候又具备的条件下，两经交并为病，而有先后次第之分。

**2. 卫气营血传变** 温病学中关于卫气营血的传变规律有顺逆之分。

（1）顺传 在卫气营血传变中，顺传是指病邪由卫传气，由气传营，由营传血。这种传变规律，反映了温热病由表入里，由外而内，由浅入深，由轻而重的疾病演变过程，揭示了病变的不同程度和阶段。一般来说，病在卫分为病势较轻浅，病位在皮毛和肺，以发热恶寒为其临床特点。病在气分为邪已传里，病势较重，病位在肺、胸膈、胆、胃肠、脾，以但热不恶寒为其临床特点。病在营分为邪已深入，病势更重，病位在心和心包，以舌质红绛、心烦不寐为其临床特点。病在血分为邪更深入一层，最为严重，病位在心、肝、肾，以舌质红绛及耗血、动血、阴伤、动风为其临床特点。

由于病邪性质、感邪轻重和体质不同，温病在传变过程中，亦有不出现卫气营血全程传变者。有初起邪在卫分，治后即愈，不复传里者；有起病不从卫分而直中气分或营血者；还有卫气同病、营卫合邪、气血两燔者；更有病邪先入营血，后传出气分，但未得清解，又复入营血等，如春温、暑温、伏暑等，卫气营血传变过程的阶段性表现很不明显。至于湿温，湿多热多，化热化燥，传变无定。

（2）逆传 在卫气营血传变中，肺卫病邪，邪不外解，不传气分，由肺而径自内陷心包，称为"逆传"。其病剧变，病势凶险。

**3. 三焦传变** 在温病学中，三焦病变的传变规律一般多由上焦手太阴肺开始，由此而传入中焦为顺传，如由肺而传入心包则为逆传。中焦病不愈，多传入下焦肝肾。因此，温病由口鼻而入，鼻气通于肺，口气通于胃，肺病逆传则为心包。上焦病不治，则传中焦脾胃。中焦病不治，即传下焦肝肾。始于上焦，终于下焦。这是一般的规律，但并不是固定不变的，在传变过程中，有上焦证未罢而又见中焦证者，亦有中焦证未除又出现下焦证者。

## （三）内伤杂病的传变

**1. 脏腑之间的生克制化传变** 脏与腑互为表里，二者之间的传变，或由脏及腑，或由腑及脏。一般来说，由腑及脏，其病较重，脏病难治；由脏及腑，其病较轻，腑病易医。关于脏与腑之间的病理关系前已述及，不再重复。这里只就五脏之间的病理传变规律概述如下。

五脏疾病的传变与五行生克制化规律有密切联系。其传变的一般规律不外相乘、反侮、母病及子、子病及母四个方面，再加上本脏自病，则为五种不同情况。"病有虚邪，有实邪，有贼邪，有微邪，有正邪……从后来者为虚邪，从前来者为实邪，从所不胜来者为贼邪，从所胜来者为微邪，自病者为正邪"（《难经·五十难》）。所谓"后来""前来"，就是生我、我生的母子传变关系。后来为生我之母，即母病及子；前来为我生之子，即子病及母。"所不胜者""所胜者"是克我、我克的关系。所不胜为克我者，"所不胜者"即相乘传变；所胜为我克者，"所胜者"即相侮传变。"自病"则为病邪直中本脏，并非由于他脏传变而来。

五脏之间的这种病理传变形式又可分为顺传和逆传两种情况。

顺传：一般来说，母病及子和相乘传变谓之顺传，如水能生木，若肾阴不足，导致肝阴不足而肝阳上亢，出现眩晕、眼花、腰膝酸软、头重脚轻之候，即属母病及子，称之为水不涵木。因为肾水能滋养肝木，病情虽有发展，但邪气夹生气而来，所以其病虽进而易退。木能克土，若肝气郁结，横逆犯脾，则肝脾不调，出现胸闷胁痛、纳呆腹胀等。木来乘土，属相乘传变，即所谓"见肝之病，知肝传脾"。脏气本已受制，邪气又夹其相制之力而来，贼害必甚，但其病虽甚而易却。

逆传：一般来说，子盗母气和反侮传变谓之逆传，如土能生金，在虚损劳瘵病中，其自上而来者，一损于肺，过于中则不治，故"久咳，损及中州，食减神倦，则肺无所资"（《临证指南医案》）。"久咳便溏，脉虚而数，为肺脾俱病，培补中气为要"（《静香楼医案》）。此为肺病及脾，子盗母气。肺主一身之气，脾乃生气之源，脾虚则生化之机日愈，使虚劳趋于难复之境，故"脾胃一虚，肺气先绝"（《医旨绪余》），子病及母为逆。土本克水，土虚则水反侮土，则土益虚。五更泄泻谓之"脾肾泄"，系肾阳不足，不能温煦脾土，水寒侮土，故下利不已，故"肾之脾，谓之辟阴，死不治"（《素问·阴阳别论》）。辟，反克之义，可见反侮相传亦为逆。

**2. 经络之间的传变** 经脉之间阴阳相贯，如环无端，是一个有机整体。因此，一经有病必然传至他经，或影响相连的其他各经，如足厥阴肝之经脉，布胁肋，注肺中，故肝气郁结，郁而化火，肝火循经上犯，灼伤手太阴肺经，即所谓木火刑金，出现胸胁灼痛、咳嗽痰血、咳引胸痛等肝肺两经之证。或直接影响表里相合之经，如手少阴心经与手太阳小肠经互为表里，心火炽盛，可移热于小肠而致小肠实热，出现小便黄赤或尿血、尿道灼热疼痛等。

**3. 经络脏腑之间的传变** 一为由经脉传至脏腑。"邪之客于形也，必先舍于皮毛，留而不去，入舍于孙脉，留而不去，入舍于络脉，留而不去，入舍于经脉，内连五脏，散于肠胃，阴阳俱感，五脏乃伤，此邪之从皮毛而入，极于五脏之次也"（《素问·缪刺论》）。这是邪气由浅入深，由经脉而脏腑传变的一般规律。例如，风寒之邪客于手太阴肺经，必内舍于肺而致肺失宣肃，发生咳嗽、喘促等，"皮毛者，肺之合也，皮毛先受邪气，邪气以从其合也。其寒饮食入胃，从肺脉上至于肺则肺寒，肺寒则内外合邪，因而客之，则为肺咳"（《素问·咳论》）。一为由脏腑传至经脉，如"肺心有邪，其气留于两肘"（《灵枢·邪客》），故心肺有病会通过其所属经络的循行部位而反映出来，出现胸痛、臂痛等。

总之，五脏相通，移皆有次，脏腑之间，亢则害，承乃制，故"五脏受气于其所生，传之于其所胜，气舍于其所生，死于其所不胜。病之且死，必先传行至其所不胜，病乃死。此言气之逆行也，故死……故病有五，五五二十五变，乃其传化"（《素问·玉机真脏论》），这是五脏疾病按生克制化规律传变的一般规律。但是体质有强弱，受邪有轻重，病情有万变，治疗有正误，故疾病的传变也有不以次相传者。因此，不能把这种传变规律当作刻板的公式，按图索骥，必须全面观察，灵活运用。

## 四、病性转化

### （一）病性的概念

病性，即病变的性质，决定着病证的性质。一切疾病及其各阶段的证候，其主要性质不外寒、热、虚、实四种。这四种病证的性质，是由其相应的病机性质所决定的，即寒的病机反映出寒的病证，虚的病机反映出虚的病证等。虚、实、寒、热的病机是由邪正盛衰和阴阳失调所导致的。

疾病在发展过程中，可以出现两种情况：一是病变始终保持发病时原有的性质，只是发生程度的改变；二是改变了发病时原有的性质，转化为相反的性质。病性的转化，就是指第二种情况，其内容包括虚实转化与寒热转化。

### （二）病性转化的形式

**1. 寒热转化** 寒与热，是对病变性质的概括，在病理性质上各具不同的特征。一般来说，寒多属于病理性衰退，热多属于病理性亢奋，"气实者，热也；气虚者，寒也"（《素问·刺志论》）。

寒与热，是性质截然相反的两种病理变化，是阴阳失调的体现。"寒热者，阴阳之化也"（《景岳全书·寒热》）。"阳胜则热，阴胜则寒"（《素问·阴阳应象大论》）。"阳虚则外寒，阴虚则内热"（《素问·调经论》）。由于阴阳之间是相互联系，相互制约的，阴阳的偏盛偏衰是可以互相影响的。因此，在一般情况下，热可以由于阳盛，也可以由于阴虚；寒可以由于阴盛，也可以由于阳虚。一实一虚，一寒一热，最当分辨。

病变寒热属性的一般规律是，感受阴邪，或阳虚阴盛，病势沉静所表现的证候，多属于寒；感受阳邪，或阴虚阳亢，病势亢奋所表现的病变，多属于热。寒热在疾病发展过程中不是一成不变的，在一定条件下是可以互相转化的。"寒极生热，热极生寒"。一般而言，由热转寒者，多由于正气损伤，病多难愈；由寒转热者，多是正气来复，病较易治。"人之病，或同时而伤，或易已，或难已，其故何如……同时而伤，其身多热者易已，多寒者难已"（《灵枢·论痛》）。在疾病过程中，阴阳的消长盛衰是不断变化的，随着阴阳的盛衰，疾病或病证的病理变化也可改变原来的性质，转化成与原来性质相反的属性，或由寒化热，或由热转寒。

由寒化热：由寒化热是指疾病或病证病变的性质本来属寒，继而又成为热性的病理变化。例如，太阳表寒证，疾病初起恶寒重、发热轻、脉浮紧，以后继则出现阳明里热证，而见壮热、不恶寒反恶热、心烦口渴、脉数。又如哮喘病开始不发热、咳嗽、痰稀而白，继则转化为咳嗽、胸痛、痰黄而黏稠，即表示病性已由寒化热。

由热转寒：由热转寒是指疾病或病证病变的性质本来属热，继而转变成为寒性的病理变化。例如，便血患者初起则便血鲜红，肛门灼热，口干舌燥，大便秘结或不爽。若日久不愈，血去正伤，阳气虚衰，继则转见血色紫暗或黑，脘腹隐痛，痛时喜按喜暖，并见畏寒肢冷，大便溏薄，则表明当此之时其病性已由热转寒。

**2. 虚实转化**  虚与实，是由邪正盛衰所导致的两种性质相反的病机。在疾病发展过程中，邪正双方的力量对比经常在发生着变化。当邪正双方力量的消长变化达到主要与次要矛盾方面互易其位的程度时，虚与实的病机也就随之发生转化，出现由实转虚或因虚致实的情况。

由实转虚：由实转虚是指本为实性病理变化，由于病情发展至后期，或失治、误治等因素，使病程迁延，虽邪气已去，但正气耗伤，因而逐渐转化为虚性病理变化。例如，外感病初、中期的病机属实，主要表现出邪气亢盛的一些症状和体征，若至病的后期，或因治疗不当，迁延日久，出现气血阴阳亏虚的症状和体征，说明病机已由实转虚。

因虚致实：因虚致实是指本为虚性病理变化，由于脏腑功能减退，气血、阴阳亏虚，产生气滞、痰饮、内湿、瘀血、食积等病理变化或病理性产物，或因正虚抗邪无力而复感外邪，邪盛则实，形成虚实并存的病理变化。实际上，因虚致实是虚性病机仍然存在，因其虚而复增邪实的虚实错杂的病理变化。

### 五、影响疾病传变的因素

疾病传变虽有一定规律，但由于影响疾病传变的因素很多，故疾病的传变也是错综复杂的。疾病的传变主要与体质因素、病邪的性质、地域气候、生活状况等有密切关系。

### （一）体质因素

体质对疾病的传变作用，其一是影响正气之强弱，从而影响疾病的发生与传变的速度。

素体盛者，一般不易感受病邪，一旦感邪则发病急速，但传变较少，病程亦较短暂；素体虚者，则易于感邪，且易深入，病势较缓，病程缠绵而多传变。其二是影响病邪的"从化"，素体阳盛者，则邪多从火化，疾病多向实热或虚热演变；素体阴盛者，则邪多从寒化，疾病多向寒实或虚寒演变。体质不同，对病邪的反应不一，可表现为不同的疾病过程，所谓邪气因人而化，疾病因人而异，"身之中于风也，不必动脏，故邪入于阴经，则其脏气实，邪气入而不能客，故还之腑"（《灵枢·邪气脏腑病形》）。由于机体正气有个体差异，脏腑组织，虚者受邪，实者不受邪，因而可以改变疾病的传变过程。

### （二）病邪性质

病邪的种类和受邪的轻重也影响疾病的传变，如伤寒和温病同为外感热病，因病邪性质有寒温之别，故其传变规律也不尽相同。伤寒按六经传变而温病则按卫气营血和三焦传变，即使同一病邪，因机体感邪轻重不一，其传变也不一致。

### （三）地域气候

地理环境和时令气候对疾病的传变也有一定影响，一般来说，居处势高而干燥，或久晴少雨季节，病变多呈热重于湿，且易化热、化燥，伤阴耗津。居处卑湿，或阴雨连绵季节，则病变多呈湿盛热微，湿重于热，且易于伤气、伤阳。而且，某些阳微湿盛患者还可转化为寒湿病变。

### （四）生活状况

生活状况主要包括情志、饮食、劳逸、房室等。其对疾病的传变亦有一定的影响，生活状况主要是通过对正气发生作用而影响疾病的进程。情志内伤可通过干扰气机而对疾病传变发生作用；过劳则耗伤人体气血而致正虚不足；过逸则气机不利、气化衰弱而致正气虚损；过饥则正气匮乏，气血不足，正不胜邪而病情转重；过饱则内伤脾胃，积滞内停，而致病邪兼夹宿食积滞为患；过食辛辣炙煿则可助长热邪；过食寒凉，则损伤阳气，导致阴寒内生，影响传变而加重病情；房室过度则可致精气亏损，下元虚衰，易致正虚邪实，引邪深入，并易酿成水亏火浮，虚阳上亢，以及水不涵木，虚风内动等病变。

此外，治疗护理当否和意外因素等亦直接影响疾病的传变。正确的治疗，可及时阻断、中止疾病的发展和传变，或使疾病转危为安，以至痊愈。反之，若用药不当，或失治、误治，损伤人体正气，则可致变证迭起，坏证丛生，甚至预后不良。例如，风寒表证当用汗法，若误下则伤肠胃，病邪即会迅速入里而现协热下利等；风温邪在肺卫，误用辛温发汗，则热邪急迫，窜入血络或内陷心包，发生斑疹、神昏。若护理不当，患者饮食失宜，情绪波动过大，劳倦房室等，都可造成新的气血失调，影响病变发展。突然而来的意外因素，能使正气暴虚，其病可不按规律传变，或改变疾病的传变次序，乃至难以预测其传变之序。"急虚身中卒至，五脏闭绝，脉道不通，气不往来，譬于堕溺，不可为期"（《素问·玉机真脏论》）。

# 第七节　疾病的转归

## 一、转归的概念

疾病有一个发生、发展的过程，大多数疾病发生、发展到一定阶段后终将结束，这就是疾病的转归。疾病的转归是指疾病发展的最后阶段，即疾病的结局。一般而言，疾病的转归可分为痊愈、死亡、缠绵、后遗等。

正胜邪退，疾病向愈：正胜邪退是在邪正消长盛衰发展过程中，疾病向好转和痊愈方面转归的一种结局，也是在许多疾病中最常见的一种转归。由于患者的正气比较充盛，抗御邪气的能力较强，或因及时得到正确的治疗，邪气难以进一步发展，进而使病邪对机体的作用减轻或消失，人体的脏腑、经络等组织的病理性损害逐渐得到修复，精、气、血、津液等的耗伤也逐渐得到恢复，机体的阴阳在新的基础上获得了新的相对平衡，疾病即告痊愈。例如，由六淫所致的外感疾病，邪气从皮毛或口鼻侵入人体。若机体正气不虚，抗御病邪的能力较强，则不仅能延缓病情的进一步发展，使病变局限在肌表和经络，而且可在机体正气抗御病邪的作用下驱邪外出，一经发汗解表，则邪去而营卫和调，疾病痊愈。

邪胜正衰，疾病恶化：邪胜正衰，是在邪正消长盛衰的发展过程中，疾病向恶化甚至死亡方面转归的一种结局。由于机体的正气虚弱，或由于邪气炽盛，机体抗御病邪的能力日趋低下，邪气的致病作用进一步发展，机体受到的病理性损害日趋严重，则病情因而趋向恶化。若正气衰竭，邪气独盛，气血、脏腑、经络等生理功能衰惫，阴阳离决，则机体的生命活动亦告终止而死亡。例如，在外感疾病过程中，"亡阴""亡阳"等证候的出现，即是正不敌邪，邪胜正衰的典型表现。

此外，在邪正消长盛衰的过程中，若邪正双方的力量对比势均力敌，出现邪正相持或正虚邪恋，邪去正气不复等情况，则常常是许多疾病由急性转为慢性，或留下某些后遗症，或慢性病持久不愈的主要原因之一。

## 二、转归的形式

疾病的转归是邪正交争趋势及其盛衰的表现。在疾病过程中，正气与邪气不断进行着斗争，产生邪正盛衰的病理变化。这种病理变化不仅关系到虚实证候，而且直接影响到疾病的转归。在一般情况下，正胜邪退，则疾病趋向于好转而痊愈；邪胜正衰，则疾病趋向恶化甚至死亡。病的转归除痊愈和死亡外，尚有缠绵、后遗、复发等形式。

### （一）痊愈

痊谓病除，愈谓病瘳，痊愈即病愈，是指疾病状态时的机体脏腑、经络的阴阳、气血紊乱消失，生理功能恢复正常，阴阳气血重新处于平衡状态。痊愈就是完全恢复健康，康复如初，即完全康复。痊愈是疾病转归中的最佳结局。疾病能否痊愈与痊愈的快慢，除依赖于患者的一般健康情况、抗病能力外，及时、正确、积极的治疗是十分重要的。例如外感风寒，邪气从皮毛或口鼻侵入人体，若机体正气充盛，抗御病邪的能力较强，则不仅能防止病情的进一步发展，使病变局限在肌表，而且正气可以驱邪外出，使疾病痊愈。若用发汗解表法治疗，使邪去而正气恢复，可对疾病的痊愈过程起促进作用。

在疾病痊愈过程中，包括病邪对人体作用的消除或终止，人体脏腑、经络的病理变化完全消失，阴阳、气血重新归于相对平衡状态。虽然暂时可能出现邪退正虚的局面，但最后终归恢复健康。

## （二）死亡

生尽谓之死，"人身与志不相有曰死"（《素问·逆调论》）。亡，死也，死亡。死亡，是生命活动的断绝，是机体阴阳离决，整体生理功能永久终止的病理过程或结局。死亡，可分为生理性死亡和病理性死亡两类。生理性死亡，指享尽天年，无病而终，为自然衰老的结果。病理性死亡又分因病而亡和意外死亡。因病而亡是各种疾病损伤，使机体气血竭绝，阴阳衰极而离决。意外死亡是指跌打、外伤、中毒、车祸等各种意外损伤所造成的死亡。病理性死亡是在邪正斗争及其盛衰变化的过程中，形成邪胜正衰，使疾病逐渐恶化而导致的一种不良的结局。

中医学根据形神合一的生命观，认为形存则神存，形盛则神明，形衰则神衰，形谢则神灭，神明则形安。得神者昌，失神则亡，死亡意味着形神分离，"五脏皆虚，神气皆去，形骸独居而终矣"（《灵枢·天年》）。死亡，不仅是机体生命活动和物质生化的永久性终止，而且还要神气皆去。换言之，形谢而神灭，神去则机息，生命告终而亡，故中医学把亡神作为判断死亡的重要标志。目前，一般认为，死亡是指机体作为一个整体的功能永久停止，但并不意味着各个组织、器官同时死亡。因此，根据脑死亡的概念，把脑死亡作为判断死亡的一个重要标志。一旦出现脑死亡，就意味着机体作为一个整体的功能永久停止。

## （三）缠绵

缠绵，是指久病不愈的一种病理状态，邪正双方势均力敌，处于邪正相持或正虚邪恋的状态，是病理过程演变为慢性迁延性的表现。缠绵状态的基本病机为正虚邪恋。由于在邪正斗争过程中，正气虽未至溃败，但已因邪气的损伤而削弱；而邪气由于经过正气的奋力抗争，也趋于衰微。因此，邪正双方势均力敌，处于非激烈性抗争的一种相持不下的病理状态。

缠绵状态下，正气不能完全驱邪外出，邪气也不能深入传变，从而使病变局限并处于相对稳定状态，具有病变表现不甚剧烈，疾病持久不愈的特点。在缠绵状态下，病势有相对稳定和不稳定的病理过程。其一，虽有缠绵，但病势稳定，经正确治疗和调护，可向治愈方向演变，可视为疾病的一种结局。其二，疾病缠绵而病势又不稳定，且有反复发作，或持续加重，或治疗和护理不当，则病势日趋恶化，乃至死亡。因此，应积极进行治疗，设法打破缠绵状态的病理僵局，争取疾病的痊愈或好转。

### （四）后遗

后遗，又称后遗症，是指疾病的病理过程结束，或在恢复期后症状、体征消失，病因的致病作用基本终止，只遗留原有疾病所造成的形态或功能的异常。后遗与缠绵不同，后遗症是病因、病理演变的终结，是疾病的一种转归。而缠绵则是疾病的迁延或慢性过程，为疾病的自然延续。

后遗症所表现出来的形态或功能异常，如肢体震颤、身体畸形、失语、痴呆、偏瘫等形态异常；其功能异常，包括脏腑、经络功能障碍和精神情志障碍。此外，还有一种伤残，主要指外伤所致的人体某种组织结构难以恢复的损伤或残缺，如枪弹、金刃、跌仆、虫兽等给形体、脏腑造成的变形、缺失等，就属伤残范围。总之，后遗和伤残都是涉及疾病半永久性结局的概念。

# 第六章

# 诊　法

诊断，即对人体健康状态和病证所提出的概括性判断。它是由基础医学引申到临床医学的桥梁，具有基础理论密切结合临床实践的特点，是中医学领域的重要组成部分。正确的防治取决于正确的诊断，正确的诊断来源于对患者四诊的周密诊察和精确的辩证分析，没有正确的诊断就不会有正确的治疗。因此，诊断在防治疾病中是极为重要的一环。

## 第一节　诊断学的原理及其原则

### 一、诊断学的原理

对于人体疾病的诊断过程是一个认识过程，认识的目的在于进一步指导实践。而望、闻、问、切四诊，是认证识病的主要方法。

人体疾病的病理变化，大都蕴藏于内，仅望其外部的神色，听其声音，嗅其气味，切其脉候，问其所苦，而没有直接察病变的所在，为什么能判断出其病的本质呢？其原理就在于"从外知内"（《灵枢·论疾诊尺》），亦即"司外揣内"（《灵枢·外揣》）。

"视其外应，以知其内脏"，"有诸内者，必形诸外"，这是前人认识客观事物的重要方法。我国前贤很早就发现，许多事物的表里之间都存在着相应的确定性联系。联系是普遍存在的，每一事物都与周围事物发生一定联系，如果不能直接认识某一事物，可以通过研究与之有关的其他事物，间接地把握或推知这一事物。同样，机体外部的表征与体内的生理功能必然有着相应关系。通过体外的表征，一定可以把握人体内部的变化规律。脏腑受邪发生病理变化必然会表现在外。疾病的发生和发展，是一定的、相应的外在病形，即表现于外的症状、体征、舌象和脉象。因此，可以运用望、闻、问、切等手段，把这些表现于外的症状、体征、舌象、脉象等有关资料收集起来，然后分析其脏腑病机及病邪的性质，以判断疾病的本质和证候类型，从而做出诊断。

### 二、诊断学的原则

对于疾病诊断的过程，是一个认识的过程，对疾病有所认识，才能对疾病进行防治。要正确认识疾病，必须遵循三大原则。

**1. 审察内外，整体察病** 整体观念是中医学的一个基本特点。人是一个有机的整体，内在脏腑与外在体表、四肢、五官是统一的；而整个机体与外界环境也是统一的，人体一旦发生病变，局部可以影响全身，全身病变也可反映于某一局部；外部有病可以内传入里，内脏有病也可以反映于外；精神刺激可以影响脏腑功能活动，脏腑有病也可以造成精神活动的异常。同时，疾病的发展也与气候及外在环境密切相关。在诊察疾病时，首先要把患者的局部病变看成是患者整体的病变，既要审察其外，又要审察其内，还要把患者与自然环境结合起来加以审察，才能做出正确的诊断。因此，审察内外，整体察病是中医诊断学的一个基本原则。

**2. 辨证求因，审因论治** 辨证求因，就是在审察内外、整体察病的基础上，根据患者一系列的具体表现，加以分析综合，求得疾病的本质和症结所在，从而审因论治。所谓辨证求因的"因"，除了六淫、七情、饮食劳倦等通常的致病原因外，还包括疾病过程中产生的某些症结，即问题的关键，作为辨证论治的主要依据。这就要求根据患者临床表现出的具体证候，从而确定病因是什么，病位在何处，其病程发展及病变机理如何。

如患者自诉发热，我们还不能得出辨证结果，只有进一步询问有无恶寒头痛，是否疾病初起，检查是否脉浮、舌苔薄白等，才可以初步确定是外感表证发热还是内伤里证发热。若是外感表证发热，还要进一步辨明到底是外感风热，还是外感风寒。假如有舌红、口渴、脉浮数、发热重、恶寒轻，就可知其发热为外感风热证，从而为治疗指出方向。由此可知，仔细辨证，就可对疾病有确切认识，诊断就更为正确，在治疗上就能达到审因论治的较高境界。

**3. 四诊合参，从病辨证** 既然诊断疾病要审察内外，整体察病，那么就要对患者做全面详细的检查和了解，必须四诊合参，即四诊并用或四诊并重。四诊并用并不等于面面俱到。由于接触患者的时间有限，只有抓住主要矛盾，有目的、系统地重点收集临床资料，才不致浪费时间。四诊并重，是因为四诊是从不同角度来检查病情和收集临床资料的，各有其独特的意义，不能相互取代。只强调某一诊法而忽视其他诊法都不能全面了解病情，故《医门法律》说："望闻问切，医之不可缺一。"此外，疾病是复杂多变的，证候的表现有真象，也有假象，脉症不一，故有"舍脉从症"和"舍症从脉"的诊法理论。如果四诊不全，就得不到全面详细的病情资料，辨证就欠准确，甚至发生错误。

从病辨证，是通过四诊合参，在确诊疾病的基础上进行辨证，包括病名诊断和证候辨别两个方面。例如，感冒是病名诊断，它又有风寒、风热、暑湿等证候的不同，只有辨清病名和证候，才能进行恰当的治疗。要弄清病（病名）、证（证候）、症（症状）三者的概念与关系。病是对病证的表现特点与病情变化规律的概括。而证即证候，是对病变发展某一阶段患者所表现出的一系列症状进行分析、归纳、综合，所得出的有关病因、病性、病位等各方面情况的综合概括。一个病可以有几种不同的证候；而一个证候亦可见于多种病。症，即症状，是患者在疾病过程中出现的背离正常生理范围的异常现象。证候由一系列有密切联系的症状组成，因而可以更好地反映病变的本质。中医学强调辨证论治，但这不等于不要辨病，应该把辨病和辨证结合起来，才可做出更确切的判定。

# 第二节 望 诊

医者运用视觉，对人体全身和局部的一切可见征象及排出物等进行有目的地观察，以了解健康或疾病状态，称为望诊。

望诊的内容主要包括：观察人的神、色、形、态、舌象、络脉、皮肤、五官九窍等情况，以及排泄物、分泌物等，现将望诊分为整体望诊、局部望诊、望舌、望排出物、望小儿指纹五项叙述。舌诊和面部色诊虽属头面五官，但因舌象、面色反映内脏病变较为准确，实用价值较高，因而形成了面色诊、舌诊两项中医独特的传统诊法，故另立项目介绍。

## 一、整体望诊

整体望诊是通过观察全身的神、色、形、态变化来了解疾病情况。

### （一）望神

望神就是观察人体生命活动的外在表现，即观察人的精神状态和机能状态。

神是生命活动的总称，其概念有广义和狭义之分。广义的神，是指整个人体生命活动的外在表现，可以说神就是生命；狭义的神，乃指人的精神活动，可以说神就是精神。望神应包括这两方面的内容。

神是以精气为物质基础的一种机能，是五脏所生之外荣。望神可以了解五脏精气的盛衰和病情轻重与预后。望神应重点观察患者的精神、意识、面目表情、形体动作、反应能力等，尤应重视眼神的变化。望神的内容包括得神、失神、假神，此外神气不足、神志异常等等也应属于望神的内容。

**1. 得神** 得神又称有神，是精充气足神旺的表现。在病中，则虽病而正气未伤，是病轻的表现，预后良好。

得神的表现是：神志清楚，语言清晰，面色荣润含蓄，表情丰富自然；目光明亮，精彩内含；反应灵敏，动作灵活，体态自如；呼吸平稳，肌肉不削。

**2. 失神** 失神又称无神，是精损气亏神衰的表现。病至此，已属重笃，预后不良。

失神的表现是：精神萎靡，言语不清，或神昏谵语，循衣摸床，撮空理线，或猝倒而目闭口开；面色晦暗，表情淡漠或呆板；目暗睛迷，眼神呆滞；反应迟钝，动作失灵，强迫体位；呼吸气微或喘；周身大肉已脱。

**3. 假神** 假神是垂危患者出现的精神暂时好转的假象，是临终的预兆，并非佳兆。

假神的表现是：久病重病之人，本已失神，但突然精神转佳，目光转亮，言语不休，想见亲人；或病至语声低微断续，忽而响亮起来；或原来面色晦暗，突然颧赤如妆；或本来毫无食欲，忽然食欲增强。

假神与病情好转的区别在于，假神的出现比较突然，其"好转"与整个病情不相符，只是局部的和暂时的。由无神转为有神，是整个病情的好转，有一个逐渐变化的过程。

假神之所以出现，是由于精气衰竭已极，阴不敛阳，阳虚无所依附而外越，以致暴露出一时"好转"的假象。这是阴阳即将离绝的危候，古人比做"残灯复明""回光返照"。

**4. 神气不足** 神气不足是轻度失神的表现，与失神状态只是程度上的区别。它介于有神和无神之间，常见于虚证患者，故更为多见。

神气不足的表现是：精神不振，健忘困倦，声低懒言，怠惰乏力，动作迟缓等。多属心脾两亏，或肾阳不足。

**5. 神志异常** 神志异常也是失神的一种表现，但与精气衰竭的失神则有本质上的不同。一般包括烦躁不安，以及癫、狂、痫等。这些都是由特殊的病机和发病规律所决定的，其失神表现并不一定意味着病情的严重性。

烦躁不安，即指心中烦热不安，手足躁扰不宁的症状。烦与躁不同，烦为自觉症状，如烦恼；躁为他觉症状，如躁狂、躁动等，多与心经有火有关。可见于邪热内郁、痰火扰心、阴虚火旺等。

癫病表现为淡漠寡言，闷闷不乐，精神痴呆，喃喃自语，或哭笑无常。多由痰气郁结，阻蔽神明所致，亦有神不守舍，心脾两虚者。

狂病多表现为疯狂怒骂，打人毁物，妄行不休，少卧不饥，甚则登高而歌，弃衣而走。多因肝郁化火，痰火上扰神明所致。

痫病表现为突然昏倒，口吐涎沫，四肢抽搐，醒后如常。多由肝风夹痰，上窜蒙蔽清窍，或属痰火扰心，引动肝风。

## （二）望色

望色是医者观察患者面部颜色与光泽的一种望诊方法。颜色就是色调变化，光泽则是明度变化。古人把颜色分为五种，即青、赤、黄、白、黑，称为五色诊。五色诊的部位既有面部，又包括全身，故有面部五色诊和全身五色诊，称为望色。但由于五色的变化，在面部表现最明显，故常以望面色来阐述五色诊的内容。

望面色要注意识别常色与病色。

**1. 常色** 常色是人在正常生理状态时的面部色泽。常色又有主色、客色之分。

（1）主色 所谓主色，是指人终生不改变的基本肤色、面色。由于民族、禀赋、体质不同，每个人的肤色不完全一致。我国人民属于黄色人种，一般肤色都呈微黄，故微黄为正色。在此基础上，有些人可有略白、较黑、稍红等差异。

（2）客色 人与自然环境相应，由于生活条件的变动，人的面色、肤色也相应变化，称为客色。例如，随四时、昼夜、阴晴等天时的变化，面色亦相应改变。再如，由于年龄、饮食、起居、寒暖、情绪等变化，也可引起面色变化，也属于客色。

总之，常色有主色，客色之分，其共同特征是明亮润泽、隐然含蓄。

**2. 病色** 病色是指人体在疾病状态时的面部颜色与光泽，可以认为除上述常色之外，其他一切反常的颜色都属病色。病色有青、黄、赤、白、黑五种。现将五色主病分述如下。

（1）青色 主寒证、痛证、瘀血证、惊风证、肝病。

青色为经脉经阻滞，气血不通之象。寒主收引、凝滞，寒盛而留于血脉，则气滞血瘀，故面色发青。经脉气血不通，不通则痛，故痛也可见青色。肝病气机失于疏泄，气滞血瘀，也常见青色。肝病血不养筋，则肝风内动，故惊风（或欲作惊风），其色亦青。

如面色青黑或苍白淡青，多属阴寒内盛；面色青灰，口唇青紫，多属心血瘀阻，血行不畅；小儿高热，面色青紫，以鼻柱、两眉间及口唇四周明显，是惊风先兆。

（2）黄色　主湿证、虚证。

黄色是脾虚湿蕴表现。因脾主运化，若脾失健运，水湿不化；或脾虚失运，水谷精微不得化生气血，致使肌肤失于充养，则见黄色。

如面色淡黄憔悴，称为萎黄，多属脾胃气虚，营血不能上荣于面部所致；面色发黄且虚浮，称为黄胖，多属脾虚失运，湿邪内停所致．黄而鲜明如橘皮色者，属阳黄，为湿热熏蒸所致；黄而晦暗如烟熏者，属阴黄，为寒湿郁阻所致。

（3）赤色　主热证。

气血得热则行，热盛而血脉充盈，血色上荣，故面色赤红。

热证有虚实之别。实热证，满面通红；虚热证，仅两颧嫩红。此外，若在病情危重之时面红如妆者，多为戴阳证，是精气衰竭，阴不敛阳，虚阳上越所致。

（4）白色　主虚寒证、血虚证。

白色为气血虚弱不能荣养机体的表现。阳气不足，气血运行无力，或耗气失血，致使气血不充，血脉空虚，均可呈现白色。

如面色㿠白而虚浮，多为阳气不足；面色淡白而消瘦，多属营血亏损；面色苍白，多属阳气虚脱，或失血过多。

（5）黑色　主肾虚证、水饮证、寒证、痛证及瘀血证。

黑为阴寒水盛之色。由于肾阳虚衰，水饮不化，气化不行，阴寒内盛，血失温养，经脉拘急，气血不畅，故面色黧黑。

面黑而焦干，多为肾精久耗，虚火灼阴；目眶周围色黑，多见于肾虚水泛的水饮证；面色青黑，且剧痛者，多为寒凝瘀阻。

## （三）望形体

望形体即望人体的宏观外貌，包括身体的强弱胖瘦、体型特征、躯干四肢、皮肉筋骨等等。人的形体组织内合五脏，故望形体可以测知内脏精气的盛衰。内盛则外强，内衰则外弱。

人的形体有强、弱、肥、瘦之分。凡形体强壮者，多表现为骨骼粗大、胸廓宽厚、肌肉强健、皮肤润泽，反映脏腑精气充实，虽然有病，但正气尚充，预后多佳。

凡形体衰弱者，多表现为骨骼细小、胸廓狭窄、肌肉消瘦、皮肤干涩，反映脏腑精气不足，体弱易病，若病则预后较差。

肥而食少为形盛气虚，多肤白无华、少气乏力、精神不振。这类患者还常因阳虚水湿不化而聚湿生痰，故有"肥人多湿"之说。

瘦而食少为脾胃虚弱。形体消瘦、皮肤干燥不荣，并常伴有两颧发红、潮热盗汗、五心烦热等症者，多属阴血不足，内有虚火之证，故又有"瘦人多火"之说。其严重者，消瘦若达到"大肉脱失"的程度，卧床不起，则是脏腑精气衰竭的危象。

### （四）望姿态

正常的姿态是舒适自然，运动自如，反应灵敏，行住坐卧各随所愿，皆得其中。在疾病中，由于阴阳气血的盛衰，姿态也随之出现异常变化，不同的疾病产生不同的病态。望姿态，主要是观察患者的动静姿态、异常动作及与疾病有关的体位变化。如患者睑、面、唇、指（趾）不时颤动，在外感病多是发痉的预兆；在内伤杂病中多是血虚阴亏，经脉失养。

四肢抽搐或拘挛，项背强直，角弓反张，属于痉病，常见于肝风内动之热极生风、小儿高热惊厥、温病热入营血，也常见于气血不足筋脉失养。此外，痫证、破伤风、狂犬病等，亦致动风发痉。战栗常见于疟疾发作，或外感邪正相争欲作战汗之兆。手足软弱无力，行动不灵而无痛，是为痿证。关节肿大或痛，以致肢体行动困难，是为痹证。四肢不用，麻木不仁，或拘挛，或痿软，皆为瘫痪。若猝然昏倒，而呼吸自续，多为厥证。

痛证也有特殊姿态。以手护腹，行则前倾，弯腰屈背，多为腹痛，以手护腰，腰背板直，转动艰难，不得俯仰，多为腰腿痛；行走之际，突然停步，以手护心，不敢行动，多为真心痛。蹙额捧头，多为头痛。

如患者畏缩多衣，必恶寒喜暖，非表寒即里寒；患者常欲揭衣被，则知其恶热喜冷，非表热即里热。伏首畏光，多为目疾；仰首喜光，多为热病；阳证多欲寒，欲得见人；阴证则欲得温，欲闭户独处，恶闻人声。

从坐形来看，坐而喜伏，多为肺虚少气；坐而喜仰，多属肺实气逆；但坐不得卧，卧则气逆，多为咳喘肺胀，或为水饮停于胸腹。但卧不耐坐，坐则神疲或昏眩，多为气血双亏或脱血夺气。坐而不欲起者，多为阳气虚。坐卧不安是烦躁之征，或腹满胀痛之故。

从卧式来看，卧时常向外，身轻能自转侧，为阳证、热证、实证；反之，卧时喜向里，身重不能转侧，多为阴证、寒证、虚证；若病重不能自己翻身转侧时，多是气血衰败已极，预后不良。蜷卧成团者，多为阳虚畏寒，或有剧痛；反之，仰面伸足而卧，则为阳证热盛而恶热。

## 二、局部望诊

望局部情况，或称分部望诊，是在整体望诊的基础上，根据病情或诊断需要，对身体某些局部进行重点、细致地观察。因为整体的病变可以反映在局部，故以望局部有助于了解整体的病变情况。

### （一）望头面部

**1. 望头** 望头部主要是观察头之外形、动态及头发的色质变化及脱落情况，以了解脑、肾的病变及气血的盛衰。

（1）望头形 小儿头形过大或过小，伴有智力低下者，多因先天不足，肾精亏虚。头形过大，可因脑积水引起。望小儿头部，尤须诊察颅囟。若小儿囟门凹陷，称为囟陷，是津液损伤，脑髓不足之虚证。囟门高突，称为自填，多为热邪亢盛，见于脑髓有病。若小儿囟门迟迟不能闭合，称为解颅，是为肾气不足，发育不良的表现。无论大人或小儿，头摇不能自主者，皆为肝风内动之兆。

（2）望发 正常人发多浓密色黑而润泽，是肾气充盛的表现。发稀疏不长，是肾气亏虚。发黄干枯，久病落发，多为精血不足。若突然出现片状脱发，为血虚受风所致。青少年落发，多因肾虚或血热。青年白发，伴有健忘、腰膝酸软者，属肾虚；若无其他病象者，不属病态。小儿发结如穗，常见于疳积病。

**2. 望面部** 面部的神色望诊，已于前述。这里专述面部外形变化。面肿，多见于水肿病。腮肿，腮部一侧或两侧突然肿起，逐渐胀大，并且疼痛拒按，多兼咽喉肿痛或伴耳聋，多属温毒，见于痄腮。面部口眼歪斜，多属中风证。面呈惊怖貌，多见于小儿惊风，或狂犬病患者。面呈苦笑貌，见于破伤风患者。

## （二）望五官

望五官是对目、鼻、耳、唇、口、齿龈、咽喉等头部器官的望诊。诊察五官的异常变化，可以了解脏腑病变。

**1. 望目** 望目主要望目的神、色、形、态。

（1）目神 人之两目有无神气，是望神的重点。凡视物清楚，精彩内含，神光充沛者，是眼有神；若白睛混浊，黑睛晦滞，失却精彩，浮光暴露，是眼无神。

（2）目色 如目眦赤，为心火；白睛赤为肺火；白睛现红络，为阴虚火旺；眼胞红肿湿烂为脾火；全目赤肿多眵，迎风流泪，为肝经风热。目眵淡白是血亏。白睛变黄，是黄疸之征。目眶周围见黑色，为肾虚水泛之水饮病，或寒湿下注的带下病。

（3）目形 目窠微肿，状如卧蚕，是水肿初起。老年人下睑浮肿，多为肾气虚衰。目窝凹陷，是阴液耗损之征，或因精气衰竭所致。眼球突起而喘，为肺胀；眼突而颈肿则为瘿肿。

（4）目态 目睛上视，不能转动，称为戴眼反折，多见于惊风、痉厥或精脱神衰之重证。横目斜视是肝风内动的表现。眼睑下垂，称为"睑废"。双睑下垂，多为先天性睑废，属先天不足，脾肾双亏；单睑下垂或双睑下垂不一，多为后天性睑废，因脾气虚或外伤后气血不和，脉络失于宣通所致。瞳仁扩大，多属肾精耗竭，为濒死危象。

**2. 望鼻** 望鼻主要是审察鼻之颜色、外形及其分泌物等变化。

（1）鼻之色泽 鼻色明润，是胃气未伤或病后胃气来复的表现。鼻头色赤，是肺热之征；色白是气虚血少之征；色黄是里有湿热；色青多为腹中痛；色微黑是有水气内停。

鼻头枯槁，是脾胃虚衰，胃气不能上荣之候。鼻孔干燥，为阴虚内热，或燥邪犯肺；若鼻燥衄血，多因阳亢于上所致。

（2）鼻之形态 鼻头或鼻翼色红，生有丘疹者，多为酒皶鼻，因胃火熏肺，血壅肺络所致。鼻孔内赘生小肉，撑塞鼻孔，气息难通，称为鼻痔，多由肺经风热凝滞而成。鼻翼扇动频繁呼吸喘促者，称为"鼻扇"。如久病鼻扇，是肺肾精气虚衰之危证；新病鼻扇，多为肺热。

（3）**鼻之分泌物** 鼻流清涕，为外感风寒；鼻流浊涕，为外感风热；鼻流浊涕而腥臭，是鼻渊，多因外感风热或胆经蕴热所致。

**3. 望耳** 望耳应注意耳的色泽、形态及耳内的情况。

（1）**耳廓诸部位候脏腑** 耳廓上的一些特定部位与全身各部有一定的联系，其分布大致像一个在子宫内倒置的胎儿，头颅在下，臂足在上。当身体的某部有病变时，在耳廓的某些相应部位，就可能出现充血、变色、丘疹、水泡、脱屑、糜烂或明显的压痛等病理改变，可供诊断时参考。

（2）**耳之色泽** 正常耳部色泽微黄而红润。全耳色白多属寒证；色青而黑多主痛证；耳轮焦黑干枯，是肾精亏极，精不上荣所致；耳背有红络，耳根发凉，多是麻疹先兆。耳部色泽总以红润为佳，如见黄、白、青、黑色，都属病象。

（3）**耳之形态** 正常人耳部肉厚而润泽，是先天肾气充足之象。若耳廓厚大，是形盛；耳廓薄小，乃形亏。耳肿大是邪气实；耳瘦削为正气虚。耳薄而红或黑，属肾精亏损。耳轮焦干多见于下消证。耳轮甲错多见于久病血瘀。耳轮萎缩是肾气竭绝之危候。

（4）**耳内病变** 耳内流脓，是为脓耳，由肝胆湿热，蕴结日久所致。耳内长出小肉，其形如羊奶头者，称为"耳痔"，或如枣核，挈出耳外，触之疼痛者，是为"耳挺"，皆因肝经郁火，或肾经相火，胃火郁结而成。

**4. 望口与唇** 望唇要注意观察唇、口的色泽和动态变化。

（1）**察唇** 唇部色诊的临床意义与望面色相同，但因唇黏膜薄而透明，故其色泽较之面色更为明显。唇以红而鲜润为正常。若唇色深红，属实、属热；唇色淡红多虚、多寒；唇色深红而干焦者，为热极伤津；唇色嫩红为阴虚火旺；唇色淡白，多属气血两虚；唇色青紫者，常为阳气虚衰，血行郁滞的表现。嘴唇干枯皱裂，是津液已伤，唇失滋润。唇口糜烂，多由脾胃积热，热邪灼伤。唇内溃烂，其色淡红，为虚火上炎。唇边生疮，红肿疼痛，为心脾积热。

（2）**望口** 望口须注意口之形态。口噤，即口闭而难张，如口闭不语，兼四肢抽搐，多为痉病或惊风；如兼半身不遂者，为中风入脏之重证。口撮，即上下口唇紧聚之形。常见于小儿脐风或成人破伤风。口僻即口角或左或右㖞斜之状，为中风证。口张即口开而不闭，如口张而气但出不返者，是肺气将绝之候。

**5. 望齿与龈** 望齿与龈应注意其色泽、形态和润燥的变化。

（1）**望齿** 牙齿不润泽，是津液未伤。牙齿干燥，是胃津受伤；齿燥如石，是胃肠热极，津液大伤；齿燥如枯骨，为肾精枯竭，不能上荣于齿的表现；牙齿松动稀疏，齿根外露，多属肾虚或虚火上炎。病中咬牙龄齿是肝风内动之征；睡中龄齿，多为胃热或虫积。牙齿有洞腐臭，多为龋齿，欲称"虫牙"。

（2）**察龈** 龈红而润泽是为正常。如龈色淡白，是血虚不荣；红肿或兼出血多属胃火上炎。龈微红，微肿而不痛，或兼齿缝出血者，多肾阴不足，虚火上炎；龈色淡白而不肿痛，齿缝出血者，为脾虚不能摄血。牙龈腐烂，流腐臭血水者，是牙疳病。

**6. 望咽喉** 咽喉疾患的症状较多，这里仅介绍一般望而可及的内容。如咽喉红肿而痛，多属肺胃积热；红肿而溃烂，有黄白腐点是热毒深极；若鲜红娇嫩，肿痛不甚者，是阴虚火旺。如咽部两侧红肿突起如乳突，称为乳蛾，是肺胃热盛，外感风邪凝结而成。如咽间有灰白色假膜，擦之不去，重擦出血，随即复生者，是白喉，因其有传染性，故又称"疫喉"。

## （三）望躯体

躯体部的望诊包括颈项、胸、腹、腰、背及前后二阴的诊察。

**1. 望颈项部**　颈项是连接头部和躯干的部分，其前部称为颈，后部称为项。颈项部的望诊，应注意外形和动态变化。

（1）外形变化　颈前颌下结喉之处，有肿物和瘤，可随吞咽移动，皮色不变也不疼痛，缠绵难消，且不溃破，为颈瘿，俗称"大脖子"。颈侧颌下，肿块如垒，累累如串珠，皮色不变，初觉疼痛，谓之瘰疬。

（2）动态变化　如颈项软弱无力，谓之项软。后项强直，前俯及左右转动困难者，称为项强。如睡醒之后，项强不便，称为落枕。颈项强直、角弓反张，多为肝风内动。

**2. 望胸部**　膈膜以上、锁骨以下的躯干部谓之胸。望胸部要注意外形变化。

正常人胸部外形两侧对称，呼吸时活动自如。如小儿胸廓向前向外突起，变成畸形，称为鸡胸，多因先天不足，后天失调，骨骼失于充养。若胸似桶状，咳喘、羸瘦者，是风邪痰热，壅滞肺气所致。患者肋间饱胀，咳则引痛，常见于饮停胸胁之悬饮证。如肋部硬块突起，连如串珠，是佝偻病，因肾精不足，骨质不坚，骨软变形。乳房局部红肿，甚至溃破流脓者，是乳痈，多因肝失疏泄，乳汁不畅，乳络壅滞而成。

**3. 望腹部**　膈膜以下、骨盆以上的躯干是腹部。腹部望诊主要诊察腹部形态变化。

如腹皮绷急，胀大如鼓者，称为鼓胀。其中，立、卧位腹部均高起，按之不坚者为气鼓。

若立位腹部膨胀，卧位则平坦，摊向身侧的，属水鼓。患者腹部凹陷如舟者，称腹凹，多见于久病之人，脾胃元气大亏，或新病阴津耗损，不充形体。婴幼儿脐中有包块突出，皮色光亮者，谓之脐突，又称脐疝。

**4. 望背部**　由项至腰的躯干后部称为背。望背部主要观察其形态变化。

如脊骨后突，背部凸起者，常因小儿时期，先天不足，后天失养，骨失充，脊柱变形所致。若患者病中头项强直，腰背向前弯曲，反折如弓状者，称为角弓反张，常见于破伤风或痉病。痈、疽、疮、毒，生于脊背部位者统称发背，多因火毒凝滞肌腠而成。

**5. 望腰部**　季肋以下、髂峰以上的躯干后部谓之腰。望腰部主要观察其形态变化。

如腰部疼痛，转侧不利者，称为腰部拘急，可因寒湿外侵，经气不畅，或外伤闪挫，血脉凝滞所致。腰部皮肤生有水疱，如带状簇生，累累如珠者，称缠腰火丹。

**6. 望前阴**　前阴又称"下阴"，是男女外生殖器及尿道的总称。前阴有生殖和排尿的作用。

（1）阴囊　阴囊肿大不痒不痛，皮泽透明者，是水疝。阴囊肿大，疼痛不硬者是癞疝。阴囊内有肿物，卧则入腹，起则下坠，名为狐疝。

（2）阴茎　阴茎萎软，缩入小腹者是阴缩，内因阳气亏虚，外感寒凝经脉而成。如阴茎硬结，破溃流脓者，常见于梅毒内陷，毒向外攻之下疳证。

（3）女阴　妇女阴中突物如梨状，称为阴挺。因中气不足，产后劳累，升提乏力，致胞宫下坠阴户之外。

**7. 望后阴**　后阴即肛门，又称"魄门"，有排大便的作用。后阴望诊要注意脱肛，痔瘘和肛裂。

肛门上段直肠脱出肛外，名为脱肛。肛门内外之周围有物突出，肛周疼痛，甚至便时出血者，是为痔疮，其生于肛门之外者，称为外痔；生于肛门之内者，称为内痔；内外皆有，称为混合痔。若痔疮溃烂，日久不愈，在肛周发生瘘管，管道或长或短，或有分支或通入直肠，称为肛瘘。肛门有裂口，疼痛，便时流血，称为肛裂。

## （四）望四肢

四肢，是两下肢和两上肢的总称。望四肢主要是诊察手足、掌腕、指趾等部位的形态色泽变化。

**1. 望手足**　手足拘急，屈伸不利者，多因寒凝经脉。其中，屈而不伸者，是筋脉挛急；伸而不屈的，是关节强直。手足抽搐常见于邪热亢盛，肝风内动之痉病；扬手掷足，是内热亢盛，热扰心神。手足振摇不定，是气血俱虚，肝筋失养，虚风内动的表现。四肢肌肉萎缩，多因脾气亏虚，营血不足，四肢失荣之故。半身不遂是瘫痪。足痿不行，称为下痿证。胫肿或跗肿，指压留痕，是水肿之征。足膝肿大而股胫瘦削，是鹤膝风。

**2. 望掌腕**　掌心皮肤燥裂、疼痛，迭起脱屑，称为鹅掌风。

**3. 望指趾**　手指挛急，不能伸直者，是"鸡爪风"。指趾关节肿大变形，屈伸不便，多系风湿久凝，肝肾亏虚所致。足趾皮肤紫黑，溃流败水，肉色不鲜，味臭痛剧，为脱疽。

## （五）望皮肤

望皮肤要注意皮肤的色泽及形态改变。

**1. 色泽**　皮肤色泽亦可见五色，五色诊亦适用于皮肤望诊。临床常见而又有特殊意义者，为发赤、发黄。

（1）皮肤发赤　皮肤忽然变红，如染脂涂丹，名曰"丹毒"。可发于全身任何部位，初起鲜红如云片，往往游走不定，甚者遍身。发于头面者称为"抱头火丹"，发于躯干者称为"丹毒"，发于胫踝者称为"流火"。因部位、色泽、原因不同而有多种名称，但诸丹总属心火偏旺，又遇风热恶毒所致。

（2）皮肤发黄　皮肤、面目、爪甲皆黄，是黄疸病。分为阳黄、阴黄两大类。阳黄黄色鲜明如橘色，多因脾胃或肝胆湿热所致。阴黄黄色晦暗如烟熏，多因脾胃为寒湿所困。

**2. 形态**

（1）皮肤虚浮肿胀，按有压痕，多属水湿泛滥。皮肤干瘪枯燥，多为津液耗伤或精血亏损；皮肤干燥粗糙，状如鳞甲，称为肌肤甲错。多因瘀血阻滞，肌失所养而致。

（2）痘疮：皮肤起疱，形似豆粒，故名。常伴有外感证候，包括天花、水痘等。

（3）斑疹：斑和疹都是皮肤病变，是疾病过程中的一个症状。斑色红，点大成片，平摊于皮下，摸不应手。由于病机不同，而有阳斑与阴斑之别。疹形如粟粒，色红而高起，摸之碍手，由于病因不同可分为麻疹、风疹、瘾疹等。

（4）白㾦与水泡：白㾦与水泡都是高出皮肤的疱疹，白㾦是细小的丘疱疹，而水泡则泛指大小不一的一类疱疹。

（5）痈、疽、疔、疖：都为发于皮肤体表部位有形可诊的外科疮疡疾患。四者的区别是，凡发病局部范围较大，红肿热痛，根盘紧束的为痈。若漫肿无头，根脚平塌，肤色不变，不热少痛者为疽。若范围较小，初起如粟，根脚坚硬较深，麻木或发痒，继则顶白而痛者为疔。起于浅表，形小而圆，红肿热痛不甚，容易化脓，脓溃即愈为疖。

### 三、望舌

望舌属五官的内容之一。但其内容非常丰富，至今已发展成为专门的舌诊。

舌诊以望舌为主，还包括舌觉（味觉）诊法之问诊与扪擦揩刮之切诊。望舌是通过观察舌象进行诊断的望诊方法之一。舌象是由舌质和舌苔两部分的色泽形态所构成的形象。

#### （一）舌与脏腑经络的关系

舌与内脏的联系，主要是通过经脉的循行来实现的。据《内经》记载，心、肝、脾、肾等脏及膀胱、三焦、胃等腑均通过经脉、经别或经筋与舌直接联系。至于肺、小肠、大肠、胆等，虽与舌无直接联系，但手足太阴相配，手足太阳相配，手足少阳相配，手足阳明相配，故肺、小肠、胆、大肠之经气，亦可间接通于舌。因此，舌不仅是心之苗窍，脾之外候，而且是五脏六腑之外候。在生理上，脏腑的精气可通过经脉联系上达于舌，发挥其营养舌体并维持舌的正常功能活动。在病理上，脏腑的病变，也必须影响精气的变化而反映于舌。

从生物全息律的观点来看，任何局部都近似于整体的缩影，舌也不例外，故前人有舌体应内脏部位之说。其基本规律是上以候上，中以候中，下以候下。具体划分法有下列三种。

**1. 以脏腑分属诊舌部位**　心肺居上，故以舌尖主心肺；脾胃居中，故以舌中部主脾胃；肾位于下，故以舌根部主肾；肝胆居躯体之侧，故以舌边主肝胆，左边属肝，右边属胆。这种说法，一般用于内伤杂病。

**2. 以三焦分属诊舌部位**　以三焦位置上下次序来分属诊舌部位，舌尖主上焦，舌中部主中焦，舌根部主下焦。这种分法多用于外感病变。

**3. 以胃脘分属诊舌部位**　以舌尖部主上脘，舌中部主中脘，舌根部主下脘。这种分法，常用于胃肠病变。

以舌的各部分候脏腑，是目前研究生物全息律的课题之一，虽然说法不一，但都有参考价值，临床诊断上可结合舌质、舌苔的诊察加以验证，但必须四诊合参，综合判断，不可过于机械拘泥。

#### （二）望舌的内容

望舌的内容可分为望舌质和舌苔两部分。舌质又称舌体，是舌的肌肉和脉络等组织。望舌质又分为望神、色、形、态。舌苔是舌体上附着的一层苔状物，望舌苔可分为望苔色、望苔质两方面。

正常舌象，简称"淡红舌、薄白苔"，具体来说，其舌体柔软，运动灵活自如，颜色淡红而红活鲜明；其胖瘦老嫩大小适中，无异常形态；舌苔薄白润泽，颗粒均匀，薄薄地铺于舌面，揩之不去，其下有根与舌质如同一体，干湿适中，不黏不腻等。总之，将舌质、舌苔基本因素的正常表现综合起来，便是正常舌象。

**1. 望舌质**

（1）舌神　舌神主要表现在舌质的荣润和灵动方面。察舌神之法，关键在于辨荣枯。

荣者，荣润而有光彩，表现为舌的运动灵活，舌色红润，鲜明光泽，富有生气，是谓有神，虽病亦属善候。枯者，枯晦而无光彩，表现为舌的运动不灵，舌质干枯，晦暗无光，是谓无神，属凶险恶候。可见舌神之有无，反映了脏腑、气血、津液之盛衰，关系到疾病预后的吉凶。

（2）舌色　色，即舌质的颜色，一般可分为淡白、淡红、红、绛、紫、青几种。除淡红色为正常舌色外，其余都是主病之色。

①淡红舌：舌色白里透红，不深不浅，淡红适中，此乃气血上荣之表现，说明心气充足，阳气布化，故为正常舌色。

②淡白舌：舌色较淡红舌浅淡，甚至全无血色，称为淡白舌。由于阳虚生化阴血的功能减退，推动血液运行之力亦减弱，以致血液不能营运于舌中，故舌色浅淡而白。此舌主虚寒或气血双亏。

③红舌：舌色鲜红，较淡红舌为深，称为红舌。因热盛致气血沸涌，舌体脉络充盈，则舌色鲜红，故主热证。可见于实证，或虚热证。

④绛舌：绛为深红色，较红舌颜色更深浓之舌，称为绛舌。主病有外感与内伤之分，在外感病为热入营血；在内伤杂病为阴虚火旺。

⑤紫舌：紫舌总由血液运行不畅，瘀滞所致。因此，紫舌主病不外寒热之分。热盛伤津，气血壅滞，多表现为绛紫而干枯少津；寒凝血瘀或阳虚生寒，则舌淡紫或青紫湿润。

⑥青舌：舌色如皮肤暴露之"青筋"，全无红色，称为青舌，古书形容如水牛之舌。由于阴寒邪盛，阳气郁而不宣，血液凝而瘀滞，故舌色发青。青舌主寒凝阳郁，或阳虚寒凝，或内有瘀血。

（3）舌形　是指舌体的形状，包括老嫩、胖瘦、芒刺、裂纹、齿痕等异常变化。

①苍老舌：舌质纹理粗糙，形色坚敛，谓苍老舌。不论舌色苔色如何，舌质苍老者都属实证。

②娇嫩舌：舌质纹理细腻，其色娇嫩，其形多浮胖，称为娇嫩舌，多主虚证。

③胖大舌：舌体较正常舌大，甚至伸舌满口，或有齿痕，称为胖大舌。多因水饮痰湿阻滞所致。舌体肿大，胀塞满口，不能缩回闭口，称为肿胀舌。多因热毒、酒毒致气血上壅所致，多主热证或中毒病证。

④瘦薄舌：舌体瘦小枯薄者，称为瘦薄舌。总由气血阴液不足，不能充盈舌体所致，主气血两虚或阴虚火旺。

⑤芒刺舌：舌面上有软刺（即舌乳头）是正常状态，若舌面软刺增大，高起如刺，摸

之刺手，称为芒刺舌。多因邪热亢盛所致。芒刺越多，邪热愈甚。根据芒刺出现的部位，可分辨热在哪脏，如舌尖有芒刺，多为心火亢盛；舌边有芒刺，多属肝胆火盛；舌中有芒刺，主胃肠热盛。

⑥裂纹舌：舌面上有裂沟，而裂沟中无舌苔覆盖者，称为裂纹舌。多因精血亏损，津液耗伤，舌体失养所致。多主精血亏损。此外，健康人中大约有 0.5% 的人在舌面上有纵横向深沟，称为先天性舌裂，其裂纹中多有舌苔覆盖，身体无其他不适，与裂纹舌不同。

⑦齿痕舌：舌体边缘有牙齿压印的痕迹，故称为齿痕舌。其成因多由脾虚不能运化水湿，以致湿阻于舌而舌体胖大，受牙齿挤压而形成齿痕。齿痕舌常与胖嫩舌同见，主脾虚或湿盛。

（4）舌态　指舌体运动时的状态。正常舌态是舌体活动灵敏，伸缩自如，病理舌态有强硬、痿软、舌纵、短缩、麻痹、颤动、歪斜、吐弄等。

①强硬舌：舌体板硬强直，运动不灵，以致语言謇涩不清，称为强硬舌。多因热扰心神，舌无所主或高热伤阴，筋脉失养，或痰阻舌络所致。多见于热入心包、高热伤津、痰浊内阻、中风或中风先兆等证。

②痿软舌：舌体软弱，无力屈伸，痿废不灵，称为痿软舌。多因气血虚极，筋脉失养所致。可见于气血俱虚、热灼津伤、阴亏已极等证。

③短缩舌：舌体紧缩而不能伸长，称为短缩舌。可因寒凝筋脉，舌体收引挛缩；或内阻痰湿，引动肝风，风邪夹痰，梗阻舌根；或热盛伤津，舌体筋脉拘挛；或气血俱虚，舌体失于濡养温煦。无论因虚因实，皆属危重证候。

④舌麻痹：舌有麻木感而运动不灵，称为舌麻痹。多因营血不能上营于舌而致。若无故舌麻，时作时止，是心血虚；若舌麻而时发颤动，或有中风症状，是肝风内动之候。

⑤颤动舌：舌体震颤抖动，不能自主，称为颤动舌。多因气血两虚，筋脉失养或热极伤津而生风所致。可见于血虚生风及热极生风等证。

⑥歪斜舌：伸舌偏斜一侧，舌体不正，称为歪斜舌。多因风邪中络，或风痰阻络所致，也有风中脏腑者，但总因一侧经络、经筋受阻，病侧舌肌弛缓，故向健侧偏斜。多见于中风或中风先兆。

⑦吐弄舌：舌常伸出口外者为"吐舌"；舌不停舐上下左右口唇，或舌微出口外，立即收回，称为"弄舌"，二者合称为吐弄舌。皆因心、脾二经有热，灼伤津液，以致筋脉紧缩，频频动摇。弄舌亦常见于小儿智能发育不全。

**2. 望舌苔**　正常舌苔是由胃气上蒸所生，故胃气的盛衰，可从舌苔的变化上反映出来。病理舌苔的形成，一是胃气夹饮食积滞之浊气上升而致；一是邪气上升而致。望舌苔应注意苔质和苔色两方面的变化。

（1）苔质　苔质指舌苔的形质，包括舌苔的厚薄、润燥、腐腻、剥落、有根无根等变化。

①厚薄：厚薄以"见底"和"不见底"为标准。凡透过舌苔隐约可见舌质者为见底，即为薄苔。由胃气所生，属正常舌苔，有病见之，多为疾病初起或病邪在表，病情较轻。不能透过舌苔见到舌质者为不见底，即是厚苔。多为病邪入里，或胃肠积滞，病情较重。舌苔

由薄而增厚，多为正不胜邪，病邪由表传里，病情由轻转重，为病势发展的表现；舌苔由厚变薄，多为正气来复，内郁之邪得以消散外达，病情由重转轻，病势退却的表现。

②润燥：舌面润泽，干湿适中，是润苔，表示津液未伤。若水液过多，扪之湿而滑利，甚至伸舌涎流欲滴，为滑苔，是有湿有寒的反映，多见于阳虚而痰饮水湿内停之证。若望之干枯，扪之无津，为燥苔，由津液不能上承所致，多见于热盛伤津、阴液不足，阳虚水不化津，燥气伤肺等证。舌苔由润变燥，多为燥邪伤津，或热甚耗津，表示病情加重；舌苔由燥变润，多为燥热渐退，津液渐复，说明病情好转。

③腐腻：苔厚而颗粒粗大疏松，形如豆腐渣堆积舌面，揩之可去，称为"腐苔"。因体内阳热有余，蒸腾胃中腐浊之气上泛而成，常见于痰浊、食积，且有胃肠郁热之证。苔质颗粒细腻致密，揩之不去，刮之不脱，上面罩一层油腻黏液，称为"腻苔"，多因脾失健运，湿浊内盛，阳气被阴邪抑制而致，多见于痰饮、湿浊内停等证。

④剥落：患者舌本有苔，忽然全部或部分剥脱，剥处见底，称为剥落苔。若全部剥脱，不生新苔，光洁如镜，称为镜面舌、光滑舌。由胃阴枯竭，胃气大伤，毫无生发之气所致。无论何色，皆属胃气将绝之危候。若舌苔剥脱不全，剥处光滑，余处斑斑驳驳残存舌苔，称为花剥苔，是胃之气阴两伤所致。舌苔从有到无，是胃的气阴不足，正气渐衰的表现；但舌苔剥落之后，复生薄白之苔，乃邪去正胜，胃气渐复之佳兆。值得注意的是，无论舌苔的增长或消退，都以逐渐转变为佳，倘使舌苔骤长骤退，多为病情暴变征象。

⑤有根苔与无根苔：无论苔之厚薄，若紧贴舌面，似从舌里生出者是为有根苔，又称真苔；若苔不着实，似浮涂舌上，刮之即去，非如舌上生出者，称为无根苔，又称假苔。有根苔表示病邪虽盛，但胃气未衰；无根苔表示胃气已衰。

总之，观察舌苔的厚薄可知病的深浅；舌苔的润燥可知津液的盈亏；舌苔的腐腻可知湿浊等情况；舌苔的剥落和有根、无根，可知气阴的盛衰及病情的发展趋势等。

（2）苔色 苔色，即舌苔之颜色，一般分为白苔、黄苔和灰、黑四类及兼色变化。由于苔色与病邪性质有关，观察苔色可了解疾病的性质。

①白苔 一般常见于表证、寒证。由于外感邪气尚未传里，舌苔往往无明显变化，仍为正常之薄白苔。若舌淡苔白而湿润，常是里寒证或寒湿证。但在特殊情况下，白苔也主热证，如舌上满布白苔，如白粉堆积，扪之干燥，为"积粉苔"，是由外感秽浊不正之气，毒热内盛所致，常见于温疫或内痈。再如苔白燥裂如沙石，扪之粗糙，称为"糙裂苔"，皆因湿病化热迅速，内热暴起，津液暴伤，苔尚未转黄而里热已炽，常见于温病或误服温补之药。

②黄苔 一般主里证、热证。由于热邪熏灼，故苔现黄色。淡黄热轻，深黄热重，焦黄热结。外感病，苔由白转黄，为表邪入里化热的征象。若苔薄淡黄，为外感风热表证或风寒化热。若舌淡胖嫩，苔黄滑润者，多是阳虚水湿不化。

③灰苔 灰苔即浅黑色，常由白苔晦暗转化而来，也可与黄苔同时并见。主里证，常见于里热证，也见于寒湿证。苔灰而干，多属热炽伤津，或阴虚火旺。苔灰而润，见于痰饮内停，或为寒湿内阻。

④黑苔 黑苔多由焦黄苔或灰苔发展而来。一般来讲，所主病证无论寒热，多属危重。

苔色越黑，病情越重。如苔黑而燥裂，甚则生芒刺，为热极津枯；苔黑而燥，见于舌中者，是肠燥屎结，或胃将败坏之兆；见于舌根部，是下焦热甚；见于舌尖者，是心火自焚；苔黑而滑润，舌质淡白，为阴寒内盛，水湿不化；苔黑而黏腻，为痰湿内阻。

**3. 舌质与舌苔的综合诊察**　疾病的发展过程，是一个复杂的整体性变化过程，故在分别掌握舌质、舌苔的基本变化及其主病时，还应同时分析舌质和舌苔的相互关系。一般认为，察舌质重在辨正气的虚实，当然也包括邪气的性质；察舌苔重在辨邪气的浅深与性质，当然也包括胃气之存亡。从二者的联系而言，必须合参才能认识全面，无论二者单独变化还是同时变化，都应综合诊察。在一般情况下，舌质与舌苔变化是一致的，其主病往往是各自主病的综合。例如，里实热证多见舌红苔黄而干；里虚寒证多舌淡苔白而润。但是也有二者变化不一致的时候，故更需四诊合参，综合评判。例如，如苔白虽主寒主湿，但若红绛舌兼白干苔，则属燥热伤津，由于燥气化火迅速，苔色尚未转黄，便已入营；再如白厚积粉苔，亦主邪热炽盛，并不主寒；灰黑苔可属热证，亦可属寒证，须结合舌质润燥来辨。有时二者主病是矛盾的，但亦需合看，如红绛色白滑腻苔，在外感属营分有热，气分有湿；在内伤为阴虚火旺，又有痰浊食积。由此可见，学习时可分别掌握，运用时必须综合诊察。

### （三）望舌方法与注意事项

望舌要获得准确的结果，必须讲究方式、方法，注意一些问题。

**1. 伸舌姿势**　望舌时要求患者把舌伸出口外，充分暴露舌体。口要尽量张开，伸舌要自然放松，毫不用力，舌面应平展舒张，舌尖自然垂向下唇。

**2. 顺序**　望舌应循一定顺序进行，一般先看舌苔，后看舌质，按舌尖、舌边、舌中、舌根的顺序进行。

**3. 光线**　望舌应以充足而柔和的自然光线为好，面向光亮处，使光线直射口内，要避开有色门窗和周围反光较强的有色物体，以免舌苔颜色产生假象。

**4. 饮食**　饮食对舌象影响也很大，常使舌苔形、色发生变化。由于咀嚼食物反复摩擦，可使厚苔转薄；刚刚饮水，则使舌面湿润；过冷、过热的饮食及辛辣等刺激性食物，常使舌色改变。此外，某些食物或药物会使舌苔染色，出现假象，称为"染苔"。这些都是因外界干扰导致的一时性虚假舌质或舌苔，与患者就诊时的病变并无直接联系，不能反映病变的本质。因此，临床遇到舌的苔质与病情不符，或舌苔突然发生变化时，应注意询问患者近期，尤其是就诊前一段时间内的饮食、服药等情况。

### 四、望排出物

望排出物是观察患者的分泌物和排泄物，如痰涎、呕吐物、二便、涕唾、汗、泪、带下等。这里重点介绍痰涎、呕吐和二便的望诊，审察其色、质、形、量等变化，以了解有关脏腑的病变及邪气性质。一般排出物色泽清白，质地稀，多为寒证、虚证；色泽黄赤，质地黏稠，形态秽浊不洁，多属热证、实证；如色泽发黑，夹有块物者，多为瘀证。

### （一）望痰涎

痰涎是机体水液代谢障碍的病理产物，其形成主要与脾肺两脏功能失常关系密切，故古人说"脾为生痰之源，肺为贮痰之器"。但是痰涎与他脏也有关系。临床上分为有形之痰与无形之痰两类，这里所指的是咳唾而出的有形之痰涎。痰黄黏稠，坚而成块者，属热痰，因热邪煎熬津液所致。痰白而清稀，或有灰黑点者，属寒痰，因寒伤阳气，气不化津，湿聚而为痰。痰白滑而量多、易咳者，属湿痰，因脾虚不运，水湿不化，聚而成痰，则滑利易出。痰少而黏，难于咳出者，属燥痰，因燥邪伤肺所致。痰中带血，或咳吐鲜血者，为热伤肺络。口常流稀涎者，多为脾胃阳虚证。口常流黏涎者，多属脾蕴湿热。

### （二）望呕吐物

胃中之物上逆自口而出为呕吐物。胃气以降为顺，或胃气上逆，使胃内容物随之反上出口，则成呕吐。由于致呕的原因不同，故呕吐物的性状及伴随症状亦因之而异。若呕吐物清稀无臭，多是寒呕。多由脾胃虚寒或寒邪犯胃所致。呕吐物酸臭秽浊，多为热呕，因邪热犯胃，胃有实热所致。呕吐痰涎清水，量多，多是痰饮内阻于胃。呕吐未消化的食物，腐酸味臭，多属食积。若呕吐频发频止，呕吐不化食物而少有酸腐，为肝气犯胃所致。若呕吐黄绿苦水，因肝胆郁热或肝胆湿热所致。呕吐鲜血或紫暗有块，夹杂食物残渣，多因胃有积热或肝火犯胃，或素有瘀血所致。

### （三）望大便

望大便，主要是察大便的颜色及便质、便量。

大便色黄，呈条状，干湿适中，便后舒适者，是正常大便。大便清稀，完谷不化，或如鸭溏者，多属寒泻。如大便色黄稀清如糜，有恶臭者，属热泻。大便色白，多属脾虚或黄疸。大便燥结者，多属实热证。大便干结如羊屎，排出困难，或多日不便而不甚痛苦者，为阴血亏虚。大便如黏冻而夹有脓血且兼腹痛、里急后重者，是痢疾。便黑如柏油，是胃络出血。小儿便绿，多为消化不良的征象。大便下血如先血后便，血色鲜红，是近血，多见于痔疮出血；若先便后血，血色褐暗，是远血，多见于胃肠病。

### （四）望小便

观察小便要注意颜色、尿质和尿量的变化。

正常小便颜色淡黄，清净不浊，尿后有舒适感。如小便清长量多，伴有形寒肢冷，多属寒证。小便短赤量少，尿量灼热疼痛，多属热证。尿浑如膏脂或有滑腻之物，多是膏淋；尿有沙石，小便困难而痛，为石淋。尿中带血，为尿血，多属下焦热盛，热伤血络；尿血，伴有排尿困难而灼热刺痛者，是血淋。尿混浊如米泔水，形体日瘦，多为脾肾虚损。

## 五、望小儿指纹

指纹，是浮露于小儿两手食指掌侧前缘的脉络。观察小儿指纹形色变化来诊察疾病的方法，称为"指纹诊法"，仅适用于3岁以下的幼儿。指纹是手太阴肺经的一个分支，故与诊寸口脉意义相似。

指纹分"风""气""命"三关，即食指近掌部的第一节为"风关"，第二节为"气关"，第三节为"命关"（图6-1）。

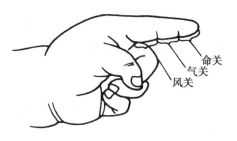

命关
气关
风关

图6-1 小儿指纹三关

## （一）望小儿指纹的方法

将患儿抱到向光处，医者用左手的食指和拇指握住患儿食指末端，以右手大拇指在其食指掌侧，从命关向气关、风关直推几次，用力要适当，使指纹更为明显，便于观察。

## （二）望小儿指纹的临床意义

正常指纹，其络脉色泽浅红兼紫，隐隐于风关之内，大多不浮露，甚至不明显，多是斜形、单枝、粗细适中。

**1. 纹位变化——三关测轻重** 纹位是指纹出现的部位。

根据指纹在手指三关中出现的部位，以测邪气的浅深，病情的轻重。指纹显于风关附近者，表示邪浅，病轻；指纹过风关至气关者，为邪已深入，病情较重；指纹过气关达命关者，是邪陷病深之兆；若指纹透过风、气、命三关，一直延伸到指甲端者，是所谓"透关射甲"，揭示病情危重。

**2. 纹色变化——红紫辨寒热** 纹色鲜红多属外感风寒。纹色紫红，多主热证。纹色青，主风证或痛证；纹色青紫或紫黑色，是血络闭郁；纹色淡白，多属脾虚。

**3. 纹形变化——浮沉分表里，淡滞定虚实** 纹形，即指纹的浅、深、细、粗等变化。

如指纹浮而明显，主病在表；沉隐不显，主病在里。纹细而色浅淡，多属虚证；纹粗而色浓滞，多属实证。

总之，望小儿指纹的要点就是：浮沉分表里，红紫辨寒热，淡滞定虚实，三关测轻重，纹形色相参，留神仔细看。

# 第三节 闻 诊

闻诊包括听声音和嗅气味两个方面的内容，是医者通过听觉和嗅觉了解由病体发出的各种异常声音和气味，以诊察病情。闻诊也是一种不可缺少的诊察方法，是医者获得客观体征的一个重要途径。

## 一、听声音

听声音，主要是听患者言语气息的高低、强弱、清浊、缓急等变化，以及咳嗽、呕吐、呃逆、嗳气等声响的异常，以分辨病情的寒热虚实。

### （一）正常声音

健康的声音，虽有个体差异，但发声自然，音调和畅，刚柔相济，此为正常声音的共同特点。由于性别、年龄、身体等形质禀赋之不同，正常人的声音亦各不相同，男性多声低而浊，女性多声高而清，儿童则声音尖利清脆，老人则声音浑厚低沉。

声音与情志的变化也有关系，如怒时发声忿厉而急；悲哀则发声悲惨而断续等。这些因一时感情触动而发的声音，也属于正常范围，与疾病无关。

### （二）病变声音

病变声音，是指疾病反映于声音上的变化。一般来说，在正常生理变化范围之外及个体差异以外的声音，均属病变声音。

**1. 发声异常** 在患病时，若语声高亢洪亮，多言而躁动，多属实证、热证。若感受风、寒、湿诸邪，声音常兼重浊。若语声低微无力，少言而沉静，多属虚证、寒证或邪去正伤之证。

（1）音哑与失音 语声低而清楚称为音哑，发音不出称为失音。临床发病往往先见音哑，病情继续发展则见失音，故二者病因病机基本相同，当先辨虚实。新病多属实证，因外感风寒或风热袭肺，或因痰浊壅肺，肺失清肃所致。久病多属虚证，因精气内伤，肺肾阴虚，虚火灼金所致。

（2）鼻鼾 鼻鼾是指气道不利时发出的异常呼吸声。正常人在熟睡时亦可见鼾声。若鼾声不绝，昏睡不醒，多见于高热神昏或中风入脏之危证。

（3）呻吟、惊呼 呻吟是因痛苦而发出的声音，呻吟不只是身痛不适。由于出乎意料的刺激而突然发出喊叫声，称为惊呼。骤发剧痛或惊恐常令人发出惊呼；小儿阵发惊呼，声尖惊恐，多是肝风内动，扰乱心神之惊风证。

**2. 语言异常** "言为心声"，故语言异常多属心的病变。一般来说，沉默寡言者多属虚证、寒证；烦躁多言者，多属实证、热证。语声低微，时断时续者，多属虚证；语声高亢有力者，多属实证。

（1）狂言与癫语 狂言、癫语都是患者神志错乱、意识思维障碍所出现的语无伦次。

狂言表现为骂詈歌笑无常，胡言乱语，喧扰妄动，烦躁不安等，主要见于狂证，俗称"武痴""发疯"。患者情绪处于极度兴奋状态，属阳证、热证。多因痰火扰心、肝胆郁火所致。

癫语表现为语无伦次，自言自语或默默不语，哭笑无常，精神恍惚，不欲见人，主要见于癫证，俗称"文痴"。患者精神抑郁不振，属阴证。多因痰浊郁闭或心脾两虚所致。

（2）独语与错语 独语和错语是患者在神志清醒，意识思维迟钝时出现的语言异常，以老年人或久病之人多见。

独语表现为独自说话，喃喃不休，首尾不续，见人便止。多因心之气血不足，心神失养，或因痰浊内盛，上蒙心窍，神明被扰所致。

错语表现为语言颠倒错乱，或言后自知说错，不能自主，又称"语言颠倒""语言错乱"。多因肝郁气滞，痰浊内阻，心脾两虚所致。

（3）谵语与郑声　谵语与郑声均是患者在神志昏迷或朦胧时出现的语言异常，为病情垂危，失神状态的表现。

谵语表现为神志不清，胡言乱语，声高有力，往往伴有身热烦躁等，多属实证、热证，尤以急性外感热病多见。

郑声表现为神志昏沉，语言重复，低微无力，时断时续。多因心气大伤，神无所依而致，属虚证。

**3. 呼吸异常与咳嗽**　呼吸异常与咳嗽是肺病常见的症状。肺主呼吸，肺功能正常则呼吸均匀，不出现咳嗽、咳痰等症状。当外邪侵袭或其他脏腑病变影响于肺，就会使肺气不利而出现呼吸异常和咳嗽。

（1）**呼吸异常**　主要表现为喘、哮、上气、短气、气微、气粗等现象。

①喘，又称"气喘"，是指呼吸急促困难，甚至张口抬肩，鼻翼扇动，端坐呼吸，不能平卧的现象。可见于多种急慢、性肺脏疾病。

喘在临床辨证时，要首先区分虚实。实喘的特点是发病急骤，呼吸困难，声高息涌气粗，唯以呼出为快，甚则仰首目突，脉数有力，多因外邪袭肺或痰浊阻肺所致。虚喘的特点是发病缓慢，呼吸短促，似不相接续，但得引一长息为快，活动后喘促更甚，气怯声低，形体虚弱，倦怠乏力，脉微弱，多因肺之气阴两虚，或肾不纳气所致。

②哮，是以呼吸急促，喉中痰鸣如哨为特征，多反复发作，不易痊愈。其往往在季节转换、气候变动突然时复发。

哮证要注意区别寒热。寒哮，又称"冷哮"，多在冬春季节，遇冷而作，因阳虚痰饮内停，或寒饮阻肺所致。热哮，则常在夏秋季节，气候燥热时发作，因阴虚火旺或热痰阻肺所致。

③上气，是以呼吸气急，呼多吸少为特点，可兼有气息短促，面目浮肿，为肺气不利，气逆于喉间所致，有虚证和实证之分。实证以痰饮阻肺或外邪袭肺多见；虚证以阴虚火旺多见。

④短气，是以呼吸短促，不相接续为特点。其症似虚喘而不抬肩，似呻吟而不无痛楚，多因肺气不足所致。此外，若胸中停饮也可见短气，为水饮阻滞胸中气机，肺气不利所致。

⑤少气，是以呼吸微弱，语声低微无力为特点。患者多伴有倦怠懒言，面色不华，于谈话时自觉气不足以言，常深吸一口气后再继续说话，为全身阳气不足之象。

⑥气粗、气微，是指患者呼吸时鼻中气息粗糙或微弱。气粗多属实证，为外感六淫之邪或痰浊内盛，气机不利所致；气微多属虚证，为肺肾气虚所致。

（2）**咳嗽**　是肺病中最常见的症状，是肺失肃降，肺气上逆的表现。"咳"是指有声无痰；"嗽"是指有痰无声；"咳嗽"为有声有痰。现在临床上并不区分，统称为"咳嗽"。咳嗽一症，首当鉴别外感、内伤。一般来说，外感咳嗽起病较急，病程较短，必兼表证，多属实证；内伤咳嗽起病缓慢，病程较长或反复发作，以虚证居多。咳嗽之辨证，要注意咳声的特点，如咳声紧闷多属寒湿，咳声清脆多属燥热等。如咳嗽昼甚夜轻者，常为热、为燥；夜甚昼轻者，多为肺肾阴亏。若无力作咳，咳声低微者，多属肺气虚。此外，对咳嗽的诊断还须参考痰的色、量等不同表现和兼见症状，以鉴别寒热虚实。

临床上还常见顿咳和犬吠样咳嗽。顿咳又称"百日咳"，其特点是咳嗽阵作，咳声连续，是痉挛性发作，咳剧气逆则涕泪俱出，甚至呕吐，阵咳后伴有怪叫，其声如"鹭鸶鸣"。顿咳以5岁以下的小儿多见，多发于冬春季节，其病程较长，不易速愈。多因风邪与伏痰搏结，郁而化热，阻遏气道所致。一般来说，初病多属实，久病多属虚，痰多为实，痰少为虚，咳剧有力为实，咳缓声怯为虚。实证顿咳多因风寒犯肺或痰热阻肺所致。虚证顿咳多见肺脾气虚。犬吠样咳嗽多见于白喉，其咳声如犬吠，干咳阵作，为疫毒内传，里热炽盛而成。

**4. 呕吐、嗳气与呃逆** 呕吐、嗳气与呃逆均属胃气上逆所致。

（1）呕吐 有声有物称为呕；有物无声为吐，如吐酸水、吐苦水等；干呕是指欲吐而无物有声，或仅呕出少量涎沫。临床统称为呕吐。

由于导致胃气上逆的原因不同，故呕吐的声响形态亦有区别，从而可辨病证的寒热、虚实。吐势徐缓，声音微弱者，多属虚寒呕吐；而吐势较急，声音响亮者，多为实热呕吐。虚证呕吐多因脾胃阳虚和胃阴不足所致；实证呕吐多是邪气犯胃，浊气上逆所致，如食滞胃脘、外邪犯胃、痰饮内阻、肝气犯胃等。

（2）嗳气 俗称"打饱嗝"，是气从胃中上逆出咽喉时发出的声音。饱食之后，偶有嗳气，不属病态。嗳气亦当分虚实，虚证嗳气，其声多低弱无力，多因脾胃虚弱所致；实证嗳气，其声多高亢有力，嗳后腹满得减，多为食滞胃脘、肝气犯胃、寒邪客胃而致。

（3）呃逆 俗称"打嗝"，又称"哕"。是胃气上逆，从咽部冲出，发出的一种不由自主的冲击声，为胃气上逆，横膈拘挛所致。呃逆临床需分虚实、寒热。一般呃声高亢，音响有力多属实、属热；呃声低沉，气弱无力多属虚、属寒。实证往往发病较急，多因寒邪直中脾胃或肝火犯胃所致；虚证多因脾肾阳衰或胃阴不足所致。正常人在刚进食后，或遇风寒，或进食过快，均可见呃逆，往往是暂时的，大多能自愈。

**5. 叹息** 又称"太息"，是指患者自觉胸中憋闷而长嘘气，嘘后胸中略舒的一种表现。是因气机不畅所致，以肝郁和气虚多见。

## 二、嗅气味

嗅气味，主要是嗅患者病体、排出物、病室等的异常气味。以了解病情，判断疾病的寒热、虚实。

### （一）病体气味

**1. 口臭** 是指患者张口时，口中发出臭秽之气，多见于口腔本身的病变或胃肠有热之人。口腔疾病致口臭，可见于牙疳、龋齿或口腔不洁等。胃肠有热致口臭，多见胃火上炎，宿食内停或脾胃湿热之证。

**2. 汗气** 因引起出汗的原因不同，汗液的气味也不同。外感六淫邪气，如风邪袭表，或卫阳不足，肌表不固，汗出多无气味。气分实热壅盛，或久病阴虚火旺之人，汗出量多而有酸腐之气。痹证若风湿之邪久羁肌表化热，也可汗出色黄而带有特殊的臭气。阴水患者若出汗伴有"尿臊气"，则是病情转危的险候。

**3. 鼻臭** 是指鼻腔呼气时有臭秽气味，其因有三：一是如鼻流黄浊黏稠腥臭之涕，缠绵难愈，反复发作，是鼻渊。二是鼻部溃烂，如梅毒或癌肿可致鼻部溃烂，而产生臭秽之气。三是内脏病变，如鼻呼出之气带有"烂苹果味"，是消渴病之重症；若呼气带有"尿臊气"，则多见于阴水患者，是病情垂危的险症。

**4. 身臭** 身体有疮疡溃烂、流脓水或有狐臭、漏液等，均可致身臭。

### （二）排出物气味

排出物的气味患者能自觉，故对于排出物如痰涎、大小便，妇人经带等的异常气味，通过问诊可以得知。一般而言，湿热或热邪致病，其排出物多混浊而有臭秽、难闻；寒邪或寒湿邪气致病，其排出物多清稀而无特殊气味。

呕吐物气味臭秽，多因胃热炽盛。若呕吐物气味酸腐，呈完谷不化之状，则为宿食内停。

呕吐物腥臭，夹有脓血，可见于胃痈。若呕吐物为清稀痰涎，无臭气或腥气，为脾胃有寒。

嗳气酸腐，多因胃脘热盛或宿食停滞于胃而化热。嗳气无臭，多因肝气犯胃或寒邪客胃所致。

小便臊臭，其色黄混浊，属实热证。若小便清长，微有腥臊或无特殊气味，属虚证、寒证。

大便恶臭，黄色稀便或赤白脓血，为大肠湿热内盛。小儿大便酸臭，伴有不消化食物，为食积内停。大便溏泄，其气腥者，为脾胃虚寒。

矢气败卵味，多因暴饮暴食，食滞中焦或肠中有宿屎内停所致。矢气连连，声响不臭，多属肝郁气滞，腑气不畅。月经或产后恶露臭秽，因热邪侵袭胞宫所致。带下气臭秽、色黄，为湿热下注；带下气腥、色白，为寒湿下注。

### （三）病室气味

病室气味由病体本身及其排出物等散发。瘟疫病开始即有臭气触人，轻则盈于床帐，重则充满一室。室内有血腥味，多是失血证。室内有腐臭气味，多有溃腐疮疡。室内有尸臭气味，是脏腑败坏。室内有尿臊气，多见于水肿病晚期。室内有烂苹果气味，多见于消渴病。

# 第四节 问 诊

问诊，是医者通过询问患者或陪诊者，了解疾病的发生、发展、治疗经过、现在症状和其他与疾病有关的情况，以诊察疾病的方法。

问诊的目的在于充分收集其他三诊无法取得的与辨证关系密切的资料，如疾病发生的时间、地点、原因或诱因，以及治疗的经过、自觉症状，既往健康情况等。这些常是辨证中不可缺少的重要证据之一，掌握这些情况有利于对疾病的病因、病位、病性做出正确的判断。在疾病的早期或某些情志致病，患者只有常见症状，如头痛、失眠等，而无明显客观体征，问诊就尤为重要。问诊能提示病变的重点，有利于疾病的早期诊断。正确的问诊往往能把医生的思维判断引入正确的轨道，有利于对疾病做出迅速准确的诊断。对复杂的疾病，也可通过问诊为下一步继续诊察提供线索。一般说来，患者的主观感觉最真切，某些病理信息目前还不能用仪器测定，只有通过问诊才能获得真实的病情。在辨证中，问诊获得的资料所占比重较大，其资料最全面、最广泛。

问诊时要做到恰当准确，简要而无遗漏，应当遵循以下原则：①确定主诉：即围绕主诉进行询问。问诊时，应首先明确患者的主诉是什么。因为主诉反映的多是疾病的主要矛盾。抓住了主诉，就是抓住了主要矛盾，然后围绕主要矛盾进行分析归纳，初步得出所有可能出现的疾病诊断，再进一步围绕可能的疾病诊断询问，以便最终得出确定的临床诊断或印象诊断。②问辨结合：即边问边辨。问诊时，不是全部问完之后再综合分析，而是一边问，一边对患者或陪诊者的回答加以分析辨证，采取类比的方法，与相似证中的各个方面加以对比，缺少哪些情况的证据就再进一步询问哪些方面，可以使问诊的目的明确，做到详而不繁，简而不漏，搜集的资料全面准确。问诊结束时，医生的头脑中就可形成一个清晰的印象诊断或结论。

临床问诊时，为了达到预期的目的，还应注意以下几点：①医生要注意力集中，抛去其他杂念，认真询问，不可敷衍了事。②医生态度要和蔼可亲，语言要通俗易懂，不用医学术语去问，以取得患者的信任和合作。必要时启发患者回答，但要避免暗示，以求病情真实。③医生要注意患者的心理活动，帮助患者解除精神负担，树立起战胜疾病的信心，不要给患者的精神带来不良影响。④对于危重患者，要以抢救为先，急则治标，对症治疗，不要先求确诊再行治疗，以免贻误时机，造成医疗事故。

问诊主要包括一般项目、主诉和病史、现在症状等内容。

## 一、问一般项目

问一般项目，包括姓名、性别、年龄、民族、职业、婚否、籍贯、现单位、现住址等。

询问和记录一般项目，可以加强医患联系，及时追访患者，对患者诊治负责，同时也可作为诊断疾病的参考。性别不同，则疾病不一，男子可有遗精、早泄、阳痿等；妇女可有经、带、胎、产等方面的疾病。年龄不同，发病亦多有不同，如麻疹、水痘、百日咳等多见于小儿。同一疾病，可因年龄不同而有虚实差异。一般来说，青壮年气血充足，患病多实证；老年人气血虚衰，患病多虚证。问职业可帮助了解某些病的病因，如水中作业易中湿邪，还可了解某些职业病，如铅中毒、矽毒等。已婚女子可了解有无妊娠、妊娠病及生产史，已婚男子可有男性机能衰退与过亢等。问籍贯、住址可以了解地方病。

## 二、问主诉和病史

### （一）主诉

主诉是患者就诊时陈述其感受最明显或最痛苦的主要症状及其持续的时间。主诉通常是患者就诊的主要原因，也是疾病的主要矛盾。准确的主诉可以帮助医生判断疾病的大致类别，病情的轻重缓急，并为调查、认识、分析、处理疾病提供重要线索，具有重要的诊断价值。

主诉包括不同时间出现的几个症状时，则应按其症状发生的先后顺序排列。一般主诉所包含的症状只能是一个或两三个，不能过多。记录主诉时，文字要准确、简洁明了，不能繁琐、笼统，含糊其词；不能使用正式病名作为主诉；不能记录疾病演变过程。

### （二）现病史

现病史包括疾病（主诉所述的疾病）从起病之初到就诊时病情演变与诊察治疗的全部过程，以及就诊时的全部自觉症状。

起病情况：要询问起病的环境与时间，自觉是否有明显的起病原因或诱因，是否有传染病接触史，起病的轻重缓急，疾病初起的症状及其部位、性质、持续时间、程度等。

病情演变过程：要按时间顺序询问从起病到就诊时病情发展变化的主要情况，症状的性质、部位、程度有无明显变化，其变化有无规律性，影响变化的原因或诱因是否存在，病情演变有无规律性，其总的趋势如何。

诊察治疗过程：要询问起病之初到就诊前的整个过程中所做过的诊断与治疗情况。疾病初起曾到何处就医，做过何种检查，检查结果如何，诊为何病，做何治疗，服用何药物及剂量、用法、时间、效果如何，是否出现其他不良反应等。以上都应重点扼要地加以记录。

现在症状：要询问这次就诊的全部自觉症状，这是问诊的主要内容，将另列于后详述。

现病史是整个疾病史的主要组成部分，了解现病史可以帮助医生分析病情，摸索疾病的规律，为确定诊断提供依据。问发病时间，往往可以判断目前疾病的性质是属表还是属里，是属实还是属虚。问发病原因或诱因，常可推测致病的病因与疾病的性质，如寒、热、湿、燥等。有传染病接触史，常可为某些传染病的诊断提供依据，如白喉、麻疹、痢疾等。问清疾病的演变过程，可以了解邪正斗争的情况，对机体正气的盛衰、预后的良恶等情况做出初步的判断。问清疾病的诊察治疗过程，可为目前疾病诊断提供依据，也是决定治疗的重要参考。

### （三）既往史、生活史、家族史

**1. 既往史**  既往史包括既往健康状况，曾患过何种主要疾病（不包括主诉中所陈述的疾病），其诊治的主要情况，现在是否痊愈，或留有何种后遗症，是否患过传染病，有无药物或其他过敏史。对小儿还应注意询问既往预防接种情况。既往的健康与患病情况常常与现患疾病有一定的联系，可作为诊断现有疾病的参考。

**2. 生活史**　生活史包括患者的生活习惯、经历、饮食嗜好、劳逸起居、工作情况等。生活经历应询问出生地、居住地及时间较长的生活地区，尤其要注意有地方病或传染病流行的地区。还应询问精神状况，是否遭受到过较大的精神刺激。还应询问其生活习惯、饮食嗜好，有无烟酒等其他嗜好。妇女应询问月经及生育史。工作劳逸主要询问劳动性质、强度、作息时间是否正常等。

生活史中的生活经历、习惯、工作情况等社会因素对患者的疾病都可能有一定的影响，分析这些情况可为辨证论治提供一定的依据。饮食偏嗜，常可导致脏气的偏胜偏衰。精神状态的变化，常常是引起某些情志病的原因。过劳易伤肾，久逸易伤脾，起居失常多扰动于心而出现各自的疾病反应。

**3. 家族史**　家族史，是指患者直系亲属或者血缘关系较近的旁系亲属的患病情况，是否有传染性疾病或遗传性疾病。许多传染病的发生与生活密切接触有关，如肺痨等。有些遗传性疾病则与血缘关系密切。

### 三、问现在症状

问现在症状，是指询问患者就诊时的全部自觉症状。

症状是疾病的反映，是临床辨证的主要根据。通过问诊掌握患者的现在症状，可以了解疾病目前的主要矛盾，并围绕主要矛盾进行辨证，从而揭示疾病的本质，对疾病做出确切的判断。因此，问现在症状是问诊中重要的一环。可采用张景岳的"十问歌"，即"一问寒热二问汗，三问头身四问便，五问饮食六问胸，七聋八渴俱当辨，九问旧病十问因，再兼服药参机变；妇女尤必问经期，迟速闭崩皆可见；再添片语告儿科，天花麻疹全占验"。

#### （一）问寒热

问寒热是询问患者有无冷与热的感觉。寒，即怕冷的感觉；热，即发热。患者体温高于正常，或者体温正常，但全身或局部有热的感觉，都称为发热。寒热的产生，主要取决于病邪的性质和机体的阴阳盛衰两个方面。因此，通过问患者寒热感觉可以辨别病变的寒热性质和阴阳盛衰等情况。

寒与热是临床常见症状，问诊时应注意询问患者有无寒与热的感觉，二者是单独存在还是同时并见，还要注意询问寒热症状的轻重程度、出现的时间、持续时间的长短、临床表现特点及其兼症等。临床常见的寒热症状有以下四种情况。

**1. 但寒不热**　在通常的情况下，患者只有怕冷的感觉而无发热者，即为但寒不热。可见于外感病初起尚未发热之时，或者寒邪直中脏腑经络，以及内伤虚证等。根据患者怕冷感觉的不同特点，临床又分为恶风、恶寒、寒战、畏寒等。

（1）恶风　是患者遇风则有怕风颤抖的感觉，避风则缓，多为外感风邪所致。风邪在表，卫分受损，则失其温分肉、司开合的作用，故遇风有冷感而避之可缓。此外，恶风还可见于素体肺卫气虚，肌表不固者。

（2）**恶寒**　是患者时时觉冷，虽加衣覆被，近火取暖仍不能解其寒。多为外感病初起，卫气不能外达，肌表失其温煦而恶寒。此时虽加衣近火，仍不能使肌体的阳气宣达于表，故得温而寒冷感无明显缓解。病性多属实。

（3）**寒战**　患者恶寒的同时伴有战栗者，称为寒战，是恶寒之甚。其病机、病性与恶寒同。

需要注意的是，外感病中恶风、恶寒、寒战症状独立存在的时间很短，很快就会出现发热症状，成为恶寒发热或寒热往来。亦有少数病例存在时间较长，一般亦必然会出现发热。这些对于掌握疾病的进程有一定帮助。

（4）**畏寒**　是患者自觉怕冷，但加衣被近火取暖可以缓解，称为畏寒，多为里寒证。机体内伤久病，阳气虚于内，或寒邪过盛，直中于里损伤阳气，温煦肌表无力，出现怕冷的感觉。此时若加衣近火，防止阳气的耗散，或以热助阳，使阳气暂时恢复，肌表得温，畏寒即可缓解。

**2. 但热不寒**　患者但觉发热而无怕冷的感觉者，称为但热不寒，可见于里热证。由于热势轻重、时间长短及其变化规律的不同，临床上有壮热、潮热、微热之分。

（1）**壮热**　即患者身发高热（体温超过39℃），持续不退，属里实热证。为风寒之邪入里化热或温热之邪内传于里，邪盛正实，交争剧烈，里热炽盛，蒸达于外所致。

（2）**潮热**　即患者定时发热或定时热甚，有一定规律，如潮汐之有定时。外感与内伤疾病中皆可见有潮热。由于潮热的热势高低、持续时间不同，临床上又有阳明潮热、湿温潮热、阴虚潮热。

①阳明潮热：其特点是热势较高，热退不净，多在日晡时热势加剧，故又称"日晡潮热"。是由邪热蕴结胃肠，燥屎内结而致，病在阳明胃与大肠。

②湿温潮热：其特点是患者虽自觉热甚，但初按肌肤多不甚热，扪之稍久才觉灼手。临床上又称之为"身热不扬"，多在午后热势加剧，退后热不净。是湿热病特有的一种热型。

③阴虚潮热：其特点是午后或夜间发热加重，热势较低，往往仅能自我感觉，体温并不高，多见胸中烦热，手足心发热，故又称"五心烦热"。严重者有热自骨髓向外透发的感觉，则称为"骨蒸潮热"。是由各种原因致阴液亏少，虚阳偏亢而生内热。

微热：即患者发热时间较长，热势较轻微，体温一般不超过38℃，又称长期低热。可见于温病后期，内伤气虚、小儿夏季热等病证中。

温病后期，余邪未清，余热留恋，患者出现微热持续不退。

由气虚而引起的长期微热，又称气虚发热。其特点是长期发热不止，热势较低，劳累后发热明显。其主要病机是因脾气虚，中气不足，无力升发敷布阳气，阳气不能宣泄而郁于肌表。劳则气耗，中气益虚，阳气更不得敷布，故郁热加重。

小儿夏季热是小儿在气候炎热时发热不已，至秋凉时不治自愈，亦属微热。是小儿气阴不足（体温调节机能尚不完善），不能适应夏令炎热气候所致。

**3. 恶寒发热**　恶寒与发热感觉并存称为恶寒发热，是外感表证的主要症状之一。

出现恶寒发热症状的病理变化，是外感表证初起，外邪与卫阳之气相争的反应。外邪束表，郁遏卫阳，肌表失煦，故恶寒。卫阳失宣，故郁而发热。如果感受寒邪，可导致束表遏阳之势加重，恶寒症状显著；若感受热邪，助阳而致阳盛，则发热症状显著。

询问寒热的轻重不同表现，常可推断感受外邪的性质。如恶寒重发热轻，多属外感风寒的表寒证。发热重，恶寒轻，多属外感风热的表热证。恶寒发热，并有恶风、自汗、脉浮缓，多属外感表虚证。恶寒发热，兼有头痛、身痛、无汗、脉浮紧，是外感表实证。有时根据寒热的轻重程度，亦可推测邪正盛衰。

**4. 寒热往来**　患者恶寒与发热交替发作，其寒时自觉寒而不热，其热时自觉热而不寒。寒与热界线分明，一日一发或一日数发，可见于少阳病、温病及疟疾。

外邪侵入机体，在由表入里的过程中，邪气停留于半表半里之间，既不能完全入里，正气又不能抗邪外出，此时邪气不太盛，正气亦未衰，正邪相争处于相持阶段，正胜邪弱则热，邪胜正衰则寒，故见寒热往来。

## （二）问汗

汗是由津液所化生的，体内的津液经阳气蒸发从腠理外泄于肌表，则为汗液。

正常人在过劳、运动剧烈、环境或饮食过热、情绪紧张等情况下皆可出汗，这属于正常现象。发生疾病时，各种因素影响汗的生成与调节，可引起异常出汗。发病时出汗也有两重性，一方面出汗可以排出致病的邪气，促进机体恢复健康，是机体抗邪的正常反应。另一方面汗为津液所生，过度出汗可以耗伤津液，导致阴阳失衡的严重后果。问汗时要询问患者有无出汗，出汗的时间、部位、汗量多少，出汗的特点、主要兼症及出汗后症状的变化。常见有以下几种情况。

**1. 无汗**　外感内伤、新病久病都可见有全身无汗。外感病中，邪郁肌表，气不得宣，汗不能达，故无汗，属于卫气的调节功能失常。当邪气入里，耗伤营阴，亦无汗，属于津枯而汗液生成障碍。内伤久病无汗，则病机复杂，可为肺气失于宣达，为汗的调节功能障碍；亦可为血少津亏，汗失生化之源。

**2. 有汗**　病理上的发汗有多种情况。凡营卫不密，内热壅盛，阴阳失调，皆可引起出汗的异常而有汗。询问出汗的时间与汗量的多少，病程的长短，常能判断疾病在表在里，阴阳或盛或衰，以及预后的良恶。

患者有汗，病程短，伴有发热恶风等症状，属太阳中风表虚证，是外感风邪所致。

患者大汗不已，伴有蒸蒸发热、面赤、口渴饮冷，属实热证。是里热炽盛，蒸津外泄，故汗出量多。此时邪气尚实，正气未虚，正邪相搏，汗出不止，汗出愈多，正气愈伤。

冷汗淋漓，或汗出如油，伴有呼吸喘促、面色苍白、四肢厥冷、脉微欲绝，称为"脱汗""绝汗"。是久病重病正气大伤，阳气外脱，津液大泄，正气已衰，阳亡阴竭的危候，预后不良。

白天经常汗出不止，活动后尤甚，称为自汗。常常伴有神疲乏力、气短懒言或畏寒肢冷等症状，多因阳虚或气虚不能固护肌表，腠理疏松，玄府不密，津液外泄所致。

患者经常睡则汗出，醒则汗止，称为盗汗，多伴有潮热、颧红、五心烦热、舌红脉细数等症，属阴虚。阴虚则虚热内生，加之睡时卫阳入里，肌表不密，虚热蒸津外泄，故盗汗出；醒后卫阳出表，玄府密闭，故汗止。

患者先恶寒战栗，表情痛苦，辗转挣扎，继而汗出者，称为战汗。多见外感热病的过程中，邪正相争剧烈之时，是疾病发展的转折点。战汗是邪正交争的表现，多属邪盛正虚，一旦阳气来复，邪正剧争，就可出现战汗。战汗的转归，一为汗出病退，脉静身凉，烦渴顿除，此为正气胜于邪气，病渐转愈，属佳兆；一为战汗之后热势不退，症见烦躁、脉来急疾，此为正气虚弱，不能胜邪，而热复内陷，疾病恶化，属危象。

**3. 局部汗**

（1）头汗 指患者仅头部或头颈部出汗较多，亦叫"但头汗出"。头汗多因上焦邪热或中焦湿热上蒸，逼津外泄；或病危虚阳浮越于上所致。

（2）半身汗 指半侧身体有汗，或半侧身体经常无汗，或上或下，或左或右。可见于中风、痿证、截瘫等。多因患侧经络闭阻，气血运行不调所致。

（3）手足汗 指手心、足心出汗较多。多因热邪郁于内或阴虚阳亢，逼津外出而达于四肢所致。

## （三）问周身

问周身，就是询问患者周身有无疼痛与其他不适，临床可按从头至足的顺序，逐一进行询问。

**1. 问疼痛** 疼痛是临床常见的一种自觉症状，各科均可见到。问诊时，应问清疼痛产生的原因、性质、部位、时间、喜恶等。

（1）疼痛的原因 引起疼痛的原因很多，有外感、内伤，其病机有虚、有实。其中因不通则痛者，属实证，不荣则痛者属虚证。

（2）疼痛的性质 由于引起疼痛的病因病机不同，其疼痛的性质亦不同，临床可见如下几类。

①胀痛：痛且有胀感，为胀痛。在身体各部位都可出现，但以胸胁、胃脘、腹部较为多见。多因气机郁滞所致。

②刺痛：疼痛如针刺，称为刺痛。其特点是疼痛的范围较小，部位固定不移。多因瘀血所致。全身各处均可出现刺痛症状，但以胸胁、胃脘、小腹、少腹部最为多见。

③绞痛：痛势剧烈如绞割者，称为绞痛。其特点是疼痛，有剜、割、绞结之感，疼痛难以忍受。多为有形实邪突然阻塞经络，闭阻气机，或寒邪内侵，气机郁闭，导致血流不畅而成。可见于心血瘀阻的心痛、蛔虫上窜或寒邪内侵胃肠引起的脘腹痛等。

④窜痛；疼痛部位游走不定或走窜、攻痛称为窜痛。其特点是痛处不固定，或者感觉不到确切的疼痛部位。多为风邪留着机体的经络关节，阻滞气机，产生疼痛。气无形而喜通畅，气滞为痛，亦多见窜痛。

⑤掣痛：痛处有抽掣感或同时牵引他处而痛，称为掣痛。其特点是疼痛多呈条状或放射状，或有起止点，有牵扯感。多由筋脉失养或经脉阻滞不通所致。

⑥灼痛：痛处有烧灼感，称灼痛。其特点是感觉痛处发热，如病在浅表，有时痛处亦可触之觉热，多喜冷凉。多由火热之邪窜入经络，或阴虚阳亢，虚热灼于经络所致。

⑦冷痛：痛处有冷感，称为冷痛。其特点是感觉痛处发凉，如病在浅表，有时触之亦觉发凉，多喜温热。多因寒凝筋脉或阳气不足而致。

⑧重痛：疼痛伴有沉重感，称为重痛。多见于头部、四肢及腰部。多因湿邪困阻气机而致。

⑨空痛：痛而有空虚之感，称为空痛。其特点是疼痛有空旷轻虚之感，喜温喜按。多为精血不足而致。

⑩隐痛：痛而隐隐，绵绵不休，称为隐痛。其特点是痛势较轻，可以耐受，隐隐而痛，持续时间较长。多因气血不足，或阳气虚弱，导致经脉气血运行滞涩所致。

（3）疼痛部位　询问疼痛的部位，可以判断疾病的位置及相应经络脏腑的变化情况。

①头痛：整个头部或头的前后、两侧部位的疼痛，皆称为头痛。无论外感、内伤，皆可引起头痛。外感多由邪犯脑府，经络郁滞不畅所致，属实。内伤多由脏腑虚弱，清阳不升，脑府失养，或肾精不足，髓海不充所致，属虚。脏腑功能失调产生的病理产物，如痰饮、瘀血阻滞经络所致的疼痛，则或虚或实，或虚实夹杂。凡头痛较剧，痛无休止，并伴有外感表现者，为外感头痛。如头重如裹，肢重者，属风湿头痛。凡头痛较轻，病程较长，时痛时止者，多为内伤头痛。如头痛隐隐，过劳则甚，属气虚头痛。如头痛隐隐，眩晕面白，属血虚头痛。头脑空痛，腰膝酸软，属肾虚头痛。如头痛晕沉，自汗便溏，属脾虚头痛。凡头痛如刺，痛有定处，属血瘀头痛。凡头痛如裹，泛呕眩晕，属痰浊头痛。凡头胀痛，口苦咽干，属肝火上炎头痛。凡头痛，恶心呕吐，心下痞闷，食不下，属食积头痛。

头部不同部位的疼痛，一般与经络分布有关，如头项痛属太阳经病，前额痛属阳明经病，头侧部痛属少阳经病，头顶痛属厥阴经病，头痛连齿属少阴经病。

②胸痛：胸部正中或偏侧疼痛的自觉症状，为胸痛。胸居上焦，内藏心肺，故胸病以心肺病变居多。胸病总由胸部气机不畅所致。胸痛，潮热盗汗，咳痰带血者，属肺阴虚证，因虚火灼伤肺络所致。胸痛憋闷，痛引肩臂者，为胸痹，多因心脉气血运行不畅所致，可见于胸阳不足、痰浊内阻或气虚血瘀等证。胸背彻痛剧烈、面色青灰，手足青至节者，为真心痛，是因心脉急骤闭塞不通所致。胸痛，壮热面赤，喘促鼻扇者，为热邪壅肺，肺失宣降所致。胸闷咳喘，痰白量多者，属痰湿犯肺，因脾虚聚湿生痰，痰浊上犯所致。胸胀痛、走窜，太息易怒者，属肝气郁滞，因情志郁结不舒，胸中气机不利所致。胸部刺痛，固定不移者，属血瘀。

③胁痛：是指胁一侧或两侧疼痛。因胁为肝胆所居，又是肝胆经脉循行分布之处，故胁痛多属肝胆及其经脉的病变。

胁胀痛，太息易怒者，多为肝气郁结所致。胁肋灼痛，多为肝火郁滞。胁肋胀痛，身目发黄，多为肝胆湿热蕴结，可见于黄疸病。胁部刺痛，固定不移，为瘀血阻滞，经络不畅所致。胁痛，患侧肋间饱满，咳唾引痛，是饮邪停留于胸胁所致，可见于悬饮病。

④胃脘痛：胃脘包括整个胃体，胃脘痛即指胃痛而言。凡寒、热、食积、气滞等病因及机体脏腑功能失调累及于胃，皆可影响胃的气机通畅，而出现疼痛症状。

胃脘痛的性质不同，其致病原因也不同。如胃脘冷痛，痛势较剧，得热痛减，属寒邪犯胃。胃脘灼痛，多食善饥，口臭便秘者，属胃火炽盛。胃脘胀痛，嗳气不舒，属胃腑气滞，多是肝气犯胃所致。胃脘刺痛，固定不移，属瘀血胃痛。胃脘胀痛，嗳腐吞酸，厌食，为食滞胃脘。胃脘隐痛，呕吐清水，属胃阳虚。胃脘灼痛嘈杂，饥不欲食，属胃阴虚。

⑤腹痛：腹部范围较广，可分为大腹、小腹、少腹。脐周围称为脐腹，属脾与小肠。脐以上统称为大腹，属脾胃及肝胆。脐以下为小腹，属膀胱、胞宫、大小肠。小腹两则为少腹，是肝经经脉所过之处。

根据腹痛的不同部位，可以测知疾病所在脏腑；根据腹痛的不同性质，可以确定病因病性的不同。大腹隐痛，便溏，喜温喜按，属脾胃虚寒。小腹胀痛，小便不利多为癃闭，病在膀胱。小腹刺痛，小便不利，为膀胱蓄血。少腹冷痛，牵引阴部，为寒凝肝脉。绕脐痛，起包块，按之可移者，为虫积腹痛。凡腹痛暴急剧烈、胀痛、拒按，得食痛甚者，多属实证。凡腹痛徐缓、隐痛、喜按、得食痛减者，多属虚证。凡腹痛得热痛减者，多属寒证。凡腹痛，痛而喜冷者，多属热证。

⑥腰痛：根据腰痛的性质可以判断致病的原因。如腰部冷痛，以脊骨痛为主，活动受限，多为寒湿痹证。腰部冷痛，小便清长，属肾虚。腰部刺痛，固定不移，属闪挫跌仆瘀血。

根据腰痛的部位，可判断邪留之处。如腰脊骨痛，多病在骨；如腰痛以两侧为主，多病在肾；如腰脊痛连及下肢者，多病在下肢经脉。腰痛连腹，绕如带状，多病在带脉。

⑦背痛：根据背痛的部位及性质，可以判断疼痛的病位和病因。如背痛连及头项，伴有外感表证，是风寒之邪客于太阳经；背冷痛伴畏寒肢冷，属阳虚；脊骨空痛，不可俯仰，多为精气亏虚，督脉受损。

⑧四肢痛：四肢痛多由风寒湿邪侵犯经络、肌肉、关节，阻碍其气血运行所致，亦有因脾虚、肾虚者。根据疼痛的部位及性质可以判断病变的原因、部位。四肢关节痛、窜痛，多为风痹；四肢关节痛，周身困重，多为湿痹；四肢关节疼痛剧烈，得热痛减，为寒痹；四肢关节灼痛，喜冷，或有红肿，多为热痹；如足跟或胫膝隐隐而痛，多为肾气不足。

⑨周身痛：周身痛是指四肢、腰背等处皆有疼痛感觉。根据疼痛的性质及久暂，可判断病属外感或内伤。如新病周身酸重疼痛，多伴有外感表证，属外邪束表；若久病卧床，周身疼痛，属气血亏虚，经脉不畅。

**2. 问周身其他不适**　问周身其他不适，是指询问周身各部，如头、胸胁腹等处，除疼痛以外的其他症状。临床问诊时，要询问有无其他不适症状及症状产生有无明显诱因、持续时间、表现特点、主要兼症等。

（1）头晕　是指患者自觉视物昏花旋转，轻者闭目可缓解，重者感觉天旋地转，不能站立，闭目亦不能缓解。多因外邪侵入或脏腑功能失调引起经络阻滞，清阳之气不升或风火上扰，造成邪干脑府或脑府失养而致。临床常见风火上扰头晕、阴虚阳亢头晕、心脾血虚头晕、中气不足头晕、肾精不足头晕和痰浊中阻头晕等。

（2）目痛、目眩、目涩、雀目

①目痛：目痛而赤，属肝火上炎；目赤肿痛，羞明多眵，多属风热；目痛较剧，伴头痛，恶心呕吐，瞳孔散大，多是青光眼；目隐隐痛，时作时止，多为阴虚火旺。

②目眩：是指视物昏花迷乱，或眼前有黑花闪烁，流萤幻视的感觉。多因肝肾阴虚，肝

阳上亢；或肝血不足，或气血不足，目失所养而致。

③目涩：指眼目干燥涩滞，或似有异物入目等不适感觉，伴有目赤、流泪，多属肝火上炎所致。若伴久视加重，闭目静养减轻，多属血虚阴亏。

④雀目：一到黄昏视物不清，至天明视觉恢复正常，称为雀目，又称夜盲。多因肝血不足或肾阴损耗，目失所养而致。

（3）耳鸣、耳聋、重听

①耳鸣：患者自觉耳内鸣响，如闻蝉鸣或潮水声，或左或右，或两侧同时鸣响，或时发时止，或持续不停，称为耳鸣。临床有虚实之分，若暴起耳鸣声大，用手按而鸣声不减，属实证，多因肝胆火盛所致；渐觉耳鸣，声音细小，以手按之，鸣声减轻，属虚证，多由肾虚精亏，髓海不充，耳失所养而致。

②耳聋：即患者听觉丧失的症状，常由耳鸣发展而来。新病突发耳聋多属实证，因邪气蒙蔽清窍，清窍失养所致；渐聋多属虚证，多因脏腑虚损而致。一般而言，虚证多而实证少，实证易治，虚证难治。

③重听：是指听声音不清楚，往往引起错觉，即听力减退的表现。多因肾虚或风邪外入所致。

（4）胸闷　胸部有堵塞不畅，满闷不舒的感觉，称为胸闷，亦称"胸痞""胸满"。多因胸部气机不畅所致。

（5）心悸怔忡　在正常条件下，患者即自觉心跳异常，心慌不安，不能自主，称为心悸。若因惊而悸，称为惊悸。心悸多为自发，惊悸多因惊而悸。怔忡是心悸与惊悸的进一步发展，心中悸动较剧，持续时间较长，病情较重。引起心悸的原因很多，如心阳亏虚，鼓动乏力；气血不足，心失所养；阴虚火旺，心神被扰；水饮内停，上犯凌心；痰浊阻滞，心气不调；气滞血瘀，扰动心神等，皆可使心神不宁而出现心悸、惊悸，或怔忡的症状。

（6）腹胀　是指腹部饱胀，满闷，如有物支撑的感觉，或有腹部增大的表现。引起腹胀的病因很多，其证有虚、有实、有寒、有热。其病机却总以气机不畅为主，虚则气不运，实则气郁滞。实证可见于寒湿犯胃，阳明腑实、食积胃肠、肝气郁滞、痰饮内停等。虚证多见脾虚。腹部的范围较广，不同部位之腹胀揭示不同病变，如上腹部胀，多属脾胃病变；小腹部胀，多属膀胱病变；胁下部胀，多属肝胆病变。

（7）麻木　是指知觉减弱或消失的一种病证，多见于头面、四肢部。可因气血不足或风痰湿邪阻络，气滞血瘀等引起，其主要病机为经脉失去气血营养所致。

（四）问饮食与口味

问饮食与口味包括询问口渴、饮水、进食、口味等几个方面。应注意有无口渴、饮水多少、喜冷喜热、食欲情况、食量多少，食物的善恶、口中有无异常的味觉和气味等情况。

**1. 问口渴与饮水**　询问患者口渴与饮水的情况，可以了解患者津液的盛衰和输布情况，以及病证的寒热、虚实。

（1）口不渴　为津液未伤，见于寒证或无明显热邪之证。

（2）口渴　口渴总由津液不足或输布障碍所致，临床可见如下情况。

①口渴多饮：即口渴明显，饮水量多，是津液大伤的表现。多见于实热证、消渴病及汗、吐、下之后。

②渴不多饮：即虽有口干或口渴感觉，但又不想喝水或饮水不多。是津液轻度损伤或津液输布障碍的表现，可见于阴虚、湿热、痰饮、瘀血等证。

临床上口渴与饮水的辨证应根据口渴的特点、饮水的多少和有关兼症来加以综合分析。

**2. 问食欲与食量**　询问患者的食欲与食量，可以判断患者脾胃功能的强弱，疾病的轻重及预后。

（1）食欲减退与厌食　食欲减退又称"纳呆""纳少"，即患者不思进食。厌食又称恶食，即厌恶食物。不思饮食与厌恶食物大体上有两种情况：一是不知饥饿、不欲食，二是虽饥亦不欲食或厌恶食物。二者病机均属脾胃不和消化吸收功能减弱。

①食欲减退：患者不欲食，食量减少，多见于脾胃气虚、湿邪困脾等证。

②厌食：多因伤食而致。若妇女妊娠初期，厌食呕吐者，为妊娠恶阻。

③饥不欲食：是患者感觉饥饿而又不想进食，或进食很少，亦属食欲减退范畴。可见于胃阴不足证。

（2）多食易饥　是患者食欲亢进，食量较多，食后不久即感饥饿，又称"消谷善饥"，临床多伴有身体逐渐消瘦等症状。可见于胃火亢盛、胃强脾弱等证，亦可见于消渴病。总由胃的腐熟太过而致。

（3）饮食偏嗜　是指嗜食某种食物或某种异物。其中偏嗜异物者，又称异嗜。若小儿异嗜，喜吃泥土、生米等异物，多属虫积。若已婚妇女停经而嗜食酸味，多为妊娠。

询问食欲与食量时，还应注意询问进食情况如何。喜进热食，多属寒证；喜进冷食多属热证。进食后稍安，多属虚证；进食后加重，多属实证或虚中夹实证。疾病过程中，食欲渐复，表示胃气渐复，预后良好；反之，食欲渐退，食量渐减，表示胃气渐衰，预后多不良。若病重不能食，突然暴食，食量较多，是脾胃之气将绝的危象，称为"除中"，实际上是中气衰败，死亡前兆，属"回光返照"的一种表现。

**3. 问口味**　口味，是指患者口中的异常味觉。口淡乏味，多因脾胃气虚而致。口甜，多见于脾胃湿热证。口黏腻，多属湿困脾胃。口中泛酸，可见于肝胆蕴热证。若口中酸腐，多见于伤食证。口苦，属热证的表现，可见于火邪为病和肝胆郁热之证。口咸，多属肾病及寒证。

## （五）问二便

问二便，是询问患者大小便的有关情况，如大小便的性状、颜色、气味，便量多少，排便的时间，两次排便的间隔时间，排便时的感觉及排便时伴随症状等。询问二便的情况可以判断机体消化功能的强弱，津液代谢的状况，同时也是辨别疾病的寒热、虚实性质的重要依据。

有关二便的性状、颜色、气味，已分别在望诊、闻诊中叙述。这里介绍二便的次数、量的多少、排便时的异常感觉及排便时间等。

**1. 问大便**　健康人一般一日或两日大便一次，为黄色成形软便，排便顺利通畅。若气血津液失调，脏腑功能失常，即可使排便次数和排便感觉等出现异常。

（1）便次异常　便次异常是排便次数增多或减少，超过正常范围，有便秘与泄泻之分。

①便秘：即大便秘结。指粪便在肠内滞留过久，排便间隔时间延长，便次减少，通常在四至七天以上排便一次，称为便秘。其病机总由大肠传导功能失常所致。可见于胃肠积热、气机郁滞、气血津亏、阴寒凝结等证。

②溏泄：又称便溏或泄泻，即大便稀软不成形，甚则呈水样，排便间隔时间缩短，便次增多，日三四次以上。总由脾胃功能失调，水停肠道，大肠传导亢进所致，可见于脾虚、肾阳虚、肝郁乘脾、伤食、湿热蕴结大肠、感受外邪等证。

（2）排便感觉异常　排便感觉异常是指排便时有明显不适感觉。因病因病机不同，排便产生的感觉亦不同。

①肛门灼热：即排便时肛门有烧灼感。其病机由大肠湿热蕴结而致，可见于湿热泄泻、暑湿泄泻等。

②排便不爽：即腹痛且排便不通畅爽快，而有滞涩难尽之感。多由肠道气机不畅所致，可见于肝郁犯脾、伤食泄泻、湿热蕴结等。

③里急后重：即腹痛窘迫，时时欲泻，肛门重坠，便出不爽。若紧急而不可耐，称为里急；排便时，便量极少，肛门重坠，便出不爽，或欲便又无，称为后重，二者合而称之里急后重，是痢疾病证中的一个主症。多因湿热之邪内阻，肠道气滞所致。

④滑泻失禁：即久泻不愈，大便不能控制，呈滑出之状，又称"滑泻"。多因久病体虚，脾肾阳虚，肛门失约而致，可见于脾阳虚衰、肾阳虚衰、或脾肾阳衰等。

⑤肛门气坠：即肛门有重坠向下之感，甚则肛欲脱出。多因脾气虚衰，中气下陷而致，多见于中气下陷。

**2. 问小便**　健康人在一般情况下，一昼夜排尿量约为1000～1800mL，尿次白天3～5次，夜间0～1次。排尿次数、尿量，可受饮水、气温、出汗、年龄等因素的影响。受疾病的影响，若机体的津液营血不足，气化功能失常，水饮停留，即可使排尿次数、尿量及排尿时的感觉出现异常。

（1）尿量异常　是指昼夜尿量过多或过少，超出正常范围。

①尿量增多：多因寒凝气机，水气不化，或肾阳虚衰，阳不化气，水液外泄而量多。可见于虚寒证、肾阳虚证及消渴病。

②尿量减少：可因机体津液亏乏，尿液化源不足或尿道阻滞，或阳气虚衰，气化无权，水湿不能下入膀胱而致，可见于实热证、水肿病及癃闭、淋证及汗、吐、下之后。

（2）排尿次数异常

①排尿次数增多：又称小便频数，总由膀胱气化功能失职而致，多见于下焦湿热、下焦虚寒、肾气不固等。

②排尿次数减少：可见于癃闭。

（3）排尿异常　是指排尿感觉和排尿过程发生变化，出现异常情况，如小便涩痛、癃闭、尿失禁、遗尿等。

①小便涩痛：即排尿不畅，且伴有急迫灼热疼痛感，多为湿热流入膀胱，灼伤经脉，气

机不畅而致。可见于淋证。

②癃闭：小便不畅，点滴而出为癃；小便不通，点滴不出为闭，一般多统称为癃闭。病机有虚、有实，实者多为湿热蕴结、肝气郁结或瘀血、结石阻塞尿道而致。虚者多为年老气虚，肾阳虚衰，膀胱气化不利而致。

③余沥不尽：即小便后点滴不禁。多为肾气不固所致。

④小便失禁：即小便不能随意识控制而自行遗出。多为肾气不足，下元不固；或下焦虚寒，膀胱失煦，不能制约水液而致。若患者神志昏迷而小便自遗，则病情危重。

⑤遗尿：即睡眠中小便自行排出，俗称尿床，多见于儿童。其基本病机为膀胱失于约束。可见于肾阴、肾阳不足，脾虚气陷等。

### （六）问睡眠

睡眠与人体卫气循行和阴阳盛衰有关。在正常情况下，卫气昼行于阳经，阳气盛，则人醒；夜行于阴经，阴气盛，则入睡。问睡眠，应了解患者有无失眠或嗜睡，睡眠时间的长短、入睡难易、有梦无梦等。临床常见的睡眠失常有失眠、嗜睡。

**1. 失眠**　失眠又称"不寐""不得眠"，是指经常不易入睡，或睡而易醒，不易再睡，或睡而不酣，易于惊醒，甚至彻夜不眠的表现。其病机是阳不入阴，神不守舍。气血不足，神失所养；阴虚阳亢，虚热内生；肾水不足，心火亢盛等，皆可扰动心神，导致失眠，属虚证。痰火、食积、瘀血等邪火上扰，心神不宁，亦可出现失眠，属实证。

**2. 嗜睡**　嗜睡又称多眠，是指神疲困倦，睡意很浓，经常不自主地入睡。其轻者神识清楚，呼之可醒而应，精神极度疲惫，困倦易睡，或似睡而非睡的状态，称为"但欲寐"。如日夜沉睡，呼应可醒，神识朦胧，偶可对答，称为"昏睡"。嗜睡则为神气不足而致。湿邪困阻，清阳不升；脾气虚弱，中气不足，不能上荣，皆可使精明之府失于清阳之荣，故出现嗜睡。如若心肾阳衰，阴寒内盛，神气不振，可出现似睡非睡的"但欲寐"。若邪扰清窍，热闭心神，即可出现神识朦胧，昏睡不醒，可见于温热病，热入营血，邪陷心包之证，也可见于中风。大病之后，精神疲惫而嗜睡，是正气未复的表现。

### （七）问经带

妇女有月经、带下、妊娠、产育等生理特点，发生疾病时，常能引起上述方面的病理改变。因此，对青春期开始之后的女性患者，除了一般的问诊内容外，还应注意询问其经、带等情况。作为妇科或一般疾病的诊断与辨证依据。

**1. 问月经**　应注意询问月经的周期，行经的天数，月经的量、色、质，有无闭经或行经腹痛等表现。

（1）经期　即月经的周期，是指每次月经相隔的时间，正常为 28～32 天。经期异常主要表现为月经先期、月经后期和月经先后不定期。

月经先期：月经周期提前八九天以上，称为月经先期。多因血热妄行，或气虚不摄而致。

月经后期：月经周期错后八九天以上，称为月经后期。多因血寒、血虚、血瘀而致。

月经先后不定期：月经超前与错后不定，相差时间多在八九天以上者，称为月经先后不定期，又称月经紊乱。多因情志不舒，肝气郁结，失于条达，气机逆乱，或者脾肾虚衰，气血不足，冲任失调，或瘀血内阻，气血不畅，经期错乱，而致月经先后不定期。

（2）经量 月经的出血量称为经量，正常平均为 50mL，可略有差异。经量的异常主要表现为月经过多和月经过少。

月经过多，每次月经量超过 100mL，称为月经过多。多因血热妄行，瘀血内阻，气虚不摄而致。

月经量少，每次月经量少于 30mL，称为月经过少。多因寒凝，经血不至；或血虚，经血化源不足，或血瘀，经行不畅而致。

（3）崩漏 即妇女不规则的阴道出血。临床以血热、气虚最为多见。血得热则妄行，损伤冲任，经血不止，其势多急骤。脾虚，中气下陷，或气虚冲任不固，血失摄纳，经血不止，其势多缓和。此外，瘀血也可致崩漏。

（4）经闭 成熟女性月经未潮，或来而中止，停经三月以上，又未妊娠者，称为闭经或经闭。经闭是由多种原因造成的，其病机总不外经络不通，经血闭塞，或血虚血枯，经血失其源泉，闭而不行。可见于肝气郁结、瘀血、湿盛痰阻、阴虚、脾虚等证。

闭经应注意与妊娠期、哺乳期、绝经期等生理性闭经，或者青春期、更年期，因情绪、环境改变而致一时性闭经及暗经加以区别。

（5）经行腹痛 经行腹痛是在月经期，或行经前后，出现小腹部疼痛的症状，亦称痛经。多因胞脉不利，气血运行不畅，或胞脉失养所致。可见于寒凝、气滞血瘀、气血亏虚等。若行经腹痛，痛在经前者属实，痛在经后者属虚。按之痛甚为实，按之痛减为虚。得热痛减为寒，得热痛不减或益甚为热。绞痛为寒，刺痛、钝痛、闷痛为血瘀。隐隐作痛为血虚。持续作痛为血滞。时痛时止为气滞，胀痛为气滞血瘀。气滞为主则胀甚于痛，瘀血为主则痛甚于胀。

**2. 问带下** 应注意量的多少，色、质和气味等。凡带下色白而清稀、无臭，多属虚证、寒证。带下色黄或赤，黏稠臭秽，多属实证、热证。若带下色白量多，淋沥不绝，清稀如涕，多属寒湿下注。带下色黄，黏稠臭秽，多属湿热下注。若白带中混有血液，为赤白带，多属肝经郁热。

## （八）问小儿

小儿科古称"哑科"，不仅问诊困难，而且不一定准确。问诊时，若小儿不能述说，可以询问其亲属。问小儿，除了一般的问诊内容外，还要注意询问出生前后情况、喂养情况、生长发育情况及预防接种情况，传染病史及传染病接触史。

# 第五节 切 诊

切诊包括脉诊和按诊两部分内容，脉诊是按脉搏；按诊是在患者身躯一定的部位进行触、摸、按压，以了解疾病的内在变化或体表反应，从而获得辨证资料的一种诊断方法。

## 一、脉诊

脉诊，是医者以指腹按一定部位的脉搏诊察脉象。通过诊脉，体察患者不同的脉象，以了解病情，诊断疾病，是中医学一种独特的诊断疾病的方法。

### （一）脉象形成的原理

脉象即脉动应指的形象。心主血脉，包括血和脉两个方面，脉为血之府，心与脉相连，心脏有规律的搏动，推动血液在脉管内运行，脉管也随之产生有节律的搏动，因而形成脉搏，故能心动应指，脉动应指。心脏有规律的搏动和血液在脉管内运行均由宗气所推动。血液循行脉管之中，流布全身，环周不息，除心脏的主导作用外，还必须有各脏器的协调配合。肺朝百脉，即是循行全身的血脉，均汇聚于肺，且肺主气，通过肺气的敷布，血液才能布散全身；脾胃为气血生化之源，脾主统血；肝藏血，主疏泄，调节循环血量；肾藏精，精化气，是人体阳气的根本，各脏腑组织功能活动的原动力，且精可以化生血，是生成血液的物质基础之一。因此，脉象的形成与脏腑气血密切相关。

### （二）脉诊的临床意义

脉象的形成，既然和脏腑气血关系十分密切，那么脏腑气血发生病变，血脉运行受到影响，脉象就有变化。因此，通过诊察脉象的变化，可以判断疾病的病位、性质、邪正盛衰，推断疾病的进退预后。

**1. 判断疾病的病位、性质和邪正盛衰** 疾病的表现尽管极其复杂，但从病位的浅深来说，不在表便在里，而脉象的浮沉，常足以反映病位的浅深。脉浮，病位多在表；脉沉，病位多在里。疾病的性质可分寒证与热证，脉象的迟数可反映疾病的性质。如迟脉多主寒证，数脉多主热证。邪正斗争的消长产生虚实的病理变化，而脉象的有力无力，能反映疾病的虚实证候。脉虚弱无力，是正气不足的虚证；脉实有力，是邪气亢盛的实证。

**2. 推断疾病的进退预后** 脉诊对于推断疾病的进退预后有一定的临床意义。如久病脉见缓和，是胃气渐复，病退向愈之兆；久病气虚，虚劳、失血，久泄久痢而见洪脉，则多属邪盛正衰危候。

外感热病，热势渐退，脉象出现缓和，是将愈之候；若脉急疾，烦躁，为病进危候。

### （三）诊脉的部位

诊脉的部位，有遍诊法、三部诊法和寸口诊法。遍诊法见于《素问·三部九候论》，切脉的部位有头、手、足三部。三部诊法见于张仲景所著的《伤寒杂病论》。三部，即人迎（颈侧动脉）、寸口（桡动脉）、跌阳（足背动脉）。以上两种诊脉的部位，后世已少采用，自晋以来，普遍选用的切脉部位是寸口。寸口诊法始见于《内经》，主张独取寸口则见于《难经》，但未能普遍推行，直至晋代王叔和所著的《脉经》，才推广了独取寸口的诊脉方法。

寸口又称脉口、气口，其位置在腕后桡动脉搏动处，诊脉独取寸口的理论依据是：寸口为手太阴肺经之动脉，为气血会聚之处，而五脏六腑十二经脉气血的运行皆起于肺而止于肺，故脏腑气血之病变可反映于寸口。另外，手太阴肺经起于中焦，与脾经同属太阴，与脾胃之气相通，而脾胃为后天之本，气血生化之源，故脏腑气血之盛衰都可反映于寸口，独取寸口可以诊察全身的病变。

寸口分为寸、关、尺三部，以高骨（桡骨茎突）为标志，其稍内方的部位为关，关前（腕端）为寸，关后（肘端）为尺。两手各分寸、关、尺三部，共六部脉。寸、关、尺三部可分浮、中、沉三候，是寸口诊法的三部九候。

寸关尺分候脏腑，历代医家说法不一，目前多以下列为准。

左寸可候：心与膻中；右寸可候：肺与胸中。

左关可候：肝胆与膈；右关可候：脾与胃。

左尺可候：肾与小腹；右尺可候：肾与小腹。

## （四）诊脉的方法和注意事项

**1. 时间** 诊脉的时间最好是清晨，因为清晨患者不受饮食、活动等各种因素的影响，体内外环境都比较安静，气血经脉处于少受干扰的状态，故容易鉴别病脉。但也不是说其他时间不能诊脉。总的来说，诊脉时要求有一个安静的内外环境。诊脉之前，先让患者休息片刻，使气血平静，医生也要平心静气，然后开始诊脉。诊室也要保持安静。在特殊的情况下应随时随地诊察患者，不必拘泥于这些条件。

**2. 体位** 要让患者取坐位或正卧位，手臂平放与心脏近于同一水平，直腕仰掌，并在腕关节下垫脉枕，这样可使气血运行无阻，以反映机体的真正脉象。

**3. 指法** 医者坐于患者侧面，用左手按诊患者的右手，用右手按诊患者的左手。诊脉下指时，首先用中指按在掌后高骨内侧关脉位置，用食指按在关前的寸脉位置，无名指按在关后尺脉位置。三指应呈弓形，指端平齐，以指腹接触脉体。布指的疏密要和患者的身长相适应，身高臂长者，布指宜疏；身矮臂短者，布指宜密，总以适度为宜。三指平布同时用力按脉，称为总按；为了重点地体会某一部脉象，也可用一指单按其中一部脉象，如要重点体会寸脉时，微微提起中指和无名指，诊关脉则微提食指和无名指，诊尺脉则微提食指和中指。临床上总按、单按常配合使用，这样对比的诊脉方法，颇为实用。单按分候寸口三部，以察病在何经何脏，总按以审五脏六腑的病变。

诊小儿脉可用"一指（拇指）定关法"，而不细分三部，因小儿寸口部短，不容三指定三关。

**4. 举、按、寻** 是诊脉时运用指力的轻重和挪移，以探索脉象的一种手法。用轻指力按在皮肤上称为举，又称浮取或轻取；用重指力按在筋骨间，称为按，又称沉取或重取；指力不轻不重，还可亦轻亦重，以委曲求之称为寻。因此，诊脉必须注意举、按、寻之间的脉象变化。此外，当三部脉有独异时，还必须逐渐挪移指位，内外推寻。

**5. 平息** 一呼一吸称为一息，诊脉时，医者的呼吸要自然均匀，用一呼一吸的时间去计算患者脉搏的至数，如正常脉象及病理性脉象之迟、数、缓、疾等脉，均以息计，今天有秒表对诊脉有一定的帮助。但平息的意义还不止如此，平是平调之意，要求医者在诊脉时，思想集中，全神贯注。因此，平息除了以"息"计脉之外，还要做到虚心而静，全神贯注。

**6. 五十动** 每次诊脉，必满五十动。即每次按脉时间，每侧脉搏跳动不应少于五十次。其意义有二，一是为了解五十动中有无促、结、代脉，防止漏诊。二是为说明诊脉不能草率从事，必须以辨清脉象为目的。如果第一个五十动仍辨不清楚，可延至第二个或第三个五十动。总之，每次诊脉时间，以2~3分钟为宜。

### （五）正常脉象

正常脉象，古称平脉，是健康无病之人的脉象。正常脉象的形态是三部有脉，一息四至（闰以太息五至，相当于72~80次/分），不浮不沉，不大不小，从容和缓，柔和有力，节律一致，尺脉沉取有一定力量，并随主理活动和气候环境的不同而有相应的正常变化。古人将正常脉象的特点概括为有胃、有神、有根。

有胃：有胃气的脉象，古人说法很多。总的来说，正常脉象不浮不沉，不快不慢，从容和缓，节律一致便是有胃气。即使是病脉，无论浮、沉、迟、数，但有徐和之象者，便是有胃气。脉有胃气，则为平脉；脉少胃气，则为病变；脉无胃气，则属真脏脉，或为难治或不治之征象，故脉有无胃气对判断疾病凶吉预后有重要的意义。

有神：有神的脉象形态，即脉来柔和。如见弦实之脉，弦实之中仍带有柔和之象；微弱之脉，微弱之中不至于完全无力者，都称有脉神。神之盛衰，对判断疾病的预后有一定的意义，但必须结合全身情况，才能做出正确的结论。脉之有胃、有神，都是具有冲和之象，有胃即有神，故在临床上胃与神的诊法一样。

有根：三部脉沉取有力，或尺脉沉取有力，就是有根的脉象形态。若病中肾气犹存，先天之本未绝，尺脉沉取尚可见，便是有生机。若脉浮大散乱，按之则无，则为无根之脉，为元气离散，标志病情危笃。

正常脉象随人体内外因素的影响而有相应的生理性变化：①四时气候：由于受气候的影响，平脉有春弦、夏洪、秋浮、冬沉的变化，此因人与天地相应，人体受自然界四时气候变化的影响，生理功能也相应地变化，故正常人四时平脉也有所不同。②地理环境：地理环境也能影响脉象，如南方地处低下，气候偏温，空气湿润，人体肌腠缓疏，故脉多细软或略数；北方地势高，空气干燥，气候偏寒，人体肌腠紧缩，故脉多表现沉实。③性别：妇女脉象较男子濡弱而略快，妇女婚后妊娠，脉常见滑数而冲和。④年龄：年龄越小，脉搏越快，婴儿脉搏120~140次/分；五六岁的幼儿脉搏90~110次/分；年龄渐长则脉象渐和缓。青年体壮，则脉搏有力；老年人气血虚弱，精力渐衰，则脉搏较弱。⑤体格：身躯高大者，脉的显现部位较长；身材矮小者，脉的显现部位较短；瘦削之人肌肉薄，脉常浮；肥胖之人皮下脂肪厚，脉常沉。凡常见六脉沉细等同，而无病象者称为六阴脉；六脉常见洪大等同，而无病象者称为六阳脉。⑥情志：一时性的精神刺激，脉象也发生变化，如喜则伤心而脉缓，怒则伤肝而脉急，惊则气乱而脉动等。这说明情志变化能引起脉象的变化，但当情志恢复平静之后，脉象也就恢复正常。⑦劳逸：剧烈运动或远行，脉多急疾；入睡之后，脉多迟缓；

脑力劳动者，脉多弱于体力劳动者。⑧饮食：饭后、酒后脉多数而有力；饥饿时脉稍缓而无力。

此外，若脉不见于寸口，而从尺部斜向手背，称为斜飞脉；若脉出现于寸口的背侧，则称为反关脉；还有出现于腕部其他位置者，都是生理特异脉位，是桡动脉解剖位置的变异，不属病脉。

## （六）病理性脉象

疾病反映于脉象的变化，称为病脉。一般来说，除了正常生理变化范围及个体生理特异之外的脉象，均属病脉。不同的病理脉象，反映了不同的证。我国最早的脉学专书《脉经》提出二十四种脉象，《景岳全书》提出十六种，《濒湖脉学》提出二十七种，李士材的《诊家正眼》又增加疾脉，故近代多从二十八脉论述。

脉象是通过位、数、形、势来体察。位即脉之部位，是指在皮肤下的深度而言。脉位分浮沉，浅显于皮下者浮脉，深沉于筋骨者为沉脉。数即至数，是指脉动的速率，脉数分迟数，一息不足四至为迟，一息五六至为数。形即形态，包括脉管的粗细及其特殊形象，指下予以辨形，如芤脉似葱管、动脉似豆等。势即脉动的气势或力量，以辨虚实，如脉来势大，有力为实；脉动势小，无力为虚等。

在二十八病脉中，有单一脉与复合脉之别。有的脉在位、数、形、势方面仅有单一的变化，如浮脉、沉脉表现为脉位的变化，迟脉、数脉表现为至数的变化。这种单方面变化而形成的脉象，称单为一脉。许多脉象要从位、数、形、势多方面综合体察，才能进行区别。如弱脉由虚、沉、小三脉合成，牢脉由沉、实、大、弦、长五脉合成，浮大、有力、势猛为洪脉等，这种由两个或两个以上方面的变化而形成的脉象，称为复合脉。单一脉往往不能全面反映疾病的本质，而复合脉则可以从多方面反映疾病的情况，除了上述二十八脉之外，还常出现数种脉象并见的相兼脉，如浮紧、浮缓、沉细、滑数等。

**1. 脉象分类与主病**

（1）浮脉类　浮脉类的脉象有浮、洪、濡、散、芤、革六脉。因其脉位浅，浮取即得，故归于一类。

①浮脉

【脉象】轻取即得，重按稍减而不空，举之泛泛而有余，如水上漂木。

【主病】表证，虚证。

【脉理】浮脉主表，反映病邪在经络肌表部位。邪袭肌腠，卫阳奋起抵抗，脉气鼓动于外，脉应指而浮，故浮而有力。内伤久病体虚，阳气不能潜藏而浮越于外，亦有见浮脉者，必浮大而无力。

②洪脉

【脉象】洪脉极大，状若波涛汹涌，来盛去衰。

【主病】里热证。

【脉理】洪脉的形成，由阳气有余，气壅火亢，内热充斥，致使脉道扩张，气盛血涌。若久病气虚或虚劳、失血、久泄等病证而出现洪脉，是正虚邪盛的危险证候，或为阴液枯竭，孤阳独亢，或虚阳亡脱。此时，浮取洪盛，沉取无力无神。

③濡脉

【脉象】浮而细软，如帛在水中。

【主病】虚证，湿证。

【脉理】濡脉主诸虚。若为精血两伤，阴虚不能维阳，或气虚阳衰，虚阳不敛，则为濡脉。若湿邪阻压脉道，亦见濡脉。

④散脉

【脉象】浮散无根，至数不齐，如杨花散漫之象。

【主病】元气离散。

【脉理】散脉主元气离散，脏腑之气将绝的危重证候。因心力衰竭，阴阳不敛，阳气离散，故脉来浮散而不紧，稍用重力则按不着，漫无根蒂；阴衰阳消，心气不能维系血液运行，故脉来时快时慢，至数不齐。

⑤芤脉

【脉象】浮大中空，如按葱管。

【主病】失血，伤阴。

【脉理】芤脉多见于失血伤阴之证，故芤脉的出现与阴血亡失，脉管失充有关。因突然失血过多，血量骤然减少，营血不足，无以充脉，或津液大伤，血不得充，血失阴伤，则阳气无所附而浮越于外，因而形成浮大中空之芤脉。

⑥革脉

【脉象】浮而搏指，中空外坚，如按鼓皮。

【主病】亡血，失精，半产，漏下。

【脉理】革脉为弦芤相合之脉，由于正气不固，精血内虚，气无所附而浮越于外，故亡血、失精、半产、漏下多见革脉。

（2）沉脉类 沉脉类的脉象，有沉、伏、弱、牢四脉。脉位较深，重按乃得，故同归于一类。

①沉脉

【脉象】轻取不应，重按乃得，如石沉水底。

【主病】里证，亦可见于无病之正常人。

【脉理】病邪在里，正气相搏于内，气血内困，故脉沉而有力，为里实证；若脏腑虚弱，阳气衰微，气血不足，无力统运营气于表，则脉沉而无力，为里虚证。

②伏脉

【脉象】重手推筋按骨始得，甚则伏而不见。

【主病】邪闭，厥证，痛极。

【脉理】因邪气内伏，脉气不能宣通，脉道潜伏不显而出现伏脉；若阳气衰微欲绝，不能鼓动血脉亦见伏脉。前者多见实邪暴病，后者多见于久病正衰。

③弱脉

【脉象】极软而沉细。

【主病】气血阴阳俱虚证。

【脉理】阴血不足，不能充盈脉道，阳衰气少，无力推动血行，故脉来沉而细软，形成弱脉。

④牢脉

【脉象】沉按实大弦长，坚牢不移。

【主病】阴寒凝结，内实坚积。

【脉理】牢脉之形成，是由于病气牢固，阴寒内积，阳气沉潜于下，故脉来沉而实大弦长，坚牢不移。牢脉主实有气血之分，癥瘕有形肿块，是实在血分；无形痞结，是实在气分。若牢脉见于失血、阴虚等病证，是阴血暴亡之危候。

（3）迟脉类　迟脉类的脉象，有迟、缓、涩、结四脉。脉动较慢，一息不足四到五至，故同归于一类。

①迟脉

【脉象】脉来迟慢，一息不足四至（相当于每分钟脉搏60次以下）。

【主病】寒证。迟而有力为寒痛冷积，迟而无力为虚寒。久经锻炼的运动员，脉迟而有力，则不属病脉。

【脉理】迟脉主寒证，由于阳气不足，鼓动血行无力，故脉来一息不足四至。若阴寒冷积阻滞，阳失健运，血行不畅，脉迟而有力。因阳虚而寒者，脉多迟而无力。邪热结聚，阻滞气血运行，也见迟脉，但必迟而有力，按之必实。迟脉不可概认为寒证，当脉症合参。

②缓脉

【脉象】一息四至，来去怠缓。

【主病】湿证，脾胃虚弱。

【脉理】湿邪黏滞，气机为湿邪所困；脾胃虚弱，气血乏源，气血不足以充盈鼓动，故缓脉见怠缓；平缓之脉，是为气血充足，百脉通畅。若病中脉转缓和，是正气恢复之征。

③涩脉

【脉象】迟细而短，往来艰涩，极不流利，如轻刀刮竹。

【主病】精血亏少，气滞血瘀，夹痰，夹食。

【脉理】精伤、血少、津亏，不能濡养经脉，血行不畅，脉气往来艰涩，故脉涩而无力；气滞血瘀，痰、食胶固，气机不畅，血行受阻，则脉涩而有力。

④结脉

【脉象】脉来缓，时而一止，止无定数。

【主病】阴盛气结，寒痰血瘀，癥瘕积聚。

【脉理】阴盛气机郁结，阳气受阻，血行瘀滞，故脉来缓怠，脉气不相顺接，时一止，止后复来，止无定数。结脉见于虚证，多为久病虚劳，气血衰，脉气不继，故断而时一止，气血续则脉复来，止无定数。

（4）数脉类　数脉类的脉象，有数、疾、促、动四脉。脉动较快，一息超过五至，故同归一类。

①数脉

【脉象】一息脉来五至以上。

【主病】热证。有力为实热,无力为虚热。

【脉理】邪热内盛,气血运行加速,故见数脉。因邪热盛,正气不虚,正邪交争剧烈,故脉数而有力,主实热证。若久病耗伤阴精,阴虚内热,则脉虽数而无力。若脉显浮数,重按无根,是虚阳外越之危候。

②疾脉

【脉象】脉来急疾,一息七八至。

【主病】阳极阴竭,元阳将脱。

【脉理】实热证阳亢无制,真阴垂危,故脉来急疾而按之益坚。若阴液枯竭,阳气外越欲脱,则脉疾而无力。

③促脉

【脉象】脉来数,时而一止,止无定数。

【主病】阳热亢盛,气血、痰食郁滞。

【脉理】阳热盛极,或气血、痰饮、宿食郁滞化热,正邪相搏,血行急速,故脉来急数。邪气阻滞,阴不和阳,脉气不续,故时一止,止后复来,指下有力,止无定数。促脉亦可见于虚证,若元阴亏损,则数中一止,止无定数,必促而无力,为虚脱之象。

④动脉

【脉象】脉形如豆,厥厥动摇,滑数有力。

【主病】痛证,惊证。妇女妊娠反应期可出现动脉,这对临床诊断早孕有一定价值。

【脉理】动脉是阴阳相搏,升降失和,使其气血冲动,故脉道随气血冲动而呈动脉。痛则阴阳不和,气血不通;惊则气血紊乱,心突跳,故脉亦应之而突跳,故痛与惊可见动脉。

(5)虚脉类 虚脉类脉象,有虚、细、微、代、短五脉,脉动应指无力,故归于一类。

①虚脉

【脉象】三部脉举之无力,按之空虚。

【主病】虚证。

【脉理】气虚不足以运其血,故脉来无力;血虚不足以充盈脉道,故按之空虚。由于气虚不敛而外张,血虚气无所附而外浮,脉道松弛,故脉形大而势软。

②细脉

【脉象】脉细如线,但应指明显。

【主病】气血两虚,诸虚劳损,湿证。

【脉理】细为气血两虚所致,营血亏虚不能充盈脉道,气不足则无力鼓动血液运行,故脉体细小而无力。湿邪阻压脉道,伤人阳气也见细脉。

③微脉

【脉象】极细极软,按之欲绝,似有若无。

【主病】阴阳气血诸虚,阳气衰微。

【脉理】阳气衰微，无力鼓动，血微则无以充脉道，故见微脉。浮以候阳，轻取之似无为阳气衰。沉以候阴，重取之似无是阴气竭。久病正气损失，气血被耗，正气殆尽，故久病脉微，为气将绝之兆；新病脉微，是阳气暴脱，亦可见于阳虚邪微者。

④代脉

【脉象】脉来时见一止，止有定数，良久方来。

【主病】脏气衰微，风证，痛证。

【脉理】脏气衰微，气血亏损，以致脉气不能衔接而歇止，不能自还，良久复动。风证、痛证见代脉，因邪气所犯，阻于经脉，致脉气阻滞，不相衔接，为实证。

代脉亦可见于妊娠初期的孕妇，因五脏精气聚于胞宫，以养胎元，脉气一时不相接续，故见代脉。然非妊娠必见之脉，仅见于母体素弱，脏气不充，更加恶阻，气血尽以养胎，脉气暂不接续所致者。

⑤短脉

【脉象】首尾俱短，不能满部。

【主病】气病，有力为气滞，无力为气虚。

【脉理】气虚不足以帅血，则脉动不及尺寸本部，脉来短而无力。亦有因气郁血瘀或痰滞食积阻碍脉道，以致脉气不伸而见短脉，但必短而有力，故短脉不可概作不足之脉，应注意其有力无力。

（6）实脉类　实脉类脉象，有实、滑、弦、紧、长五脉，脉动应指有力，故归于一类。

①实脉

【脉象】三部脉举按均有力。

【主病】实证。

【脉理】邪气亢盛而正气不虚，邪正相搏，气血壅盛，脉道紧满，故脉来应指坚实有力。平人亦可见实脉，这是正气充足，脏腑功能良好的表现。平人实脉应是静而和缓，与主病之实脉躁而坚硬不同。

②滑脉

【脉象】往来流利，如珠走盘，应指圆滑。

【主病】痰饮，食积，实热。

【脉理】邪气壅盛于内，正气不衰，气实血涌，故脉往来甚为流利，应指圆滑。若滑脉见于平人，必滑而和缓，总由气血充盛，气充则脉流畅，血盛则脉道充盈，故脉来滑而和缓。妇女妊娠见滑脉，是气血充盛而调和的表现。

③弦脉

【脉象】端直以长，如按琴弦。

【主病】肝胆病，痰饮，痛证，疟疾。

【脉理】弦是脉气紧张的表现。肝主流泄，调畅气机，以柔和为贵，若邪气滞肝，疏泄失常，气郁不利，则见弦脉。诸痛、痰饮，气机阻滞，阴阳不和，脉气因而紧张，故脉弦。疟邪为病，伏于半表半里，少阳枢机不利而见弦脉。虚劳内伤，中气不足，肝病及脾，亦常见弦脉。若弦而细劲，如循刀刃，便是胃气全无，病多难治。

④紧脉

【脉象】脉来绷急，状若牵绳转索。

【主病】寒证，痛证。

【脉理】寒邪侵袭人体，与正气相搏，以致脉道紧张而拘急，故见紧脉。诸痛而见紧脉，也是寒邪积滞与正气激搏之缘故。

⑤长脉

【脉象】首尾端长，超过本位。

【主病】肝阳有余，火热邪毒等有余之症。

【脉理】健康人正气充足，百脉畅通无损，气机升降调畅，脉来长而和缓；若肝阳有余，阳盛内热，充斥脉道，加上邪正相搏，脉来长而硬直，或有兼脉，为病脉。

**2. 相兼脉与主病** 相兼脉是指数种脉象并见的脉象。徐灵胎称之为合脉，有二合脉、三合脉、四合脉之分。

相兼脉象的主病，往往等于各个脉所主病的总和，如浮为表，数为热，浮数主表热，以此类推。现将常见的相兼脉及主病列于下。

浮紧：主病表寒，风痹。

浮缓：主病伤寒表虚证。

浮数：主病表热。

浮滑：主病风痰，表证夹痰。

沉迟：主病里寒。

弦数：主病肝热，肝火。

滑数：主病痰热，内热食积。

洪数：主病气分热盛。

沉弦：主病肝郁气滞，水饮内停。

沉涩：主病血瘀。

弦细：主病肝肾阴虚，肝郁脾虚。

沉缓：主病脾虚，水湿停留。

沉细：主病阴虚，血虚。

弦滑数：主病肝火夹痰，痰火内蕴。

沉细数：主病阴虚，血虚有热。

弦紧：主病寒痛，寒滞肝脉。

## （七）诊小儿脉

诊小儿脉与成人有所不同，因小儿寸口部位狭小，难分寸关尺三部。此外，小儿临诊时容易惊哭，惊则气乱，脉气亦乱，故难于掌握，后世医家多以一指总候三部。操作方法是：医生用左手握小儿手，再用右手大拇指按小儿掌后高骨脉上，分三部以定息数。对4岁以上的小儿，则以高骨中线为关，以一指向侧滚转寻三部；七八岁可以挪动拇指诊三部；9岁以上，可以次第下指依寸、关、尺三部诊脉；16岁则按成人三部诊脉进行。

小儿脉象主病，以浮、沉、迟、数定表、里、寒、热，以有力、无力定虚实，不详求二十八脉。还需指出，小儿肾气未充，脉气止于中候，不论脉体素浮素沉，重按多不见，若重按乃见，便与成人的牢实脉同论。

## （八）脉症顺逆与从舍

**1. 脉症顺逆**　脉症顺逆是指从脉与症的相应不相应来判断疾病的顺逆。在一般情况下，脉与症是一致的，即脉症相应，但也有时亦脉与症不一致，也就是脉症不相应，甚至还会出现相反的情况。从判断疾病的顺逆来说，脉症相应者主病顺，不相应者为逆，逆则主病凶。一般来说，凡有余病证，脉见洪、数、滑、实则谓脉症相应，为顺，表示邪实正盛，正气足以抗邪；若反见细、微、弱的脉象，则为脉证相反，为逆，说明邪盛正虚，易致邪陷。再如，暴病脉来浮、洪、数、实者为顺，反映正气充盛能抗邪；久病脉来沉、微、细、弱为顺，说明有邪衰正复之机。若新病脉见沉、细、微、弱，说明正气已衰；久病脉见浮、洪、数、实，则表示正衰而邪不退，均为属逆。

**2. 脉症从舍**　既然有脉症不相应的情况，其中必有一真一假，或为症真脉假，或为症假脉真，故临证时必须辨明脉症的真假以决定从舍，或舍脉从症，或舍症从脉。

舍脉从症：在症真脉假的情况下，必须舍脉从症。例如，症见腹胀满，疼痛拒按，大便燥结，舌红苔黄厚焦燥，而脉迟细者，则症所反映的是实热内结肠胃，是真；脉所反映的是因热结于里，阻滞血液运行，故出现迟细脉，是假象，此时当舍脉从症。

舍症从脉：在症假脉真的情况下，必须舍症从脉。例如，伤寒热闭于内，症见四肢厥冷，而脉滑数，脉所反映的是真热；症所反映的是由于热邪内伏，格阴于外，出现四肢厥冷的假寒，此时当舍症从脉。

## 二、按诊

按诊是医者用手直接触摸、按压患者体表某些部位，以了解局部的异常变化，从而推断疾病的部位、性质和病情的轻重等情况的一种诊病方法。

### （一）按诊的方法和意义

**1. 按诊方法**

（1）体位　按诊时，患者取坐位或仰卧位。一般按胸腹时，患者须采取仰卧位，全身放松，两腿伸直，两手放在身旁。医生站在患者右侧，右手或双手对患者进行按诊。在切按腹内肿块或腹肌紧张度时，可再令患者屈膝，使腹肌松弛，便于切按。

（2）手法　按诊的手法大致可分触、摸、推、按四类。触是以手指或手掌轻轻接触患者局部，如额部及四肢皮肤等，以了解凉、热、润、燥等情况。摸是以手抚摸局部，如肿胀部位等，以探明局部的感觉情况及肿物的形态、大小等。推是以手稍用力在患者局部做前后或左右移动，以探测肿物的移动度及局部同周围组织的关系等情况。按是以手按压局部，如胸腹或肿物部位，以了解深部有无压痛，肿块的形态、质地，肿胀的程度、性质等。在临床上，各种手法是综合运用的，常常是先触摸，后推按，由轻到重，由浅入深，逐层了解病变的情况。

按诊时，医者要体贴患者，手法要轻巧，要避免突然暴力，天冷要先暖手，然后再行检查。一般先触摸，后按压，指力由轻到重，由浅入深。同时要嘱咐患者主动配合，随时反映自己的感觉，还要边检查边观察患者的表情变化了解其痛苦所在。按诊时要认真仔细，不放过任何与疾病有关的部位。

**2. 按诊的意义**

按诊是切诊的一部分，是四诊中不可忽略的一环。其在望、闻、问的基础上，更进一步地深入探明疾病的部位和性质等情况，对于胸腹部的疼痛、肿胀、痰饮、癥块等病变，可通过触按，诊断与辨证所必需的资料。

## （二）按诊的内容

按诊的应用范围较广，临床上以按肌肤、按手足、按胸腹、按腧穴等最为常用。

**1. 按肌肤** 按肌肤是为了探明全身肌表的寒热、润燥以及肿胀等情况。

凡阳气盛则多身热，阳气衰则多身寒。按肌肤不仅能从冷暖以知寒热，更可从热的甚微而分表里、虚实。凡身热初按甚热，久按热反转轻是热在表；若久按其热反甚，热自内向外蒸发，为热在里。

肌肤濡软而喜按，为虚证；患处硬痛拒按，为实证。轻按即痛，病在表浅；重按方痛，病在深部。

皮肤干燥者，为尚未出汗或津液不足；皮肤干瘪者，为津液不足；皮肤湿润者，为身已汗出或津液未伤。皮肤甲错，为伤阴或内有干血。

按压肿胀，可以辨别水肿和气肿。按之凹陷，不能即起，为水肿；按之凹陷，举手即起，为气肿。亦可辨别病证属阴、属阳和是否成脓。肿而硬木不热者，属寒证；肿处烙手、压痛者，为热证。根盘平塌漫肿者属虚，根盘收束而高起的属实。患处坚硬，多属无脓；边硬顶软，内必成脓。至于肌肉深部的脓肿，则以"应手"或"不应手"来决定有脓、无脓。两手分放在肿物的两侧，一手时轻时重地加以压力，一手静候深处有无波动感，若有波动感应手，即为有脓，根据波动范围的大小，即可测知脓液的多少。

**2. 按手足** 按手足主要在探明寒热，以判断病证性质属虚属实，在内在外及预后。凡疾病初起，手足俱冷，是阳虚寒盛，属寒证。手足俱热，多为阳盛热炽，属热证。

诊手足寒热，还可以辨别外感病或内伤病。手足的背部较热，为外感发热；手足心较热，为内伤发热。此外，还有以手心热与额上热的互诊来分别表热或里热的方法。额上热甚于手心热的，为表热；手心热甚于额上热，为里热。这一诊法有参考意义。

在儿科方面，小儿指尖冷主惊厥；中指独热主外感风寒；中指末独冷，为麻痘将发之象。诊手足的寒温可测知阳气的存亡，这对于决定某些阳衰证预后良恶相当重要。阳虚之证，四肢犹温，是阳气尚存，尚可治疗；若四肢厥冷，其病多凶，预后不良。

**3. 按胸腹** 胸腹各部位的划分：膈上为胸、膈下为腹。侧胸部从腋下至十一、十二肋骨的区域为胁。腹部剑突下方位置称为心下。胃脘相当于上腹部。大腹为脐上部位，小腹在脐下，少腹即小腹之两侧。

按胸腹就是根据病情的需要，有目的地对胸前区、胁肋部和腹部进行触摸、按压，必要时进行叩击，以了解其局部的病变情况。可分为按虚里、按胸胁和按腹部。

（1）按虚里　虚里位于左乳下心尖搏动处，为诸脉所宗。探索虚里搏动的情况，可以了解宗气的强弱，病之虚实，预后之吉凶。古人对此至为重视。

虚里按之应手，动而不紧，缓而不急，为健康之征。其动微弱无力，为不及，是宗气内虚。若动而应衣，为太过，是宗气外泄之象。若按之弹手，洪大而搏，属于危重的证候。

若见于孕妇胎前后或痨瘵病者尤忌，应当提高警惕。至于惊恐，大怒或剧烈运动后，虚里脉动虽高，但静息片刻即平复如常者，是生理现象。如果其动已绝，他处脉搏也停止，便是死候。虚里按诊对于指下无脉，欲决死生的证候，诊断意义颇大。

（2）按胸胁　前胸高起，按之气喘者，为肺胀。胸胁按之胀痛者，可能是痰热气结或水饮内停。肝脏位于右胁内，上界在锁骨中线处平第五肋，下界与右肋弓下缘一致，故在肋下一般不能扪及。若扪及肿大之肝脏，或软或硬，多属气滞血瘀，若表面凹凸不平，则要警惕肝癌。右肋胀痛，摸之热感，手不可按者，为肝痈。疟疾日久，胁下出现肿块，称为疟母。

（3）按腹部　按腹部主要了解凉热、软硬度，胀满、肿块、压痛等情况，以协助疾病的诊断与辨证。

辨凉热：通过探测腹部的凉热，可以辨别病的寒热、虚实。腹壁冷，喜暖手按抚者，属虚寒证；腹壁灼热，喜冷物按抚者，属实热证。

辨疼痛：凡腹痛，喜按者属虚，拒按者属实；按之局部灼热，痛不可忍者，为内痈。

辨腹胀：腹部胀满，按之有充实感觉，有压痛，叩之声音重浊，为实满；腹部膨满，但按之不实，无压痛，叩之作空声，为气胀，多属虚满。

腹部高度胀大，如鼓之状者，称为鼓胀，是一种严重的病证，可分水鼓与气鼓。以手分置腹之两侧，一手轻拍，另一手可触到波动感。同时，按之如囊裹水，且腹壁有凹痕者，为水鼓；以手叩之如鼓，无波动感，按之亦无凹痕者，为气鼓。另外，有些高度肥胖的人，亦见腹大如鼓，但按之柔软，且无脐突及其他重病征象，当与鼓胀鉴别。

辨痞满：痞满是自觉心下或胃脘部痞塞不适和胀满的一种症状。按之柔软，无压痛者，属虚证；按之较硬，有抵抗感而压痛者，为实证。脘部按之有形而胀痛，推之辘辘有声者，为胃中有水饮。

辨肿块：肿块的按诊要注意其大小、形态、硬度、压痛等情况。积聚是指腹内的结块，或胀或痛的一种病证。但积和聚不同，痛有定处，按之有形而不移者为积，病属血分；痛无定处，按之无形聚散不定者为聚，病属气分。左小腹作痛，按之累累有硬块者，肠中有宿粪。右小腹作痛，按之疼痛，有包块应手者，为肠痈。腹中虫块，按诊有三大特征：一是形如筋结，久按会转移；二是细心诊察，觉指下如蚯蚓蠕动；三是腹壁凹凸不平，按之起伏聚散，往来不定。

**4. 按腧穴**　按腧穴，是按压身体上某些特定穴位，通过这些穴位的变化与反应，来推断内脏的某些疾病。

　　腧穴的变化主要是出现结节或条索状物，或者出现压痛及敏感反应。据临床报道，肺病患者，有些可在肺俞穴摸到结节，有些在中府穴出现压痛；肝病患者可出现肝俞或期门穴压痛，胃病在胃俞和足三里有压痛。

　　此外，还可通过指压腧穴进行试验性治疗，从而协助鉴别诊断。如胆道蛔虫症腹痛，指压双侧胆俞则疼痛缓解，其他原因腹痛则无效，可资鉴别。

# 第七章

# 治 则

中医学在长期的医疗实践过程中，积累了丰富的临床经验，在深入认识疾病发生发展规律的基础上，创立了完整的辨证论治体系。一方面，对疾病表现的各种临床征象，通过望、闻、问、切四诊进行收集和整理，并运用中医理论加以分析，从而对疾病做出正确的辨证诊断。另一方面，根据辨证诊断的结果，确定正确的治疗原则，采用适当的治疗方法，以达到却病的目的。在整个辨证论治的过程中，治疗原则的确定和治疗方法的选用，对提高临床疗效具有十分重要的意义。

## 第一节　治则概述

### 一、治则的含义

治则是治疗疾病时所必须遵循的法则，又称"治之大则"。治则是在整体观念和辨证论治理论指导下，根据四诊（望、闻、问、切）所获得的客观资料，在对疾病进行全面分析、综合与判断的基础上，而制定的对临床立法、处方、遣药具有普遍指导意义的治疗规律。

### 二、治则与治法的关系

治则是用以指导治疗方法的总则，而治法是在治则指导下制定的治疗疾病的具体方法，它从属于一定的治疗原则。例如，各种疾病从邪正关系来说，不外乎邪正斗争、消长、盛衰的变化。因此，在治疗上，扶正祛邪就成为治疗的基本原则。在这一总的原则指导下，根据具体情况所采取的益气、养血、滋阴、补阳等方法，就是扶正的具体方法，而发汗、吐下等方法，则是祛邪的具体方法。

### 三、治病求本

《素问·阴阳应象大论》指出"治病必求于本"。本，本质、本原、根本、根源之谓。治病求本，就是在治疗疾病时，必须寻找疾病的根本原因，抓住疾病的本质，并针对疾病的根本原因进行治疗。治病求本是中医辨证论治的一个根本原则，也是中医治疗中最基本的原则。

阴平阳秘，精神乃治，阴阳乖戾，疾病乃起。阴阳失调是人体失去生理状态而发生病理变化的根本原因，治疗疾病就是要解决阴阳失调——偏胜偏衰的矛盾，使之重归于新的动态平衡。因此，治病求本，本者本于阴阳之谓，即治病必须追究疾病的根本原因，审察疾病的阴阳逆从，从而确定治疗方法。故《医门法律·申明内经法律》曰："凡治病者，在必求于本，或本于阴，或本于阳，知病之所由生而直取之，乃为善治。若不知根本，则茫如望洋，无可问津矣。"

阴阳失衡是疾病的根本矛盾。治本的基本原则就是调整阴阳，解决人体阴阳两方面所发生的自身不能解决的矛盾，使机体重新恢复阴阳的协调平衡。《素问·至真要大论》曰："谨察阴阳所在而调之，以平为期。"

疾病的病理变化是极为复杂的，病变过程亦有轻重缓急。因此，临床治疗尚须知常以达变，灵活运用治疗法则，切忌墨守一则，刻遵一律。如对于某些邪实之证，常根据病邪所在部位的不同，因其势而就近引导，使之排出体外，以达到避免伤正的目的。《金匮要略·水气病脉证并治》所言"诸有水者，腰以下水肿，当利小便，腰以上肿，当发汗乃愈"即为此意。

综上所述，中医学治疗疾病的总则，概而言之，就是治病求本，以平为期，知常达变，因势利导。

## 第二节　基本治则

### 一、扶正祛邪

#### （一）扶正祛邪的概念

**1. 扶正**　扶正是培补正气以愈病的治疗原则，就是使用扶助正气的药物或其他疗法，并配合适当的营养和功能锻炼等辅助方法，以增强体质，提高机体的抗病力，从而驱逐邪气，以达到战胜疾病，恢复健康的目的。

**2. 祛邪**　祛邪是消除病邪以愈病的治疗原则，就是利用驱除邪气的药物或其他疗法，以祛除病邪，达到邪去正复，恢复健康的目的。所谓"实者泻之"就是这一原则的具体应用。

#### （二）扶正祛邪的应用

扶正和祛邪是相互联系的两个方面，扶正是为了祛邪，通过增强正气的方法，驱邪外出，从而恢复健康，即所谓"正盛邪自祛"。祛邪是为了扶正，消除致病因素的损害而达到保护正气，恢复健康的目的，即所谓"邪去正自安"。扶正与祛邪是相辅相成的两个方面，故运用扶正祛邪的治则时，要认真仔细分析正邪力量的对比情况，分清主次，决定扶正或祛邪，以及决定扶正祛邪的先后。一般情况下，扶正用于虚证，祛邪用于实证；若属虚实错杂证，则应扶正祛邪并用，但这种兼顾并不是扶正与祛邪各半，乃是要分清虚实的主次缓急，以决定扶正祛邪的主次、先后。总之，应以"扶正不致留邪，祛邪不致伤正"为度。

**1. 扶正**  单独扶正适用于以正虚为主，而邪不盛实的虚证，如气虚、阳虚证，宜采取补气、壮阳法治疗；阴虚、血虚证，宜采取滋阴、养血法治疗。

**2. 祛邪**  单独祛邪适用于以邪实为主，而正未虚衰的实证。临床上常用的汗法、吐法、下法、清热、利湿、消导、行气、活血等法，都是在这一原则指导下，根据邪气的不同情况制定的。

**3. 先祛邪后扶正**  即先攻后补。适用于虽然邪盛、正虚，但正气尚可耐攻，以邪气盛为主要矛盾，若兼顾扶正反会助邪的病证。如瘀血所致的崩漏证，因瘀血不去，出血不止，故应先活血化瘀，然后再补血。

**4. 先扶正后祛邪**  即先补后攻。适用于正虚邪实的虚实错杂证而正气虚衰不耐攻的情况。此时先祛邪更伤正气，必须先用补法扶正，使正气渐渐恢复到能承受攻伐时再攻其邪。例如鼓胀，当正气虚衰为主要矛盾，正气又不耐攻伐时，必须先扶正，待正气适当恢复，能耐受攻伐时再泻其邪，才不致发生意外。

**5. 扶正与祛邪并用**  即攻补兼施。适用于正虚邪实，但二者均不甚重的病证。具体运用时必须区别正虚邪实的主次关系，灵活运用。如以正虚为主要矛盾，单纯用补法又恋邪，单纯攻邪又易伤正，此时则应以扶正为主兼祛邪。如气虚感冒，则应以补气为主兼解表。若以邪实为主要矛盾，单攻邪又易伤正，单补正又易恋邪，此时治当以祛邪为主兼扶正。

## 二、标本先后

### （一）标本先后的概念

标即枝末、树梢，非根本之谓；本即草木之根本，根基。一般而言，从医患关系来说，患者为本，医生为标，即病为本，人为标；从邪正关系来说，人体的正气为本，致病的邪气为标；从病因与症状的关系来说，病因为本，症状为标；从疾病先后来说，旧病为本，新病为标，先病为本，后病为标；从疾病的部位来说，病在内在下为本，病在外在上为标；从现象和本质来说，本质为本，现象为标。可见，标本不是绝对的，而是相对的，有条件的。针对临床病证中标本主次的不同，而采取"急则治标，缓则治本"的法则，以达到治病求本的目的，此即所谓标本先后的基本治则。标本理论对于正确分析病情，辨别病证的主次、本末、轻重、缓急，予以正确的治疗，具有重要的指导意义。

### （二）标本先后的应用

**1. 缓则治本**  缓则治本的原则，一般适用于慢性疾病，或当病势向愈，正气已虚，邪尚未尽之际。如内伤病其来也渐，且脏腑之气血已衰，必待脏腑精气充足，人体正气才能逐渐恢复。因此，治宜缓图，不可速胜。

**2. 急则治标** 急则治标的原则，一般适用于卒病且病情非常严重，或疾病在发展过程中，出现危及生命的某些证候时。如治暴病不宜缓，初病邪未深入，当急治以去其邪，邪去则正气不伤，患者易于恢复。"夫病痼疾，加以卒病，当先论其卒病，后乃治其痼疾也"（《金匮要略·脏腑经络先后病脉证》）。又如大失血病变，出血为标，出血之因为本，但其势危急，故常以止血治标为首务，待血止后再治出血之因以图本。此外，"先病而后生中满者治其标"，"小大不利，治其标"（《素问·标本病传论》）。先病为本，后病为标，诸病皆先治本，唯独中满和小大不利两证先治其标。因中满之病，其邪在胃，胃为五脏六腑之大源，胃病中满，则药物和水谷之气，俱不能运行，而脏腑皆失其养，其病情更急，故当先治其标。名曰治标实，则是治疗脏腑的大本，亦为治本。而小大不利者，因二便不通，病情危急，虽为标病，必先治之。但须注意，小大不利当是急证的大小便不通，如"关格"之类。若为一般病情，可酌情处理，不一定先治。

必须指出，所谓"急则治其标，缓则治其本"，不能绝对化。急的时候也未尝不须治本，如亡阳虚脱时，急用回阳救逆的方法，就是治本；大出血之后，气随血脱时，急用独参汤益气固脱也是治本。不论标本，急者先治是一条根本原则。

同时，缓的时候也不是不可治标，脾虚气滞患者，用理气药兼治其标更有利于单纯补脾。

**3. 标本同治** 也就是标本兼顾。标本同治适用于标病和本病俱急之时。如痢疾患者，饮食不进是正气虚（本），下痢不只是邪气盛（标）。此时标本俱急，须以扶正药与清化湿热药同时并用，这就是标本同治。又如脾虚气滞患者，脾虚为本，气滞为标，既用人参、白术、茯苓、甘草等健脾益气以治本，又配伍木香、砂仁、陈皮等理气行滞以治标。标本兼治的原则，运用非常广泛，诸如补散并用之参苏饮，消补兼行之枳术丸，攻补兼施之增液承气汤等。根据病情的需要，标本同治，不但并行不悖，更可相得益彰。

综上所述，一般来说，凡病势发展缓慢者，当从本治；发病急剧者，首先治标；标本俱急者，又当标本同治。总之，临床上必须以"动"的观点来处理疾病，善于抓住主要矛盾，借以确定治疗的先后缓急。故"谨察间甚，以意调之；间者并行，甚则独行"（《素问·标本病传论》）。

## 三、病治逆从

### （一）正治

**1. 正治的概念** 所谓正治，就是逆其证候性质而治的一种治疗法则，故又称"逆治"。正治是临床最常用的一种治疗法则。

**2. 正治的应用** 适用于疾病的本质和现象相一致的病证。由于疾病的性质有寒热虚实之别，故正治法就有寒者热之、热者寒之、虚者补之、实者泻之之分。

（1）寒者热之 是指寒性病变出现寒象，用温热药治疗，即以热治寒，如表寒证用辛温解表法，里寒证用辛热温里法等。

（2）**热者寒之**　是指热证出现热象，要用寒凉的药物治疗，如表热证用辛凉解表法，里热证用苦寒清热法。

（3）**虚者补之**　是指虚证见虚象，用补益的药物补其虚，如阳虚证用壮阳法，阴虚证用滋阴法。

（4）**实者泻之**　是指实证见实象，则用泻法泻其邪，如食积之证用消导法，水饮停聚证用逐水法，血瘀证用活血化瘀法，虫积证用驱虫法等。

## （二）反治

**1. 反治的概念**　所谓反治，是顺从疾病假象而治的一种治疗法则，即采用方药或措施的性质顺从疾病的假象，与疾病的假象相一致，故又称"从治"。究其实质，是在治病求本法则指导下，针对疾病的本质而进行治疗的方法，故仍然是"治病求本"。

**2. 反治的应用**　适用于疾病的征象与本质不完全一致的病证。用于临床，一般有以下几种。

（1）**热因热用**　指用热性药物治疗具有假热症状病证的方法。适用于真寒假热证，即阴寒内盛，格阳于外，形成里真寒外假热的证候。治疗时针对疾病的本质，用热性药物治其真寒，真寒一去，假热也就随之消失了。这种方法对其假象来说就是以热治热的"热因热用"。

如阴盛格阳证，由于阴寒内盛，阳气被格拒于外，临床既有下利清谷、四肢厥逆、脉微欲绝等真寒之征，又反见身热、面赤等假热之象。因其本质是寒，热象是假，故不能用"热者寒之"的方法，而应用温热药治其真寒，里寒一散，阳气得复，而表现于外的假热亦随之消失，这就是"以热治热"的具体运用。

（2）**寒因寒用**　是指用寒性药物治疗具有假寒症状病证的方法。适用于里热炽盛，阳盛格阴的真热假寒证。例如，热厥证因阳盛于内，格阴于外，只出现四肢厥冷的外假寒症状，但壮热、口渴、便燥、尿赤等热证是疾病的本质，故用寒凉药治其真热，假寒自然就消失了。这种治法，对其假寒的症状来说，就是"以寒治寒"的反治法。

（3）**塞因塞用**　是用补益的药物治疗具有闭塞不通症状病证的方法。适用于因虚而致闭塞不通的真虚假实证。例如，脾胃虚弱，气机升降失司所致的脘腹胀满等症，治疗时应采取补脾益胃的方法，恢复脾升胃降之职，气机升降正常，脘腹胀满自除。这种以补开塞之法，就是塞因塞用。

（4）**通因通用**　是用通利的药物治疗具有实性通泄症状病证的方法。适用于真实假虚之候。例如，食积腹泻治以消导泻下；瘀血所致的崩漏，治以活血化瘀等，这种以通治通的方法，就是通因通用。

正治与反治，都是针对疾病的本质而治，同属于治病求本的范畴。但是，正治与反治的概念有别，并且就各自采用方药的性质、效用与疾病的本质、现象间的关系而言，方法上有逆从之分。此外，两者适用病证有别：病变本质与临床表现相符者，采用正治；病变本质与临床表现的属性不完全一致者，则适于用反治。由于在临床上，大多数疾病的本质与其征象的属性是一致的，因而正治是最常用的一种治疗法则。

### 四、调整阴阳

#### （一）调整阴阳的概念

所谓调整阴阳，是针对机体阴阳偏盛偏衰的变化，采取损其有余，补其不足的原则，使阴阳恢复于相对的平衡状态。从根本上讲，人体患病是阴阳间协调平衡遭到破坏，出现了偏盛偏衰的结果，故调整阴阳，"以平为期"是中医治疗疾病的根本法则。

#### （二）调整阴阳的应用

**1. 损其有余**　又称损其偏盛，是指阴或阳的一方偏盛有余的病证，应当用"实则泻之"的方法予以治疗的原则。

（1）抑其阳盛　对"阳盛则热"所致的实热证，应当清泄阳热，"治热以寒"，用"热者寒之"的法则治疗。

（2）损其阴盛　对"阴盛则寒"所致的实寒证，应当温散阴寒，"治寒以热"，用"寒者热之"的法则治疗。

由于阴阳是互根的，"阴盛则阳病"，"阳盛则阴病"。在阴阳偏盛的病变中，如其相对一方有偏衰时，则当兼顾其不足，配以扶阳或滋阴之法。

**2. 补其不足**　是指对于阴阳偏衰的病证，采用"虚则补之"的方法予以治疗的原则。

（1）阳病治阴，阴病治阳　阳病治阴适于阴虚之证，阴病治阳适用于阳虚之候。"阴虚则热"所出现的虚热证，采用"阳病治阴"的原则，滋阴以制阳亢。"阳虚则寒"所出现的虚寒证，采用"阴病治阳"的原则，治阳即补阳之意。

（2）阳中求阴，阴中求阳　根据阴阳互根理论，临床上治疗阴虚证时，在滋阴剂中适当佐以补阳药，即所谓"阳中求阴"；治疗阳虚证时，在助阳剂中，适当佐以滋阴药，即谓"阴中求阳"。阳得阴助而生化无穷，阴得阳升而泉源不竭，故临床上治疗血虚证时，在补血剂中常佐以补气药；治疗气虚证时，在补气剂中也常佐以补血药。

（3）阴阳双补　由于阴阳是互根的，故阴虚可累及阳，阳虚可累及阴，从而出现阴阳两虚的病证，治疗时当阴阳双补。由于阴阳是辨证的总纲，疾病的各种病理变化都可用阴阳失调加以概括。因此，从广义来讲，解表攻里、升清降浊、补虚泻实、调理气血等治疗方法，都属于调整阴阳的范围。

### 五、调和气血

#### （一）调和气血的概念

人之生以气血为本，人之病无不伤及气血。因此，"治病之要诀，在明白气血"（《医林改错·气血合脉说》）。所谓调和气血，是根据气和血的不足及其各自功能的异常，以及气血互用的功能失常等病理变化，采取"有余泻之，不足补之"的原则，使气顺血和，气血协调。调和气血是中医治疗疾病的重要原则，适于气血失调之候。

### (二) 调和气血的应用

气属阳，血属阴。气血的生成与运行，又依赖于脏腑经络的正常生理活动，故调和气血又须与燮理阴阳、调整脏腑密切结合起来。

**1. 气病治则**　中医学认为，气具有温煦、气化、推动、防御和固摄之功。气之为用，无所不至，一有不调，则无所不病。气有不调之处，即病本所在之处，故治疗时必以调气为要，而调气之法众多，如《读医随笔·升降出入论》所言："气之亢于上者，抑而降之；陷于下者，升而举之；散于外者，敛而固之；结于内者，流而散之。"推而广之，则寒之、热之，乃至按摩、针灸、饮食等均属于调气之列。

气病之治则，概而言之，即气虚则补，气滞则疏，气陷则升，气逆则降，气脱则固，气闭则开。

（1）气虚则补　气虚系指元气亏乏，脏腑功能衰退，抗病能力低下的病理变化。肺主一身之气，脾为后天之本，气血生化之源，故补气主要是补脾肺之气，而尤以培补中气为重。先天之精气依赖于肾藏精气的生理功能，才能充分发挥先天之精气的生理效应，故气虚之极又要从补肾入手。

气为血之帅，血为气之母，二者互根互用，故补气又常与补血相结合。气虚为阳虚之渐，阳虚为气虚之极，故在极度气虚时又当与补阳同用。

补气药易于壅滞，一般情况下，痰湿内盛者不宜使用，但必要时可补气与化痰、祛湿兼施。又有气虚不运而生胀满者，用塞因塞用之法，亦应稍佐理气之品。

（2）气滞则疏　气滞即气机郁滞不畅。多因情志失调，或痰湿食积、瘀血等停聚于内，影响气的流通，导致局部或全身的气机不畅，从而引起某些脏腑、经络的功能障碍。故《丹溪心法·六郁》云："气血冲和，百病不生，一有怫郁，诸病生焉。故人生诸病，多生于郁。"因为人体的气机升降出入多与肝主疏泄、肺主宣降、脾主升清、胃主降浊，以及小肠、大肠主泌别传导功能有关，故气滞多与肺、肝、脾、胃等脏腑功能失调有关。肝主疏泄，调畅气机，若肝失条达，气机郁结，郁则气滞，故气滞之病又以肝气郁滞为先。

治疗气滞，定当理气行气。所谓调气、舒气、理气、利气、行气，虽名称不同，轻重不一，但总以"疏气令调"为期。

因气滞有或在形躯，或在脏腑，或因寒，或因热，或因虚，或因实之异，故不可一味破气、行气，应根据脏腑、经络之寒热虚实而调之。用苦寒泄热而不损胃，用辛温理气而不破气，用滑润濡燥涩而不滋腻气机，用宣通而不揠苗助长。

理气药大多辛香而燥，大剂或久用能耗气、散气和消耗津液，对血虚、阴虚及阴虚火旺等均当慎用。

（3）气陷则升　气陷，即气虚升举无力而反下陷，失于摄纳的一种病理变化。多因禀赋不足，或久病体虚，使脏器之维系、气液之统摄等受到损害，当升者不能升，当固者不能固，导致各种气虚下陷之候。陷者举之，故气陷当用升气之法。升气之法主要用于中气下陷而见㿗陷、胞睑下垂、脱肛、滑泄不止，以及冲任不固所致崩中漏下、带下、阴挺、胎动不安等。

（4）气逆则降 气逆是指气机升降失常，脏腑之气逆而上冲的病理变化。气逆多见于肺、胃、肝等脏腑。肺气逆则咳嗽胸闷；胃气逆则恶心嗳气；肝气逆则头痛而晕、胸胁胀满，甚则昏厥；肾气（冲气）逆则奔豚。气逆则降气，所谓"气逆于脏……当以顺气为先"（《景岳全书·血证》）。降气又称顺气、平气。气逆于上，以实为主，亦有虚者。降气法适于实证，且宜暂用，不可久图。若因虚而逆者，补其虚而气自降，不得用降气之品。

（5）气脱则固 气脱是气的内守固摄作用过弱，而致气的外越散脱的一种病理变化。多因气虚至极而成。由于体内气血津液遭到严重损耗，以致脏腑的功能衰竭，阴阳失其相互为根之常，因而有脱绝危亡之险。脱有缓急，故临床上有虚脱和暴脱之分。凡汗出亡阳、精滑不禁、泄利不止、大便不固、小便自遗、久嗽亡津者，属于气脱。虚者补之，涩可固脱，故气脱者每于补气固本之中加入收涩之品，以补而涩之。若属暴脱者，固涩无效，应当补阳助阴，使阴固阳潜。固涩法常与补法同用，又据证之寒热而与温法或清法同用。因气属阳，故气脱之治，多温补与固涩同用。

（6）气闭则开 气闭是由于浊邪外阻，或因气郁之极，甚至气的外出亦为所阻，从而出现突然闭厥的病理变化。临床上以突然昏倒，不省人事，或伴有四肢厥冷为主要特征。闭则宣开，因清窍闭塞而昏厥，故又称开窍。开窍有温开、凉开之分。气闭有虚实之分，实则邪未减而正未衰，治当开其闭。而虚则为内闭外脱之候，当予以补气养血，回阳固脱之品。切勿但见气机闭塞，不分虚实，一律用辛香走窜、通关开窍之药，以免犯虚虚实实之弊。

**2. 血病治则** 血为水谷之精华，出于中焦，生于脾，宣于肺，统于心，藏于肝，化精于肾，功司濡养、滋润，调和五脏，洒陈六腑，维持着生命活动的正常进行。

（1）血虚则补 血虚是指血液不足或血的濡养功能减退的一种病理变化。心主血，肝藏血，脾生血统血，肾精可化而为血，故血虚多与心、肝、脾、肾有密切关系。气为阳，血为阴，气能生血，血能载气，根据阳生阴长的理论，血虚之重证，于补血方内常配入补气药，可收补气生血之效。血虚与阴虚常常互为因果，故对血虚而兼有阴虚者常配伍补阴之品，以加强其作用。

补血药多滋腻，可妨碍消化，故对湿滞中焦，脘腹胀满、食少便溏者慎用。如必须应用，则应与健脾和胃药同用，以免助湿碍脾，影响脾胃之健运。

（2）血脱则固 下血不止、崩中漏下，诸大出血皆属血脱，用涩以固脱。凡脱则散而不收，故用酸涩温平之品，以敛其耗伤。凡治血脱者，于止涩药中加入气药，如大失血又当用固脱益气之法。气能行血，血能载气，故血脱必然导致气脱，即气随血脱，甚则阴竭阳脱，出现亡阳亡阴之危候。

（3）血瘀则行 血瘀是指血液运行迟缓和不流畅的病理状态。"血实宜决之"（《素问·阴阳应象大论》）。瘀者行之，总以祛瘀为要。祛瘀又称消瘀，在具体运用活血化瘀法时，应注意以下原则。

辨证精确：运用活血化瘀法，除正确掌握瘀血的诊断指征外，还必须分清其病位之表里、病性之寒热、病势之虚实，方能收到预期效果。如活血化瘀虽是治瘀血证的总则，但瘀血有轻重、缓急之分，故活血化瘀又有"和血行瘀""活血化瘀""破血逐瘀"之别。一般来说，应根据瘀血程度的轻重，分别按和血行瘀、活血化瘀、破血逐瘀之序，先轻后重。切勿不分轻重，动辄破瘀攻逐，虽能取快于一时，但瘀去而正伤。

掌握药性：活血化瘀疗法的作用是通过具有活血化瘀功效的药物和方剂来体现的。因此，必须掌握药物的特性。其一，寒者热之，热者寒之，是中医治病的基本原则，血瘀之因有寒热之分。"血受寒则凝结成块，血受热则煎熬成块"（《医林改错·膈下逐瘀汤所治症目》），故要根据药物之寒热温凉分别选用。其二，活血化瘀药除具有通行血脉、调畅血气、祛除瘀滞的共同功效外，每味药还可兼有行气、养血、凉血、止血、消癥、通络、利水、疗伤、消痈等不同作用。其三，某些活血化瘀药物，对疾病或病变部位具有敏感性，如消癥除痞之三棱、莪术、阿魏，治疗肿块之黄药子、刘寄奴，瘀血在上部用川芎，下部用牛膝，瘀血入心用郁金，在肝用泽兰等。掌握这些药性，选药组方可恰到好处。

熟悉配伍：血瘀往往是由多种原因而引起，故活血化瘀必须根据辨证的结果，视具体情况配合其他疗法，才能充分发挥功效。临床常用的配伍有理气行气、补气益气、补血养血、止血消癥、凉血温经、清热解毒等。

（4）血寒则温　血寒是指寒邪侵袭经络，气血流行不畅，或素体阳虚，虚寒内生，而致气血凝滞而言，以寒痛为其临床特征。以温经散寒药通经活络，与和血行血之品相配伍。

（5）血热则凉　血热是脏腑火热炽盛，热迫血分，或外感温热邪气侵入血分的一种病理变化，以出血和热象为临床特征。热者寒之，故血热多选用清热凉血和凉血止血之品治之。血得寒则凝，得温则行，故应用凉血止血和清热凉血等寒凉药物，要中病即止，不可过剂。出血而有明显瘀滞者，不宜一味大剂寒凉止血，必要时配合活血行血药，旨在避免留瘀之患。热盛必伤阴，除配伍有养阴作用的清热凉血和凉血止血之品外，亦可加入养阴药。

（6）出血则止　凡血液不循常道，上溢于口鼻，下出于二阴，或溢于肌肤者，统称为出血。出血宜止血。正确地运用止血法，必须注意以下几点。

分清出血的原因和性质：出血的原因大多与火和气有关。"血动之由，唯火唯气耳"（《景岳全书·血证》）。气为血帅，血随气行，或火旺而气逆血溢，或寒凝而气滞血瘀，亦有气虚夹寒者，但出血以属热者为多。此外，内有瘀血，血脉阻滞，流行不畅，导致血不循经，亦可发生出血。出血之病机以气为主，贯通寒热虚实。

止血还必须分清出血的部位：因为咳血、衄血、吐血、便血、尿血、阴道出血，不仅有寒热虚实之异，而且所累脏腑也不尽一致。因此，止血必须辨证施治，切勿一味止血，即"见血休治血"之谓。出血虽以属热者为多，但血证初起，应禁用大剂凉血止血，寒凉药亦不可久用，以防止瘀血内停，损伤脾阳，脾愈伤则血愈不归经。更忌单纯用收涩止血之品，对出血而兼血瘀证尤须如此，切勿"闭门留寇"。

关于炭剂止血：炭剂止血是中医治疗出血的重要措施，素有"红遇黑则止"之说，但不能凡见出血，不分病之虚实、药之寒热，皆炒炭投之。使用炭剂止血的一般规律是：实热火证之出血，须苦寒之药以直折其火，热清则血自宁。虚热火旺之出血，宜滋阴清热降火，用甘寒、咸寒以滋阴清热，炭剂焦苦有伤津耗液之虞，故不宜使用炭剂。出血之虚寒者，当用温热之品，而寒凉药则不相宜。若寒热错杂，虚实并见之失血，用药宜寒热兼顾，虚实并进，止血之剂不论寒药与热药，均可炒炭而用。临床用炭剂止血，须权衡利弊，正确使用才能体现炭剂止血之妙用。

**3. 气血同病治则** 气非血不和，血非气不运，气属阳，血属阴，一阴一阳，互相维系。由于气血之间的关系非常密切，生理上相互依存，病理上常相互影响，终致气血同病。气对血有温煦、化生、推动、统摄作用。气虚无以生化必致血虚，推动、温煦之功减弱必致血瘀，统摄无权必致出血，气滞则血因之而瘀，气机逆乱则血亦随之而上逆或下陷，此为气病及血。同样，血病亦可及气，如血虚无以载气，则血亦随之而少，血瘀则气亦随之而滞，血脱则气无所附，必随之脱逸，乃至出现亡阴、亡阳之危候。

气血关系失调，常常表现为气血同病，故治疗则应调整两者之间的关系，从而使气血关系恢复正常状态。

（1）气病治血 气血互相维附，气虚则血弱，气滞则血瘀，气陷则血下，气逆则血乱，气温而血滑，气寒而血凝。气病则血随之亦病，故"气为血之帅，血为气之母，气即病矣，则血不得独行，故亦从而病焉；是以治气药中必兼理血之药"（《医家四要》）。这就是气病治血的理论依据。总之，治气不治血，非其治也。气虚宜"精中求气"，气郁宜兼顾其耗阴血滞，气逆宜求于气血冲和，这是治疗气病的重要原则。

（2）血病治气 气病血必病，血病气必伤，气血两者，和则俱和，病则同病，但"气为主，血为辅，气为重，血为轻"（《医学真传·气血》）。"气血俱要，而补气在补血之先，阴阳并需，而养阳在滋阴之上"（《医宗必读·水火阴阳论》）。此虽指治疗虚证而言，实为治血之准则。一言以蔽之，治血必治气，气机调畅，血病始能痊愈。

血虚者，补其气而血自生。血虚补气之法，以健脾益气、温养心气、补益肾气为主。因为脾能健运，化源充足，则血脉充盈；心生血，水谷精气赖心阳之温煦，才能变化赤而为血。肾阳为一身诸阳之本，肾精赖真火之蒸化方能化而为血。

血滞者，行其气而血自调。气有一息之不运，则血有一息之不行。气行则血行，气滞则血瘀，血瘀气亦滞，故治疗血瘀必须重视调气。因气虚、气滞均可致瘀，且血之运行与心、肺、肝、脾等有密切关系。所谓调气又有疏肝理气、宣畅肺气、温通心气和补益元气之分，其中尤以调肝气为最。肝主疏泄，疏通气机，促进气血之运行。若肝郁气滞，疏泄失职，气滞则血瘀，故必用疏肝理气之药疏通气机，气行则血亦行，不治瘀瘀自化。

血溢者，调其气而血自止。血随气行，气和则血循经，气逆则血乱溢，气虚、气实、气寒、气热均属气失冲和之列，故治血必调气，气和则血宁。

综上所述，气与血两相维附，气为主，血为辅，气为橐籥，血如波澜，故"有因气病而及血者，先治其气；因血病而及气者，先治其血"（《医宗必读·辨治大法论》）。临证时，应综观全局，燮理阴阳，俾阴平阳秘，气调血和，则其病自愈。

## 六、调整脏腑

### （一）调理脏腑的概念

人体是一个有机的整体，脏与脏、脏与腑、腑与腑之间，生理上相互协调、相互为用，在病理上也相互影响。一脏有病可影响他脏，他脏有病也可影响本脏。因此，调整脏腑就是在治疗脏腑病变时，既要考虑一脏一腑之阴阳气血失调，更要注意调整各脏腑之间的关系，使之重新恢复平衡状态。这是调整脏腑的基本原则。

## （二）调理脏腑的应用

**1. 调整脏腑的阴阳气血** 脏腑是人体生命活动的中心，脏腑阴阳气血是人体生命活动的根本，脏腑的阴阳气血失调是脏腑病理改变的基础。因此，调整脏腑阴阳气血是调整脏腑的基本原则。

脏腑的生理功能不一，其阴阳气血失调的病理变化也不尽一致。因此，应根据脏腑病理变化，或虚或实，或寒或热，予以虚则补之，实则泻之，寒者热之，热者寒之。例如，肝主疏泄、藏血，以血为体，以气为用，性主升发，宜条达舒畅，其病理特点为肝气肝阳常有余，肝阴肝血常不足。肝用太强，气郁化火，血虚生热生风等，其病变主要有气和血两个方面，气有气郁、气逆，血有血虚、血瘀等，故治疗肝病重在调气、补血、和血，结合病因予以清肝、滋肝、镇肝等。

**2. 顺应脏腑的生理特性** 五脏藏精气而不泻，六腑传化物而不藏。脏腑的阴阳五行属性、气机升降出入规律、四时通应，以及喜恶在志等生理特性不同，故调整脏腑须顺应脏腑之特性而治。例如，脾胃属土，脾为阴土，阳气乃损；胃为阳土，阴气乃伤。脾喜燥恶湿，胃喜润恶燥。脾气主升，以升为顺，胃气主降，以降为和。因此，治脾常宜甘温之剂以助其升运，而慎用阴寒之品以免助湿伤阳；治胃常用甘寒之剂以通降，而慎用温燥之品以免伤其阴。

**3. 协调脏腑之间的关系**

（1）根据五行生克制化规律调节

根据五行相生规律调节：其治则主要有"补母"与"泻子"两个方面。滋水涵木、培土生金、益火补土、生金资水等从属于"虚则补其母"；肝实泻心、心实泻胃等从属于"实则泻其子"。

根据五行相克规律调节：其治则主要有抑强和扶弱两个方面。例如，木火刑金者采用佐金平木法来以泻肝清肺，此属抑强；肝虚影响脾胃，此为木不疏土，治以和肝健脾，以加强双方功能，此为扶弱。至于抑木扶土、泻南补北等，属于二者兼施，而有主次之别。

根据五行制化规律调节：五行之间生中有克，克中有生，相互生化，相互制约，循环不息。因此，根据五行制化规律对脏腑功能进行调整，不仅要补母泻子，抑强扶弱，调整相关两脏的关系，而且更要将两者结合起来，调整相关三脏之间的关系，如木克土，土生金，金克木，既要抑木扶土，又要培土生金，佐金平木，使之亦制亦化，协调平衡。

（2）根据五脏互藏理论调节 五行互藏，五行配五脏，而五脏互藏。一脏统五脏，五脏统一脏。人体任何生理功能既受五脏共同调节，又有主从之分。就呼吸功能而言，肺主呼吸，但肺主出气，肾主纳气，肝调畅气机，使之升降相宜，脾主运化水谷精微，参与生成宗气；心主血脉而藏神，血为气母，心血给气以营养，心神又为呼吸调节之主宰。因此，五脏均参与呼吸的调节，其中尤以肺、脾、肾为要。呼吸功能失调，常重在调治肺、脾、肾三脏。

（3）根据脏腑相合关系调节 人体脏与腑的配合，体现了阴阳、表里相输应的关系。

脏行气于腑，腑输精于脏，生理上彼此协调，病理上又相互影响，互相传变。因此，治疗脏腑病变，除了直接治疗本脏本腑之外，还可以根据脏腑相合理论，或脏病治腑，或腑病治脏，或脏腑同治。

脏病治腑：如心合小肠，心火上炎之证，可以直泻心火，而通利小肠，导心经之热从下而出，则心火自降。其他如肝实泻胆、脾实泻胃等，亦即治脏先治腑之谓。

腑病治脏：如肾合膀胱，膀胱气化功能失常，水液代谢障碍，治肾即所以治膀胱。大便秘结，腑气不通，则肺气壅塞，而宣降肺气，亦可使腑气得顺，大便自通。

脏腑同治：脏腑病变，虽可脏病治腑，腑病治脏，但临床上多脏腑同治，如脾与胃纳运相得，燥湿相济，升降相因，故脾病必及胃，胃病必累脾，临床上常脾胃同治。

实则泻腑，虚则补脏：六腑传化物而不藏，以通为用，以降为和，五脏藏精气而不泻，以藏为贵。五脏六腑皆可表现为实证，实则泻之。不仅六腑之实泻腑以逐邪，如阳明腑实证之胃肠热结，用承气汤以荡涤胃肠之实热。而五脏之实亦借泻腑以祛邪，如肝经湿热，可借清泄肠道，渗利小便，使湿热从二便而出。五脏之虚自当虚则补之，六腑虚亦可借补脏以扶正，如膀胱气化无权而小便频多，甚则遗溺，多从补肾固摄而治；小肠泌别清浊功能低下，多从脾肾治之等。

## 七、三因制宜

疾病的发生、发展与转归，受多方面因素的影响，如气候变化、地理环境、个体的体质差异等，均对疾病有一定的影响。因此，治疗疾病时，必须把这些因素考虑进去，根据具体情况具体分析，区别对待，以采取适宜的治疗方法。

### （一）因时制宜

**1. 因时制宜的概念** 四时气候的变化，对人体的生理功能、病理变化均产生一定的影响。根据不同季节气候的特点，来考虑治疗用药的原则，就是因时制宜。

**2. 因时制宜的应用** 一年四季有寒热温凉的变迁，故治病时要考虑当时的气候条件。例如，春夏季节，气候由温渐热，阳气升发，人体腠理疏松开泄，即使外感风寒，也应注意慎用麻黄、桂枝等发汗力强的辛温发散之品，以免开泄太过，耗伤气阴；而秋冬季节，气候由凉变寒，阴盛阳衰，人体腠理致密，阳气潜藏于内，此时若病热证，也当慎用石膏、薄荷等寒凉之品，以防苦寒伤阳。故《素问·六元正纪大论》曰："用寒远寒，用凉远凉，用温远温，用热远热。""用温远温"中，"远"，避之谓；前者之"温"指药物之温，后者之"温"指气候之温，就是说用温性药时，当避其气候之温，余者与此同义。

### （二）因地制宜

**1. 因地制宜的概念** 根据不同地理环境特点，来考虑治疗用药的原则，称为因地制宜。

**2. 因地制宜的应用** 不同的地理环境，由于气候条件及生活习惯不同，人的生理活动和病变特点也有区别，故治疗用药亦应有所差异。例如，我国西北地区地势高而寒冷，其病多寒，治宜辛温；东南地区，地势低而温热，其病多热，治宜苦寒。这说明地区不同，患病亦异，而治法亦当有别。即使相同的病证，治疗用药亦当考虑不同地区的特点，如用麻黄、桂枝治疗外感风寒证，在西北严寒地区，药量可稍重，而在东南温热地区，药量应稍轻。此外，某些地区还有地方病，治疗时也应加以注意。

## （三）因人制宜

**1. 因人制宜的概念**　根据患者年龄、性别、体质、生活习惯等不同特点，来考虑治疗用药的原则，称为因人制宜。

**2. 因人制宜的应用**　在治疗时不能孤立地看待疾病，而要看到患者的整体情况。

（1）年龄　年龄不同，生理机能及病变特点亦不同。老年人气血衰少，机能减退，患病多虚证或正虚邪实。治疗时，虚证宜补，而邪实须攻者亦应注意配方用药，以免损伤正气。小儿生机旺盛，但气血未充，脏腑娇嫩，且婴幼儿生活不能自理，多病饥饱不匀、寒温失调，故治疗小儿当慎用峻剂和补剂。一般用药剂量，亦必须根据年龄加以区别。

（2）性别　男女性别不同，各有其生理特点，特别是对妇女有经期、怀孕、产后等情况，治疗用药尤须加以考虑，如妊娠期，禁用或慎用峻下、破血、滑利、走窜伤胎或有毒药物，产后又应考虑气血亏虚及恶露情况等。

（3）体质　在体质方面，由于每个人的先天禀赋和后天调养不同，个体素质不仅有强弱之分，而且还有偏寒偏热及素有某种慢性疾病等不同情况，故虽患同一疾病，治疗用药亦当有所区别，如阳旺之躯慎用温热，阴盛之体慎用寒凉。其他如患者的职业、工作条件等也与某些疾病的发生有关，在诊治时也应注意。

因时、因地、因人制宜的治疗原则，充分体现了中医治疗疾病的整体观念和辨证论治在实际应用上的原则性和灵活性，必须全面地看问题，具体情况具体分析。

# 第八章

# 防治法

生、老、病、死是人体生命活动发生与发展过程的必然规律，追求健康与长寿是人们的普遍愿望。中医学的任务不仅要有效地治疗与康复疾病，而且要善于指导人们养生与预防，增强体质，提高抗病能力，益寿延年。

养生是研究人类的生命规律，以及各种保养身体的原则和方法。预防是避免疾病的发生与发展而采取的各种防护措施。治疗是在中医治则理论指导下制定的各种阻断疾病发展、促进疾病痊愈的方法。康复是促进伤残、病残、慢性病、老年病、急性病缓解期等恢复的理论和方法。虽然这四者在研究对象、基本理论、具体方法、适应范围等方面不完全相同，但却是为了维护人体的身心健康，达到提高人类生活质量、延年益寿的目的，故都是中医学术体系的重要组成部分。

## 第一节 养 生

养生，又名摄生、道生、保生等，保养身体之谓。换言之，养生是指根据生命发展的规律，采取保养身体，减少疾病，增进健康，延年益寿等措施而进行的一种健身益寿活动。

中医养生学是在中医理论指导下，研究中国传统的颐养心身、增强体质、预防疾病、延年益寿的理论和方法的学问，其历史悠久，源远流长，为中华民族的繁衍昌盛做出了杰出贡献。中医养生流派有静神、动形、固精、调气、食养及药饵之分。养生内容广泛，方法众多，而以调饮食、慎起居、适寒温、和喜怒为其基本养生观点。

### 一、天年与衰老

#### （一）天年

"天年"，是我国古代对人之寿命提出的一个具有重要意义的命题。人的自然寿命谓之天年，亦即天赋之年寿。生命的年限，即机体从出生到死亡所经历的时间，称之为寿命。通常以年龄（指年代年龄，又称历法年龄）作为衡量寿命长短的尺度。人的生命是有一定限度的，个体寿命有长有短，但大都不会超过一个最长的限度，人类自然寿命的最高限度，称之为寿限。一般而言，人类的最高寿命不超过 120 岁。"上寿百二十，古今所同"（《养生论》），千百年来，人类的寿限并无重大突破。

## （二）衰老

**1. 衰老的概念** 衰，衰弱，衰退之谓。老，年纪大，与"少"相对。衰老，老而且衰之义，是指随着年龄的增长，机体各脏腑组织器官功能全面地逐渐降低的过程。

衰老与老年不能等同，衰老是生命的动态过程，而老年则是整个机体的一个年龄阶段。

老年未必均衰，衰亦未必均老，故有"老当益壮""未老先衰"之说。年满 60 为"花甲"，为"下寿"，在历代文献中对老年开始年龄界限说法不一，但一般视 60 岁为老年期的开始年龄。按新的年龄划分标准，60～74 岁为准老年或老年前期，75～89 岁为老年，90 岁以上为长寿。

**2. 衰老的发生机理**

（1）阴阳失调 人生之本，本于阴阳。阴阳是人寿命的根本。"阴平阳秘，精神乃治"，"阴阳匀平，命曰平人"，人体是一个阴阳运动协调平衡的统一体。人生历程就是人体内部及人体与外界之间的阴阳运动平衡的过程。阴阳协调平衡与否，是决定寿命长短的关键。阴阳失调，则机体即可招致各种致病因素的侵袭，从而疾病丛生，出现衰老。因此，掌握生命阴阳运动的规律，围绕燮理阴阳进行养生，使其达到平衡协调，是推迟衰老、延年益寿的基本原则，亦是中医养生学理论的核心。我国的传统健身术和功法，都体现了这一思想。传统功法概括为虚实、刚柔、吸斥、动静、开合、起落、放收、进退八法。此八法完全符合阴阳对立统一、协调平衡的规律，如太极拳的虚中有实，实中有虚，刚柔相济，动静相兼，每个姿势和动作都体现了阴阳相反相成，协调平衡理论。总之，保持阴阳运动平衡状态是延年益寿的根本，调节阴阳，使人体内外阴阳平衡，则可抗衰防老。

（2）脏腑虚衰 人体是以五脏为中心的统一体。五脏阴阳是人体阴阳之根本，故五脏是人体生命的根本。五脏坚固，为长寿之根，而五脏皆虚，是衰老之本。

肾气虚衰：肾为先天之本，主藏精，真阴真阳寓于其中，为元气生生不息之地、阴阳化生之源泉、五脏六腑之本。肾气充盛，元气充足，阴平阳秘，生化不已，则精神健旺，形体强健；而肾气虚衰，元气不足，阴损阳耗，生化衰惫，人之衰老就会加速而来。

脾胃虚衰：脾胃为水谷之海，后天之本，气血生化之源，与肾同为五脏六腑之本。人以水谷为本，人体的生长发育、维持生命的一切物质，均赖脾胃以生。脾胃虚衰，化源不足，气血亏虚，元气不充，则体弱多病而早衰，故曰脾胃为养生之本，调理脾胃为"养老之大要"。

心脏虚衰：心藏神而主血脉，为君主之官，五脏六腑之大主，生命活动的主宰。"主明则下安，以此养生则寿……主不明则十二官危……以此养生则殃"（《素问·灵兰秘典论》）。心旷神怡，气血充足，体强神旺，寿延年增。反之，"心动则五脏六腑皆摇"，心脏虚衰，气亏血少，体弱神疲，早衰减寿。因此，历代养生学家尤其强调保养心神，认为调养心神乃养生之宗，治病之本。

肝脏衰惫：肝主疏泄，调畅气机，主藏血而为血海。调节气机升降出入，为天地之体用，为百病之纲领，生死之枢机。肝气条达，气机调畅，内而脏腑，外而肌肉，纵横往来，气血周流，并行不悖。肝为气化之本，脏腑经络之气化，皆赖肝之气化以鼓舞。肝为五脏之贼，随着年龄增长，肝气日衰，肝血日虚，疏泄不利，则性情变异，百脉不定，鬓发焦枯，筋萎为痿，而不能终其寿。

肺脏衰弱：肺主气，司呼吸，为百脉之宗。人生以气为本，"人受天地之气，以化生性命"（《素问病机气宜保命集·原道论》）。气贵运行不息，升降有常，为人体生命活动的根本及寿夭的关键。肺气虚衰，治节不行，则多病早衰而夭亡。

（3）精气衰竭　人身"三宝"——精、气、神，是养生的关键。精为生命活动的基础，人的四肢、九窍和内脏的活动及精神、思维、意识活动，均以精气为源泉与动力。精化气，气生神，神御形，精是气、形、神的基础，亦是健康和长寿的根本。故《类经·摄生类》曰"善养生者，必宝其精，精盈则气盛，气盛则神全，神全则身健，身健则病少，神气坚强，老而益壮，皆本乎精也。"精贵充盈固秘，而难成易亏，故保精存精为寿命之本。

## 二、养生的基本原则

### （一）顺应自然

人以天地之气生，四时之法成。人生于天地之间，依赖于自然而生存，也就必须受自然规律的支配和制约，即人与天地相参，与日月相应。这种天人相应或称天人合一学说，是中医效法自然，顺时养生的理论依据。顺应自然养生包括顺应四时调摄和昼夜晨昏调养。昼夜变化比之于四时，所谓朝则为春，日中为夏，日入为秋，夜半为冬。白昼阳气主事，入夜阴气主事。四时与昼夜的阴阳变化，人亦应之。因此，生活起居要顺应四时昼夜的变化，动静和宜，衣着适当，饮食调配合理，体现春夏养阳、秋冬养阴的原则。

人不仅有自然属性，更重要的还有社会属性，人不能脱离社会而生存，人与外界环境是一个统一整体。外界环境包括自然环境和社会环境，故中医学认为"上知天文，下知地理，中知人事，可以长久"。社会环境一方面供给人类所需要的物质生活资料，满足人们的生理需要，另一方面又形成和制约着人的心理活动。随着医学模式的变化，社会医学、心身医学均取得了长足的进步，日益显示出重视社会因素与心理保健对人类健康长寿的重要性。社会因素可以通过对人的精神状态和身体素质的影响而影响人的健康。因此，人必须适应四时昼夜和社会因素的变化而采取相应的摄生措施，才能健康长寿。故《灵枢·本神》曰："智者之养生也，必顺四时而适寒暑，和喜怒而安居处，节阴阳而调刚柔，如是则僻邪不至，长生久视。"

### （二）形神共养

形神合一，又称形与神俱、形神相因，是中医学的生命观。形者神之质，神者形之用；形为神之基，神为形之主；无形则神无以生，无神则形不可活，形与神俱，方能尽终天年。因此，养生只有做到形神共养，才能保持生命的健康长寿。所谓形神共养，是指不仅要注意形体的保养，而且还要注意精神的摄生，使形体强健，精力充沛，身体和精神得到协调发展，才能保持生命的健康长寿。中医养生学的养生方法很多，但从本质上看，统而言之，不外"养神"与"养形"两端，即所谓"守神全形"和"保形全神"。形神共养，神为首务，神明则形安。神为生命的主宰，宜于清静内守，而不宜躁动妄耗，故中医养生观以调神为第一要义，守神以全形。通过清静养神、四气调神、积精养神、修性怡神、气功练神等，以保持神气的清静，增强心身健康，达到调神和强身的统一。

形体是人体生命的基础，神依附于形而存在，有了形体，才有生命，有了生命方能产生精神活动和具有生理功能。形盛则神旺，形衰则神衰，形谢则神灭。形体的动静盛衰，关系着精、气、神的衰旺存亡。中医养生学主张动以养形，以形劳而不倦为度，用劳动、舞蹈、散步、导引、按摩等，以运动形体，调和气血，疏通经络，通利九窍，防病健身。

静以养神，动以养形，动静结合，刚柔相济，以动静适宜为度。形神共养，动静互涵，才符合生命运动的客观规律，有益于强身防病。

### （三）保精护肾

保精护肾是指利用各种手段和方法来调养肾精，使精气充足，体健神旺，从而达到延年益寿的目的。精是构成人体和促进人体生长发育的基本物质，精、气、神是人身"三宝"，精化气，气生神，神御形，精是气、形、神的基础，为健康长寿的根本。精禀于先天，养于水谷而藏于五脏。五脏安和，精自得养。五脏之中，肾为先天，主藏精，故保精重在保养肾精。中医养生学强调节欲以保精，有利于心身健康。若纵情泄欲，则精液枯竭，真气耗散而未老先衰。节欲并非绝欲，乃房室有节之谓。保养肾精之法甚多，除节欲保精外，尚有运动保健、导引补肾、按摩益肾、食疗补肾和药物调养等。

### （四）调养脾胃

脾胃为后天之本，气血生化之源，脾胃强弱是决定人之寿夭的重要因素，"土气为万物之源，胃气为养生之主。胃强则强，胃弱则衰，有胃则生，无胃则死，是以养生家当以脾胃为先"（《景岳全书·脾胃》）。脾胃健旺，水谷精微化源充盛，则精气充足，脏腑功能强盛，神自健旺。脾胃为气机升降之枢纽，脾胃协调，可促进和调节机体新陈代谢，保证生命活动的正常进行。因此，中医养生学十分重视调养脾胃，通过饮食调节、药物调节、精神调节、针灸按摩调理、气功调节、起居劳逸调摄等，以达到健运脾胃，调养后天，延年益寿的目的。

先天之本在肾，后天之本在脾，先天生后天，后天养先天，二者相互促进，相得益彰。调补脾肾是培补正气之大旨，也是全身形而防早衰的重要途径。

## 三、养生的基本方法

### （一）调摄精神

精神情志活动是脏腑功能活动的体现。突然强烈的精神刺激，或反复的、持续的刺激，可以使人体气机紊乱，气血阴阳失调而发病。而在疾病的过程中，情志变动又能使疾病恶化。因此，调养精神就成为养生的第一要务。

中医摄生十分重视精神调养，要求人们做到"恬淡虚无"。"恬"是安静；"淡"是愉快；"虚"是虚怀若谷，虚己以待物；"无"是没有妄想和贪求，即具有较为高尚的情操，无私寡欲，心情舒畅，精神愉快，则人体的气机调畅，气血和平，正气旺盛，就可以减少疾病的发生。

### （二）锻炼身体

"生命在于运动"，人体通过运动，可使气机调畅，气血流通，关节疏利，增强体质，提高抗病力。不仅可以减少疾病的发生，促进健康长寿，而且对某些慢性病也有一定的治疗作用。

### （三）生活起居应有规律

**1. 饮食有节**　中医养生学要求人们饮食要有节制，不可过饱或过饥，否则"饮食自倍，肠胃乃伤"（《素问·痹论》）。此外，饮食五味不可偏嗜，并应控制肥甘厚味的摄入，以免伤身。

**2. 起居有常**　起居有常是指起居要有一定的规律。中医非常重视起居作息的规律性，并要求人们要适应四时时令的变化，安排适宜的作息时间，以达到预防疾病，增进健康和长寿的目的。此外，养生还要注意劳逸结合，适当的体力劳动可以使气血流通，促进身体健康。否则，过劳则耗伤气血，过逸又可使气血阻滞，而发生各种疾病。

**3. 适应自然规律**　自然界的四时气候变化必然影响人体，使之发生相应的生理和病理反应。只有掌握其规律，适应其变化，才能避免邪气的侵害，减少疾病的发生。中医学提出了"法于阴阳"，"和于术数"等摄生原则，即遵循自然界阴阳消长规律而采取适宜的摄生方法，以适应自然规律，保障人体的健康。如果不能适应自然界的变化，就会引起疾病的发生，甚至危及生命。

# 第二节　预　防

中医学认为，预防和治疗疾病是人们同疾病做斗争的两种不同手段和方法，两者是辩证统一的关系。在未发病之前，防是矛盾的主要方面。故提出"不治已病治未病"的思想。但既病之后，倡导及早治疗，防止疾病的发展与传变，在具体方法上又要分清疾病的主要矛盾和次要矛盾，注意先后缓急，做到防治结合。

预防，就是采取一定的措施，防止疾病的发生和发展，《内经》称之为"治未病"。《素问·四气调神大论》指出："圣人不治已病治未病，不治已乱治未乱。"可见古人早已认识到预防疾病、防患于未然的重要意义。所谓治未病，包括未病先防和既病防变两个方面的内容。

## 一、未病先防

未病先防是指在人体未发生疾病之前，采取各种措施，做好预防工作，以防止疾病的发生。这是中医学预防疾病思想最突出的体现，故《丹溪心法·不治已病治未病》曰："是故已病而不治，所以为医家之法；未病而先治，所以明摄生之理。"未病先防旨在提高抗病能力，防止病邪侵袭。

未病先防的方法主要有以下几种。

**1. 调养身体，提高抗病能力**　通过各种养生方法来达到预防的目的。

**2. 药物预防及人工免疫**　《素问·刺法论》中有"小金丹……服十粒，无疫干也"的记载，可见我国很早就已开始用药物预防疾病。我国在 16 世纪就发明了人痘接种法预防天花，是人工免疫的先驱，为后世预防接种免疫学的发展开辟了道路。近年来随着中医药的发展，试用中药预防多种疾病收到了很好的效果，如板蓝根、大青叶预防流感、腮腺炎，马齿苋预防菌痢等，都是简便易行、用之有效的方法。

**3. 防止病邪的侵袭**　病邪是导致疾病发生的重要条件，故未病先防除了增强体质，提高正气的抗邪能力之外，还要注意防止病邪的侵害。应讲究卫生，防止环境、水源和食物污染，对六淫、疫疠等应避其毒气。至于外伤和虫、兽伤，则要在日常生活和劳动中，留心防范。

## 二、既病防变

所谓既病防变是指在疾病发生以后，应早期诊断、早期治疗，以防止疾病的发展与传变。

既病防变的方法主要有以下几种。

**1. 早期诊断**　"病之始生浅，则易治；久而深入，则难治"（《医学源流论·防微论》）。疾病初期，病情轻浅，正气未衰，比较容易治。倘若不及时治疗，病邪就会由表入里，病情加重，正气受到严重耗损，以至病情危重。因此，既病之后，就要争取时间及早诊治，防止疾病由小到大，由轻到重，由局部到整体，防微杜渐，这是防治疾病的重要原则。所谓"见微知著，弥患于未萌，是为上工"（《医学心悟》）。例如头目眩晕，拇指和次指麻木，口眼和肌肉不自主地跳动为中风预兆，必须重视防治，以免酿成大患。

**2. 防止传变**　传变，亦称传化，是指脏腑组织病变的转移变化。《医学源流论·表里上下论》曰："善医者，知病势之盛而必传也，预为之防，无使结聚，无使泛滥，无使并合，此上工治未病之说也。"

中医学关于疾病传变的理论是研究疾病发展的机转、趋向和转归的一种理论，不仅关系到临床治疗，而且对于早期治疗、控制疾病的进展、推测疾病的预后，均有着重要的指导意义。

在疾病防治工作中，只有掌握疾病发生发展规律及其传变途径，做到早期诊断，有效地治疗，才能防止疾病的传变。具体的传变规律，如外感热病的六经传变、卫气营血传变、三焦传变、内伤杂病的五行生克制化规律传变，以及经络传变、表里传变等。我们能够认识和掌握疾病的传变途径及其规律，就及时而适当地做出防治措施，从而制止疾病的发展或恶化。

例如，伤寒是一类以感受风寒之邪为主的外感疾病。其邪始自皮毛肌腠而入，其"循经传"的一般规律是：太阳→阳明→少阳→太阴→少阴→厥阴。此外，尚有"越经传""表里传""随经入腑"等传变形式。虽形式不一，但多始于太阳，因误治而造成传变者亦以太阳病阶段最多。因而，伤寒的早治必须把握住太阳病这一关键。"脉浮，头项强痛而恶寒"，是太阳病的临床基本特征，太阳表证每以发散外邪为主要治法。太阳病阶段正确而有效的治疗，是截断伤寒病势发展的最好措施。

**3. 先安未受邪之地**　既病防变，不仅要截断病邪的传变途径，而且还要"务必先安未受邪之地"。

由于人体"五脏相通，移皆有次，五脏有病，则各传其所胜"（《素问·玉机真脏论》）。因而，主张根据其传变规律，实施预见性治疗，以控制其病理传变。如《金匮要略》中所说"见肝之病，知肝传脾，当先实脾"，临床上治疗肝病时常配合健脾和胃之法，就是要先补脾胃，使脾气旺盛而不受邪，以防止肝病传脾。五脏之伤，穷必及肾。例如，在温热病发展过程中，由于热邪伤阴，胃阴受损，病情进一步发展，则易耗伤肾阴。据此，清代医家叶天士提出了"务在先安未受邪之地"的防治原则。在甘寒以养胃阴的方药中，加入"咸寒"以养肾阴的药物，从而防止肾阴耗伤。

# 第三节　治　疗

治法，是在辨清证候，审明病因、病机之后，有针对性地采取的治疗方法。临床辨证论治是一个由分析问题到解决问题的连续过程，只有辨证正确，治法的针对性才能明确和具体，根据治法遣药组方才能获得预期的疗效。因此，治法是联系辨证理论和遣药组方的纽带，也是学习和运用方剂不可缺少的基础。

早在《内经》中已有丰富的治法理论记载。"形不足者，温之以气；精不足者，补之以味。其高者，因而越之；其下者，引而竭之；中满者，泻之于内。其有邪者，渍形以为汗；其在皮者，汗而发之"（《素问·阴阳应象大论》）。"寒者热之，热者寒之，微者逆之，甚者从之，坚者削之，客者除之，劳者温之，结者散之，留者攻之，燥者濡之，急者缓之，散者收之，损者益之，逸者行之，惊者平之，上之下之，摩之浴之，薄之劫之，开之发之"（《素问·至真要大论》）。为中医学奠定了治法理论的基础。

汉末，医圣张仲景在"勤求古训，博采众方"的基础上，创造性地使治法和方证融为一体，总结了一套临床辨证论治的体系。其后，历代医家对中医理论和临床实践经验不断丰富和总结，使治法内容更加丰富多彩，更能适应各种病证的治疗需要。

中医学的治法内容，可以归纳为两个层次。首先，具有一定概括性的、针对某一类病机共性所确立的治法，称为治疗大法，如表证用汗法、寒证用温法、热证用清法、虚证用补法、实证用泻法等，本节"常用治法"所讨论的"八法"即属这一层次。其次，是针对具体证候所确定的治疗方法，即具体治法。每一具体方剂的"功用"即体现了该方的具体治法。在临床运用中，只有精确地把握具体治法，才能保证具体病证治疗中有较强的针对性。

治法不但具有多层次的特点，而且还具有多体系的特点。这是因为中医学在长期的发展过程中，形成了临床辨证论治的多种体系，如脏腑辨证、六经辨证、卫气营血辨证、三焦辨证、经络辨证等。由于治法和病机的对应性，形成了相应的不同治法体系，如"宣肺止咳""滋水涵木"等属于脏腑治法体系，"和解少阳""泻下阳明热结"等属于六经治法体系，"清气分热""清营凉血"等属于卫气营血治法体系，"宣上、畅中、渗下"及"三焦分消"等属于三焦治法体系。在学习和运用时，必须紧密结合相关病机和辨证体系的基本理论，才能对具体治法及遣药组方的把握达到切中病机、针对性强的目的。

## 一、常用治法

历代医家鉴于具体治法的丰富内容，而又归属不同治法体系的特点，经过多次分类归纳逐渐形成体系。我们现在常引用的"八法"，就是清代医家程钟龄从高层次治疗大法的角度，根据历代医家对治法的归类总结而成。程氏在《医学心悟·医门八法》中说："论病之源，以内伤、外感四字括之。论病之情，则以寒、热、虚、实、表、里、阴、阳八字统之。而论治病之方，则又以汗、和、下、消、吐、清、温、补八法尽之。"现将常用的八法内容，简要介绍如下。

### （一）汗法

汗法是通过开泄腠理、调畅营卫、宣发肺气等作用，使在表的外感六淫之邪随汗而解的一类治法。汗法不以汗出为目的，主要是通过出汗，使腠理开、营卫和、肺气畅、血脉通，从而能祛邪外出，正气调和。因此，汗法除了主要治疗外感六淫之邪所致的表证以外，凡是腠理闭塞，营卫郁滞的寒热无汗，或腠理疏松，虽有汗但寒热不解的病证，皆可用汗法治疗。例如，麻疹初起，疹点隐而不透；水肿腰以上肿甚；疮疡初起而有恶寒发热；疟疾、痢疾而有寒热表证等均可应用汗法治疗。然而，由于病情有寒热，邪气有兼夹，体质有强弱，故汗法又有辛温、辛凉的区别，以及汗法与补法、下法、消法等其他治疗方法可结合运用。

### （二）吐法

吐法是通过涌吐的方法，使停留在咽喉、胸膈、胃脘的痰涎、宿食或毒物从口中吐出的一类治法。适用于中风痰壅，宿食壅阻胃脘，毒物尚在胃中；痰涎壅盛之癫狂、喉痹，以及干霍乱吐泻不得等，属于病位居上、病势急暴、内蓄实邪、体质壮实之证。因吐法易伤胃气，故体虚气弱、妇人新产、孕妇等均应慎用。

### （三）下法

下法是通过泻下、荡涤、攻逐等作用，使停留于胃肠的宿食、燥屎、冷积、瘀血、结痰、停水等从下窍而出，以祛邪除病的一类治法。凡邪在肠胃而致大便不通、燥屎内结，或热结旁流，以及停痰留饮、瘀血积水等形症俱实之证，均可使用。由于病情有寒热，正气有虚实，病邪有兼夹，故下法又有寒下、温下、润下、逐水、攻补兼施之别，并与其他治法结合运用。

### （四）和法

和法是通过和解或调和的方法，使半表半里之邪，或脏腑、阴阳、表里失和之证得以解除的一类治法。"伤寒邪气在表者，必渍形以为汗；邪气在里者，必荡涤以为利；其于不内不外，半表半里，既非发汗之所宜，又非吐下之所对，是当和解则可矣"（《伤寒明理论·诸药方论》）。因此，和解是专治邪在半表半里的一种方法。至于调和之法，戴天章《广温疫论·和法》说："寒热并用之谓和，补泻合剂之谓和，表里双解之谓和，平其亢厉之谓和。"可见，和法是一种既能祛除病邪，又能调整脏腑功能的治法，无明显寒热补泻之偏，性质平和，全面兼顾，适用于邪犯少阳、肝脾不和、肠寒胃热、气血营卫失和等证。和法的应用范围较广，分类也多，其中主要有和解少阳、透达膜原、调和肝脾、疏肝和胃、分消上下、调和肠胃等。至于《伤寒论》中对某些经过汗、吐、下，或自行吐利而余邪未解的病证，宜用缓剂或峻剂小量分服，使余邪尽除而不重伤其正的，亦称为和法，是属广义和法的范围，其与和解、调和治法所指含义不同，不属治法讨论范围。

### （五）温法

温法是通过温里祛寒的作用，以治疗里寒证的一类治法。里寒证的形成，有外感、内伤的不同，或由寒邪直中于里，或因失治、误治而损伤人体阳气，或因素体阳气虚弱，以致寒从中生。同时，里寒证又有部位浅深、程度轻重的差别，故温法又有温中祛寒、回阳救逆和温经散寒的区别。由于里寒证形成和发展过程中，往往阳虚与寒邪并存，故温法又常与补法配合运用。至于寒邪伤人肌表的表寒证，当用辛温解表法治疗，已在汗法中讨论，不在此列。

### （六）清法

清法是通过清热、泻火、解毒、凉血等作用，以清除里热之邪的一类治法。适用于里热证、火证、热毒证及虚热证等里热病证。由于里热证有热在气分、营分、血分、热壅成毒及热在某一脏腑之分，因而在清法之中，又有清气分热、清营凉血、清热解毒、清脏腑热等不同。热证最易伤阴，大热又易耗气，故清热剂中常配伍生津、益气之品。若温病后期，热灼阴伤，或久病阴虚而热伏于里，又当清法与滋阴并用，更不可纯用苦寒直折之法，热必不除。至于外感六淫之邪所致的表热证，当用辛凉解表法治疗，已在汗法中讨论，不在此列。

### （七）消法

消法是通过消食导滞、行气活血、化痰利水、驱虫等方法，使气、血、痰、食、水、虫等渐积形成的有形之邪渐消缓散的一类治法。适用于饮食停滞、气滞血瘀、癥瘕积聚、水湿内停、痰饮不化、疳积虫积及疮疡痈肿等病证。消法与下法虽同是治疗内蓄有形实邪的方法，但在适应病证上有所不同。下法所治病证，大抵病势急迫，形症俱实，邪在肠胃，必须速除，而且是可以从下窍而出者。消法所治，主要是病在脏腑、经络、肌肉之间，邪坚病固而来势较缓，属渐积形成，且多虚实夹杂，尤其是气血积聚而成之癥瘕痞块、痰核瘰疬等，不可能迅即消除，必须渐消缓散。消法也常与补法、下法、温法、清法等其他治法配合运用，但仍然是以消为主要目的。

### （八）补法

补法是通过补益人体气血阴阳，以主治各种虚弱证候的一类治法。补法的目的，在于通过药物的补益，使人体气血阴阳虚弱或脏腑之间的失调状态得到纠正，复归于平衡。此外，在正虚不能祛邪外出时，也可以补法扶助正气，并配合其他治法，达到助正祛邪的目的。虽然补法有时可收到间接祛邪的效果，但一般是在无外邪时使用，以避免"闭门留寇"之弊。补法的具体内容甚多，既有补益气、血、阴、阳的不同，又有分补五脏之侧重，但较常用的治法分类仍以补气、补血、补阴、补阳为主。在这些治法中，已包括了分补五脏之法。

上述八种治法，适用于表里、寒热、虚实等不同的证候。对于多数疾病而言，病情往往是复杂的，不是单一治法能够符合治疗需要的，常需数种治法配合运用，才能治无遗邪，照顾全面，故虽为八法，配合运用之后则变化多端。正如程钟龄《医学心悟·医门八法》所说："一法之中，八法备焉，八法之中，百法备焉。"因此，临证处方，必须针对具体病证，灵活运用八法，使之切合病情，方能收到满意的疗效。

## 二、方药与治法的关系

从中医学形成和发展的过程来看，治法是在长期临床积累了方药运用经验的基础上，在对人体生理病理认识的不断丰富、完善过程中，逐步总结而成，是后于方药形成的一种理论。但当治法已由经验上升为理论之后，就成为遣药组方和运用成方的指导原则。例如，感冒患者经过四诊合参，审证求因，确定其为风寒所致的表寒证后，根据表证当用汗法、治寒当以温法的治疗大法，决定用辛温解表法治疗，选用相应的有效成方加减，或自行选药组成辛温解表剂，如法煎服，以使汗出表解，邪去人安。否则，辨证与治法不符，组方与治法脱节，必然治疗无效，甚至使病情恶化。由此可见，在临床辨证论治的过程中，辨证的目的在于确定病机，论治的关键在于确立治法，治法是针对病机产生，而方剂必须相应地体现治法。治法是指导遣药组方的原则，方剂是体现和完成治法的主要手段。虽然我们常说"方以药成"，却又首先强调"方从法出，法随证立"，方与法二者之间的关系，是相互为用，密不可分的。

除了上述以法组方、以法遣方这两个主要方面以外，方药和治法的关系还体现在以法可以类方和以法可以释方两个方面。"以法组方""以法遣方""以法类方""以法释方"这四个方面，就构成了中医学历来所强调的"以法统方"的全部内容。

## 三、中药的性能

中药品种众多，每一种药物都有一定的适应范围，如紫苏可以治疗感冒，大黄可以治疗便秘，蒲公英可以治疗热疖、疔疮，黄芪可以治疗气虚……不同的病证需要选用不同的中药来治疗，这是因为中药各自具备特有的性能。

中药的性能，可以从多方面来认识，疾病有寒性、热性的区别，药性也有寒、热的不同；病势有向上向下、在表在里的差异，药性也有升、浮、沉、降的区别；疾病发生部位在各个脏腑经络不同，药性也有归入某经的区分等。

认识药物的性能，并不是某一个人在某一时期"天才"地发现的。它是我国广大劳动人民在长期与疾病做斗争的过程中，逐渐积累药物治病的丰富经验，并把它上升为理论的结果。这些理论，虽然还有待于进一步研究、提高，但长期以来，对中医用药曾起着一定的指导作用。因此，中医治疗疾病，除了必须对患者的病情做出正确的诊断以外，还必须较为熟练地掌握中药的性能，才能正确应用于临床。

## （一）四气五味

四气五味，就是药物的性味，代表药物的药性和滋味两个方面。其中的"性"又称"气"，是古代通用、沿袭至今的名词，故四气也就是四性。性和味的作用，既有区别，又有联系。

**1. 四气**  就是寒、热、温、凉四种药性。寒凉和温热是对立的两种药性；寒和凉之间、热和温之间，是程度上的不同，也就是说药性相同，但在程度上有差别，温次于热、凉次于寒。

药性的寒、热、温、凉，是通过药物作用于人体发生的反应归纳出来的。例如，感受风寒，怕冷发热，流清涕，小便清长，舌苔白，这是寒的症状，这时用紫苏、生姜煎汤饮服后，可以使患者发汗，消除上述症状，说明紫苏、生姜的药性是温热的。如果生疔疮、热疗，局部红肿疼痛，甚至小便黄色，舌苔发黄，或有发热，这就是热的症状，这时用金银花、菊花来治疗，可以治愈，说明金银花、菊花的药性是寒凉的。

中药的药性，通过长时期的临床实践，绝大多数已为人们所掌握。如果我们熟悉了各种药物的药性，就可以根据"疗寒以热药，疗热以寒药"和"热者寒之，寒者热之"的治疗原则，针对病情适当应用。一般来说，寒凉药大多具有清热、泻火、解毒等作用，常用来治疗热性病证；温热药大多具有温中、助阳、散寒等作用，常用来治疗寒性病证。此外，还有一些药物的药性较为平和，称为"平"性。由于平性药没有寒凉药或温热药的作用显著，故在实际上虽有寒、热、温、凉、平五气，而一般仍称为四气。

**2. 五味**  就是辛、甘、酸、苦、咸五种不同的滋味。五味主要是由味觉器官辨别出来的，或是根据临床治疗中反映出来的效果而确定的。

辛：有发散、行气或润养等作用。一般发汗的药物与行气的药物大多数有辛味；某些补养的药物，也有辛味。

甘：有滋补、和中或缓急的作用。一般滋补性的药物及调和药性的药物，大多数有甘味。

酸：有收敛、固涩等作用。一般带有酸味的药物，大都具有止汗、止渴等作用。

苦：有泻火、燥湿、通泄、下降等作用。一般具有清热、燥湿、泻下和降逆作用的药物，大多数有苦味。

咸：有软坚、散结或泻下等作用。一般能消散结块的药物和一部分泻下通便的药物，带有咸味。

在五味以外，还有淡味、涩味。

淡：就是淡而无味，有渗湿、利尿作用。一般能够渗利水湿、通利小便的药物，大多数是淡味。

涩：有收敛止汗、固精、止泻及止血等作用。

由于淡味没有特殊的滋味，故一般将它和甘味并列，称为"淡附于甘"；同时，涩味的作用和酸味的作用相同，故虽然有七种滋味，但习惯上仍称五味。

气和味的关系是非常密切的，每一种药物既具有一定的气，又具有一定的味。由于气有气的作用，味有味的作用，必须将气和味的作用综合起来看待。例如，紫苏性味辛温，辛能发散，温能散寒，可知紫苏的主要作用是发散风寒；芦根性味甘寒，甘能生津，寒能清热，可知芦根的主要作用是清热生津等。

一般来说，性味相同的药物，其主要作用也大致相同；性味不同的药物，功效也就有所区别；性同味不同或味同性不同的药物，在功效上也有共同之处和不同点，如同样是寒性药，若味不相同，或为苦寒，或为辛寒，其作用就有所差异。黄连苦寒，可以清热燥湿；浮萍辛寒，可以疏解风热。同样是甘味药，但气有所不同，或为甘温，或为甘寒，其作用也不一样，如黄芪甘温，可以补气；芦根甘寒，能清热生津。因此，在辨识药性时，不能把药物的气与味孤立起来。

在临床具体应用时，一般都是既用其气，又用其味的，而在特殊应用的时候，配合其他药物，则或用其气，或用其味。

## （二）归经

归经，就是药物对于人体某些脏腑、经络有着特殊的作用。例如，龙胆草能归胆经，说明它有治疗胆的病证的功效；藿香能归脾、胃二经，说明它有治疗脾胃病证的功效。

药物归经这一理论，是以脏腑、经络理论为基础的。由于经络能够沟通人体的内外表里，故一旦人体发生病变，体表的病证可以通过经络而影响内在的脏腑，脏腑的病变也可通过经络而反映到体表。各个脏腑经络发生病变产生的症状是各不相同的，如肺有病变时，常出现咳嗽、气喘等症；肝有病变时，常出现胁痛、抽搐等症；心有病变时，常出现心悸、神志昏迷等。在临床上，用贝母、杏仁能止咳，说明它们能归入肺经；用青皮、香附能治胁痛，说明它们能归入肝经；用麝香、菖蒲能苏醒神志，说明它们能归入心经。由此可见，药物的归经也是人们长期从临床疗效观察中总结出来的。

疾病的性质有寒、热、虚、实等不同，用药也必须有温（治寒证）、清（治热证）、补（治虚证）、泻（治实证）等区分。但是发病脏腑经络又是不一致的，如热性病证，又有肺热、胃热、心火、肝火等不同，在用药治疗时，虽然都需要根据"疗热以寒药"的原则选用性质寒凉的药物，然而还应该考虑脏腑经络的差异，鱼腥草可清肺热、竹叶可清胃热、莲子心可清心火、夏枯草可清肝火，就是由于它们归经的不同而有所区别。同样原因，对寒证也要进一步分肺寒、脾寒，虚证要分脾虚、肾虚，实证要分燥屎里结（大肠实）、痰饮停聚

（肺实）等。在治疗上，温肺的药物，未必能暖脾；清心的药物，未必能清肺；补肝的药物，未必能补肾；大肠的药，未必能泻肺，所有这些情况都说明药物归经的重要意义。

但是，在应用药物的时候，如果只掌握药物的归经，而忽略了四气、五味等药性，同样也是不够全面的。因为某一脏腑经络发生病变，可能有的属寒、有的属热，也有可能有的属实、有的属虚，那就不能因为重视归经，而将能归该经的药物不加区分地应用。相反，同归一经的药物种类很多，有清、温、补、泻的不同，如肺病咳嗽，虽然黄芩、干姜、百合、葶苈子都能归肺经，在应用时却不一样，黄芩主要清肺热，干姜主要温肺，百合主要补肺虚，葶苈子主要泻肺实。在其他脏腑经络方面，同样也是如此。归经是中药性能之一，性味也是中药的另一方面的性能，其他还有升降浮沉、补泻等性能，应该全面掌握中药的性能，才能在临床治疗中更好地运用。

关于药物的归经，古代文献中又曾将它和"五味"联系起来，认为味酸能入肝，味苦能入心，味辛能入肺，味甘能入脾，味咸能入肾。这种归纳，虽然对一部分药物是符合的，但绝大部分与客观实际情况并不一致，不能作为规律性来认识。

### （三）升降浮沉

升降浮沉，就是药物作用于人体的四种趋向。升，就是上升、升提的意思，能治病势下陷的药物，都有升的作用。降，就是下降、降逆的意思，能治病势上逆的药物，都有降的作用。浮，就是轻浮、上行发散的意思，能治病位在表的药物，都有浮的作用。沉，就是重沉、下行泄利的意思，能治病位在里的药物，都有沉的作用。

归纳来说，凡升浮的药物，都能上行、向外，如升阳、发表、散寒、催吐等作用的药物，药性都是升浮的。凡沉降的药物，都能下行、向里，如清热、泻下、利水、收敛、平喘、止呃等作用的药物，药性都是沉降的。

升降浮沉，既是四种不同药性，同时在临床上又作为用药的原则，这是它的重要意义。因为人体发生病变的部位有上、下、表、里的不同，病势有上逆和下陷的差别，在治疗上就需要针对病情，选用药物。病势上逆者，宜降不宜升，如胃气上逆的呕吐，当用姜半夏降逆止呕，不可用瓜蒂等涌吐药；病势下陷者，宜升不宜降，如久泻脱肛，当用黄芪、党参、升麻、柴胡等益气升提，不可用大黄等通便药；病位在表者，宜发表而不宜收敛，因表证须发汗解表，当用紫苏、生姜等升浮药，而不能用浮小麦、糯稻根等收敛止汗药；病位在里者，宜清热、泻下或温里、利水等沉降药，不宜用解表药等，如肝阳上逆的头痛，误用升散药，反而造成肝阳更为亢盛的情况；脾阳下陷的泄泻，误用降泄药，反而造成中气更为下陷，甚至久泻不止。

升降浮沉，也是对药性认识的一种归纳方法，并且在应用上和药物的归经有密切联系。例如，肺病咳嗽，当用肺经药物，但又须区分病势的情况，考虑升浮沉降的药物；如果由于外邪束肺，肺气失宣引起的咳嗽，当用升浮药发散外邪，宣畅肺气，如麻黄、桔梗等；如肺虚久咳就应该用敛肺止咳的五味子、诃子等药性沉降的药物来治疗。又如，气分上逆的病证，应当用沉降药来治疗，但又须区别属于何经的病证，如胃气上逆，呕吐呃逆，就要用半夏、丁香等胃经降逆药；肺气上逆，咳嗽气喘，就要用旋覆花、白前等肺经降逆药。

升降浮沉的药性，一般来说和药物的性味、质地有一定关系。在药性方面来说，凡味属辛甘、性属温热的药物，大都为升浮药；味属苦、酸、咸，性属寒凉的药物，大都为沉降药，故有"酸咸无升、辛甘无降、寒无浮散、热无沉降"的说法。在药物质地方面来说，凡花、叶及质轻的药物，大都为升浮药；种子、果实、矿石及质重的药物，大都为沉降药。

但是，上述情况又并不是绝对的，还必须从各种药物的功效特点来考虑。例如，诸花皆升，旋覆花独降。在性味和质地方面，药物的升降浮沉也是如此，如苏子辛温、沉香辛微温，从性味来说应是升浮，但因为质重，故作用为沉降；胡荽子，药用种子应是沉降，但因为药性辛温，故作用为升浮等。此外，通过药物的炮制，也能使升降浮沉有所转化，如酒炒则升、姜制则散、醋炒则敛、盐制则下行。

### 四、中药的配伍与组方

配伍，就是按照病情需要和药物性能，有选择地将两种以上的药物合在一起应用。中医临床的用药治病多数采用复方形式。在辨证审因，确定治法之后，便进入了具体的遣药组方阶段。要组织好一首有效方剂，必须重视两个重要环节，一是严密的组方基本结构；二是熟练的药物配伍技巧。

### （一）七情配伍

从中药的发展来看，在医药萌芽时期，治疗疾病一般都是采用单味药；其后，由于药物的发现日益增多，对疾病的认识也逐渐深化，对于病情较重或者比较复杂的病证，用药也由简到繁，出现了多种药物配合应用。在由单味药发展到多种药配合应用，以及进一步将药物组成方剂的漫长过程中，人们通过大量的实践，掌握了丰富的配伍经验，了解到药物在配伍应用以后可以对较复杂的病证予以全面照顾，同时又能获得安全而更高的疗效。因此，药物的配伍对于临床处方具有重要意义。

在配伍应用的过程中，由于药物与药物之间的相互作用，有些药物因协同作用而增进疗效，但是也有些药物因互相对抗而抵销、削弱原有的功效，有些药物因为相互配用而减轻或消除了毒性或副作用等。古人曾总结归纳为七种情况，称为"七情"。

单行：就是单用一味药来治疗疾病，如用一味马齿苋治疗痢疾；独参汤单用一味人参大补元气，治疗虚脱等。

相须：就是功用相类似的药物，配合应用后可以起到协同作用，加强了药物的疗效，如石膏、知母都能清热泻火，配合应用作用更强；大黄、芒硝都能泻下通便，配用后作用更为明显等。

相使：就是用一种药物作为主药，配合其他药物来提高主药的功效，如脾虚水肿，用黄芪配合茯苓，可加强益气健脾利水的作用；胃火牙痛，用石膏清胃火，再配合牛膝引火下行，促使胃火牙痛更快地消除等。

相畏：就是一种药物的毒性或其他有害作用能被另一种药物抑制或消除，如生半夏有毒性，可以用生姜来消除其毒性。

相杀：就是一种药能消除另一种药物的毒性反应，如防风能解砒霜毒，绿豆能减轻巴豆毒性等。

相恶：就是两种药配合应用以后，一种药可以减弱另一种药物的药效，如人参能大补元气，与莱菔子同用，就会损失或减弱补气的功能等。

相反：就是两种药物配合应用后，可能发生剧烈的副作用。

药物"七情"，除了单行以外，其他都是说明药物配伍需要注意的情况。

相须、相使，是临床用药尽可能加以考虑的，以便使药物更好地发挥疗效，一般用药"当用相须、相使者良"。相畏、相杀，是临床使用毒性药物或具有副作用药物时要加以注意的，"若有毒宜制，可用相畏、相杀者"。相恶、相反，是临床用药必须注意禁忌的配伍情况，故"勿用相恶、相反者"。从应用单味药到用多种药物配伍，这是医药史上的发展，可以对表里同病、寒热夹杂、虚中带实等病情复杂的病证给予全面照顾；对毒性药物可以使毒性消除或减弱，从而保证用药安全。但是，在临床上遇到的病证有的比较复杂，有的比较单纯；在药性上来说有毒的药物也并不是多数。因此，在用药时，有的固然需要多种药物配伍治疗，有的单味药也能起到良好疗效，为了减轻患者经济上的负担，同时节约药材，如用单味药能够治疗，就不一定要用许多药物，如清金散单用一味黄芩治疗轻度肺热咳血，马齿苋治疗痢疾，苦楝子根皮驱除蛔虫，仙鹤草芽驱除绦虫等，都是行之有效的"单方"，符合简便廉验的要求，值得临床推广应用。

## （二）中药配伍的目的

药物的功用各有所长，也各有所短，只有通过合理的组织，调其偏性，制其毒性，增强或改变原有功能，消除或缓解其对人体的不良因素，发挥其相辅相成或相反相成的综合作用，使各具特性的群药组合成一个新的有机整体，才能符合辨证论治的要求。这种运用药物的组合过程，中医药学称之为"配伍"。"配"，有组织、搭配之义；"伍"，有队伍、序列之义。徐灵胎《医学源流论·方药离合论》说："药有个性之专长，方有合群之妙用"，"方之与药，似合而实离也，得天地之气，成一物之性，各有功能，可以变易气血，以除疾病，此药之力也。然草木之性与人殊体，入人肠胃，何以能如人所欲，以致其效。圣人为之制方，以调剂之，或用以专攻，或用以兼治，或以相辅者，或以相反者，或以相用者，或以相制者。故方之既成，能使药各全其性，亦能使药各失其性。操纵之法，有大权焉，以方之妙也。"在此，徐氏明确指出了在组药成方的过程中，必须重视"配伍"这个环节。

大多数单味中药都具有多功用的特点，在治疗疾病时往往需要发挥其中部分功用；况且，药物既有其治疗作用的一面，也有因其药性偏胜而致不同程度毒、副作用的一面。这就要求我们熟悉并把握药物功用（包括毒副作用）发挥方向的控制因素、控制方法及运用技巧。因此，正确、全面地学习和掌握有关配伍知识及技能，掌握历代名方中常用的配伍组合规律，对于今后正确地遣药组方，灵活运用成方，减少临床运用方药的随意性，提高临床动手能力，保证临床疗效等，均有着重要的意义。

运用配伍方法遣药组方，从总体而言，其目的不外增效、减毒两个方面。"用药有利有弊，用方有利无弊"，如何充分发挥药物对治疗疾病有"利"的一面，同时又能控制、减少甚至消除药物对人体有"弊"的一面，这就是中药配伍手段时最根本的目的。一般来说，药物通过配伍，可以起到下述作用。

**1. 增强药力**　功用相近的药物配伍，能增强治疗作用，这种配伍方法在组方运用中较为普遍，如荆芥、防风同用以疏风解表，薄荷、茶叶同用以清利头目，党参、黄芪同用以健脾益气，桃仁、红花同用以活血祛瘀等。

**2. 产生协同作用**　药物之间在某些方面具有一定的协同作用，常相互需求而增强某种疗效，如麻黄和桂枝相配，通过"开腠"和"解肌"协同，比单用麻黄或桂枝的发汗力量明显增强；附子和干姜相配，俗称"附子无姜不热"，体现了先后天脾肾阳气同温，"走而不守"和"守而不走"协同，大大提高温阳祛寒作用。

**3. 控制多功用单味中药的发挥方向**　这是中药配伍十分重要的一个方面，如桂枝具有解表散寒、调和营卫、温经止痛、温经活血、温阳化气、平冲降逆等多种功用，但其具体的功用发挥方向往往受复方中包括配伍环境在内的诸多因素控制。如前所述，在发汗解表方面，多和麻黄相配；温经止痛方面，往往和细辛相配；调和营卫、阴阳方面，又须与芍药相配；平冲降逆功用，则多与茯苓、甘草相配；温经活血功用，常与丹皮、赤芍相配；温阳化气功用，常须与茯苓、白术相配。又如黄柏具有清热泻火、清热燥湿、清虚热、降虚火等作用，但往往以其分别配伍黄芩、黄连、苍术、知母为前提。川芎具有祛风止痛、活血行气作用，但祛风止痛多与羌活、细辛、白芷等引经药相配，活血调经多与当归、芍药同用，而行气解郁则又多与香附、苍术相伍。再如，柴胡有疏肝理气、升举阳气、发表退热的作用，但调肝多配芍药，升阳多伍升麻，和解少阳则须配黄芩。由此可见，通过配伍，可以控制药物功用的发挥方向，从而减少临床运用方药的随意性。

**4. 扩大治疗范围，适应复杂病情**　中医药学在长期的发展过程中，经历代医家反复实践总结，产生了不少针对基础病机的基础方剂，如四君子汤、四物汤、二陈汤、平胃散、四逆散等。在临床上通过随证配伍，可使这些基础方剂不断扩大治疗范围。例如，四君子汤具有益气健脾的功用，是主治食少便溏、面色萎黄、声低息短、倦怠乏力、脉来虚软等脾胃气虚证的基础方。若由脾虚而生湿，阻滞气机，以致胸脘痞闷不舒，则可相应配伍陈皮，即异功散，功能益气健脾、行气化滞；若脾虚痰湿停滞，出现恶心呕吐、胸脘痞闷、咳嗽痰多稀白，则再配半夏入方，即六君子汤，功能重在健脾气、化痰湿；若在脾胃气虚基础上，因痰阻气滞较重而见纳呆、嗳气、脘腹胀满或疼痛、呕吐泄泻等，则可配伍木香、砂仁，即香砂六君子汤，功能益气健脾、行气化痰。由此可见，通过随证配伍，则可达到不断扩大治疗范围的目的。

**5. 控制药物的毒副作用**　"是药三分毒"。我国医学史的相关资料表明，上古时期，人们对药物的毒副作用是十分畏惧的。从古代将中药统称为"毒药"，以及"神农尝百草，一日而遇七十毒"的传说，到"服药不瞑眩，则厥疾不瘳"的认识，以及臣子为国君试药、儿子为父亲试药的记载，反映了当时运用药物能产生毒副作用的普遍性。但随着中医学的发展和药物运用经验的积累，尤其是方剂学的发展，探索和掌握了控制毒副作用的方法，为后世方药的广泛运用和疗效的提高创造了条件。至西汉后期，对中药的称谓由"毒药"改称为"本草"，这本身就是中医药学划时代进步的标志。这与方剂学中运用配伍方法的成果是分不开的。

通过配伍控制毒副作用，主要反映在两个方面：一是"七情"中"相杀"和"相畏"关系的运用，即一种药物能减轻另一种药物的毒副作用，如生姜能减轻和消除半夏的毒性，砂仁能减轻熟地滋腻碍脾的副作用等；二是多味功用相近药物同时配伍的运用，这种方式既可利用相近功用药物的协同作用，又能有效减轻毒副作用的发生。这是因为功用相近的多味药物同用，可以减少单味药物的用量，而多味药物之间，其副作用的发挥方向往往不尽一致。根据同性毒力共振、异性毒力相制的原理，就可以在保障治疗效果的基础上最大限度地控制和减轻毒副作用。例如，十枣汤中的甘遂、芫花、大戟，泻下逐水功用相近，且单味药习惯用量亦大致相似，在组成十枣汤时，以三味各等分为末，枣汤调服。其三味药合用总量相当于单味药的常用量。通过动物实验及临床观察证明，这样的配伍方法具有缓和或减轻毒副作用的效果。

应当指出，控制毒副作用的方法，除了上述两个方面外，中医药学中还包含着丰富的方法和内容，如因时、因地、因人制宜，恰如其分的用量控制，特定的炮制方法，道地药材的选择，具体的煎药、服药方法及恰当的剂型要求等。

## （三）方剂的基本结构

每一首方剂，固然要根据病情在辨证立法的基础上选择合适的药物，妥善配伍而成。但在组织不同作用和地位的药物时，还应符合严密的组方基本结构，即"君、臣、佐、使"的组方形式。这样才能做到主次分明，全面兼顾，扬长避短，提高疗效。

关于"君、臣、佐、使"组方基本结构的理论，最早见于《内经》，"主病之谓君，佐君之谓臣，应臣之谓使"（《素问·至真要大论》）。其后，金人张元素有"力大者为君"之说；李东垣则认为："主病之为君……兼见何病，则以佐使药分治之，此制方之要也。"又说："君药分量最多，臣药次之，佐使药又次之，不可令臣过于君。君臣有序，相与宜摄，则可以御邪除病矣。"明代何伯斋更进一步指出："大抵药之治病，各有所主。主治者，君也。辅治者，臣也。与君药相反而相助者，佐也。引经及治病之药至病所者，使也。"可以看出，无论是《内经》，还是张元素、李东垣、何伯斋，虽对君、臣、佐、使的含义做了一定的阐发，但还不够系统和全面。今据各家论述及历代名方的组成规律，进一步分析归纳如下。

君药：即针对主病或主证起主要治疗作用的药物。

臣药：有两种意义：①辅助君药加强治疗主病或主证作用的药物。②针对重要的兼病或兼证起主要治疗作用的药物。

佐药：有三种意义：①佐助药，即配合君、臣药以加强治疗作用，或直接治疗次要兼证的药物。②佐制药，即用以消除或减弱君、臣药的毒性，或能制约君、臣药峻烈之性的药物。③反佐药，即病重邪甚，可能拒药时，配用与君药性味相反而又能在治疗中起相成作用的药物，以防止药病格拒。

使药：有两种意义：①引经药，即能引领方中诸药至特定病所的药物。②调和药，即具有调和方中诸药作用的药物。

综上所述，一个方剂中药物的君、臣、佐、使，主要是以药物在方中所起作用的主次地位为依据。除君药外，臣、佐、使药都具有两种以上的意义。在遣药组方时并没有固定的模式，既不是每一种意义的臣、佐、使药都必须具备，也不是每味药只任一职。每一方剂的具体药味多少，以及君、臣、佐、使是否齐备，全视具体病情及治疗要求的不同，以及所选药物的功能来决定。但是，任何方剂组成中，君药不可缺少。一般来说，君药的药味较少，而且不论何药在作为君药时其用量比作为臣、佐、使药应用时要大。这是一般情况下对组方基本结构的要求。至于有些药味繁多的大方，或多个基础方剂组合而成的"复方"，分析时只需按其组成药的功用归类，分清主次即可。为进一步说明君、臣、佐、使理论的具体运用，以麻黄汤为例分析如下。

麻黄汤出自《伤寒论》，主治外感风寒表实证，症见恶寒发热、头痛身疼、无汗而喘、舌苔薄白、脉象浮紧等症状。其病机为外感风寒，卫阳被遏，营阴郁滞，肺气不宣。治法为辛温发汗，宣肺平喘。其方义分析如下：①君药——麻黄：辛温，发汗解表以散风寒；宣发肺气以平喘逆。②臣药——桂枝：辛甘温，解肌发表，助麻黄发汗散寒；温通经脉，解头身之疼痛。③佐药——杏仁：苦平，降肺气助麻黄平喘（佐助药）。④使药——炙甘草：甘温，调和诸药。

通过对麻黄汤的分析可知，遣药组方时既要针对病机考虑配伍用药的合理性，又要按照组成的基本结构要求将方药组合成为一个主次分明、全面兼顾的有机整体，使之更好地发挥整体效果，这是需要充分运用中医药理论为指导，进行周密设计的。

至于"以法统方"和"君臣佐使"理论的关系，前者是遣药组方的原则，是保证方剂针对病机，切合病情需要的基本前提；后者是组方的基本结构和形式，是体现治法、保障疗效的手段。只有正确把握上述两方面的基本理论和技能，加之熟练的用药配伍技巧，才能组织好理想的有效方剂。

## （四）方剂的变化形式

临证不依病机、治法选用成方，谓之"有方无法"；不据病情加减而墨守成方，又谓"有方无药"。因此，在临证运用成方时，应根据患者体质状况、年龄、四时气候、地域差异，以及病情变化而灵活加减，做到"师其法而不泥其方，师其方而不泥其药"。徐灵胎《医学源流论·执方治病论》说："欲用古方，必先审病者所患之证相合，然后施用，否则必须加减，无可加减，则另择一方。"说明方剂在运用时不可囿于成方，应当通过灵活变化来适应具体病情的需要。方剂的运用变化主要有以下两种形式。

**1. 药味加减的变化**　物是决定方剂功用的主要因素。当方剂中的药物增加或减少时，必然要使方剂组成的配伍关系发生变化，并由此导致方剂功用的改变。这种变化主要用于临床选用成方，其目的是使之更加适合变化的病情需要。必须指出，在此所指的药味增减变化，是指在主病、主证、基本病机及君药不变的前提下，改变方中的次要药物，以适应变化的病情需要，即我们常说的"随证加减"。例如，桂枝汤，该方由桂枝、芍药、生姜、大枣、甘草五味药组成，具有解肌发表、调和营卫之功，主治外感风寒表虚证，见有头痛发热、汗出恶风、脉浮缓或浮弱、舌苔薄白等症。若在此证候基础上，兼有宿疾喘息，则可加入厚朴以下气除满、杏仁降逆平喘（即桂枝加厚朴杏子汤）；若在桂枝汤证基础上，因风邪阻滞太阳经脉，以致津液不能敷布，经脉失去濡养，而见项背强几几者，可加葛根解肌舒筋（桂枝加葛根汤）；又如桂枝汤证因误下而兼见胸满，此时桂枝汤证仍在者，因方中芍药之酸收，不利于胸满，则当减去芍药，以专于解肌散邪（桂枝去芍药汤）。

上述三例都是在主病（太阳中风）、主证（恶风、发热、自汗）、君药（桂枝）不变的前提下，改变方中的次要药物（臣、佐等），以适合兼证变化的需要。由此可见，在选用成方加减时，一定要注意所治病证的病机、主证都与原方基本相符，否则是不相宜的。还有一点，即对成方加减时，不可减去君药，否则就不能说是某方加减，而是另组新方了。

**2. 药量增减的变化** 药物的用量直接决定药力的大小。某些方剂中用量比例的变化还会改变方剂的配伍关系，从而可能改变该方功用和主治证候的主要方面。例如小承气汤与厚朴三物汤，两方都由大黄、枳实、厚朴三味组成。但小承气汤主治阳明腑实轻证，病机是热实互结在胃肠，治当轻下热结，故用大黄四两为君，枳实三枚为臣，厚朴二两为佐；厚朴三物汤主治大便秘结、腹满而痛，病机侧重于气闭不通，治当下气通便，故用厚朴八两为君，枳实五枚为臣，大黄四两为佐。两方相比，厚朴用量之比为1:4。大黄用量虽同，但小承气汤煎分二次服，厚朴三物汤分三次服，每次实际服用量也有差别（见表11-1），故两方在功用和主治的主要方面有所不同。又如四逆汤与通脉四逆汤，两方都由附子、干姜、炙甘草三味组成。但前方姜、附用量比较小，主治阳微寒盛而致四肢厥逆、恶寒蜷卧、下利、脉微细或沉迟细弱的证候，有回阳救逆的功用；后方姜、附用量比较大，主治阴寒极盛格阳于外而致四肢厥逆、身反不恶寒、下利清谷、脉微欲绝的证候，有回阳逐阴、通脉救逆的功用（见表11-2）。

表11-1 小承气汤与厚朴三物汤鉴别表

| 方剂名称 | 方药组成配伍 | | | 主治证候 | 备注 |
|---|---|---|---|---|---|
| | 君 | 臣 | 佐使 | | |
| 小承气汤 | 大黄四两 | 枳实三枚 | 厚朴二两 | 阳明腑实证（热证）：潮热谵语，大便秘结，腹痛拒按 | 分二服 |
| 厚朴三物汤 | 厚朴八两 | 枳实五枚 | 大黄四两 | 气滞便秘（气闭）：脘腹满痛不减，大便秘结 | 分三服 |

表11-2 四逆汤和通脉四逆汤鉴别表

| 方剂名称 | 方药组成配伍 | | | 主治证候 | 备注 |
|---|---|---|---|---|---|
| | 炙甘草 | 生附子 | 干姜 | | |
| 四逆汤 | 二两 | 一枚 | 一两五钱 | 下利清谷，呕吐，恶寒，四肢厥逆，身体疼痛，脉微细或沉迟细弱 | 四逆汤证是由阳衰寒盛所致，故以姜、附回阳求逆 |
| 通脉四逆汤 | 二两 | 一枚(大者) | 三两 | 下利清谷，四肢厥逆，身反不恶寒 | 通脉四逆汤证是阴寒极盛，格阳于外所致，故加重姜、附用量以回阳逐阴、通脉救逆 |

从以上举例来看，四逆汤和通脉四逆汤的主治证候和病机虽基本相同，但是病情轻重明显不同，故只是药量大小有异，配伍关系基本不变。小承气汤和厚朴三物汤的主治证候和病

机都有不同，故方药组成的配伍关系上有了改变，药量也随之而异。由此可知，药量的增加或减少，可以是单纯药力的改变，也可以随着组成配伍关系的改变而功用、主治发生改变。

中药制剂种类较多，各有特点。由于剂型不同，在作用上也有区别。如理中丸是用治脾胃虚寒的方剂，若改为汤剂内服，则作用快而力峻，适用于证情较急重者；反之，若证情较轻或缓者，不能急于求效，则可以改汤为丸，取丸剂作用慢而力缓，故《伤寒论》中理中丸（人参、白术、干姜、甘草各等分）服法中指出"然不及汤"。这种以汤剂易为丸剂，意取缓治的方式，在方剂运用中极为普遍。此外，由于剂型的选择常决定于病情的需要和药物的特点，故剂型更换的变化，有时也能改变方剂的功效和主治。例如，九味羌活汤为治疗外感风寒湿邪兼有里热所致感冒的常用方，但王好古在《此事难知》中说本方"治杂病如神"，并指出"炼蜜作丸尤效"。又如《金匮要略》所载桂枝茯苓丸原为治疗瘀阻胞宫证而设，功能活血祛瘀，缓消癥块，但《济阴纲目》将本方改为汤剂，易名催生汤，改用于产妇临产，见腹痛、腰痛而胞浆已下时服，有催生之功。

上述药味、药量、剂型等的变化形式，可以单独应用，也可以相互结合使用，有时很难截然分开。但通过这些变化，能充分体现出方剂在临床中的具体运用特点，只有掌握这些特点，才能制裁随心，以应万变之病情，从而达到预期的治疗目的。

### 五、方剂的服法

方剂的服法包括服药时间和服药方法。服法的恰当与否对疗效有一定影响。徐灵胎于《医学源流论·服药法论》中指出："病之愈不愈，不但方必中病，方虽中病，而服之不得法，则非特无功，而反有害，此不可不知也。"因此，方剂的服用方法也应予以重视。

#### （一）服药时间

一般来说，宜在饭前 1 小时服药，以利于药物尽快吸收。但对胃肠有刺激的方药，宜饭后服用，以防产生副作用；滋补方药，宜空腹服用；治疟方药，宜在发作前 2 小时服用；安神方药，宜在睡前服用；急证重病可不拘时间服用；慢性病应定时服用，使之能持续发挥药效。根据病情的需要，有的可一天数服，有的可煎泡代茶时时饮用。个别方剂，古人对服药时间有特殊要求，如鸡鸣散在天明前空腹冷服效果较好，可参考运用。

前人有些服药论述，是考虑病位的上下远近，从有利于除邪和养生而论，亦可供临床参考。如《千金要方·序例》记载的"病在胸膈以上者，先食后服药；病在胸膈以下者，先服药后食；病在四肢血脉者，宜空腹而在旦；病在骨髓者，宜满而在夜"。《医心方》载葛仙翁"服治病之药，以食前服之；服养生之药，以食后服之"。

#### （二）服药方法

运用汤剂，通常是每日 1 剂，将头煎、二煎兑合，分 2 次或 3 次温服。但特殊情况下，亦可每日连服 2 剂，以增强药力。散剂和丸剂是根据病情和具体药物定量，日服 2 次或 3 次。散剂中有些可直接用水送服，如七厘散等；有些粗末散剂，可加水煮沸取汁，如香苏散等；还有些散剂是用于外敷或掺洒疮面，如生肌散等；亦有作为点眼或吹喉用，如八宝眼药、冰硼散等。各种丸剂都可以直接用水送服，至于其他不同剂型，可参考制剂情况及方药功用酌情而定。

针对不同情况，前人还总结出一些汤剂的经验服法。例如，服发汗解表药，宜趁热服，药后还须温覆避风，使遍身絷絷微似有汗。热证用寒药可冷服以助其清，寒证用热药可热服以助其温，但有时寒热偏盛、阴阳离决、相互格拒，出现服药后呕吐的情况，如系真寒假热证候则宜热药冷服，系真热假寒证候则宜寒药热服，此谓反佐服药法，即《素问·五常政大论》中所说的"治热以寒，温而行之；治寒以热，凉而行之；治温以清，冷而行之；治清以温，热而行之"。若见服药呕吐者，宜先服少许姜汁，或用鲜生姜擦舌，或嚼少许陈皮，然后再服汤药；或采用冷服、少量频饮的方法。对于昏迷患者及吞咽困难者，现多用鼻饲法给药。

使用峻烈药或毒性药，应审慎从事，宜先进小量，而后逐渐增大，至有效止，不可过量，以免发生中毒。《神农本草经·序例》中说："若用毒药疗病，先起如黍粟，病去即止，不去倍之，不去十之，取去为度。"明确提示毒性药的运用规范。总之，在治疗过程中，应根据病情和药物的性能来决定不同的服法。

[附] 古方药量考证

古方用药分量，尤其是唐以前的方剂，从数字看和现在相差很大，这是因为古代度量衡制度在各个历史时期不同所致，古称以黍、铢、两、斤计量，而无分名。至晋代，则以十黍为一铢、六铢为一分、四分为一两、十六两为一斤（即以铢、分、两、斤计量）。及至宋代，遂立两、钱、分、厘、毫之目，即十毫为一厘、十厘为一分、十分为一钱，十钱为一两，以十累计，积十六两为一斤。元、明以至清代，沿用宋制，很少变易，故宋明、清之方，凡言分者，是分厘之分，不同于晋代二钱半为一分之分。清代之称量称为库平，后来通用市称。

古方容量，有斛、斗、升、合、勺之名，但其大小，历代亦多变易，考证亦有差异。例如，李时珍认为"古之一两，今用一钱，古之一升，即今之二两半"。同时，张景岳认为"古之一两，为今之六钱，古之一升，为今之三合三勺"。兹引《药剂学》（南京药学院编1960年版）历代衡量与秤的对照表，作为参考（表11-3）。

表11-3 历代衡量与秤的对照表

| 时代 | 古代用量 | 折合市制 | 古代容量 | 折合市制 |
|---|---|---|---|---|
| 秦代 | 一两 | 0.5165 市两 | 一升 | 0.34 市升 |
| 西汉 | 一两 | 0.5165 市两 | 一升 | 0.34 市升 |
| 新莽 | 一两 | 0.4455 市两 | 一升 | 0.20 市升 |
| 东汉 | 一两 | 0.4455 市两 | 一升 | 0.20 市升 |
| 魏晋 | 一两 | 0.4455 市两 | 一升 | 0.21 市升 |
| 北周 | 一两 | 0.5011 市两 | 一升 | 0.21 市升 |
| 隋唐 | 一两 | 1.0075 市两 | 一升 | 0.58 市升 |
| 宋代 | 一两 | 1.1936 市两 | 一升 | 0.66 市升 |
| 明代 | 一两 | 1.1936 市两 | 一升 | 1.07 市升 |
| 清代 | 一两（库平） | 1.194 市两 | 升（营造） | 1.0355 市升 |

注：上表古今衡量和度量的比较，仅系近似值。

至于古方有云"等分"者，非重量之分，是指各药斤两多少皆相等，大都用于丸、散剂，在汤、酒剂中较少应用。古代有刀圭、方寸匕、钱匕、一字等名称，大多用于散药。所谓方寸匕者，作匕正方一寸，抄散取不落为度；钱匕者，是以汉五铢钱抄取药末，亦以不落为度；半钱匕者，则为抄取一半；一字者，即以开元通宝钱币（币上有"开元通宝"四字）抄取药末，填去一字之量；至于刀圭者，乃十分方寸匕之一。其中一方寸匕药散约合五分，一钱匕药散约合三分，一字药散约合一分（草本药散要轻些）。另外，有以类比法作药用量者，如一鸡子黄＝一弹丸＝40桐子＝80粒大豆＝480粒大麻子＝1440粒小麻子。

古今医家对古代方剂用量，虽曾做了很多考证，但至今仍未做出结论。但汉代和晋代的衡量肯定比现在小，故汉晋时代医方的剂量数字都较大。对古方仍录其原来的用量，主要是作为理解古方的配伍意义、结构特点、变化原因，以及临证用药配伍比例的参考。在临床应用时，应当按近代中药学和参考近代各家医案所用剂量，并随地区、年龄、体质、气候及病情需要而定。

根据国务院的指示，从1979年1月1日起，全国中医处方用药的计量单位一律采用以"g"为单位的国家标准。兹附十六进制与国家标准计量单位换算率如下。

1斤（16两）＝0.5kg＝500g

1市两＝31.25g

1市钱＝3.125g

1市分＝0.3125g

1市厘＝0.3125g

注：换算尾数可以舍去。

## 六、方剂的分类

方剂的分类，历代医家见仁见智，先后创立了多种分类方法，其中主要有"七方"说、病证分类法、祖方分类法、功用分类法、综合分类法等。

### （一）"七方"说

"七方"说始于《内经》。《素问·至真要大论》"君一臣二，制之小也。君一臣三佐五，制之中也。君一臣三佐九，制之大也"；"君一臣二，奇之制也。君二臣四，偶之制也。君二臣三，奇之制也。君二臣六，偶之制也"；"补上治上制以缓，补下治下制以急，急则气味厚，缓则气味薄"；"近而奇偶，制小其服也；远而奇偶，制大其服也。大则数少，小则数多，多则九之，少则二之。奇之不去则偶之，是谓重方"。这是"七方"说的最早记载。《素问·至真要大论》所述内容是根据病邪的微甚、病位的表里、病势的轻重、体质的强弱及治疗的需要，概括地说明制方的方法，并不是为了方剂分类而设。至金代成无己在《伤寒明理论》中指出："制方之用，大、小、缓、急、奇、偶、复七方是也。"明确提出"七方"的名称，并将《内经》的"重"改为"复"，于是后人引申"七方"为最早的方剂分类法。成氏虽提倡"七方"之说，但除了在分析方剂时有所引用外，其所著《伤寒明理论》中也未按"七方"分类。况且迄今为止，也未见到按"七方"分类的方书。由此可见，

"七方"应当是古代的一种组方理论。

### （二）病证分类法

按病证分类的方书首推《五十二病方》，该书记载了52种疾病，医方283首，涉及内、外、妇、儿、五官等科，但组方简单，用量粗略，部分病名、药名已无从查考，不具有临床指导意义。《伤寒杂病论》《外台秘要》《太平圣惠方》《普济方》《张氏医通》《兰台轨范》等，为病证分类的代表性著作。这种分类方法便于临床以病索方。

病证分类法还包括了以脏腑病证或以病因等分类方剂的不同方法，如《备急千金要方》《外台秘要》《三因极一病证方论》等。

### （三）祖方（主方）分类法

明代施沛所编著的《祖剂》，选《内经》《伤寒论》《金匮要略》《太平惠民和剂局方》及后世医家的部分基础方剂，冠以祖方，用以归纳其他同类方剂。清代《张氏医通》除按病因、病证列方外，另编一卷《祖方》，选古方34首为主，各附衍化方若干首。这种分类方法对归纳病机、治法共性的类方研究具有较好的作用，但往往不能推本溯源，始末不清。

### （四）功用（治法）分类法

方剂的功用与其所体现的治法是一致的，故以治法分类方剂的方法是由早期功用分类的基础上逐渐发展成熟的，这种方法始于"十剂"说。唐代陈藏器于《本草拾遗·条例》中提出"药有宣、通、补、泄、轻、重、涩、滑、燥、湿十种"，并于"宣可去壅"、"通可去滞"、"补可去弱"、"泄可去闭"、"轻可去实"、"重可去怯"、"滑可去著"、"涩可去脱"、"燥可去湿"、"湿可去枯"之下，各举数药为例。可见陈氏所归纳的"十种"之说，原是针对药物按功用分类的一种方法。宋代赵佶《圣济经》于每种之后加一"剂"字，如《圣济经·审剂篇》"故郁而不散为壅，以宣剂散之。"《伤寒明理论》中说："制方之体，宣、通、补、泄、轻、重、滑、涩、燥、湿十剂是也。"至此，方书中才有"十剂"这个名称。但对十剂分类，还不足以完全概括临床常用方药，故后世各家又有增益，如《本草衍义》于十剂外增加寒、热二剂；明代缪仲淳增加升、降二剂。明代徐思鹤的《医家全书》除十剂外，增加了调、和、解、利、寒、温、暑、火、平、夺、安、缓、淡、清等，共为二十四剂。方书中除清代陈修园《时方歌括》载方108首是按照上述十二剂分类外，其余尚不多见。

张景岳鉴于"古方之散列于诸家者，既多且杂，或互见于各门，或彼此之重复"，因而"类为八阵，曰补、和、攻、散、寒、热、固、因"。并在《景岳全书·新方八略引》中提出"补方之制，补其虚也"；"和方之制，和其不和者也"；"攻方之制，攻其实也"；"用散者，散表证也"；"寒方之制，为清火也，为除热也"；"热方之制，为除寒也"；"固方之制，固其泄也"；"因方之制，因其可因者也。凡病有相同者，皆按证而用之，是谓因方"。张氏选集古方1516首，自制新方186首，皆按八阵分类。此外，为便于专科临证运用，又另列妇人、小儿、痘疹、外科四大门类，作为补充。可见，张氏的八阵分类方法是对原有功用（治法）分类方法的进一步完善和发展。

清代程钟龄在《医学心悟》中提出"论治病之方，则又以汗、和、下、消、吐、清、温、补八法尽之"，明确提出了"以法统方"的思想，也是对功用（治法）分类方剂的理论总结。

### （五）综合分类法

清代汪昂著《医方集解》，开创了新的综合分类法，既能体现以法统方，又能结合方剂功用和证治病因，并照顾到治有专科。分别为补养、发表、涌吐、攻里、表里、和解、理气、理血、祛风、祛寒、清暑、利湿、润燥、泻火、除痰、消导、收涩、杀虫、明目、痈疡、经产、救急22类。这种分类法概念清楚，提纲挈领，切合临床，照顾面广，被后世多数医家所推崇，如清代吴仪洛的《成方切用》、清代张秉成的《成方便读》都是借用汪氏的分类方法。

综上所述，历代医家对方剂的分类各有取义，繁简不一。古今方书浩瀚，前人所累积的有效方剂，不计其数，加之一方可以多用，一方常兼几法，在整理历代方剂时，如何使分类细而不犯繁琐，简而不致笼统或挂漏，还需要很好地研究总结。

## 七、剂型

方剂组成以后，还要根据病情与药物的特点制成一定的形态，称为剂型。方剂的剂型历史悠久，有着丰富的理论和宝贵的实践经验。早在《内经》中就有汤、丸、散、膏、酒、丹等剂型，历代医家又有很多发展，明代《本草纲目》所载剂型已有40余种。中华人民共和国成立以来，随着制药工业的发展，又研制了许多新的剂型，如片剂、冲剂、注射剂等。现将常用剂型的主要特点及制备方法简要介绍如下。

### （一）汤剂

汤剂古称汤液，是将药物饮片加水或酒浸泡后，再煎煮一定时间，去渣取汁，制成的液体剂型。主要供内服，如麻黄汤、小承气汤等。外用的多用于洗浴、熏蒸及含漱。汤剂的特点是吸收快、药效发挥迅速，而且可以根据病情的变化随证加减，能较全面、灵活地照顾到每个患者或各个具体病变阶段的特殊性，适用于病证较重或病情不稳定的患者，故李东垣曰："汤者荡也，去大病用之。"而汤剂的不足之处是服用量大，某些药的有效成分不易煎出或易挥发散失，不适于大生产，亦不便于携带。

### （二）散剂

散剂是将药物粉碎，混合均匀，制成粉末状制剂，分为内服和外用两类。内服散剂一般是研成细粉，以温开水冲服，量小者亦可直接吞服，如七厘散；亦有制成粗末，以水煎取汁服者，称为煮散，如银翘散。散剂的特点是制作简便，吸收较快，节省药材，便于服用及携带，如李东垣曰："散者散也，去急病用之。"外用散剂一般作为外敷，掺散疮面或患病部位，如金黄散、生肌散；亦有作点眼、吹喉等用，如八宝眼药、冰硼散等。应研成极细粉末，以防刺激创面。

（三）丸剂

丸剂是将药物研成细粉或药材提取物，加适宜的黏合剂制成球形的固体剂型。丸剂与汤剂相比，吸收较慢，药效持久，节省药材，便于服用与携带，故李东垣曰："丸者缓也，舒缓而治之也。"丸剂适用于慢性、虚弱性疾病，如六味地黄丸等。但也有丸剂药性比较峻猛，多为芳香类药物与剧毒药物，不宜作汤剂煎服，如安宫牛黄丸、舟车丸等。常用的丸剂有蜜丸、水丸、糊丸、浓缩丸等。

**1. 蜜丸**　蜜丸是将药物细粉用炼制的蜂蜜为黏合剂制成的丸剂，分为大蜜丸和小蜜丸两种。蜜丸性质柔润，作用缓和持久，并有补益和矫味作用，常用于治疗慢性病和虚弱性疾病，需要长期服用。

**2. 水丸**　俗称水泛丸，是将药物细粉用水（冷开水或蒸馏水）或酒、醋、蜜水、药汁等为黏合剂制成的小丸。水丸较蜜丸崩解、溶散得快，吸收、起效快，易于吞服，适用于多种疾病，如银翘解毒丸、保和丸、左金丸、越鞠丸等。

**3. 糊丸**　糊丸是将药物细粉用米糊、面糊、曲糊等为黏合剂制成的小丸。糊丸黏合力强，质地坚硬，崩解、溶散迟缓，内服可延长药效，减轻剧毒药的不良反应和对胃肠的刺激，如舟车丸、黑锡丹等。

**4. 浓缩丸**　浓缩丸是将药物或方中部分药物煎汁浓缩成膏，再与其他药物细粉混合干燥、粉碎，用水或蜂蜜或药汁制成丸剂。因其体积小，有效成分高，服用剂量小，可用于治疗多种疾病。

其他尚有蜡丸、水蜜丸、微丸、滴丸等，不一一列举。

（四）膏剂

膏剂是将药物用水或植物油煎熬去渣而制成的剂型，有内服和外用两种。内服膏剂有流浸膏、浸膏、煎膏；外用膏剂分软膏、硬膏。其中流浸膏与浸膏多数用于调配其他制剂使用，如合剂、糖浆剂、冲剂、片剂等。现将煎膏与外用膏剂分述如下。

**1. 煎膏**　又称膏滋，是将药物加水反复煎煮，去渣浓缩后，加炼蜜或炼糖制成的半液体剂型。其特点是体积小、含量高、便于服用、口味甜美、有滋润补益作用，一般用于慢性虚弱性患者，有利于较长时间用药，如鹿胎膏、八珍益母膏等。

**2. 软膏**　又称药膏，是将药物细粉与适宜的基质制成具有适当稠度的半固体外用制剂。其中用乳剂型基质的亦称乳膏剂，多用于皮肤、黏膜或疮面。软膏具有一定的黏稠性，外涂后渐渐软化或熔化，使药物慢慢吸收，持久发挥疗效，适用于外科疮疡疖肿、烧烫伤等。

**3. 硬膏**　又称膏药，古称薄贴。它是以植物油将药物煎至一定程度，去渣，煎至滴水成珠，加入黄丹等搅匀，冷却制成的硬膏。用时加温摊涂在布或纸上，软化后贴于患处或穴位上，可治疗局部疾病和全身性疾病，如疮疡肿毒、跌打损伤、风湿痹证及腰痛、腹痛等，常用的有狗皮膏、暖脐膏等。

## （五）其他

**1. 酒剂**　又称药酒，古称酒醴，是将药物用白酒或黄酒浸泡，或加温隔水炖煮，去渣取液，供内服或外用。酒有活血通络、易于发散和助长药效的特性，故常在祛风通络和补益剂中使用，如风湿药酒、参茸药酒、五加皮酒等。外用酒剂尚可祛风活血、止痛消肿。

**2. 丹剂**　有内服和外用两种。内服丹剂没有固定剂型，有丸剂，也有散剂，每以药品贵重或药效显著而名之曰丹，如至宝丹、活络丹等。外用丹剂亦称丹药，是以某些矿物类药经高温烧炼制成的不同结晶形状的制品。常研粉涂撒疮面，治疗疮疡痈疽，亦可制成药条、药线和外用膏剂应用。

**3. 茶剂**　是将药物经粉碎加工而制成的粗末状制品，或加入适宜黏合剂制成的方块状制剂。用时以沸水泡汁或煎汁，不定时饮用。大多用于治疗感冒、食积、腹泻，近年来又有许多健身、减肥的新产品，如午时茶、刺五加茶、减肥茶等。

**4. 露剂**　亦称药露，多用新鲜含有挥发性成分的药物，用蒸馏法制成的芳香气味的澄明水溶液。一般作为饮料及清凉解暑剂，常用的有金银花露、青蒿露等。

**5. 锭剂**　是将药物研成细粉，或加适当的黏合剂制成规定形状的固体剂型，有纺锤形、圆柱形、条形等，可供外用与内服。内服取研末调服或磨汁服；外用则磨汁涂患处，常用的有紫金锭、万应锭等。

**6. 条剂**　亦称药捻，是将药物细粉用桑皮纸黏着药粉后搓捻成细条，或将桑皮纸捻成细条再黏着药粉而成。用时插入疮口或瘘管内，能化腐拔毒、生肌收口，常用的有红升丹药条等。

**7. 线剂**　亦称药线，是将丝线或棉线置药液中浸煮，经干燥制成的外用制剂。用于治疗瘘管、痔疮或赘生物，通过所含药物的轻度腐蚀作用和药线的机械紧扎作用，使其引流通畅，或萎缩、脱落。

**8. 栓剂**　古称坐药或塞药，是将药物细粉与基质混合制成一定形状的固体制剂，用于腔道并在其间融化或溶解而释放药物，有杀虫止痒、润滑、收敛等作用。《伤寒杂病论》中曾有蛇床子散坐药及蜜煎导法，即最早的阴道栓与肛门栓。近年来栓剂发展较快，可用以治疗全身性疾病。栓剂的特点是通过直肠（也有用于阴道）黏膜吸收，有50%～70%的药物不经过肝脏而直接进入大循环，一方面减少药物在肝脏中的"首过效应"，同时减少药物对肝脏的毒性和副作用，还可避免胃肠液对药物的影响及药物对胃黏膜的刺激作用。婴幼儿直肠给药尤为方便，常用的有小儿解热栓、消痔栓等。

**9. 冲剂**　冲剂是将药材提取物加适量赋形剂或部分药物细粉制成的干燥颗粒状或块状制剂，用时以开水冲服。冲剂具有作用迅速、味道可口、体积较小、服用方便等特点，深受患者欢迎。

**10. 片剂**　片剂是将药物细粉或药材提取物与辅料混合压制而成的片状制剂。片剂用量准确，体积小。味很苦或具恶臭的药物压片后可再包糖衣，使之易于服用。如需在肠道吸收的药物，则又可包肠溶衣，使之在肠道中崩解。此外，尚有口含片、泡腾片等。

**11. 糖浆剂**　糖浆剂是将药物煎煮、去渣取汁、浓缩后，加入适量蔗糖溶解制成的浓蔗糖水溶液。糖浆剂具有味甜量小、服用方便、吸收较快等特点，适用于儿童服用。

**12. 口服液** 口服液是将药物用水或其他溶剂提取，经精制而成的内服液体制剂。该制剂集汤剂、糖浆剂、注射剂的特点，具有剂量较少、吸收较快、服用方便、口感适宜等优点。近年来发展很快，尤其是保健与滋补性口服液日益增多，如人参蜂王浆口服液、杞菊地黄口服液等。

**13. 注射液** 亦称针剂，是将药物经过提取、精制、配制等制成的灭菌溶液、无菌混悬液或供配制成液体的无菌粉末，供皮下、肌肉、静脉等注射的一种制剂。具有剂量准确、药效迅速、适于急救、不受消化系统影响的特点，对于神志昏迷，难于口服用药的患者尤为适宜，如清开灵注射液、生脉注射液等。

以上诸种剂型各有特点，临证应根据病情与方剂特点酌情选用。此外，尚有胶囊剂、灸剂、熨剂、灌肠剂、搽剂、气雾剂等，临床中都在广泛应用，而且还在不断研制新剂型，以提高药效，便于临床使用。

## 八、针灸与推拿

### （一）针灸

针法和灸法是针灸临床治疗所必须掌握的基本技能，在中医学中占有极重要的地位；历代针灸学家曾积累了极为丰富的实践经验和理论知识，为针灸学奠定了坚实的基础。

针法和灸法是两种不同的治疗方法，都属于外治范围。《素问·汤液醪醴论》所说"镵石针艾治其外"就是这个意思。镵石指砭石，是针具的前身。针刺就是采用不同的针具，刺激人体的一定部位，运用各种方法激发经气，以调整人体功能，治疗疾病；艾灸则是采用艾绒等各种药物以烧灼、熏熨体表的一定部位，也是通过经络的作用而取得治疗效果。由于二者都是通过调整经络、脏腑、气血的功能达到治病的目的，常配合使用，故合称为针灸。《灵枢·官能》说："针所不为，灸之所宜。"这说明针法和灸法在治疗上可以互相补充。

针灸治病有几千年的历史。中华人民共和国成立以后，针灸工具和应用方法上又有了很大的发展。在穴位、经络的基础上，结合现代科学知识，形成了多种新针法，如电针、水针（穴位注射）、激光穴位照射、磁穴治疗及在一定部位内取穴的头针、耳针等，使针灸的内容更为丰富。

### （二）推拿

推拿是用手法作用于患者体表的特定部位和穴位来治病的一种疗法，古代称按摩、按跻、案扤（音完）等。推拿属于物理性质疗法、外治法的范围。具有简单、方便、安全、易学、经济，并且无副作用、无痛苦、无损伤，但疗效又好的特点。随着社会的发展，生活水平的不断提高，人们对药物尤其是化学药物等的副作用的了解进一步深入，推拿受到人们的欢迎。

推拿治疗的作用原理可以概括为以下几个方面：①纠正解剖位置的异常。②改变有关的系统内能。③信息调整。④纠正解剖位置与改变系统内能、调整信息的结合。

# 第四节 康 复

康复，即恢复平安或健康之意。中医康复学是以中医理论为指导，研究各种有利于疾病康复的方法和手段，使伤残者、慢性病者、老年病者及急性病缓解期患者的身体功能和精神状态最大限度地恢复健康的综合性学科。中医康复学历史悠久，有着完整而独特的理论和丰富多彩、行之有效的康复方法，对于帮助伤残者消除或减轻功能缺陷，帮助慢性病、老年病等患者祛除病魔，恢复身心健康，重返社会，均发挥着极其重要的作用。

## 一、康复的基本原则

康复的目的，旨在促进和恢复病伤残者的身心健康。其基本原则包括形神结合、内外结合、药食结合、自然康复与治疗康复结合等。

### （一）形神结合

形神结合，是指形体保养与精神调摄相结合。中医康复理论认为，人体一切疾病的发生和发展变化，都是形神失调的结果。因此，康复医疗必须从形和神两个方面进行调理。养形，一是重在补益精血，所谓"欲治形者，必以精血为先"（《景岳全书·治形论》）；二是注意适当运动，以促进周身气血运行，增强抗御病邪的能力。调神主要是通过语言疏导、以情治情、娱乐等方法，使患者摈除一切有害的情绪，创造良好的心境，保持乐观开朗、心气平和的精神状态，以避免病情恶化。这样以形体健康减轻精神负担，以精神和谐促进形体恢复，使形体安康，精神健旺，两者相互协调，便能达到形与神俱，身心整体康复的目的。

### （二）内外结合

内外结合，是指内治法与外治法相结合。内治法主要指药物、饮食等内服的方法；外治法则包括针灸、推拿、气功、传统体育、药物外用等多种方法。人体是一个有机的整体，通过经络系统的联系、气血的运行贯通，上下内外各部分之间都保持着相互协调的关系。因此，在康复医疗的过程中，应掌握并利用这种关系，将内治与外治诸法灵活地结合运用。内治法可调整脏腑阴阳气血，恢复和改善脏腑组织的功能活动；外治法能通过经络的调节作用，疏通体内阴阳气血的运行，故内外结合并用，综合调治，能促进患者的整体康复。一般来说，病在脏腑者，以内治为主，配合外治；病在经络者，以外治为主，配合内治；若脏腑经络同病者，则内治与外治并重。例如，高血压病常以药物内治为主，配合针灸、推拿、磁疗等外治之法；颈椎病则多以牵引、针灸、推拿等外治为主，再配合药物进行内治。

### （三）药食结合

药食结合，是指药物治疗与饮食调养相结合。由于药物治疗具有康复作用强、见效快的特点，是康复医疗的主要措施。可根据患者的不同病证，分别采用补气养血、温阳滋阴、调整脏腑、疏通经络等各种治法促其康复。不过，恢复期的患者大多病情复杂，病程较长，服药过久既难以坚持，又可能会损伤脾胃功能，或出现一些副作用。饮食虽不能直接祛邪，但能通过促进脏腑功能以补偏救弊，达到调整阴阳，促进疾病康复的目的。同时，饮食与日常生活相融合，制作简单，味道鲜美，易被患者接受，便于长期服用。因此，以辨证论治为基础，有选择地服用某些食物，做到药食结合，不仅能增强疗效，相辅相成，发挥协同作用，也可减少药量，预防药物的副作用，缩短康复所需的时间。张锡纯十分重视饮食康复法，其在《医学衷中参西录·治阴虚劳热方》中说："患者服之，不但疗病，并可充饥。不但充饥，更可适口。用之对证，病自渐愈。"

### （四）自然康复与治疗康复结合

自然康复是借助自然因素对人体的影响，来促进人体身心健康的逐步恢复。大自然中存在着许多有利于机体康复的因素，包括自然之物与自然环境，如日光、空气、泉水、花草、高山、岩洞、森林等。人是依赖自然界而生存的，不同的自然因素必然会对人体产生不同的影响，如空气疗法可使人头脑清新、心胸开阔，增强神经系统的调节功能；日光疗法可温养体内的阳气，改善血液循环，加速新陈代谢；花卉疗法则可美化环境，使人心情舒畅愉悦等。因此，在运用药物、针灸、气功等治疗康复方法的同时，可以有选择性和针对性地结合自然康复法，利用这些自然因素对人体不同的作用，以提高康复的效果。

## 二、常用的康复方法

### （一）饮食康复法

饮食康复法，是指有针对性地选择适宜的饮食品种，或药食相配，以调节饮食的质量，促进人体疾病康复的方法，也称食疗。

运用饮食康复法，一是要注意辨证进食。根据患者的体质、平日饮食的喜恶及病情证候的变化，进行科学合理的配膳，利用食物的不同属性来调节人体内部的阴阳气血，如气虚者可服茯苓饼，血虚者可服红枣桂圆汤，阴虚者可服枸杞子饮，阳虚者可服鹿茸酒等。二是要重视饮食禁忌。例如，疾病初愈，身体虚弱，或久病缠身，元气亏虚，饮食应以清淡调养为要。若恣意多食，或进食肥甘厚腻之品，导致食积内停，反而容易助邪恋邪，使旧病复发，或使疾病更加迁延不已。还有热体热病需忌辛辣煎炸，寒体寒病忌生冷瓜果，疮疡肿毒忌羊肉、蟹、虾及辛辣刺激性食物等。

### （二）药物康复法

药物康复法，是指运用药物进行调理，以减轻或消除患者功能障碍的方法。

药物康复不外乎扶正与祛邪两方面。由于康复患者大多属虚证或虚中夹实证，故以扶正为主，兼顾祛邪，是药物康复法的基本原则。扶正包括滋阴、温阳、补气、养血等，治疗时又要详辨虚在何脏何腑而分别治之。脾为后天之本，气血生化之源，肾为先天之本，脏腑阴阳之根，且久病及肾，故扶正应重在调养脾肾。祛邪当根据邪气的性质和引起的病理变化的不同，而分别予以调畅气机、化痰蠲饮、活血化瘀等方法。

药物康复，不仅可用内服法，也可根据病情需要采取外治法。例如，对于风湿痹痛、筋肉劳损、痿证等，可用熏蒸法；对于多种皮肤病、筋骨痹痛及痔疮、妇女阴痒、子宫脱垂等，可用浸洗法；对于慢性咳喘、失眠、眩晕、头痛、腹泻等，可用敷贴法等。

### （三）针灸推拿康复法

针灸推拿康复法是指运用针法、灸法、推拿等方法来刺激患者某些穴位或特定部位，以激发、疏通经络气血的运行，恢复脏腑经络生理功能的方法。

针刺法是利用不同的针具，刺激人体的经络腧穴或相应部位，以通经活血、行气导滞、镇静止痛，主要用于实证、郁证。常用的针法除体针外，还包括近代发展起来的耳针、头针、电针、水针等。常用的灸法分为艾柱灸和艾条灸。无论是针法还是灸法，都要根据病证的寒热虚实辨证选穴组方，并采取不同的操作手法，补虚泻实。就针、灸两法比较而言，灸法偏重于补虚，针法偏重于泻实。

推拿具有疏通经络，理筋整复，活血祛瘀，调整阴阳的作用，多用于伤残、病残等损伤性疾患，尤宜于陈旧性损伤。推拿的手法包括揉、摩、推、按、搓、拍等，并有强刺激和弱刺激之分。老弱虚损、小儿疾病等，应用力轻缓，时间稍短；若是痛证、旧伤、实证等，应用力重强，时间较长。

### （四）气功康复法

气功康复法是指用意识不断地调整呼吸和姿势，以意引气，循经运行，从而增强体质，协调脏腑功能，使体内气血阴阳复归平衡的方法。

气功是着眼于"精、气、神"进行锻炼的一种健身术，包括动功和静功。动功，是指练功时形体要做各种动作进行锻炼，如大雁功、鹤翔桩等；静功，是指练功时或坐，或站，或卧而形体不动，如放松功、站桩功、内养功等。练气功的基本要领可概括为调心、调息、调身。调心即意守或练意，是在形神放松的基础上，排除杂念，意守丹田，以达到"入静"的状态。调意即调整呼吸，在口鼻自然呼吸的前提下，使呼吸柔和、细缓、均匀、深长。调身即调整形体，使形体符合练功的要求，同时强调身体自然放松，以使气血运行通畅，如内养功重在调整阴阳，练养精气神；鹤翔桩可宣畅经络，调和气血，锻炼筋骨；各种静坐、禅定等，则有助于健脑益智，增强记忆。

### （五）怡情康复法

怡情康复法，主要是指医生以某种言行，影响患者的感受、认识、情绪和行为等，以改善和消除患者的不良情志反应，促使其身心康复的方法。

人的情志变化与疾病的发生和发展均有着密切的关系。患者常常伴有不同程度、不同形式的精神情志变化，如初期不了解病情时，或是在疾病过程中病情发生变化时，容易产生紧张、忧愁、消沉、悲伤、烦躁、焦虑、恐惧等心理。这些不良的情绪极易加重病情，直接影响康复的治疗效果。因此，医生要洞察人情，善于巧妙地运用语言工具，通过耐心细致的说理开导，化解患者思想上的疑虑，减轻或消除其异常的情志反应。尤其是病残者的心理负担较重，情绪波动明显，如果再遭受不良的精神刺激，往往更易使病情加重、恶化，或者引起并发症。素有痼疾者、重病缠身的老年人，更经不起强烈的精神刺激。因此，应给予其生活上的体贴照顾，精神上的安抚劝慰，使之在整个康复过程中处于良好的精神状态，安心养病，安心治疗，并能从心理上积极主动地配合治疗，才能收到较好的疗效，促使机体早日康复。

### （六）运动康复法

运动康复法，是指患者通过体育运动的锻炼，调养身心，祛除疾病，促使其身心日渐康复的方法。

体育运动可促进气血运行调畅，增强体质，扶助正气，提高患者抗御病邪及修复病体的能力。不同的运动方法，锻炼强度有别，适应范围各有侧重，再加上康复对象的病情、体质、年龄、兴趣爱好等各不相同，故运动康复法要因人因病而异，有针对性地选择合理的运动项目，以求获取最佳的效果。例如，慢性消化系统疾病及高血压病、低血压病、糖尿病等，可选择八段锦、散步等；偏瘫、痹证、痿证等，可选择五禽戏、易筋经等；而太极拳由于动作舒缓，刚柔相济，则适宜于神经衰弱、高血压病、冠心病、消化性溃疡、胃下垂、慢性支气管炎、糖尿病等多种慢性疾病。进行运动康复时，还应注意一是要量力而行，合理地安排和调节运动量，避免运动量过大而损伤身体；二是要循序渐进，先简后繁，从易到难，有步骤地分阶段练习；三是要持之以恒。只要遵循这些原则，就能收到良好的运动康复效果。

### （七）自然康复法

自然康复法，亦称环境康复法。是指充分利用自然环境所提供的各种有利因素，以促进疾病的痊愈和身心康复的一类方法。常见的自然康复法有泉水疗法、日光疗法、热沙疗法、泥疗法。

泉水疗法是饮用泉水或泉水洗浴以康复疾病的方法。其中泉水冷饮法有滋阴、解毒、通淋、通便等作用，常用于肥胖症、眩晕、习惯性便秘、淋证等；泉水热饮法有温阳、解郁等作用，可用于中焦虚寒、寒性头痛、风湿痹痛等。温泉浴不仅可温经通络、调畅气血、祛寒舒筋，还可解毒消肿、杀虫止痒，适用于各种皮肤病、风寒湿痹证、痿证、腰痛、失眠、眩晕等。

日光疗法是根据日光的生物效应原理，科学地利用日光的照射，以促进机体康复的方法，也称日光浴。日光照射可温壮体内阳气，增强机体抗御疾病的能力，同时还可振奋精神，使人心情舒畅，消除抑郁。由于人体背部属阳、督脉行于脊背正中，总督一身之阳经，主持一身之阳气，故古人认为日照当以"朝阳""晒背"为好。

热沙疗法是用沙粒盖埋身体，利用沙的温热和按摩作用来促进病体康复的方法，简称"沙疗"。此法的作用是温通经脉，行气活血，适宜于风寒湿痹证、瘫证、痿证、四肢麻木不仁等。

泥疗法是使用天然泥土外敷身体，以达到恢复健康的目的，简称"泥疗"。泥疗多采用矿泉泥、海泥、湖泥等，具有温阳散寒、祛风除湿等功效，适用于各种风湿痹证、外伤后遗症、头痛、失眠及慢性泄泻等。